国家科学技术学术著作出版基金资助出版

顾 问

段树民 徐一峰 赵 勇

Laboratory Rodent Models and Behavioral
Experiments of Psychiatric Disorders

精神疾病
啮齿类动物模型及行为学实验

主 编

崔东红 徐 林

副主编

王 振 张 青

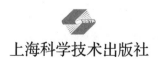

上海科学技术出版社

图书在版编目（CIP）数据

精神疾病啮齿类动物模型及行为学实验 / 崔东红，
徐林主编. -- 上海：上海科学技术出版社，2024.1
ISBN 978-7-5478-6382-4

Ⅰ．①精… Ⅱ．①崔… ②徐… Ⅲ．①啮齿目－医用
实验动物－应用－精神病－研究 Ⅳ．①R-332②R749

中国国家版本馆CIP数据核字(2023)第193055号

精神疾病啮齿类动物模型及行为学实验

主编　崔东红　徐　林

上海世纪出版(集团)有限公司　出版、发行
上海科学技术出版社
(上海市闵行区号景路 159 弄 A 座 9F - 10F)
邮政编码 201101　www.sstp.cn
徐州绪权印刷有限公司 印刷
开本 787×1092　1/16　印张 19.75
字数：510 千字
2024 年 1 月第 1 版　2024 年 1 月第 1 次印刷
ISBN 978 - 7 - 5478 - 6382 - 4/R・2872
定价：168.00 元

本书如有缺页、错装或坏损等严重质量问题，请向工厂联系调换

内 容 提 要

本书聚焦精神疾病研究领域的啮齿类动物行为学研究,由多位在各自领域内深耕数十年的知名专家撰写。本书概括性地介绍了精神疾病的临床特征和诊断标准、动物模型的发展与应用,以及行为学实验设计的理论基础和发展,并详细阐述了与模式动物、实验动物福利及动物实验伦理、动物实验操作规范有关的基础知识;重点介绍了常见的动物行为学实验范式、动物行为学系统,以及学习、记忆和精神疾病的动物模型;展示了近年来创新技术在动物行为学实验中的应用及人工智能技术的开发前景。

本书既有对原理与技术的深度介绍,又涉及前沿的技术应用,对精神疾病、脑科学、心理学等领域的研究人员和学生而言,是一本具有系统性、理论性、实操性和引领性的工具书。

编者名单

主　编

崔东红　徐　林

副主编

王　振　张　青

顾　问

段树民　徐一峰　赵　勇

编　委

（按姓氏拼音排序）

柏　熊　陈京红　崔东红　胡　霁　胡少华　李澄宇　李　俊　李　霞　林龙年
彭代辉　沈　辉　单保慈　孙德明　王立平　王　振　徐　林　徐天乐　杨福中
杨玉琴　袁逖飞　张　晨　张　青　张　燕　赵　敏　周嘉伟　朱丽娟

参编人员

（按章节先后排序）

沈　辉　上海交通大学医学院附属精神卫生中心
崔东红　上海交通大学医学院附属精神卫生中心
陈　茜　上海交通大学医学院附属精神卫生中心
黄虹娜　上海交通大学医学院附属精神卫生中心
柏　熊　上海交通大学医学院附属精神卫生中心
孙德明　国家卫生健康委科学技术研究所
张　青　上海交通大学医学院附属精神卫生中心
朱丽娟　东南大学
杨玉琴　上海市第一人民医院
薛　婷　上海交通大学医学院附属精神卫生中心
邱雅宏　东南大学
李　晗　上海交通大学医学院附属精神卫生中心
段冬霞　上海交通大学医学院附属精神卫生中心

徐　达　中国科学院脑科学与智能技术卓越创新中心

李澄宇　中国科学院脑科学与智能技术卓越创新中心

王一韬　中国科学院脑科学与智能技术卓越创新中心

张晓醒　中国科学院脑科学与智能技术卓越创新中心

朱黄奥　中国科学院脑科学与智能技术卓越创新中心

刘家玮　中国科学院脑科学与智能技术卓越创新中心

陈京红　上海交通大学医学院附属精神卫生中心

林斯慧　中国科学院昆明动物研究所

杨跃雄　中国科学院昆明动物研究所

徐　林　中国科学院昆明动物研究所

徐天乐　上海交通大学医学院

李伟广　复旦大学脑科学转化研究院

李　俊　北京大学第六医院

谭娅红　中国科学院昆明动物研究所

汪也微　上海交通大学医学院附属精神卫生中心

张　晨　上海交通大学医学院附属精神卫生中心

彭代辉　上海交通大学医学院附属精神卫生中心

胡少华　浙江大学医学院附属第一医院

杨福中　上海交通大学医学院附属精神卫生中心

张瀛丹　上海交通大学医学院附属精神卫生中心

王　振　上海交通大学医学院附属精神卫生中心

赵　敏　上海交通大学医学院附属精神卫生中心

袁逖飞　上海交通大学医学院附属精神卫生中心

张　燕　中南大学湘雅二医院

李则宣　中南大学湘雅二医院

聂　婧　上海交通大学医学院附属精神卫生中心

李　霞　上海交通大学医学院附属精神卫生中心

张淑贞　中国科学院脑科学与智能技术卓越创新中心

周嘉伟　中国科学院脑科学与智能技术卓越创新中心

冯世庆　上海交通大学医学院附属精神卫生中心

林龙年　华东师范大学脑功能基因组学研究所

胡　霁　上海科技大学

单保慈　中国科学院高能物理研究所

梁胜祥　福建中医药大学

黄　琪　复旦大学附属华山医院

刘　楠　中国科学院深圳先进技术研究院

李晓芬　中国科学院深圳先进技术研究院

王立平　中国科学院深圳先进技术研究院

前　言

精神疾病研究属于脑科学前沿核心领域，聚焦病理心理活动的内部机制及行为表现。动物实验，尤其是基于啮齿类动物的行为学实验，是精神疾病基础研究及转化应用研究的主要方法，为探索人类精神疾病病理学、分子生物学机制，发现更具特异性的生物标志物，以及评估药物疗效和安全性等，提供了必要的研究手段。

本书概括性地介绍了人类精神疾病的临床特征和诊断标准，为精神疾病动物模型构建提供临床依据；介绍了动物模型的发展与应用，以及行为学实验的理论基础、发展历史与最新进展；还包含了动物福利与实验伦理的理论与实践，为动物行为学研究夯筑道德基石。全书详尽介绍了在精神疾病研究中关于学习和记忆行为、焦虑和抑郁（样）行为、社交行为等的行为学实验范式，以及精神分裂症、抑郁障碍、焦虑障碍、成瘾等疾病动物模型的构建原理、发展变化、主要特点、操作流程、实施要领、注意事项等，标示出不同动物模型指向的临床及基础科学问题，对精神疾病研究具有重要的指导意义。本书还详细描述了动物行为学实验操作的硬件设施和分析系统（软件），尤其包含了近年来的创新技术，如成像技术、光遗传学技术、虚拟现实及人工智能技术在动物行为学实验中的应用。这些新技术不仅有助于改进研究范式，启迪、激发科研创新，还有助于改善实验动物福利，使动物受到的痛苦与创伤更小，以更少的动物牺牲来完成动物实验。对动物福利及伦理审查的重视是本书的一大特点，通过手绘图片展示实际操作过程，表现了编者对实验动物的尊重。

本书聚焦精神疾病研究中的啮齿类动物行为学实验，编者多为在该领域深耕数十年的知名专家，亦是学术垂范、权威学者。本书重点介绍了当前精神疾病研究领域啮齿类动物模型的研究热点，如行为、记忆、情绪、社交等方面动物实验的最新研究成果，将理论与实践、科学与技术、模型范式与操作细节、目前热点与未来方向融合，提供了精神疾病研究中动物模型的主要知识。

本书编者期望为精神科学、脑科学、心理学等领域的研究人员和学生提供一本具有系统性、理论性、实操性和引领性的工具书，还期望为有志于投身脑科学研究的青年学子和广大的脑科学爱好者提供一本专业普及书。最后，希望本书能为人类探索大脑工作机制、攻克精神疾病尽绵薄之力。

崔东红

2023 年 5 月

目 录

第六章

动物行为学系统 133

第七章

学习记忆动物模型 165

第八章

精神疾病动物模型 201

第一章

绪　论

世界卫生组织提出"没有精神健康就没有健康"。精神疾病导致的疾病负担约占所有疾病和伤残总负担的1/4,已成为现代社会人类健康的全球重大挑战。精神疾病同时具有躯体症状、心理异常和认知功能异常等,其致病机制、疾病发展、病理特征以及干预治疗的作用机制等仍不明确。因此,临床诊断时仍然依赖于医生的经验,临床治疗依赖于药物、心理和物理途径的不断尝试或试错。面对这一全球性重大挑战,有必要结合神经科学领域的基础研究成果,探索精神疾病的致病机制,探索针对致病机制的预防、诊断和治疗的新策略,在此过程中,动物模型可以发挥重要作用。

本章简要介绍了人类主要精神疾病的临床特征和诊断标准,为后面章节中精神疾病动物模型的论述提供铺垫。此外,为了帮助读者更好地理解后续章节,本章还概述了动物行为学实验的历史及发展、基本原则和分类等,以期起到提纲挈领的作用。

第一节 · 精神疾病概述

一、简介

精神疾病,又称为精神障碍,临床表现为多种认知功能和行为异常,反映了心理、生理、发育过程中相关的精神功能障碍,常常损害学习、工作和社交能力等,甚至会使他们失去独立生活的能力。临床上精神疾病主要分为以下几类,包括精神分裂症（schizophrenia）、双相情感障碍（bipolar disorder）、抑郁障碍（depressive disorder）、焦虑障碍（anxiety disorder）、强迫症（obsessive compulsive disorder, OCD）、创伤后应激障碍（post-traumatic stress disorder, PTSD）、孤独症谱系障碍（autism spectrum disorder, ASD）、物质使用障碍,以及新纳入的神经认知障碍,如阿尔茨海默病（Alzheimer disease, AD）（俗称老年痴呆）或帕金森病（Parkinson disease, PD）等。

精神疾病一直是重大的全球公共卫生挑战。根据 2016 年全球疾病、伤害和风险因素负担研究（GBD 2016）结果估计,全世界有 11 亿人受精神疾病的直接影响。中国是世界人口大国,精神卫生问题也是我国公共卫生的重大问题。早在 1982 年和 1993 年,我国进行过两次全国范围的大样本精神障碍流行病学调查。1982 年的调查结果显示,精神障碍的总患病率为 1.1%,终生患病率为

1.3%；1993 年的调查中，精神障碍的总患病率和终生患病率分别为 1.1% 和 1.4%。然而，在过去的 30 年里，中国经历了飞速的经济发展，导致人口结构、城市化水平、移民人数，以及教育、交通、文化、娱乐、社会观念和疾病流行病学等发生了巨大变化。2019 年进行了第三次全国大规模的精神障碍流行病学调查，即中国精神障碍疾病负担及卫生服务利用的研究，简称中国精神卫生调查（China Mental Health Survey, CMHS），结果显示我国成年精神障碍的终生患病率为 16.6%，12 个月患病率为 9.3%。其中，焦虑障碍患病率最高（7.6% 和 5.0%），排在其后的依次是心境障碍（7.4% 和 4.1%）、物质使用障碍（4.7% 和 1.9%）、冲动控制障碍（1.5% 和 1.2%）、精神分裂症及其他精神病性障碍（0.7% 和 0.6%）、进食障碍（均低于 0.1%）。65 岁及 65 岁以上人群 AD 终生患病率为 5.6%。可见，我国精神疾病的患病率有明显且持续的上升趋势。

GBD 2016 显示，全球精神障碍的疾病负担占疾病总负担的 18.68%，其中，女性主要疾病负担为 AD 和其他类型的痴呆症、重度抑郁障碍、焦虑障碍；男性主要疾病负担为重度抑郁障碍和物质使用障碍。其中，重度抑郁障碍是全球疾病负担最重的疾病之一；精神分裂症次之，在 328 种疾病中位列第 12 位，占疾病总负担的 1.7%。可见，精神疾病已成为全球的突出问题。

目前，在全球范围内，各种精神疾病的治疗现状并不令人满意。虽然全球医学发展、社会进步非常显著，但各国精神疾病的预防、治疗和心理健康问题几乎没有实质性改善。原因之一是仍不清楚各种精神疾病的病因和致病机制，因而，现有的各种药物治疗、物理治疗或者社会心理治疗等可能只改善了临床症状而无法完全治愈精神疾病。

2013 年，美国和欧盟相继宣布将投入大量资金启动脑研究计划。我国也于 2021 年正式启动了"脑科学与类脑研究"重大项目，覆盖了常见的精神疾病，如 ASD、抑郁障碍、焦虑障碍和 AD，既包含基础研究，又涉及临床研究。足见精神疾病病因和致病机制的研究已成为各国政府和神经科学家们关注的焦点。

医学和生命科学研究多依赖于动物模型，利用不同进化地位的实验动物可开展不同目的的实验。例如，线虫用于长寿研究，果蝇用于遗传学研究，啮齿类动物用于行为学研究，灵长类动物用于决策、计算和自我意识等高级认知功能研究。此时，需要建立一定的实验规范和流程，使所有实验结果具有可比性。人类疾病动物模型与人类疾病的特征具有一定的相似性。例如，利用在 AD 家系中发现的突变基因 *APP*、*PS1*，构建转基因小鼠（APP/PS1 小鼠），可以很好地模拟基因突变导致的 AD 的病理特征和记忆损伤。人类疾病动物模型的优点在于可研究疾病的发生发展、遗传与环境的交互作用等，这极难在人类的临床研究中实现。其缺点是，人类疾病动物模型仅能模拟人类疾病的部分特征。

与其他疾病相比，精神疾病可能具有更复杂的特点，一旦患病就难以痊愈；因此，预防精神疾病的发生可能是最佳策略。人类疾病动物模型是探索病因及致病机制，预防精神疾病发生的重要手段，甚至是不可或缺的手段。本书将详细介绍各种精神疾病的啮齿类动物模型及其行为学实验范式，有助于研究人员学习如何利用啮齿类动物研究学习、记忆、情绪、社交行为等，以及理解人类大脑的工作原理和精神疾病的致病机制。

二、常见精神疾病的临床特征和诊断标准

（一）精神分裂症

精神分裂症是一类病因未明的重性精神障碍，具有学习、记忆、思维、情感、行为等多方面的显

著异常,损害患者的社会功能。患者一般意识清醒、智力基本正常,少数患者智力或记忆力超常,但大多数患者缺乏对疾病的自知力,否认自己的精神症状是病态的。患者多在青春期或成年早期缓慢起病或亚急性起病,男性发病的高峰年龄段为 10～25 岁,女性为 25～35 岁。我国精神分裂症的终生患病率为 0.77%。现有的理论普遍认为,精神分裂症可能是基因和环境因素相互作用导致的一种复杂疾病,易感基因和不良环境因素共同引起大脑早期发育异常,如细胞分化、迁移,最终导致神经元及其相互连接的异常,包括突触传递和神经递质分泌失调,从而引起精神活动异常和行为异常。

精神分裂症的临床诊断基于临床症状和医生的经验。精神分裂症首次发作前常常存在一段特殊时期,即前驱期,表现出一些非特异性症状,如感知觉异常、猜疑、睡眠障碍、记忆障碍、注意力缺陷、焦虑、抑郁等,在不同患者中这些症状以不同的组合形式出现。急性发作期会出现明显的精神病性症状,主要表现为幻觉、妄想、思维(言语)紊乱、动作与行为异常、阴性症状[情感淡漠和(或)动力缺乏]这五大类症状中的一种或多种。缓解期和残留期的主要临床表现以阴性症状和认知缺损为主,也可残留幻觉或妄想等阳性症状。这提示现有治疗手段不能有效缓解阴性症状和认知缺损。目前,抗精神病药物(antipsychotics)是治疗精神分裂症最有效和最基本的手段,主要包括氯丙嗪、奋乃静、舒必利等第一代抗精神病药物,以及随后出现的奥氮平、利培酮、喹硫平、阿立哌唑、齐拉西酮、氯氮平、鲁拉西酮等第二代抗精神病药物。此外,根据患者的情况,还可联合使用电休克、经颅磁刺激等物理治疗和心理治疗。值得注意的是,这些治疗手段难以治愈精神分裂症,大部分患者病程迁延,反复发作、加重或恶化,最终出现不同程度的大脑功能衰退和严重的精神障碍。仅有少部分患者可被治愈,恢复社会功能,但缺乏对这部分人群长期预后的研究。

美国精神病协会 2013 年发布的最新《精神障碍诊断与统计手册》(第五版)(*Diagnostic and Statistical Manual of Mental Disorders, fifth edition*;DSM-5)中,详细地描述了精神分裂症的诊断标准(◘ 表 1-1-1)。

◘ 表 1-1-1　DSM-5 中精神分裂中的诊断标准

A. 存在 2 项(或更多)下列症状,每项症状均在 1 个月中相当显著的一段时间内存在(如成功治疗,则时间可以更短),至少其中 1 项必须是下列(1)、(2)或(3)
　(1) 妄想
　(2) 幻觉
　(3) 言语紊乱
　(4) 明显紊乱的或紧张的行为
　(5) 阴性症状(即情绪表达减少或动力缺乏)
B. 自障碍发生以来,单个或多个重要方面的功能水平,如工作、人际关系或自我照顾,明显低于障碍发生前水平(当障碍发生于儿童或青少年时,则人际关系、学业或职业功能未能达到预期发展水平)
C. 这种障碍至少持续 6 个月,包括至少 1 个月(如成功治疗,则时间可以更短)符合诊断标准 A 的症状(即活动期症状),也可包括前驱期或残留期症状
D. 排除分裂情感性障碍和抑郁或双相障碍伴精神病性特征
E. 这种障碍不归因于某种物质(如毒品或药物)的生理效应或其他躯体疾病
F. 如果有 ASD 或儿童期发生交流障碍的病史,则除了精神分裂症的其他症状外,还需有显著的妄想或幻觉,且至少存在 1 个月(如成功治疗,则时间可以更短),才能做出精神分裂症的额外诊断

(二) 抑郁障碍

抑郁障碍以情绪或心境低落为主要特点,伴有不同程度的认知功能和行为改变,也可有精神

病性症状,如幻觉、妄想。临床常见的抑郁障碍为重性抑郁障碍和持续性抑郁障碍,也包含了破坏性心境失调障碍、经前期烦躁障碍等。抑郁障碍平均发病年龄为 25 岁,多见于青春期中期到 45 岁。2017 年,世界卫生组织估计全球抑郁障碍患者有 3.22 亿人,占世界人口的 4.4%,抑郁障碍已经成为全球疾病负担最重的疾病之一。我国重性抑郁障碍和持续性抑郁障碍的终生患病率分别为 3.4% 和 1.4%,其存在明显的性别差异,女性抑郁障碍的发病率是男性的 1.5 倍。目前,仍不清楚抑郁障碍的病因和致病机制,可能涉及生物、心理与环境等因素,其中,遗传与环境的交互作用很可能与抑郁障碍的发生有关。

抑郁障碍临床症状很多,主要表现为显著而持久的心境低落、兴趣或快感缺乏、精力减退或疲乏感,以及其他伴随症状(包括体重或食欲变化、睡眠障碍、精神运动性激越或抑制、注意力减退、自杀观念等)。严重抑郁发作可出现与抑郁情绪相关的精神病性症状(自罪、疑病、关系妄想等),也可出现不语、不动、不食甚至木僵等明显的行为抑制。重性抑郁障碍是抑郁障碍的主要形式,诊断标准见 ◨ 表 1-1-2。如果抑郁发作不能缓解并持续较长时间,即称为慢性抑郁障碍。抑郁症状(不符合重性抑郁障碍的诊断标准)存在至少 2 年且缓解期不超过 2 个月的情况被称为持续性抑郁障碍或心境恶劣障碍(◨ 表 1-1-3)。对抑郁障碍的治疗手段有两种,药物治疗和非药物治疗。常用的抗抑郁药物包括选择性 5-HT 再摄取抑制剂(氟西汀、帕罗西汀、舍曲林、西酞普兰及氟伏沙明等)、5-HT 和去甲肾上腺素再摄取抑制剂(文拉法辛和度洛西汀)、去甲肾上腺素和特异性 5-HT 能抗抑郁药等。非药物治疗包括电休克、重复经颅磁刺激、深部脑刺激(deep brain stimulation, DBS)以及心理治疗等。对大多数患者来说,其病程呈反复发作;间歇期症状可完全缓解,部分患者有残留症状。

◨ 表 1-1-2 DSM-5 中重性抑郁障碍的诊断标准

A. 在同一个 2 周时期内,出现 5 个以上下列症状,表现出与之前功能变化相比不同的变化,其中至少 1 项是心境抑郁或丧失兴趣或愉悦感
  (1) 几乎每天大部分时间都心境抑郁,既可以是主观的报告,也可以是他人的观察
  (2) 几乎每天或每天的大部分时间,对于所有或几乎所有活动的兴趣或乐趣都明显减少(既可以是主观体验,也可以是观察所见)
  (3) 在未节食的情况下体重明显减轻,或体重增加(例如,1 个月内体重变化超过原体重的 5%),或几乎每天食欲都减退或增加
  (4) 几乎每天都失眠或睡眠过多
  (5) 几乎每天都精神运动性激越或迟滞(由他人观察所见而不仅仅是主观体验到的坐立不安或迟钝)
  (6) 几乎每天都疲劳或精力不足
  (7) 几乎每天都感到自己毫无价值,或过分地、不适当地感到内疚(可以达到妄想的程度)
  (8) 几乎每天都存在思考或注意力集中的能力减退或犹豫不决(既可以是主观的体验,也可以是他人的观察)
  (9) 反复出现死亡的想法,反复出现没有特定计划的自杀意念,或有某种自杀企图,或有某种实施自杀的特定计划
B. 这些症状引起有临床意义的痛苦,或者导致社交、职业或其他重要功能方面的损害
C. 这些症状不归因于某种物质的生理效应或其他躯体疾病
D. 这种重性抑郁发作的出现不能用分裂情感性障碍、精神分裂症、精神分裂症样障碍、妄想障碍或其他特定的或未特定的精神分裂症谱系及其他精神病性障碍来更好地解释
E. 从无躁狂发作或轻躁狂发作

■ 表 1 - 1 - 3　DSM - 5 中持续性抑郁障碍的诊断标准

A. 至少在 2 年内的多数日子里,一天中的多数时间中出现抑郁心境(既可以是主观的体验,也可以是他人的观察)

B. 抑郁状态时,有下列 2 项(或更多)症状存在
　　(1) 食欲不振或过度进食
　　(2) 失眠或睡眠过多
　　(3) 精力缺乏或疲劳
　　(4) 自尊心低
　　(5) 注意力不集中或犹豫不决
　　(6) 感到无望

C. 在 2 年的病程中(儿童或青少年为 1 年),个体从来没有一次不存在诊断标准 A 和 B 的症状超过 2 个月的情况

D. 重性抑郁障碍的诊断可以连续存在 2 年

E. 从未有过躁狂或轻躁狂发作,且从不符合环性心境障碍的诊断标准

F. 这种障碍不能用一种持续性的分裂情感性障碍、精神分裂症、妄想障碍、其他特定的或未特定的精神分裂症谱系及其他精神病性障碍来更好地解释

G. 这些症状不能归因于某种物质(例如,滥用毒品、药物)的生理效应,或其他躯体疾病(例如,甲状腺功能低下)

H. 这些症状引起有临床意义的痛苦,或者导致社交、职业或其他重要功能方面的损害

(三) 双相情感障碍

双相情感障碍是一类既有躁狂发作或轻躁狂发作,又有抑郁发作的精神障碍。好发于青春期晚期至成年早期。根据躁狂发作的程度,可将双相情感障碍分为双相 I 型障碍和双相 II 型障碍。双相 I 型障碍的发病率无明显性别差异,而双相 II 型障碍患者中女性患者更常见。我国双相情感障碍的终生患病率和 12 个月患病率分别为 0.6% 和 0.5%。大量研究资料显示,双相情感障碍的发病与遗传、生物学和心理社会因素等均相关,且彼此之间存在相互作用。

双相情感障碍临床表现复杂(■ 表 1 - 1 - 4)。躁狂发作时,通常表现为情感高涨、言语活动增多、精力旺盛。抑郁发作时则表现为情绪低落、言语活动减少、兴趣或愉快感丧失等。情感高涨或低落、精力旺盛或减退等核心症状呈现反复、交替、混合等多种发作形式。此外,也可出现幻觉、妄想、紧张症等精神病性症状。病情严重者一年之内可发作 4 次以上,而难觅间歇期相对稳定的快速循环发作方式。临床上,双相情感障碍与其他精神障碍共病的比例可高达 90%,后者通常为焦虑障碍、物质使用障碍及冲动控制障碍等,使临床表现更加复杂。通常在症状出现数年后双相情感障碍患者才得到正确的诊断,其被误诊为其他精神障碍,如抑郁障碍或精神分裂症的比例可高达69%。目前,治疗双相情感障碍时采用药物治疗、物理治疗、心理治疗和危机干预等相结合的综合措施。常用的药物包括心境稳定剂(锂盐、丙戊酸盐、拉莫三嗪及卡马西平)和抗精神病药物。通常认为第二代抗精神病药物(奥氮平、喹硫平、利培酮、阿立哌唑、鲁拉西酮等)具有与心境稳定剂相同的作用,可单独给药或与心境稳定剂联合使用。双相情感障碍治疗过程中抗抑郁药物的使用一直备受争议。一般建议仅于急性期使用抗抑郁药物,维持期停用,且必须与心境稳定剂或第二代抗精神病药物合用,并选择转躁率低的抗抑郁药物。对于急性重症躁狂发作、严重消极、有自杀企图者建议联合电休克治疗。双相情感障碍是一类反复发作性疾病,间歇期长或短,社会功能可恢复正常,但也可有社会功能损害。研究发现,40% 的双相情感障碍患者一年内复发,60% 患者两年内

复发,73%患者五年内复发,每次发作后(显著和完全)缓解率约为70%。

■表1-1-4　DSM 5 中双相情感障碍的诊断标准

双相Ⅰ型障碍	双相Ⅱ型障碍
A. 至少一次符合了躁狂发作的诊断标准 B. 这种躁狂和重性抑郁发作的出现不能用分裂情感性障碍、精神分裂症、精神分裂症样障碍、妄想障碍、其他特定的或未特定的精神分裂症谱系及其他精神病性障碍来更好地解释	A. 至少一次符合了轻躁狂发作和至少一次重性抑郁发作的诊断标准 B. 从未有过躁狂发作(如果只有轻躁狂发作而无躁狂发作定义为Ⅱ型;如果有过躁狂发作,无论是否有轻躁狂发作就定义为Ⅰ型) C. 这种轻躁狂和重性抑郁发作的出现不能用分裂情感性障碍精神分裂症、精神分裂症样障碍、妄想障碍、其他特定的或未特定的精神分裂症谱系及其他精神病性障碍来更好地解释 D. 抑郁期和轻躁狂期的频繁交替所致的抑郁症状或不可预测性,引起有临床意义的痛苦或导致社交、职业或其他重要功能方面的损害

(四) 孤独症谱系障碍

ASD,简称孤独症,又称自闭症,起病于发育早期,主要表现为持续性的三组核心症状,包括社交与沟通能力低下,语言发育迟缓,兴趣狭窄、动作和行为刻板(■表1-1-5)。因孤独症、阿斯佩格综合征、童年瓦解性障碍的临床表现相似,治疗和康复训练方法也大致相同,所以 DSM-5 中合并了这三种障碍,统称为 ASD。2007 年,我国 0～6 岁儿童中孤独症患病率为 1.53%。目前,ASD 的确切病因还不完全清楚,可能与遗传、发育异常及环境因素相关。

■表1-1-5　DSM-5 中 ASD 的诊断标准

A. 在多种场合下,社交交流和社交互动方面存在持续性的缺陷,表现为目前或既往的下列情况(以下为示范性举例,而非全部情况)
　(1) 社交情感互动中的缺陷。例如,从表现出异常的社交接触,不能正常地来回对话,到与他人分享兴趣、情绪或情感减少,再到不能发起社交互动或对社交互动做出回应
　(2) 在社交互动中使用非语言交流行为的缺陷。例如,从语言和非语言交流的整合困难,到异常的眼神接触、身体语言或理解和使用手势方面的缺陷,再到面部表情和非语言交流的完全缺乏
　(3) 发展、维持和理解人际关系的缺陷。例如,从难以调整自己的行为以适应各种社交情境的困难,到难以分享想象的游戏或交友的困难,再到对同伴缺乏兴趣
B. 受限的、重复的行为模式、兴趣或活动,表现为目前或既往的下列 2 项情况(以下为示范性举例,而非全部情况)
　(1) 躯体运动、使用物体或说话有刻板或重复的行为(例如,刻板的简单躯体运动、摆放玩具或翻转物体、模仿言语、特殊短语)
　(2) 坚持同样的模式,僵化地遵守相同的做事顺序,或者在语言或非语言行为中有仪式化的模式(例如,对微小的改变极端痛苦、难以转变,僵化的思维模式,仪式化的问候,需要走相同的路线或每天吃同样的食物)
　(3) 非常局限的固定的兴趣,其强度和专注度方面是异常的(例如,对不寻常物体的强烈依恋或先占观念,过度局限或持续的兴趣)
　(4) 对感官刺激反应过度或反应不足,或对环境中的感觉刺激有不寻常的兴趣(例如,对疼痛/温度的感觉麻木,排斥某些特定的声音或质地,对物体过度地嗅或触摸,对光线或运动的凝视)

（续表）

C. 症状必须存在于发育早期
D. 这些症状导致社交、职业或其他重要功能方面的有临床意义的损害
E. 这些症状不能用智力（发育）障碍或全面发育迟滞来更好地解释。智力障碍和 ASD 经常共同出现，只有当其社交交流水平低于总体发育水平时，才做出 ASD 和智力障碍的合并诊断

除以上三组核心症状外，50％ASD 患者伴有中、重度智力低下，25％ASD 患者伴有轻度智力低下。部分患儿会有一些特定的认知特征，例如，具有很好的机械记忆和空间视觉能力，非言语智力测验中的计算、即刻记忆和视觉空间技能优于其他认知能力；也有患儿出现感知觉异常现象，例如，对疼痛的感觉迟钝，喜欢观看发光或旋转的物体、闻某些特殊的气味等；部分患儿还会出现神经精神症状，例如，自伤行为、睡眠障碍、异常进食行为等。通常，对 ASD 患儿的治疗越早越好，应从学龄前开始，主要包括各种康复和教育训练。当患儿精神症状明显，威胁到自身及他人，或干扰患儿接受康复训练时，可考虑使用药物对症治疗。ASD 患者的长期预后一般较差，仅约10％的患者经过教育训练后具备基本生活能力，少数患者到成年期能够具备独立生活和工作的能力。

（五）焦虑障碍

焦虑障碍是指在没有脑器质性疾病或其他精神疾病的情况下，以焦虑、恐惧症状或防止焦虑的行为形式为主要特点的一组精神障碍，具有紧张、担忧和畏惧的内心体验，回避的行为反应，认知、言语、运动功能受损及各种相关的生理反应等，通常给患者造成严重的功能损害和痛苦。流行病学调查显示，焦虑障碍是所有精神障碍中最常见的疾病，主要发生在儿童期、青少年期和成年早期，女性患者几乎是男性患者的两倍。我国焦虑障碍的终生患病率和 12 个月患病率分别为 7.6％和 5.0％。目前，普遍认为焦虑障碍的发生与生物学因素和社会心理因素相关。

与之前相比，DSM-5 对焦虑障碍的分类进行了较大的调整，包含分离焦虑障碍、选择性缄默症、特定恐惧症、社交焦虑障碍、惊恐障碍、广场恐惧症和广泛性焦虑障碍等，主要表现为持续而显著的焦虑和恐惧（过度或与实际威胁不成比例），并与社交、职业或其他重要功能领域的障碍有关（■表 1-1-6）。童年和青少年时期的大多数恐惧都属于正常范围，只有约 23％代表真正存在焦虑障碍。而在整个成年期，因为生活压力出现短暂的恐惧或焦虑也是正常的。只有当这些症状持续存在并影响自身社会功能时，才可诊断为焦虑障碍。各种焦虑障碍有许多共同的临床特征，例如，持续的焦虑和（或）回避行为，伴有明显的痛苦和社会功能受损。同时，它们也有各自明确的特征便于区分，例如，分离性焦虑障碍是指与重要依恋对象分离时产生的过度焦虑、恐惧和回避行为，常见于儿童。特定恐惧患者有明确的恐惧对象，对特定物体、场景或活动产生不合理的恐惧。广场恐惧症患者通常害怕单独外出或到人多拥挤的场所，过分担心处于上述情境时没有即刻能用的出口，经常以惊恐发作开始，然后产生焦虑和回避行为，从而形成对特定场景的恐惧。社交焦虑障碍的核心特征是显著而持续地害怕在社交场合、公众面前可能出丑或陷入尴尬的场景。惊恐障碍则是一种以反复出现的、突如其来的惊恐体验为特征的急性焦虑障碍，核心症状是惊恐发作。而广泛性焦虑障碍则是以慢性的、持续而显著的紧张不安为特征，伴有自主神经功能兴奋和过度警觉（■表 1-1-7）。目前，治疗各种焦虑障碍的药物包括各种单胺类抗抑郁药及苯二氮䓬类药物等。此外，还可通过心理治疗，如认知行为治疗、支持性心理治疗及精神动力学治疗等进行治疗。

这类障碍有别于其他精神疾病,通常在获得及时、有效的治疗后,患者的症状可显著改善,社会功能也可恢复。

■ 表 1 - 1 - 6 DSM - 5 中惊恐障碍的诊断标准

A. 反复出现不可预期的惊恐发作。一次惊恐发作是突然发生的、强烈的害怕或强烈的不适感,并在几分钟内达到高峰,发作期间出现下列 4 项或 4 项以上症状
  (1) 心悸、心慌或心率增加
  (2) 出汗
  (3) 震颤或发抖
  (4) 气短或窒息感
  (5) 哽噎感
  (6) 胸痛或胸部不适
  (7) 恶心或腹部不适
  (8) 感到头昏、脚步不稳、头重脚轻或昏厥
  (9) 发冷或发热感
  (10) 感觉异常(麻木或针刺感)
  (11) 现实解体(感觉不真实)或人格解体(感觉脱离了自己)
  (12) 害怕失去控制或"发疯"
  (13) 濒死感
B. 至少在 1 次发作之后,出现下列症状中的 1~2 种,且持续 1 个月(或更长时间)
  (1) 持续地担忧或担心再次惊恐发作或其结果(例如,失去控制、心肌梗塞、"发疯")
  (2) 在与惊恐发作相关的行为方面出现显著的不良变化(例如,设计某些行为以回避惊恐发作,如回避锻炼或回避不熟悉的情况)
C. 这种障碍不能归因于某种物质(例如,滥用毒品、药物)的生理效应,或其他躯体疾病(例如,甲状腺功能亢进、心肺疾病)
D. 这种障碍不能用其他精神障碍来更好地解释

■ 表 1 - 1 - 7 DSM - 5 广泛性焦虑障碍的诊断标准

A. 在至少 6 个月的多数日子里,对于诸多事件或活动(例如工作或学校表现),表现出过分的焦虑和担心(焦虑性期待)
B. 个体难以控制这种担心
C. 这种焦虑和担心与下列 6 种症状中至少 3 种有关(在过去 6 个月中,至少一些症状在多数日子里存在)*
  (1) 坐立不安或感到激动、紧张
  (2) 容易疲倦
  (3) 注意力难以集中或头脑一片空白
  (4) 易怒
  (5) 肌肉紧张
  (6) 睡眠障碍(难以入睡或保持睡眠状态,或休息不充分,睡眠质量不满意)
D. 这种焦虑、担心或躯体症状引起有临床意义的痛苦,或导致社交、职业或其他重要功能方面的损害
E. 这种障碍不能归因于某种物质(例如,滥用毒品、药物)的生理效应,或其他躯体疾病(例如,甲状腺功能亢进)
F. 这种障碍不能用其他精神障碍来更好地解释

---

* 儿童只需 1 项。

（六）强迫症

OCD 以强迫观念、强迫冲动或强迫行为等症状为主要表现（■表 1-1-8）。患者深知这些观念、行为不合理、不必要，但无法控制或摆脱，从而焦虑、痛苦。通常起病早（青少年期），女性患者多于男性，合并明显人格障碍者预后差。我国 OCD 的终生患病率和 12 个月患病率分别为 2.4% 和 1.6%。OCD 的病因和致病机制与生物-心理-社会因素有关，生物学因素中 5-HT 假说和多巴胺假说占重要地位。

■表 1-1-8　DSM-5 中 OCD 的诊断标准

A. 具有强迫思维、强迫行为，或两者皆有 　■ 强迫思维 　-在该障碍的某些时间段内，感受到反复的、持续性的、侵入性的和不必要的想法、冲动或意向，大多数个体会产生显著的焦虑或痛苦 　-个体试图忽略或压抑此类想法、冲动或意向，或用其他想法、行为来中和它们（例如，通过某种强迫行为） 　■ 强迫行为 　-重复行为（例如，洗手、排序、核对）或精神活动（例如，祈祷、计数、反复默诵字词），个体感到重复行为或精神活动是应对强迫思维的方式或根据必须严格执行的规则而被迫执行的 　-重复行为或精神活动的目的是防止或减少焦虑、痛苦，或者防止某些可怕的事件、情况；然而，这些重复行为或精神活动与所涉及的事件或情况缺乏现实连接，或者明显是过度的 B. 强迫思维或强迫行为是耗时的（例如，每天消耗 1 小时以上）或这些症状引起具有临床意义的痛苦，或导致社交、职业和其他重要功能方面的损害 C. 此强迫症状不能归因于某种物质（例如，滥用毒品、药物）的生理效应或其他躯体疾病 D. 该障碍不能用其他精神障碍的症状来更好地解释

OCD 主要表现为强迫思维、强迫行为（动作或仪式），以及两者并存的形式。强迫思维是指反复进入患者脑中的侵入性观念、表象、情绪或者冲动等，其中，强迫观念包括了强迫性的穷思竭虑、强迫怀疑、强迫联想及强迫回忆（对过去的经历、往事等反复回忆）。患者意识到这些思维对自己来说是没有意义的、不必要的，很想摆脱却摆脱不了，为此产生焦虑、痛苦。强迫行为是指为了减轻强迫思维伴随的痛苦，采取的有意识的动作或行为。临床上最常见的强迫行为是为了缓解怕脏或污染、怀疑等强迫观念引起的苦恼而出现的强迫性洗涤、强迫检查、强迫计数等。同时具有强迫思维和强迫行为的 OCD 患者约占 70%，只有强迫思维的约占 25%，只有强迫行为的占比较少。OCD 患者常有继发性的焦虑、紧张及抑郁情绪，并存在明显的回避行为，即回避有可能诱发强迫观念或行为的场合。目前，OCD 的治疗以药物和心理治疗结合治疗为主。选择性 5-HT 再摄取转运体抑制剂类药物，如氟伏沙明，是 OCD 的一线治疗药物；心理治疗以认知行为治疗为主。对于非常难治的 OCD 可考虑采用精神外科手术治疗，但其长期疗效尚缺乏研究。若无恰当的系统治疗，OCD 易慢性化，病程迁延，给患者带来极大的痛苦或损害其社会功能。

（七）物质使用障碍

物质使用障碍包括物质依赖（substance dependence）和物质滥用（substance abuse）。这里的"物质"包括了 10 类药物：酒精、咖啡因、大麻、致幻剂、吸入剂、阿片类物质、镇静剂、催眠药或抗焦虑药、兴奋剂（苯丙胺类物质、可卡因和其他兴奋剂）、烟草和其他（未知）物质。这 10 类物质有一个共同点，即如果过度摄取，都能直接激活大脑的奖赏系统（中脑边缘多巴胺系统），产生快感。目前，我国物质使用障碍的终生患病率和 12 个月患病率分别为 4.7％和 1.9％。酒精使用障碍是主要的物质使用障碍，终生患病率和 12 个月患病率分别为 4.4％和 1.8％。影响物质使用的因素有很多，如社会、心理、生物学因素，以及三者的相互作用。

物质使用障碍的主要临床表现是依赖和滥用（■表 1-1-9）。依赖是一组认知、行为和生理症状群。尽管患者明白使用成瘾物质会带来明显的不良后果，如危害身体健康和受到法律制裁，但仍然继续使用。最终导致对物质的耐受性增加，产生戒断症状和强迫性觅药行为。滥用是一种不良的适应方式，可导致不能完成重要的工作、学业、损害躯体、心理健康等。目前很多学者认为，依赖和滥用是连续的，密切关联，故在 DSM-5 中将两者合并，统称为物质使用障碍。物质使用障碍者的治疗一般分两步，急性期治疗和预防复吸治疗。前者根据不同的物质种类对症支持治疗。后者主要采用一系列社会心理干预治疗患者的心理问题，防止复吸。需要注意的是，物质使用障碍者常常同时患有心理精神疾病，尤其是酒精依赖患者，故应积极处理其心理精神问题，提高治疗效果。

■表 1-1-9　DSM-5 中酒精使用障碍的诊断标准

一种有问题的酒精使用模式导致显著的具有临床意义的损害或痛苦，在 12 个月内表现出下列至少 2 项症状
（1）酒精的摄入常常比意图的量更大或时间更长
（2）有持续的欲望或失败的努力试图减少或控制酒精的使用
（3）大量的时间花在那些获得酒精、使用酒精或从其作用中恢复的必要活动上
（4）对使用酒精有渴求、强烈的欲望或迫切的要求
（5）反复的酒精使用导致不能履行在工作、学校或家庭中的主要角色的义务
（6）尽管酒精使用引起或加重持续的或反复的社会和人际交往问题，但仍然继续使用酒精
（7）由于酒精使用而放弃或减少重要的社交、职业或娱乐活动
（8）在对躯体有害的情况下，反复使用酒精
（9）尽管认识到使用酒精可能会引起（或加重）持续的或反复的生理或心理问题，但仍然继续使用酒精
（10）耐受，通过下列两项之一来定义：①需要显著增加酒精的量以达到过瘾或预期的效果；②继续使用同量的酒精会显著降低效果
（11）戒断，表现为下列两项中的一项：①特征性酒精戒断综合征；②使用酒精（或密切相关的物质，如苯二氮䓬类）用于缓解或避免戒断症状

（八）创伤后应激障碍

PTSD 指个体面临异常强烈的精神应激后，延迟发生的一类应激相关障碍，主要表现为闯入、闪回和再体验精神创伤，高度的焦虑状态以及回避任何可能引起此创伤性记忆的场景。PTSD 患者的心理、社会功能严重受损。研究显示，PTSD 的终生患病率为 3.9％，其中，高收入国家为 5.0％，中上收入和中低收入国家分别为 2.3％和 2.1％。在创伤暴露亚组中，总的终生患病率为 5.6％，其中，高收入国家为 6.9％，中上收入和中低收入国家分别为 3.6％和 3.0％。我国 PTSD 的终生患病率和 12 个月患病率分别为 0.3％和 0.2％。PTSD 的病因明确，即经历过精神创伤事件，但其致病机制仍不清楚，研究显示其与生物学、家庭和社会心理因素均有一定关系。

PTSD 主要表现为三大核心症状。第一，反复重现的创伤性体验，也是 PTSD 的特异性症状；患者多见闪回症状，可伴有错觉、幻觉及意识分离性障碍。第二，持续的警觉性增高；可出现明显的焦虑症状，包括躯体症状和睡眠障碍等。第三，回避和麻木；可出现有意识和无意识的回避。除上述三联征外，还有一些其他症状。例如，人际关系和价值观乃至人格的改变，以及抑郁、自杀、物质滥用等。有些症状常常成为残留症状影响疗效和预后。PTSD 常与其他各种躯体疾病和精神障碍共同存在,如焦虑障碍、抑郁障碍、物质滥用障碍等,使患者临床表现错综复杂,影响临床诊断。PTSD 的诊断标准见 ▣ 表 1 - 1 - 10(适用于成人、青少年和 6 岁以上儿童)。目前,建议对 PTSD 患者进行早期评估和干预,采用综合治疗(药物、心理和物理治疗)的方法,其中,药物治疗首选单胺类药物。但是目前,PTSD 的治疗效果并不令人满意,仍有 1/3 的患者因为疾病慢性化而终生不愈,丧失独立生活和工作的能力。

▣ 表 1 - 1 - 10　DSM - 5 中 PTSD 的诊断标准

A. 以下述 1 种(或多种)方式接触实际的或被威胁的死亡、严重的创伤或性暴力
  (1) 直接经历创伤事件
  (2) 目睹发生在他人身上的创伤事件
  (3) 获悉亲密的家庭成员或亲密的朋友身上发生了创伤事件,在实际的或被威胁死亡的案例中,创伤事件必须是暴力的或事故
  (4) 反复经历或极端接触于创伤事件的令人作呕的细节中
B. 在创伤事件发生后,存在以下 1 个(或多个)与创伤事件有关的侵入性症状
  (1) 创伤事件反复的、非自愿的和侵入性的痛苦记忆
  (2) 反复做内容和(或)情感与创伤事件相关的痛苦的梦
  (3) 分离性反应(如闪回),个体的感觉或举动好像创伤事件重复出现
  (4) 接触象征或类似创伤事件某方面的内在或外在线索时,产生强烈或持久的心理痛苦
  (5) 对象征或类似创伤事件某方面的内在或外在线索,产生显著的生理反应
C. 创伤事件后开始持续地回避与创伤事件有关的刺激,具有以下 1 项或 2 项情况
  (1) 回避或尽量回避关于创伤事件或与其高度相关的痛苦记忆、思想或感觉
  (2) 回避或尽量回避能够唤起关于创伤事件或与其高度相关的痛苦记忆、思想或感觉的外部提示
D. 与创伤事件有关的认知和心境方面的负性改变,在创伤事件发生后开始或加重,具有以下 2 项(或更多)情况
  (1) 无法记住创伤事件的某个重要方面
  (2) 对自己、他人或世界持续性放大的负性信念和预期
  (3) 由于对创伤事件的原因或结果持续性的认知歪曲,导致个体责备自己或他人
  (4) 持续性的负性情绪状态
  (5) 显著地减少对重要活动的兴趣或减少参与重要活动
  (6) 与他人脱离或疏远的感觉
  (7) 持续地不能体验到正性情绪
E. 与创伤事件有关的警觉或反应性有显著的改变,在创伤事件发生后开始或加重,具有以下 2 项(或更多)情况
  (1) 激惹的行为和爆发的愤怒,典型表现为对人或物体的言语或身体攻击
  (2) 不计后果或自我毁灭的行为
  (3) 过度警觉
  (4) 过分的惊跳反应
  (5) 注意力有问题
  (6) 睡眠障碍
F. 这种障碍的持续时间(诊断标准 B、C、D、E)超过 1 个月
G. 这种障碍引起临床上明显的痛苦,或导致社交、职业或其他重要功能方面的损害
H. 这种障碍不归因于某种物质(例如,药物或酒精)的生理效应或其他躯体疾病

(九) 阿尔茨海默病

AD 是一组病因未明的原发性退行性脑疾病。DSM - 5 把 AD 纳入神经认知障碍中。AD 多起

病于老年期,潜隐起病,缓慢不可逆地进展。AD 患者数占所有类型痴呆患者总数的 60%～80%,且 AD 是老年人失去生活自理能力和死亡的主要原因之一。AD 的主要病理改变为皮质弥漫性萎缩、沟回增宽,脑室扩大,神经元大量减少,并可见老年斑、神经原纤维缠结、颗粒空泡变性,以及胆碱乙酰转移酶及乙酰胆碱含量显著减少等。65 岁以前起病的常被称为早发型痴呆,多有家族病史,与家族性常染色体显性遗传有关,疾病发展较快。65 岁以上起病的常被称为晚发型痴呆,多为散发型,病变发展较慢。我国 65 岁及以上人群的 AD 终生患病率为 5.6%,且其随着年龄的增加而增加,女性患者多于男性。

AD 主要表现为持续的、进行性的学习、记忆和其他认知功能减退,伴有社会生活功能减退,以及行为和精神症状。根据疾病的发展和认知功能缺损的严重程度,可将 AD 分为轻度、中度、重度。陈述性记忆(海马是该类记忆的关键脑区)障碍常为 AD 的首发症状,表现为容易遗忘新近发生的事物。人格改变往往出现于疾病的早期。随着疾病的进展,记忆障碍逐渐加重,发展到中度时可出现地点定向障碍(迷路,甚至找不到自己的房间)、失语、失用、失命名,以及精神行为障碍。发展到重度时,患者完全不知道自己的姓名、年龄,不认识家人,言语功能和行走能力逐渐丧失,大、小便失禁,最终,患者出现明显的神经系统体征,肢体屈曲。由于 AD 导致的重度或轻度认知障碍的诊断标准见 ■表 1-1-11。目前,尚无有效的针对 AD 病因的治疗措施,常用改善认知功能的药物(多奈哌齐、美金刚、GV-971 等)延缓疾病发展,用小剂量抗精神病药物对症处理精神和行为症状。多数患者在发病后 5～10 年会发展成严重痴呆,最终因各种继发性疾病死亡。

■表 1-1-11　DSM 5 中由于 AD 导致的重度或轻度神经认知障碍的诊断标准

A. 符合重度或轻度神经认知障碍的诊断标准

B. 发生隐袭,且在 1 个或多个认知领域有逐渐进展的损害(重度神经认知障碍至少有 2 个领域受到损害)

C. 符合下列可能的或可疑的 AD 的诊断标准

■ 重度的神经认知障碍:如果下列任何 1 项存在,则诊断为可能的 AD;否则,应诊断为可疑的 AD (1) 来自家族史或基因检测的 AD 致病基因突变的证据 (2) 下列 3 项全部存在:①有学习和记忆能力的下降,以及至少有一个其他的认知领域下降的明确证据(基于详细的病史系列的神经心理测评);②稳步地进展,认知能力逐渐下降且没有很长的平台期;③没有证据表明存在混合性病因(即无其他神经退行性疾病或脑血管疾病,无其他神经的、精神的或系统性疾病,无可能导致认知能力下降的疾病)	■ 轻度神经认知障碍:如果有来自家族史或基因检测的 AD 致病基因突变的证据,则诊断为可能的 AD。如果没有来自家族史或基因检测的 AD 致病基因突变的证据且下列 3 项全部存在,则诊断为可疑的 AD (1) 有记忆和学习能力下降的明确证据 (2) 稳定地进展,认知能力逐渐下降,且没有很长的平台期 (3) 没有证据表明存在混合性病因(即无其他神经退行性疾病、脑血管疾病,无其他神经的、系统性疾病,无可能导致认知能力下降的疾病)

D. 该障碍不能用脑血管疾病、其他神经退行性疾病、物质的效应,或其他精神的、神经的或系统性障碍来更好地解释

(十) 帕金森病

PD,又称震颤麻痹,是一种缓慢进展的常见的神经系统变性疾病,主要表现为静止性震颤、肌强直、运动迟缓和姿势及步态异常,可见黑质致密部多巴胺能神经元大量丢失和路易小体形成,以及纹状体区多巴胺递质减少。我国 PD 的发病率约为 1.7%,男性患者稍多于女性,主要为 50 岁以上的中老年人,40 岁以前很少发病,65 岁以上发病明显增多,给家庭和社会带来沉重的负担。其致

病机制复杂,可能与遗传易感性、环境及衰老等因素有关。

PD 起病晚,进展缓慢,症状常先出现于一侧上肢,再逐渐扩展至同侧下肢、对侧上肢及下肢。震颤常为该病的首发症状,自一侧上肢远端开始,逐渐扩展至四肢。震颤于静止时明显,精神紧张时加剧,随意运动时减轻,睡眠时消失。PD 的肌强直表现为伸肌和屈肌张力同时增高,即铅管样强直;合并震颤时表现为齿轮样强直。运动迟缓是 PD 最重要的运动症状,表现为多种动作迟缓,随意运动减少(尤其在动作开始时)。当发展至中晚期时,可出现平衡功能减退,姿势、步态不稳而跌倒,严重影响生活质量。此外,PD 患者还会出现非运动症状,如嗅觉减退、快速眼动期睡眠行为异常、便秘、抑郁、幻觉及认知障碍等。目前,治疗 PD 最有效的方法是药物治疗,常用的药物有多巴胺受体激动剂、左旋多巴、金刚烷胺等。康复治疗有助于改善患者生活质量。通常,该病的生存期约 10~30 年,早期诊断并及时干预者,发病数年内仍可保持较好的生活质量。疾病晚期,严重的肌强直、全身僵硬及卧床不动会引起各种并发症,最终导致患者死亡。

一旦患者被明确诊断存在帕金森综合征表现,可按照以下标准进行临床诊断。临床确诊的 PD 需要具备:①不存在绝对排除标准;②至少存在 2 条支持标准;③没有警示征象。临床很可能的 PD 需要具备:①不符合绝对排除标准;②如果出现警示征象则需要通过支持标准来抵消;如果出现 1 条警示征象,必须需要至少 1 条支持标准抵消;如果出现 2 条警示征象,必须需要至少 2 条支持标准抵消;如果出现 2 条以上警示征象,则诊断不能成立。

1. 支持标准

(1)患者对多巴胺能药物的治疗有明确反应且显著有效。在初始治疗期间,患者的功能可恢复或接近正常水平。在没有明确记录的情况下,初始治疗的显著应答可定义为以下两种情况。

1)药物剂量增加时症状显著改善,剂量减少时症状显著加重。以上改变可通过客观评分(治疗后 UPDRS-Ⅲ评分改善超过 30%)或主观描述(由患者或看护者提供的可靠而显著的病情改变)来确定。

2)存在明确且显著的开/关期症状波动,并在某种程度上包括可预测的剂末现象*。

(2)出现左旋多巴诱导的异动症。

(3)临床体检观察到单个肢体的静止性震颤(既往或本次检查)。

(4)以下辅助检测阳性有助于鉴别 PD 与非典型性帕金森综合征:存在嗅觉减退或丧失,或头颅超声显示黑质异常高回声($>20\ mm^2$),或心脏间碘苄胍闪烁显像法显示心脏去交感神经支配。

2. 绝对排除标准 出现下列任何 1 项即可排除 PD 的诊断(但不应将有明确其他原因引起的症状算入其中,如外伤等)。

(1)存在明确的小脑性共济失调或者小脑性眼动异常(持续的凝视诱发的眼震、巨大方波跳动、超节律扫视)。

(2)出现向下的垂直性核上性凝视麻痹,或者向下的垂直性扫视选择性减慢。

(3)在发病后 5 年内,患者被诊断为高度怀疑的行为变异型额颞叶痴呆或原发性进行性失语。

(4)发病 3 年后仍局限于下肢的帕金森样症状。

(5)多巴胺受体阻滞剂或多巴胺耗竭剂治疗诱导的帕金森综合征,其剂量和时程与药物性帕金森综合征相一致。

(6)尽管病情为中等严重程度(即根据 MDS-UPDRS,评定肌强直或运动迟缓的计分大于 2

---

* 剂末现象,又称疗效减退或剂末恶化,是指每次用药的有效作用时间缩短,症状随血液药物浓度发生规律性波动。

分),但患者对高剂量(不少于每日 600 mg)左旋多巴治疗缺乏显著的治疗应答。

(7) 存在明确的皮质复合感觉丧失(如在主要感觉器官完整的情况下出现皮肤书写觉和实体辨别觉损害),以及存在明确的肢体观念运动性失用或进行性失语。

(8) 分子神经影像学检查突触前多巴胺能系统功能正常。

(9) 存在明确可导致帕金森综合征或疑似与患者症状相关的其他疾病,或者基于全面诊断评估,由专业医师判断其可能为其他综合征,而非 PD。

3. 警示征象

(1) 发病后 5 年内出现快速进展的步态障碍,以至于需要经常使用轮椅。

(2) 运动症状或体征在发病后 5 年内或 5 年以上完全不进展,除非这种病情的稳定与治疗相关。

(3) 发病后 5 年内出现球麻痹症状,表现为严重的发音困难、构音障碍或吞咽困难(需进食较软的食物,或通过鼻胃管、胃造瘘进食)。

(4) 发病后 5 年内出现吸气性呼吸功能障碍,即在白天或夜间出现吸气性喘鸣或者频繁的吸气性叹息。

(5) 发病后 5 年内出现严重的自主神经功能障碍,包括:①体位性低血压,即在站起后 3 分钟内,收缩压下降至少 30 mmHg(1 mmHg=0.133 kPa)或舒张压下降至少 20 mmHg,并排除脱水、药物或其他可能解释自主神经功能障碍的疾病;②发病后 5 年内出现严重的尿潴留或尿失禁(不包括女性长期存在的低容量压力性尿失禁),且不是简单的功能性尿失禁(如不能及时如厕);对于男性患者,尿潴留必须不是由前列腺疾病所致,且伴发勃起障碍。

(6) 发病后 3 年内,由于平衡障碍导致反复(>1 次/年)跌倒。

(7) 发病后 10 年内,出现不成比例的颈部前倾或手足挛缩。

(8) 发病后 5 年内不出现任何一种常见的非运动症状,包括嗅觉减退、睡眠障碍[睡眠维持性失眠、日间过度嗜睡、快速眼动(rapid eye movement,REM)期睡眠行为障碍]、自主神经功能障碍(便秘、日间尿急、症状性体位性低血压)、精神障碍(抑郁、焦虑、幻觉)。

(9) 出现其他原因不能解释的锥体束征。

(10) 起病或病程中表现为双侧对称性的帕金森综合征症状,没有任何侧别优势,且客观体检亦未观察到明显的侧别性。

三、小结

精神疾病带给患者及其亲人极大的痛苦,并导致了沉重的经济负担和社会负担。由于其致病机制还不完全清楚,存在很多未满足的临床需求,如无有效的疾病预防措施,诊断仍依赖于医生的经验和检测量表,治疗仍以控制症状为主,缺乏依据针对致病机制的治疗手段,预后普遍不能令人满意,疗效甚微等。面对这一全球性的巨大挑战,基础与临床相结合的研究策略尤为重要,因为精神疾病反映了脑功能紊乱。人类正在探索大脑的工作原理,其中,研究精神活动的神经机制是该领域的前沿,需要借助于研究脑功能和脑疾病的动物模型。在本节中,我们介绍了常见的精神疾病及其临床特征和诊断标准,希望有助于研究人员更好地理解精神疾病,以及创建更理想的精神疾病动物模型。期望在不久的将来,人们能加深对精神疾病的认识,并在精神疾病的防治领域有所突破。

(沈辉,崔东红)

第二节 · 动物模型概述

精神疾病具有复杂性、异质性、主观性(临床诊断时),缺乏对其潜在致病机制的认识。因此,创建科学、标准的精神疾病动物模型是一项艰巨的任务。遗传学、基因编辑、干细胞技术等的发展,为突破精神疾病研究的瓶颈开辟了充满希望的新道路。动物模型的不断改良和进步,为深入探索精神疾病的病因、病理和发生、发展机制搭建了桥梁,同时有助于开发与疾病相关的生物学标志物及新药靶点,还可评估治疗疗效或药效学参数等。显然,动物模型有助于解决当前精神疾病研究领域的诸多问题,具有无限的价值。

一、发展简史

动物模型建立在动物与人类有一些相同的生理、行为或其他特征的基础上。2 400 多年前,人们认识到通过研究动物,可以了解很多关于人类自身的信息。至今,动物模型已应用于几乎所有的生物医学研究领域,包括但不限于基础生物学、免疫学、传染病学、肿瘤学等。

使用动物作为人体解剖学和生理学模型的方法始于古希腊(■图 1-2-1),这些研究记录非常有价值,描述了人体发育和生理学的基础。许多发现通过贸易运输被传播到其他国家,很快使得动物模型成为欧洲和阿拉伯医生们的研究工具。虽然早期有很多重大发现,但受当时的技术限制,对其中的一些机制仍有许多误解。直到文艺复兴时期(14—17 世纪),动物模型才为人类生理学的研究带来了真正的范式转变。

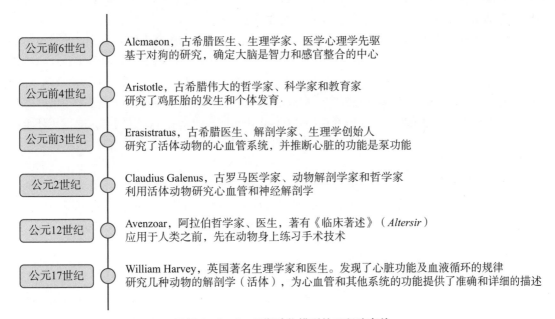

■图 1-2-1 早期动物模型的里程碑事件

16 世纪中叶,一些医生通过动物模型推测血液沿着两个相互连接但又截然不同的路径循环,即肺循环和体循环。16 世纪末至 17 世纪初，William Harvey 孜孜不倦地研究和比较了多个物种（包括各种鱼类、鸡和鸽子）心脏和脉管系统的解剖和功能特性。基于这些研究，他撰写了几篇开创性的论文，精准地描述了人体循环系统，形成了后成说（epigenesis）的雏形，即胚胎起源于单个细胞，并从单个细胞发育成整体。

20 世纪初，动物模型的使用急剧增加，建模手段趋于成熟。虽然存在关于使用各类活体动物开展实验的伦理性质疑，但利用啮齿类动物建立动物模型已成为生物医学研究的常规方法。获得诺贝尔生理学奖或医学奖的所有研究中，至少 50% 使用了动物模型。随着分子遗传学的发展，实验动物的基因型和表型的相关研究逐渐得到科研人员的重视。Abby Lathrop、William Castle、Clarence Little 等人培育出了近交系小鼠，遗传背景清楚、微生物检测合格的动物，为实现实验动物标准化奠定了基础。随着越来越多的小鼠和大鼠近交品系的开发，人们很快意识到品系之间存在一些固有差异，这些差异表现在基础生物学参数以及诱发和自发疾病的易感性等方面，如非肥胖糖尿病品系（NOD）和非肥胖正常品系（nod）。在近交系第 20 代时发现 NOD 小鼠中 60%～80% 雌鼠和 20% 雄鼠可自发性发展为胰岛素依赖性糖尿病，而 nod 小鼠则基本正常。因此，动物品系的选择是建立动物模型时需要考虑的重要因素。

由于自发突变动物模型可遇而不可求，科研人员多通过基因工程技术创建特定疾病的动物模型，使它们具有独特的疾病敏感性或抗性。20 世纪 80 年代，随着基于基因敲除或敲入技术培育的转基因小鼠出现，这类技术呈现爆炸式的发展。最近，随着 Cre-Lox 系统等条件性基因敲除方法，以及光遗传学（optogenetics）和化学遗传学（chemogenetics）等技术的发展，操纵啮齿类动物的基因和行为的技术变得越来越精细。相比之下，利用其他实验动物，如斑马鱼、果蝇、鸡、兔、狗、猪、牛、羊和非人灵长类动物等，进行上述的操作会更加困难，可参照的数据更少。但各种实验动物均有独特的优势，例如，非人灵长类动物的大脑更接近人类，研究精神疾病的预防、诊断和治疗等时，具有其他实验动物无法替代的独特优势。但是，其饲养成本高、饲养周期长、操作难度大、个体差异极其显著，以及伦理审查严格等情况的存在，难以实现普遍应用。

在诸多物种中，生物医学研究中最重要的仍然是啮齿类动物。在过去的 25 年中，非啮齿类哺乳动物模型的使用占比逐年下降，而小鼠、大鼠的各种模型不断升级、拓展。为避免实验动物携带人兽共患病病原体，排除特异病原微生物（特定的病毒、细菌和寄生虫等）对科学研究的影响，在满足动物生理需要的环境下，应遵守良好实验室规范（good laboratory practice，GLP），采用剖宫产等生物净化技术，以及隔离器、独立通风笼具（individual ventilation cage，IVC）（饲养笼的正压环境避免实验动物受环境污染，负压环境避免病原微生物逃逸出实验室）等，配合对垫料、饮水和饲料的微生物控制下开展研究。

动物模型的未来会是怎样呢？随着对转化医学需求的增加，对符合基因与环境交互作用的人类疾病动物模型、年龄依赖性的人类疾病动物模型、特定环境污染的人类疾病动物模型等的需要会增多。希望未来人类疾病动物模型能够更好地模拟疾病的某个或某些症状、致病机制。

二、实验动物及模式动物

（一）实验动物

实验动物（laboratory animal）是指为满足科学研究、教学、药品及生物制品的生产和检定，以及其他相关需要，经人工驯养、繁殖、培育或人工改造，控制其携带的基因、微生物、营养及环境因子，得到的来源清楚、遗传背景明确的动物。实验动物可溯源到野生动物。野生动物家畜化,家畜动物实验动物化,实验动物标准化,是野生动物演变为实验动物的全过程。

实验动物的种类繁多,有 11 门动物曾被用作实验动物。传统的实验动物大多是脊椎动物门的哺乳纲动物,较常用的有小鼠、大鼠、豚鼠、仓鼠、兔、狗、猪和非人灵长类动物等。而线虫、果蝇、家蚕、斑马鱼、爪蟾等非哺乳纲的动物,由于具有价格低廉、操作方便、特性明确等独特优势,也被开发成实验动物。实验动物是人为选择的产物,基本单位是品种(breed)和品系(strain)。品种是同种动物中具有不同遗传特性的动物。人类根据不同的需要对动物进行定向培育,使之具有稳定的遗传背景和生物学特性。品系则是根据不同的实验目的,采用近亲交配方式繁殖且遗传背景明确的动物。例如,小鼠这个品种之中存在着不同的品系,C57BL/6 小鼠是近交系小鼠中的一个品系,而KM 小鼠是封闭群小鼠品系。

我国《实验动物遗传质量控制(GB 14923—2022)》规定,根据遗传特点不同,实验动物分为近交系(inbred strain)、封闭群(closed colony)、杂交群(hybrids)。上述分类定义如下。近交系:经至少连续 20 代的全同胞兄妹交配培育而成,品系内所有个体都可追溯到起源于第 20 代或以后代数的一对共同祖先;经连续 20 代以上亲代与子代交配有等同效果。近交系的近交系数(inbreeding coefficient)应大于 99%。封闭群(又称远交群):以非近亲交配方式进行繁殖生产的一个实验动物种群,在不从其外部引入新个体的条件下,至少连续繁殖 4 代以上。杂交群:由不同品系或种群之间杂交产生的后代,包括重组自交系(recombinant inbred strain)和重组同源系(recombinant congenic strain)。

为了保证实验顺利进行,确保结果可靠,必须通过严格的生物学和寄生虫学检测手段,保证实验动物质量。《实验动物微生物、寄生虫学等级及监测(GB 14922—2022)》规定,根据对实验动物所携带微生物与寄生虫的控制要求不同,实验动物寄生虫学和微生物学等级分类为:普通级动物(conventional animal,CV)、无特定病原体级动物(specific pathogen free animal,SPF)、无菌级动物(germ free animal,GF)。普通级实验动物要求不携带所规定的对动物和(或)人健康造成严重危害的人兽共患病病原体和动物烈性传染病病原体,通常饲养在开放环境中。无特定病原体级实验动物要求除普通级动物应排除的病原体外,不携带对动物健康危害大和(或)对科学研究干扰大的病原体。无菌级实验动物指动物体内、外不可检出任何生命体的动物。实验动物国家标准对各级实验动物应排除的微生物和寄生虫进行了明确的规定,在此不再赘述。

(二)模式动物

模式动物(model animal)是指在科学研究中,用于揭示某种具有普遍规律的生命现象的选定动物物种。模式动物是标准化的实验动物,即用各种方法把一些需要研究的生理或病理活动相对稳定地表达在标准化的实验动物身上,以保证动物实验更标准、重复性更好。因此,科学家们常常利用这些模式动物来创建动物模型,使得不同来源的研究具有可比性。

模式动物普遍具有以下特征。①具有代表性,可以代表生物界某一大类物种的生理特征或发育谱系,便于研究者从中提炼出科学规律。例如,针对模式动物神经系统胚胎发育的研究解释了神经系统进化的本质。②基因组相对较小,遗传背景清晰,适合遗传操作和表型分析。③实验操作简便,易于饲养繁殖。模式动物是生物学研究方法转向大科学(megascience)研究方法的关键,与20 世纪 90 年代开启的大规模基因测序项目密切相关。

动物模型是指利用模式动物来创建研究功能或疾病的模型,涉及一些独特的研究设计和操作流程。实际工作中,大多数实验动物模型是针对人类疾病的发生、发展和治疗而言的,所以也被称为人类疾病的动物模型。例如,神经科学领域众所周知的莫里斯水迷宫(Morris water maze),是研究空间学习和记忆的动物模型;利用转基因技术构建的 *APP/PS1* 小鼠,是研究 AD 的常用动物模型。

模式动物和动物模型这两个概念容易混淆,为了区分它们,可把前者理解为动物,把后者理解为模型。模式动物涉及许多物种,如线虫、果蝇、斑马鱼、小鼠、大鼠、树鼩、恒河猴、食蟹猴、兔、比格犬等,均具有独特的优势和特色。科学家们选择不同进化地位的物种阐明不同的科学问题。值得注意的是,不同系统进化地位的模式动物,在用于研究脑功能和脑疾病时也各具特色,因为大脑的基本工作原理,如突触信息传递的单向性及其结构和功能的可塑性等,可能在动物中具有普遍性。

三、人类疾病动物模型的定义及分类

(一) 定义

广义上,人类疾病动物模型指为生物医学研究而建立的具有人类疾病样表现的实验操作流程和研究设计,以及相关的模型系统材料。狭义上,专指具有人类疾病样表现的动物及其揭示这些表现的操作流程。例如,人类家族遗传 AD 存在 *APP/PS1* 基因突变。把人类突变的 *APP/PS1* 转入小鼠,可制作 AD 模型小鼠,通过检测该小鼠的学习记忆能力,来研究人类 AD 的发生发展和致病机制,所有这些内容,统称为 AD 小鼠模型。*APP/PS1* 转基因小鼠就称为 *APP/PS1* 转基因 AD 小鼠模型。

人类疾病动物模型的使用避免了在人身上进行实验所带来的风险。此外,临床上平时很难收集到的疾病类型,如中毒、烈性传染病等,都可以在动物模型上根据实验目的复制出来。巴甫洛夫曾说:"人类作为实验对象而言,是一种不令人满意的动物。"动物实验比人体实验更能充分体现实验原则。动物模型可以规避人类某些疾病潜伏期长、病程长和发病率低的缺点,提高研究的效率。

在临床观察性研究中,疾病的环境都是十分复杂的。一种疾病的发生发展往往受到患者年龄、性别、生活习惯等多方面的影响,这就使得比较研究十分困难。但采用动物来复制疾病就可以选择相同品系、性别、年龄的小鼠,以及饲养条件等,增强了变量的可比性。重要的是,人类疾病动物模型可以有非常明确的病因,例如转入人类突变的 *APP/PS1*,也可以有非常明确的发生和发展过程。这些是临床上几乎不可能开展的研究内容,因为患者就诊时已经处于疾病阶段。

(二) 分类

人类疾病动物模型的分类方法有很多,最常见的是按照产生原因进行分类。

1. 自发性动物模型　指未经任何人工处理,在自然条件下发生或基因突变通过遗传育种保留下来的动物模型,如自发性高血压大鼠、自发性糖尿病中国地鼠、自发肿瘤的小鼠和大鼠、联合免疫缺陷动物等。这类动物稀有、种类有限,且饲养条件高、发病周期长,难以大量使用。但因为动物是在完全自然的条件下发生疾病,无人为因素的干扰,疾病的发生、发展更接近人类疾病,在研究中具有很高的应用价值。

2. 诱发性动物模型　又称实验性动物模型,是指研究者通过使用物理、化学、生物或复合方法作用于动物,造成动物组织、器官或全身受到一定程度的损害,出现某些类似人类疾病的功能、代谢或形态结构方面改变的动物模型。例如,通过手术构建的肺水肿动物模型、缺碘饲料诱导的甲状腺肿动物模型、柯萨奇 B 族病毒诱导的心肌炎动物模型、寄生虫感染动物模型、细菌加寒冷方法复制的慢性支气管炎动物模型等。这类动物模型比较直观、简便,实验条件稳定,是比较常用的模型。

3. 基因修饰动物模型　通过基因敲除、敲入等生物工程技术,人为改变动物遗传性状的动物模型,是研究人类基因功能、人类疾病,以及研发新药的重要模型。

4. 阴性动物模型　指不能复制某些疾病的动物品系或品种。在某些领域,这种非致敏机制具有实验和研究价值,可以用于抗病机制的研究。例如,洞庭湖流域的东方田鼠是目前所知的唯一对日本血吸虫感染有特殊抗性的啮齿类哺乳动物,而且这种性状能稳定地遗传,可用于防治日本血吸虫病的相关研究。

5. 孤立动物模型　指某种疾病最初在一些动物身上发现并研究,但到目前为止在人类自身体内无法证实,如马立克病、牛海绵状脑病、绵羊的梅迪-维斯纳病(Maedi-Visna disease, MVD)病和猫科白血病。当发现患者所患疾病在人类疾病中尚属研究空白,而与动物身上的某种已知疾病表型十分相似时,这些孤立动物模型的研究就会大有所用。

(三) 模型动物的选择

使用实验动物构建人类疾病模型的前提是,动物的许多生物学特性与人类相似。哺乳动物通常有非常相似的器官比例,如心脏通常是 $5\sim6\,\text{g/kg}$,血液通常约占总体重的 7%。但是,小动物的代谢率比大动物高得多。其他生理变量,如呼吸频率和食物摄入量,也受到小动物高代谢率的影响。这意味着在计算给动物服用的药物和其他化合物的剂量时,一定要同时考虑到体重和代谢率。如果目标是使一种物质在不同体型的动物体液中的浓度相等,则剂量应根据其体重计算。如果目标是使药物在特定的时间内、特定的器官中达到给定的浓度,那么计算给药剂量会变得更加复杂,需要考虑到包括药物的物理、化学性质在内的许多因素。药物的代谢或排泄与动物的体型没有直接关系,而与动物的代谢率有关。1932 年,Kleiber 首次证明了哺乳动物体重与代谢的对数关系。此外,有些物种对某些药物具有特别的敏感性,而同一物种内动物的反应则因品系、营养状态、应激水平、环境温度等的不同而发生变化。

选择不同类型的动物模型时,必须验证它们对人类的适用性。一项大型跨国制药公司的调查,分析了 150 种化合物在动物和人体内反应的一致性,以评估人类临床数据与动物模型数据之间的一致性。结果发现,这些化合物啮齿类动物与人体内反应的一致性为 43%,其中,心血管、血液和胃肠道系统具有较高的一致性(80%、91% 和 85%),而神经系统的一致性较低(在动物中很难识别头痛和头晕等症状,胃肠道系统中的恶心症状也难以识别)。这组数据说明物种的选择也十分重要,如由于啮齿类动物具有可获得性高、费用低、基因组图谱比较清晰等优势,是研究精神疾病的主要实验动物。

全面的物种评估可以提高动物实验的预测价值,而依赖特定动物得到的实验结果可能会造成严重灾难,如沙利度胺(thalidomide),这种药物不会对啮齿类动物和许多其他物种动物的发育产生影响,但会使灵长类动物胎儿四肢畸形,曾导致 1 万名儿童残疾。系统发育*关系或解剖学的相似性并不一定有相同的生化机制和生理反应。

综上所述,动物模型的选择取决于许多因素。一个动物模型的效用,应该根据它在多大程度

---

* 系统发育(phylogeny),也叫系统发生,是与个体发育相对而言的,它是指某一个类群的形成和发展过程,研究的是进化关系(起源和演化关系)。

上可以回答了提出的问题来判断,而并非如何完美地模拟了人类疾病。为了仔细研究一种人类疾病,通常可以使用不同的动物模型。例如,在毒理学筛查中通常要求至少采用两个物种,其中一个必须是非啮齿类动物,通常须选择比格犬,因为其神经发育得较好,能够更灵敏地反映神经毒性。但这并不意味着使用的动物越多越好,因为不加批判地使用单一物种模型,意味着回顾性的实验数据可能是无效的或无说服力的。当然,因为利用小鼠建立的动物模型的研究数据最丰富,小鼠基因组的测序已完成、小鼠中基因操作技术的应用相对成熟,小鼠仍是科学研究中首选的实验动物。

四、精神疾病动物模型

(一) 简介

鉴于许多精神疾病临床症状多元且缺乏客观的生物标志物,疾病相关的神经生物学和遗传学机制复杂,人们对其病理、生理机制的了解进展缓慢,新的治疗方法的开发停滞不前,远远落后于其他医学领域的发展。例如,当前治疗精神分裂症的主要分子靶点或药物的化学结构,都是 20 世纪 60 年代发现的,至今还没有基础研究上的重大突破。因此,急需基于精神疾病动物模型的基础研究有所突破。

然而,焦虑障碍、抑郁障碍、精神分裂症、双相情感障碍、ASD 和 AD 等常见的精神疾病的症状往往在生命早期就出现了,病程长、症状复杂,并且涉及多种大脑高级功能的异常,如思维、情感、决策异常等,要在动物模型中完整复制这些异常是不可能的。实际上,动物模型仅模拟人类精神疾病的某个或某些特征,其可模拟的人类行为也有明显的局限性。啮齿类动物的某些行为,如运动、学习、记忆等,在理解人类行为中具有一定的价值,但在研究情绪、思维、决策等高级认知功能方面的价值就非常有限。目前,缺乏利用啮齿类动物模拟幻觉、自杀、自我意识等的动物模型。

尽管如此,不可否认的是,在理解精神疾病的病理生理特点和药物治疗等方面,动物模型的研究已经取得了长足的进步和丰硕的成果。尤其在过去的二十年里,用于研究人类大脑结构和功能的非侵入性技术、遗传学技术迅猛发展,研究人类大脑生理学和分子生物学等微观层次的技术方法不断进步,势必有助于精神疾病动物模型的开发和应用。

理想的精神疾病动物模型可将基础和临床研究很好地结合起来。临床研究主要解决宏观和现象问题。基础研究主要解决微观和机制问题,包括神经环路、细胞类型、突触传递及其可塑性、神经递质及其与受体的作用机制等。基础与临床研究的密切结合有利于对人类精神疾病致病机制和治疗方法的研究,具有重要的科学意义和临床价值。

(二) 分类

1. **遗传模型** 人类遗传学及基因组研究表明,所有精神障碍都或多或少具有遗传学基础。然而,除少数精神疾病,如 ASD 中的 Rett 综合征,具有明确的单基因突变外,其他精神疾病尚未被发现具有主效应和高外显率的单基因突变。某种精神疾病的不同患者,通常会表现出极其不同的行为症状,可能是由于疾病的高度异质性、精神疾病诊断的主观性等;尤其是疾病的特异性和诊断的主观性,使得探索精神疾病的遗传因素困难重重,如代表性和重复性差。尽管如此,研究人员仍在尝试将遗传学研究与其他技术方法结合,试图解析遗传与影像、疗效等之间的关系,为理解精神疾病的信号通路和神经环路机制提供新证据。

基因编辑制备的动物模型,最突出的优点在于可找出疾病的分子、细胞、神经环路机制和行为症状的遗传学机制。例如,人们现在已经清楚地认识到,ASD 中的 Rett 综合征,是 *MECP2* 基因拷贝数变异导致的神经发育障碍,最终导致自闭症的发生。这归功于操控 *MECP2* 基因拷贝数的小鼠模型和猕猴模型,无论是敲除还是过表达这些基因,均可导致小鼠和猕猴产生自闭症样行为。

然而,值得注意的是,MECP2 小鼠模型仅表现出该疾病的几个关键表型而非全部特征。这表明,即便模拟单基因精神疾病,小鼠模型也存在明显的局限性,这在模拟精神分裂症和抑郁障碍等多基因疾病时会更加突出。大多数与精神疾病相关的遗传因素并不是致病因素,而是风险因素,还需要与环境因素相互作用才可导致疾病发生。例如,*ApoE* 基因,该基因的突变增加了个体患 AD 的风险,但它并不是唯一的致病因素,甚至具有重要的生理功能。操控这种不具有主基因效应的基因构建的动物模型,不太可能表现出精神疾病的显著表型。即便敲除或过表达具有主基因效应的 *MECP2* 基因,也仅揭示了该基因在调节转录和突触功能中的重要作用,仍难以理解为什么敲除或过表达 *MECP2* 基因仅仅影响社交、语言和重复刻板行为。随着基因编辑工具的发展,将可能在同一动物中进行多个基因敲除或过表达的基因操作,有望模拟精神疾病的复杂表型。

越来越多的证据支持,基因与环境的相互作用决定着健康与疾病这一观点。表观遗传涉及一系列高度复杂的分子机制,既可反映遗传基础,也可反映环境对基因表达的影响。表观遗传学研究技术的进步,使得研究基因与环境之间相互作用如何影响人类疾病动物模型的构建成为可能。例如,在生命早期操纵某些基因(*NR3C1* 基因或 *OTX2* 基因),会使动物在生命后期更容易受到压力的影响。利用表观遗传调控的疾病易感性发育模型,有望开发出新一代更能代表人类复杂疾病的动物模型。

2. 神经环路模型 光遗传学或化学遗传技术的发展,使细胞特异性和高时空分辨率的神经环路研究得以实现,这突破了传统方法,如直接电刺激、神经损伤、药理学工具等的限制,是一次技术革命。这类研究提供了大量数据,对于理解各种精神疾病的神经环路机制具有重大影响。这类技术的独特之处在于可以解释脑功能或精神疾病的某一种行为特征、症状,并且证明其与某个神经环路之间的因果关系。然而,该模型仍然存在一定的局限性,因为啮齿类动物的神经环路与人类的差异较大。

3. 药理学模型 药理学模型是利用化学因素(药物)对机体的作用来模拟精神疾病。例如,NMDA 受体拮抗剂[地佐环平(MK801)、苯环利定(phencyclidine, PCP)和氯胺酮(ketamine)等]可导致啮齿类动物产生与人类相似的幻觉、妄想症状,这些症状常见于精神分裂症。NMDA 受体与多种认知功能有关,抑制 NMDA 受体的激活会导致多种认知功能损伤。因此,这些拮抗剂常用于构建精神分裂症动物模型。

长期以来科学家们认为,多巴胺系统的奖赏和强化效应可调控情绪。可卡因、苯丙胺等兴奋剂可激活多巴胺系统,诱导啮齿类动物产生多动和兴奋行为,有望用于模拟双相情感障碍的躁狂发作行为。该模型的缺点在于,尚不清楚兴奋剂导致的多动和兴奋行为与双相情感障碍中的躁狂发作行为是否具有相同或相似的病理生理学机制。此外,还有利用毛果芸香碱诱导的惊厥(癫痫)模型。

4. 应激模型 应激(stress),又称压力或紧张。应激模型广泛应用于多种精神障碍研究,尤其是焦虑障碍、抑郁障碍和 PTSD 等。应激模型可分为急性和慢性。最常见的急性应激模型是给予啮齿类动物短暂的足底电击,可导致动物产生条件性恐惧、回避行为。使啮齿类动物在数周或更长时间内承受一系列重复的不良刺激,如束缚、足底电击、低温等,尤其是不可预测性刺激,是常见的构建慢性应激模型的方法。可利用糖水偏好实验(sucrose preference test)、悬尾实验(tail

suspension test)或强迫游泳实验(forced swimming test)判断动物是否存在抑郁样行为。

这类模型的主要弱点是应激模型中压力持续时间较短,一般为 2～4 周,这明显与人类抑郁障碍的情况不同。此外,不同动物品种的应激易感性存在差异,如 SD 大鼠不易受应激影响,经历应激后表现出攻击行为;但 Wistar 大鼠易受应激影响,经历应激后通常不表现出攻击行为,而表现出抑郁样行为。

五、关于人类疾病动物模型的评价及反思

人类疾病动物模型研究的核心问题是如何评价疾病动物模型的有效性。1984 年,Paul Willner 提出以下标准。①表面效度:与人类疾病的临床症状具有一致性或至少有相似的表现。②结构效度:与人类疾病存在一致或相似的生物学基础或病因。③预测效度:人类的临床治疗药物对其具有一致或相似的疗效,即动物模型的表型能被药物逆转。

既往经验表明,在实际应用中,同时满足这三个标准很困难。事实上,比较理想的动物模型应该可以复制人类疾病的一个或一些表型,或者与疾病的致病机制具有一定的相似性。由于绝大多数情况下,并不清楚精神疾病的神经机制和病理特点,因此,利用人类疾病动物模型研究精神疾病通常存在无法跨越的鸿沟。尤其是如果啮齿类动物本身不存在大脑高级功能紊乱导致的精神疾病,又如何能够使用啮齿类动物模拟人类的精神疾病呢?

关于动物模型的应用有正反两方面的经验。一方面,经动物模型测试被证明有效的治疗措施,才能进入临床试验,通过后才被批准应用于临床,如最近投入使用的新冠疫苗。还有一些动物模型能够从某种程度上预测特定的人类疾病情况。例如,所有临床有效的抗高血压药物都在高血压动物模型中显示出药物疗效。另一方面,在人类疾病动物模型中有效的药物,可能在临床试验中被证明无效。例如,上百个在动物模型中成功治疗中风的新药,在临床试验中均告失败。数百个治疗 AD 的新药在临床前实验中均被证明有效,但临床试验时却几乎全部失败。

转化和比较医学中仍有很多未解之谜。然而,回顾临床药物的发展史可能会给我们提供一些新的思考。很多治疗躯体疾病的药物,是先在实验室发现的,再进入临床;或者先在临床治疗时被证明有效,再经实验室实验和临床试验证明。相反,治疗脑疾病的药物几乎均是先在临床被发现有效,然后回到实验室寻找其物质基础和作用机制,再进入临床进行研究。例如,最早临床偶然发现治疗肺结核时使用的三环类药物,有增加患者食欲、活动量的副作用,精神科医生敏锐地意识到这可被用于治疗抑郁障碍。随后,通过改造治疗肺结核的药物,并在动物模型中测试其抗抑郁障碍的疗效,进而在临床试验中证明了其治疗抑郁障碍的有效性,这是第一个治疗抑郁障碍药物的发现过程。依此方式,最终开发出近 50 种抗抑郁障碍药物,这些药物与最早发现的药物具有相似的结构或作用机制,因而具有相似的疗效。

2008 年,美国 FDA 公布了诸多临床试验结果。一线的抗抑郁障碍药物对轻、中度抑郁障碍患者的有效性仅约 30%,安慰剂的有效性可达 28%;治疗重度抑郁障碍患者时多种抗抑郁障碍药物完全无效,安慰剂也无效。这一事实使人们开始怀疑现有抗抑郁障碍药物的作用,以及根据其作用机制反推出的抑郁障碍的单胺假说。

在抑郁障碍动物模型中,氯胺酮的治疗一直被证明是有效的,但单胺假说的主导地位妨碍了人们对氯胺酮的重视。直到 2000 年,偶然发现氯胺酮在治疗偏头痛的同时,也能迅速改善抑郁障碍的症状;抑郁障碍动物模型也发现,氯胺酮在所有模型中均被证明有效。因此,转化医学的失败,可能只能部分归咎于动物模型,即基于动物模型的临床前实验是检测新药有效性的必要条件,而

不是充分条件。为了保证新药的充分性和必要性,最简单的策略是目前各个跨国大制药企业所采用的,模仿临床已被证明有效的药物,制作"me too"或"me better"药物,如果它们在动物模型中被证明有效,就意味着在临床试验中也非常可能是有效的。也许正是这一研发策略,严重地妨碍了原创性新药的研究进程。

构建理想的动物模型是提高转化成功率的关键。由于缺乏精神疾病的客观诊断标准和生物学指标,使得基础研究者难以判断精神疾病小鼠模型的可靠性,常常做出远离临床症状的一些判断。因此,加强基础研究者对精神疾病的认知至关重要。

实际上,提高精神疾病药物的转化成功率,应该遵循最初的策略,即将临床上发现有效的治疗措施或药物,在动物模型中进行验证并探索作用机制,然后再通过临床研究加以验证。还有一种策略是解析精神疾病动物模型中功能失调的神经环路和细胞、分子机制。一旦在动物模型中发现功能失调的神经机制,就可以得到全新的调控靶点。此外,由于干细胞领域和人工智能领域的迅猛发展,出现了可模拟人类疾病的类器官模型(如类脑器官)、计算机和系统生物学结合的虚拟模型。这些类器官模型和虚拟模型可能与动物模型区别较大,但也为人类疾病动物模型研究提供了相互佐证的途径。

验证动物模型成功与否的关键是临床试验设计,这也是提高转化成功率的关键。临床试验中患者群体的选择、研究的持续时间、受试者的数量、研究终点的选择以及差异有统计意义的定义等,均可能对研究结果产生深远影响。另一个常被忽略的方面是,临床前药物研发中使用的给药方案和时间,它们通常取决于某些务实的原因,如配合实验者的工作日程,而很少考虑到临床实际使用情况。因此,对于已发表的临床前数据过度乐观,错误地解释或进行有偏倚的统计,可能导致后续临床试验失败。事实上,许多临床前实验的结果应视为存在有效的可能性,但是剂量、治疗方案等仍需临床医生去重新发现,才能获得临床有效的证据。最典型的例子是奥氮平的临床试验。第一次使用奥氮平治疗精神分裂症的临床试验得出了该治疗无效的结论,临床试验失败,这归咎于动物实验和人体试验间的剂量差异。几年后,研究人员修订了临床试验方案,进行了第二次临床试验,取得成功。至今,奥氮平一直是临床上治疗精神分裂症的首选药物之一。

根据临床前动物实验结果预测临床疗效和安全范围的一个潜在缺陷是,若其只使用近交系动物,则每只动物均具有高度相似的遗传背景,而临床研究的人群具有高度的遗传异质性。这导致临床试验中出现了动物模型中不存在的严重的药物反应性差异。尽管新药的临床前实验要求至少使用两个物种的实验动物证明其有效性,但是个体差异在基础实验和临床试验中不匹配的问题,远不能由现有的临床前实验指导原则解决。值得一提的是,封闭群实验动物既保持着群体的一致性,又保持着动物的遗传多样性,可能是检测药物疗效的理想动物。同时,还应考虑性别差异。雄性啮齿类动物通常用于基础研究,以避免发情周期的干扰。临床前与临床新药研究,均需要考虑药物在雄性、雌性动物中的有效性是否存在区别。总之,需要考虑动物模型的有效性研究方案与临床研究方案是否存在一致性或可比性,这需要基础研究人员与临床医生之间不断地交流和沟通,才有可能实现。

最后,应该谨慎对待已有的精神疾病动物模型,因为目前还不清楚它们与想要复制的人类疾病的对应关系是否可靠。在开发精神疾病动物模型时,科学家和临床医生们应该突破已有知识和思维框架的束缚,提高认知的维度和广度,不拘泥于前人开发、认同的模型,而是从人类精神疾病本身出发,兼顾疾病复杂的个性和共性,深入了解人类和动物之间的差异性和共通性,充分利用现代科学技术的最新成果,开发出有价值的精神疾病动物模型。

(陈茜,崔东红)

第三节 · 动物行为学实验

一、简介

中国古籍记载"神农尝百草,日遇七十二毒",表明在人体上进行实验是极其危险的。此外,还存在时间、空间、方法学和伦理道德等问题。动物实验的优势就在于可突破这些局限,更方便、更安全地探索生命现象和疾病规律,具有重大的科学意义和临床价值。动物行为复杂多样,是动物对整体环境的全面实时反应。动物行为学主要研究动物各种行为的功能、机制、发展和进化,涉及遗传学、心理学、生理学、生态学和社会学等多个学科。动物行为学最初仅指在自然环境中对动物进行的观察和实验,后来也可在实验室进行研究,从而对人类探索大脑工作原理产生了深远影响。

动物行为学实验,是指通过分析和处理在自然界或实验室内,以观察和实验的方式获得的正常动物和(或)疾病动物的行为信息,将得出的生理和疾病规律推演至人类的一种重要的实验方式。基于动物与人类在进化上所具有的高度保守性,例如,果蝇与人类突触的蛋白质构成几乎没有任何差异,利用实验动物和动物模型开展研究,已经成为生物医学研究领域的重要组成部分,是研究大脑高级认知功能和精神疾病的有效途径。动物行为学实验不仅避免了直接在人体上进行实验带来的风险,而且通过严格控制实验条件,增加了实验间的可比性,克服了时间、空间上的限制,有助于探索疾病机制。

动物行为学实验可采用多种动物作为实验对象,如鼠、兔、猪、猴等,根据不同的目的选择相应的动物。非人灵长类动物,是在形态和机能上与人类相似度最高的动物,尤其是它们具有与人类相似的大脑结构和高级认知功能,在行为学实验中(尤其是精神疾病领域)具有无可替代的作用。但是,非人灵长类动物生长周期较长,饲养费用和实验条件高昂,使得该类研究困难重重。相比之下,啮齿类动物十分易得,取材简单、方便,容易观察,得到广大实验人员的认可,常作为研究精神疾病的实验动物。啮齿类动物的基因组与人类基因组具有很好的同源性,大约 99% 的小鼠基因与人类基因组具有同源性,96% 的同源基因在人类基因组中处于相似的保守共线区间内。在保守的共线区间内,80% 的小鼠基因与人类基因组完成最佳匹配,说明它们可能是从相同的祖先基因进化而来的基因,称之为 1:1 同源基因。

二、历史与发展

公元前 384 年至公元前 322 年,现代医学奠基者、古希腊哲学家 Aristotle 在《动物志》(*The History of Animals*)中描述了 540 种动物的生活史和行为,开启了动物行为学的新纪元。17 世纪至 18 世纪,研究者们将目光转移到不同物种行为学的比较研究。德国生物学家 Johunn Pernaller 比较了不同鸟类的摄食、迁徙、筑巢和育雏等行为。法国生物学家 Chorles George Lereg 则生动地描述了狼、狐的捕食行为和野兔的恐惧表现。Darwin 分别于 1859 年和 1871 年发表了《物种起源》(*On the Origin of Species by Means of Natural Selection*)和《人类的由来》(*The Descent of Man, and Selection in Relation to Sex*),这两部著作的问世奠定了动物行为学的基础,开启了将动物行为学研究结果推演到人类的时代。1906 年,美国动物学家 Jennings 对原生动物的行为进行了详细研究,出版了第一本与动物行为学实验相关的著作《原生动物的行为》(*Behavior of the Lower Organisms*)。1927 年,Pavlov 利用狗发现了经典的条件反射,并在他的经典著作《大脑两半球机能讲义》(*Lectures on Brain Hemispheres Function*)中,首次系统性地描述了高级神经活动假说,讨论了把动物实验结果应用于研究人类的问题,引起科学界对实验动物行为学研究的广泛关注和重视。由此,各种动物行为实验方法也应运而生。20 世纪 30 年代,Skinner 通过自制的斯金纳箱研究了鸽子的行为,并提出了操作式条件反射这一全新概念,对后来学习记忆的动物行为学实验产生了深远的影响。随后,科学家们又建立了各种评价动物自主活动(locomotion activity)能力、情绪状态和社会行为等的实验方法。在此再次强调,这些不同研究目的的动物行为学实验方案,就是广义的动物模型,最终目的是认知人类本身。

值得关注的是,这些以人工手段为主的实验方法不可避免地会存在耗时、耗工和效率低下等缺陷,以及实验人员的主观性问题。20 世纪以来,随着计算机、光学工程、电子工程和生物信息学等多种新兴学科的蓬勃发展,以及医工交叉理念的推广,一些兼具机械化自动监测和多方位信息同时捕获的高级动物行为学设备和系统已经问世,如动物步态分析系统和触摸屏认知任务测试系统等,实现了动物行为学研究过程的自动化、标准化和客观性,使行为学信息的采集变得更简便、可靠和精确。同时,在体电生理、钙成像、小动物脑成像和人工智能等新技术与动物行为学实验的结合,更是带来了动物行为学研究的革命性进步。

三、基本原则

建立动物模型,进行动物行为学实验,再进行动物行为与人类行为之间的生物效应等分析,是揭示人类生命现象规律、研究疾病表现与其致病机制,以及新药研发的重要途径。而设计动物行为学实验时要遵循以下原则。

1. 准确性　进行动物实验时,为确保由动物实验推导出的规律的准确性,对实验动物生命指标和行为学信息的检测和记录应力求准确、完善及可溯源。例如,对小鼠体重、运动路程、运动时间和运动轨迹等数据的测量和记录应长期保存。以 AD 新药研发为例,大多数 AD 新药的临床试验均告失败。溯源发现,这些药物试验要么缺乏临床前动物模型的有效性数据,要么临床前动物模型并不支持新药的有效性。由于科技的发展及多学科交叉渗透,现在行为学信息的准确性主要取决于测量仪器,如电子天平的分度值、视频跟踪系统的分辨率和不同测量设备间的误差等。所以测量仪器的分辨率、是否经过正确校准和被及时替换等都是影响实验准确性的重要因素。因此,在进行动物实验时,应做到根据测量项目选择具有合适分辨率的仪器,统一测量设备以减少设备误差带来的影响,使用正确校准后的仪器进行测量和记录等,确保行为学实验获得的数据的准确性。

2. 一致性　一致性是指同一实验动物个体在同一个行为学实验中得到的两个或多个测量值间的相似性。比如用于检测动物运动平衡能力的转棒实验,要求同一只实验小鼠进行三个连续的实验,将小鼠置于电动自动转棒上,观察 5 分钟并记录小鼠从自动转棒上掉落的时间,30 分钟后重复实验,最后得到三个测量数据,而这三个测量数据间的相似性就是行为学实验的一致性。又如小鼠握力实验、平衡木实验和负重游泳实验等,也需要以相似性来判断动物行为学实验结果的一致性。合理的实验方案是实验一致性的重要保证,如转棒实验中,将观察时间设为 5 分钟,休息时间设为 30 分钟。所以设计时应设置合理的测试时长和方案,增加行为学实验的一致性。

3. 可靠性　动物症状与人类主观体验间的匹配度即为动物行为学实验的可靠性。可靠性不止取决于实验设计本身,更受到实验动物品种的影响,目前主要通过比较分析多种行为学指标以及结合相关生化指标的方法来衡量实验动物的行为及动物实验的可靠性。比如现今广泛用于评价实验动物抑郁样行为的悬尾实验。研究者们认为悬尾实验中小鼠从挣扎到保持不动的过程是习得性无助的体现,与抑郁障碍患者面对压力或困难时表现出的消极被动态度如出一辙。同时,研究者们也发现,给有抑郁样行为的小鼠注射抗抑郁药物后,其在悬尾实验中的不动时间缩短,因此,认为悬尾实验在评价药物的抗抑郁效果以及研究抑郁样行为的神经机制时较为可靠,具有较好的临床意义。

4. 可重复性　理想的动物行为学实验应该具备可重复性,即当研究人员或实验对象发生改变后,以相同或相似的实验方案再次进行操作时,得到的结果应当是相同或相似的。比如,实验员 A以某种实验方案得到了某个实验结果 C,实验员 B 严格按照实验方案重复实验时,得到的结果应该与 C 相似。换一组实验动物应亦然。实验具有可重复性才能说明该实验得出的规律是必然的,而非偶然发生的,或者甚至是假象或错误的。同时,这也应该是评价研究成果的最佳指标。凡是没有可重复性的发现,都应小心对待。实验的可重复性是科学性结论的根本保障。

5. 合理性　合理性是指选择的行为学实验种类或设计的实验方案是合理的,即测量结果是否为目标指标或能否正确反映动物行为表现。行为学实验的合理性对于得到正确的生命现象和疾病规律是不可或缺的。比如想要观察实验动物的抑郁样行为,就应当选择强迫游泳、悬尾或糖水偏好等实验,以反映动物抑郁样行为。此外,观察实验动物在反映学习记忆行为的迷宫任务或斯金纳箱中的表现,也将有助于理解抑郁样行为,因为这些实验中的一些行为与上述强迫游泳、悬尾等实验中表现出的行为相同,均是习得性行为。若选择进行视觉能力测试,首先应确认小鼠未失明,否则得出的任何实验结论和推断都是不合理的。

四、分类

精神疾病研究中常用的动物行为学实验,按其模拟的人类行为,可分为以下五种类型:学习记忆、情绪、奖赏与成瘾、感觉运动以及社交行为实验,其中情绪行为实验主要探索焦虑和抑郁样行为(为了区别动物行为与人类疾病,建议以"焦虑样行为""抑郁样行为"描述动物行为;而不是直接用描述人类的"焦虑行为""抑郁行为"或"焦虑情绪""抑郁情绪")。

(一) 学习记忆行为实验

学习是指人或动物在接受外界刺激后获得经验而产生行为学变化的过程。记忆是指学习获得的经验及导致的行为学变化,涉及信息编码(encoding)、储存(storage)和提取(retrieval)三个必要环节。没有学习就不能产生记忆,没有记忆就无法学习,学习和记忆这两个过程相互联系、相互依存。自 1937 年 Skinner 提出操作式条件反射和一种全新的学习记忆行为实验方法——斯金纳箱以来,人们根据惩罚、奖赏对动物行为的影响和动物的自然探索天性,建立了许多学习记忆行为实验方法,主要包括斯金纳箱、迷宫实验[水迷宫、巴恩斯迷宫、八臂迷宫(eight-arm radial maze)、Y迷宫(Y maze)和 T 迷宫(T maze)等]和观察动物条件性恐惧、回避行为的实验,以及新事物识别实验等。其中,斯金纳箱、八臂迷宫、Y 迷宫和 T 迷宫都是利用饥饿和食物奖励来激发小鼠的探索行为,根据饥饿小鼠在装置中的取食策略评估实验动物的学习记忆能力。水迷宫、巴恩斯迷宫、条件性恐惧和回避任务(主动和被动)等则是利用小鼠对水、强光以及电击等应激因素的厌恶,驱使小鼠学习、记忆。新事物识别实验基于动物与生俱来的对新奇物体的探索特性,与其他实验相比,该实验无需对实验动物进行禁食禁水、给予惩罚或奖赏,减少了对动物的刺激。以上主要为根据实验设计原理进行的分类,也可根据实验中测试的记忆类型分类,如测试动物工作记忆(working memory)、空间记忆(spatial memory)和恐惧记忆的实验等,后面章节将据此展开详细介绍,故在此不做赘述。

在科技蓬勃发展与多学科交叉融合的新时代背景下,诞生了各种与学习记忆相关的高级自动化行为测试系统,如触摸屏认知任务测试系统、虚拟导航测试系统和穿梭回避系统等,为人类借助动物行为学实验探索学习记忆背后的奥秘带来了新的可能与惊喜。

(二) 情绪行为实验

情绪是个体对客观事物和自身需要的综合反映,即人对于客观事物是否符合其需要而产生的体验。情绪行为指对客观事物态度体验支配下的行为,是一种动态变化的心理与生理现象,其基本特征是独特的主观与非理性体验,反映了机体对外界环境刺激所采取的适应模式。情绪行为是人类和动物共有的。与精神疾病相关的情绪行为主要包括抑郁、焦虑、恐惧这三类行为。尽管一些动物可通过发出超声或特异叫声表达不同情绪,但是绝大多数实验动物无法通过语言或叫声表达情绪体验。因此,情绪行为实验是研究人员判断动物情绪状态的必要手段。

1. 焦虑样行为实验 焦虑样行为本质上是动物对新奇环境产生的探索学习和因未知产生的恐惧相互矛盾、冲突产生的行为。在危险情景下,动物的防御反应系统激活,啮齿类动物表现为僵直不动、探究抑制、逃跑、掩埋,以及心率加快、排尿、血浆皮质酮水平升高等,与人类焦虑行为存在很高的相似性。研究人员根据这个原理设计了许多焦虑样行为的行为学范式,如旷场实验(open field test)、高架十字迷宫实验(elevated plus-maze test)、明暗箱穿梭实验(light-dark transition test)、埋珠实验(marble burying test)、Geller-Seifter 冲突实验、Vogel 冲突实验等。旷场实验(又称开放场实验)根据实验动物在新奇环境中某些行为的发生频率和持续时间等,反映它们在陌生环境中的自主活动和探究行为,同时,以尿、便次数反映其紧张程度(应激或压力程度)。在进入新的开阔环境后,因恐惧导致实验动物主要在周边区域活动,又称为趋边行为,可能是一种逃避行为,导致动物在中央区域活动较少。但动物的探究特性又促使其产生在中央区域活动的动机,可观察实验动物由此形成的焦虑样状态。高架十字迷宫和明暗箱穿梭实验则分别利用了实验动物对新异环境的探究特性和对高悬开放臂的恐惧,以及实验动物对强光的厌恶和其对新异环境的探究特性之间形成矛盾冲突来判断啮齿类动物的焦虑样行为。Geller-Seifter 冲突实验和 Vogel 冲突实验则是条件反射焦虑模型,利用禁食和禁水动物对食物和水的渴求与进食和饮水时受到电击的恐惧之间的矛盾冲突,以动物进食和舔水次数的变化作为评价焦虑样行为的指标。

2. 抑郁样行为实验 抑郁样行为是动物经受长期、慢性的应激后,出现社交回避(social avoidance)、快感缺乏、兴趣缺失、行为绝望等的行为反应。抑郁样行为实验主要包括三箱社交实验、糖水偏好实验、旷场实验、强迫游泳实验和悬尾实验等。三箱社交实验检测的是实验动物的社交行为,依据的是小鼠天生喜群居、对新个体有探索倾向的特性。正常小鼠在第一阶段的实验中应当表现为,与关在笼中的陌生小鼠交流的时间和次数明显多于空笼,而疾病状态的小鼠表现为社交回避或难以区分新陌生小鼠和旧陌生小鼠。糖水偏好实验依据动物喜糖的习性而设计,主要测试实验动物是否存在糖水偏好特性的损伤,从而间接判断是否存在快感缺失的抑郁样行为。若糖水消耗量与总饮水量的比明显下降,则可认为该动物出现了快感缺失。旷场实验测试小鼠的自主活动与探索行为,与对照组相比,若实验小鼠在周边区域活动时间明显增加,在中央区域活动时间明显减少,则表明实验小鼠探索行为受损,认为其可能存在兴趣缺失。强迫游泳实验和悬尾实验都是测试实验动物是否处于习得性无助状态的实验,将实验小鼠暴露于不可逃避的环境中,依据其形成不动状态的时间进行评分,这两种方法广泛应用于抗抑郁药物的筛查,具有良好的预测效度。

(三) 奖赏与成瘾行为实验

成瘾行为是一种超乎寻常的嗜好和习惯化,是指个体不可控制地反复渴求从事某种活动或滥用某种药物,主要是通过刺激中枢神经系统中的奖赏系统带来的兴奋或愉快感,戒断时又产生戒断症状等形成的。药物滥用带来了巨大的公共卫生问题以及暴力犯罪等,严重影响人类健康和社会稳定。成瘾样行为实验对成瘾发生机制的研究、药物成瘾性评价和精神活性物质所致精神障碍的治疗有着重要的意义。成瘾样行为实验主要通过给予实验动物(潜在)成瘾性物质,观察是否产生成瘾样行为。成瘾样行为实验包括自身给药(self-administration,SA)实验、条件性位置偏好(conditioned place preference,CPP)实验、药物诱发的自主活动实验、药物辨别(drug discrimination,DD)实验、药物依赖性实验等。SA 是行为药理学研究的常用方法,利用药物的正性强化作用,通过条件控制,建立动物行为操作与奖赏之间的联系,从而模拟人类药物滥用行为,也是评估药物成瘾潜力的一种直接、关键的方法。CPP 也是评价药物精神依赖性的经典动物行为学实验方法,通过比较实验动物在给药箱和非给药箱的停留时间,评估实验动物是否对该物质产生精神依赖性。自主活动实验则包括单次给药诱发的高活动性实验和多次给药诱发的行为敏化实验。单次给予成瘾性物质后,若实验动物出现自主活动显著增加,则代表该物质刺激了实验动物中枢的奖赏系统,导致多巴胺的释放增多而增加其自主活动,从而可评价该物质是否具有潜在的、多巴胺释放导致的成瘾性。反复、间断地给予成瘾性物质后,若实验动物的自主活动进行性增加,则该物质有令实验动物多巴胺释放机制敏感化,从而使学习记忆和奖赏系统异常适应而导致成瘾行为的效果。

(四) 感觉运动能力检测行为学实验

基本每种动物行为学实验都是以实验动物具备正常的感觉运动能力为前提的,如复杂的迷宫任务、社交行为实验、惊跳反射实验等。如果动物的感觉运动能力存在问题,那么基于该行为学实验结果推导出的结论都是不可靠的。感觉能力检测包括最基础的对实验动物听觉、嗅觉、视觉、味觉灵敏度等的测试。其中,值得一提的是评估感觉运动门控功能的惊跳反射和前脉冲抑制(prepulse inhibition,PPI)实验,这项测试对进一步认识精神分裂症患者的注意和信息处理缺陷背后的机制有着重要意义。运动能力检测则包括评价一般运动行为的实验,如旷场实验;评价协调运动的实验,如转棒实验、平衡木实验等;评价肌张力的实验,如握力实验;评价耐力的实验,如跑步机实验、负重游泳实验、转轮实验等。PD、缺血性中风等的主要临床表现是运动功能障碍,综合利用上述行为学实验是探索其致病机制不可或缺的一部分。

(五) 社交及其他行为实验

动物行为种类繁多,除了以上四种常见的动物行为学实验外,还有动物节律样行为实验、攻击样行为实验、防御样行为实验、社交行为实验、繁殖行为实验等。其中,动物社交行为实验可包括沟通行为实验、利己行为实验、等级行为实验等,动物繁殖行为实验分为性交行为实验、哺育行为实验等。社交行为是常见的社会行为,根据小鼠天生喜群居、对新事物有探索倾向的特性设计,如三箱社交实验。这些实验对于 ASD、抑郁障碍、精神分裂症等中普遍存在的社交行为缺陷的机制研究具有重要意义。

五、在精神疾病研究中的应用

日益发展的现代科技除了给人类生活带来了极大的便利,也使人类生存环境和生活模式发生了重大转变,其中,日益增多的焦虑障碍、抑郁障碍、睡眠障碍、物质使用障碍、AD 等对人类身心健康造成的危害和带来的社会经济负担已不容忽视。动物行为学实验已成为推演精神疾病的诱因、发生发展规律、神经机制以及研发干预治疗方法的重要途径。

1. 研究精神疾病发生发展规律的重要途径 精神疾病患者普遍存在认知和行为等异常。常见的精神疾病有焦虑障碍、精神分裂症、抑郁障碍、双相情感障碍、ASD、神经认知障碍(AD、PD等)、物质使用障碍等。在过去三十年内,中国经济以史无前例的速度发展,社会发生着快速的变革,但中国人群焦虑障碍、心境障碍、酒精滥用、药物滥用、痴呆等精神疾病的患病率明显升高。罹患精神疾病给个人、家庭以及社会带来了沉重的社会、经济和疾病负担。因此,研发针对性(即针对致病机制的全新药物或干预途径)的干预方法和措施已刻不容缓。这需要人们对精神疾病的神经机制有更深入的认识,充分了解其诱因和发生发展规律,以及分子、细胞和神经环路机制。在此过程中,人类疾病动物模型和动物行为学实验,是应对这一重大挑战的必要手段。

2. 评估精神疾病动物模型造模效果的主要方法 此处仅讨论狭义上的精神疾病动物模型。精神疾病动物模型可以克服一些自然条件下不可能或不易改变的影响因素,如伦理、样本收集、样本量等方面的限制,使研究人员能够更方便、更准确地对精神疾病进行研究,对精神疾病发生发展规律以及防治措施的研究有着重要意义。然而,动物和人类毕竟不是同一种生物,借助动物模型推演人类疾病过程是有一定风险的。因此,评估动物模型的造模效果,即评估该模型能否特异地、可靠地反映某种疾病,是借助动物模型推演人类疾病过程中保证其科学性的重要因素。由于目前对精神疾病做诊断的特殊性,即目前精神疾病尚无实验室指标和影像学检查上的金标准,主要基于疾病的特异性症状,而实验动物行为上的改变即反映了这些特异性症状。因此,动物行为学实验在精神疾病动物模型造模效果评估上有着不可替代的意义。

精神分裂症是一种致残率极高的精神障碍,存在幻觉、妄想、联想散漫、怪异行为、紧张症行为等阳性症状,以及思维贫乏、社会退缩、情感淡漠、认知障碍等阴性症状。精神分裂症动物模型在一定程度上模拟了这些症状。研究人员常用旷场实验检测精神分裂症动物模型是否出现快速移动和刻板行为,用三箱社交学实验衡量精神分裂症动物模型是否出现社会退缩和情感淡漠等。另一方面,研究人员也需要通过学习记忆行为学实验来评价精神分裂症动物模型是否出现认知障碍,包括 T 迷宫、新物体识别(novel object recognition,NOR)实验、反转学习能力实验、注意定时转移实验、延迟奖励学习能力实验、空间学习记忆能力实验等。用惊跳反射和 PPI 实验反映动物感觉门控功能障碍。目前认为 PPI 是反映精神分裂症动物模型是否有效的一个标志性指标。精神分裂症的致病机制错综复杂,很难在动物模型中对其进行全面的复制,即没有一个动物模型能模拟出精神分裂症的全部症状,尤其是幻觉、妄想、思维异常等。因此对精神分裂症动物模型的行为学评估常就某一方面的特征进行考察。同样,在对发病率日益增高,严重威胁人类心理健康的以心境低落为主要特征的抑郁障碍研究中,研究人员常用检测社交行为的三箱社交实验,检测快感的糖水偏好实验,检测探索行为的旷场实验,以及检测行为绝望的强迫游泳实验和悬尾实验来研究抑郁样行为的神经机制。用旷场实验、高架十字迷宫、埋珠实验等研究焦虑样行为的神经机制。

3. 研发治疗精神疾病新药物的基本实验手段 精神疾病的神经机制仍不完全清楚。目前发现,单胺、氨基酸、γ-氨基丁酸(γ-aminobutyric acid,GABA)、神经肽等众多神经递质和调质都参与了疾病或治疗过程。精神疾病药物作用靶点的鉴别、药物有效成分的确定、作用机制及不良反应等,都需要通过一系列的动物行为学实验来研究。

精神疾病药物的发现与发展被誉为20世纪最伟大的医学成就之一。这一成就归功于临床上的偶然发现和随后有目的性的动物实验。精神疾病的复杂性以及大脑的特殊性,使得人们对这类药物的作用机制、安全性、有效性等的认识还十分有限。尤其是在利用从未用作药物的物质结构或作用机制进行原创药物研发时,这种风险就更加明显。这是为什么极少有全新物质结构或全新作用机制的原创药物。迄今为止,诸多临床使用的药物,其结构或作用机制基本类似于20世纪60—70年代发现的药物,可能仅仅降低了其毒副作用,而治疗效果未有实质性进步。即使如此,这些不断更新的临床药物的临床前研究仍然主要依赖于动物行为学实验。如何综合利用这些实验方案,即人类疾病动物模型,开展原创性药物的研发,可能是未来该领域面临的重大挑战。

(黄虹娜,崔东红)

参考文献

［1］ 江开达. 精神病学［M］. 2版. 北京:人民卫生出版社,2010.

［2］ 李凌江,陆林. 精神病学［M］. 3版. 北京:人民卫生出版社,2015.

［3］ 美国精神医学学会. 精神障碍诊断与统计手册［M］. 张道龙,译. 北京:北京大学出版社,2014.

［4］ 孙秀萍,王琼,石哲,等. 动物行为实验方法学研究的回顾与展望［J］. 中国比较医学杂志,2018,28(3):1 - 7.

［5］ 吴江. 神经病学［M］. 2版. 北京:人民卫生出版社,2010.

［6］ 中华医学会神经病学分会帕金森病及运动障碍学组,中国医师协会神经内科医师分会帕金森病及运动障碍专业委员会. 中国帕金森病的诊断标准(2016版)［J］. 中华神经科杂志,2016,49(4):268 - 271.

［7］ Douglas W. Mouse behavioral testing: how to use mice in behavioral neuroscience［M］. USA: Elsevier, 2011.

［8］ GBD 2016 Disease and Injury Incidence and Prevalence Collaborators. Global, regional, and national incidence, prevalence, and years lived with disability for 328 diseases and injuries for 195 countries, 1990 - 2016: a systematic analysis for the Global Burden of Disease Study 2016［J］. Lancet, 2017,390(10100):1211 - 1259.

［9］ Huang Y, Wang Y, Wang H, et al. Prevalence of mental disorders in China: a cross-sectional epidemiological study［J］. The Lancet Psychiatry, 2019,6(3):211 - 224.

［10］ Nestler E, Hyman S. Animal models of neuropsychiatric disorders［J］. Nature Neuroscience, 2010,13(10):1161 - 1169.

［11］ Rankovic Z, Hargreaves R, Bingham M. Drug Discovery for Psychiatric Disorders［M］. UK: The Royal Society of Chemistry, 2012.

［12］ Sagar R, Dandona R, Gururaj G, et al. The burden of mental disorders across the states of India: the Global Burden of Disease Study 1990 - 2017［J］. The Lancet Psychiatry, 2020,7(2):148 - 161.

［13］ Waterston R H, Lindblad-Toh K, Birney E, et al. Initial sequencing and comparative analysis of the mouse genome［J］. Nature, 2002,420(6915):520 - 562.

第二章
模式动物小鼠、大鼠的生物学特性及应用

在哺乳类实验动物中，小鼠、大鼠个体相对较小，生长繁殖快，饲养管理方便，有明确的质量标准且易于控制，已拥有大量的近交系、突变系、重组近交系、封闭群，以及遗传工程鼠。在各种研究中，大、小鼠的用量最大，研究得最深，用途最多。医学研究的根本目的是探索人类疾病的致病机制，寻找预防及治疗方法。因此，应尽量选择研究对象的功能、代谢、结构及疾病性质与人类相似的大、小鼠品种（系）。小鼠、大鼠和人类的生活环境不同，生物学特性存在许多相同和相异之处，在选择动物时，研究者应充分了解各种小鼠、大鼠品种（系）的生物学特性，以便做出恰当选择。为了让研究者能够全面了解小鼠、大鼠品种（系）的生物学特性，本章着重从实验小鼠、大鼠的生长发育、生活特性、解剖及生理等各方面作详细介绍。本章还会介绍在医学研究领域常用的不同品系动物的特点、应用及其饲养管理的要点，供研究者查阅和参考，更好地保障实验结果的准确性、可靠性、可重复性等。

第一节·实 验 小 鼠

一、生物学特性

小鼠属于脊椎动物门（Vertebrata）、哺乳纲（Mammalia）、啮齿目（Rodentia）、鼠科（Muridae）、鼷鼠属（*Mus*）、小鼠种（*musculus*）动物。小鼠个体小、饲养管理方便、人工饲养成本低、易于控制、生产繁殖快、有明确的质量控制标准。经过长期人工饲养、选择培育，已育成1 000多种各具特色的封闭群和近交系小鼠，成为当今世界上研究最详尽、应用最广泛的哺乳类实验动物。由于这些特征，小鼠又常被称为最具代表性的模式动物。

1. 一般特性　小鼠体型娇小，是哺乳动物中体型最小的动物之一。面部尖突，上唇前部两侧有触须；耳耸立，呈半圆形。全身被毛，毛色有白色、黑色、灰色、棕色和巧克力色等。各品系小鼠爪表型相似，色红润、饱满，每只爪各有5个脚趾，尾部附有横列环状的小角质鳞片，尾大致与身体等长。成年鼠体长10～15 cm，体重因品系不同而有较大差异，近交系小鼠一般体型较小，体重较轻，雄鼠一般比雌鼠重。

2. 生长发育特性　小鼠寿命一般为 2～3 年。小鼠生长周期短,成熟早,繁殖力强。新生仔鼠赤裸无毛,皮肤呈肉红色,两眼不睁,耳廓和皮肤粘连,头大尾短,出生后即可发出声音,可蠕动。出生时仅 1.5 g 左右,体长 2 cm 左右。出生后 1～2 小时可吃奶。3 日龄,脐带脱落,体表开始长毛,呈白色或淡淡的其他颜色。4～5 日龄,两耳张开。一周后能爬行,被毛逐渐浓密。7～8 日龄长出下门齿。10 日龄后有听觉。12～14 日龄开眼,长出上门齿。13～15 日龄可从窝内爬出,开始觅食、饮水。3 周龄左右,即可独立生活,此时可断奶。8 周龄左右性成熟,10 周龄左右可配种。小鼠生长发育的快慢与品系、母鼠的哺乳能力、生产胎次、哺乳数量、营养状况和环境条件等因素有关。

3. 生活特性　经过长期的人工饲养、精心培育,小鼠性情比较温驯,但胆小怕惊。其体型娇小,容易抓取与保定,一般不会咬人,但在哺乳期或雄鼠打架时,会出现咬人现象。昼伏夜动,喜群居于光线暗的安静环境。进食、交配、分娩多发生在夜间。小鼠对外界环境反应敏感,非同窝雄性易斗。其适应性差,强光或噪声刺激时,可能会导致哺乳母鼠神经紊乱,发生食仔现象。温度过高或过低时繁殖力下降,严重时会造成死亡。小鼠喜食香脆并有一定硬度的食物,因门齿生长较快,所以需要经常啃咬坚硬物品来磨损门齿,使门齿维持适当的长度。雄鼠具有分泌醋酸氨的特性,是引起饲养室特异臭气的主要原因。

4. 解剖学特点　小鼠的解剖结构与其他哺乳动物大同小异。小鼠无乳齿,上、下颌各有 2 个门齿和 6 个臼齿,门齿终身不断生长,需经常啃咬坚硬的物品来磨损,使其维持长度。这就是饲养过程中常常会发现小鼠咬破鼠盒的原因。下颌骨的喙状突较小,髁状突发达,运用下颌骨形态的分析技术,可进行近交系小鼠的遗传监测。

雄性小鼠睾丸幼年时藏于腹腔,性成熟后下降到阴囊后开始生成精子。生殖器官中有凝固腺,位于精液腺内侧,呈半圆形、半透明。在交配后,分泌物可凝固于雌鼠阴道和子宫颈内,形成阴道栓。雌鼠子宫为双子宫型,子宫角和子宫体呈 Y 形,有两个互不相通的子宫颈。卵巢外有卵巢系膜包绕,不与腹腔相通。乳腺发达,胸部有 3 对,腹部有 2 对。小鼠最大的脂肪群位于双侧肩胛骨中间,寒冷时可参与代谢和增加热能,抓取小鼠时可利用其减少对个体的损伤。小鼠尾部血管丰富,形成尾椎节段性分布和纵向贯通分布相结合的特点。2 点钟和 10 点钟部位两根静脉比较表浅、粗大,适用于静脉注射。尾有运动平衡、调节体温、自我保护和两侧后肢血运代偿的功能。

5. 生理学特点

(1) 消化生理:小鼠属杂食性动物,以粮食作物为主,喜食淀粉含量高的饲料,蛋白质含量要求达到 20%～25%。小鼠胃容量小,功能较差,不耐饥饿,一般容许小鼠自由采食;饲料消耗少,一只成年小鼠的食料量为 4～8 g/d,饮水量 4～7 mL/d,排粪量 1.4～2.8 g/d,排尿量 1～3 mL/d。小鼠肠道短,盲肠不发达,消化功能差,能自身合成维生素 C。

(2) 体温调节与能量代谢:小鼠正常体温为 37～39 ℃,按每克体重计算,小鼠的体表面积相对较大。环境温度的波动对生理学变化的影响相当大。在环境温度低于适宜温度范围时,环境温度每下降 1 ℃,小鼠一昼夜必须产生大约 192 kJ/m² 的热能才能维持体温。小鼠的褐色脂肪组织参与代谢和增加热能。褐色脂肪组织对于动物的体温调节、冬眠觉醒、抵抗寒冷、防止肥胖、调节能量平衡以及抵抗感染等有着重要的生理意义。小鼠没有汗腺,唾液的分泌能力也很有限,而且不能靠增加喘息来散热,所以只能改变体温来代偿环境的改变,同时依靠降低代谢率以及加快耳血管扩张来散热。新生小鼠是变温动物,在 20 日龄以前体温调节尚不发达。由于小鼠的蒸发表面积占体表面积的比例较大,因此对减少饮水的反应比大多数哺乳动物更为敏感。小鼠可以通过使呼出的气体在鼻腔内冷却以及尿液高度浓缩来保持水分。

(3) 排尿:小鼠尿量少,一次排尿仅 1～2 滴,尿液高度浓缩,尿中含有蛋白质和肌酸酐。当遇到危险时，小鼠通过排尿释放警戒的信息素。

（4）繁殖：小鼠发育迅速，性成熟早，繁殖力强。雌鼠 35～50 日龄，雄鼠 45～60 日龄即性成熟。适合交配的时间一般为出生后 65～90 日。性周期 4～5 天，妊娠期 19～21 天，哺乳期 20～22 天。每胎产仔 5～16 只，属全年、多发情性动物，繁殖率很高，生育期一年。小鼠在分娩后会出现一次短暂的动情期，能接受雄鼠配种并可能会受孕，有边哺乳边妊娠的现象，俗称"血配"，这也是小鼠高繁殖率的原因。雌鼠交配后 10～12 小时可见阴道栓，是检查交配是否成功的标志。

（5）遗传背景：由于近交系小鼠的遗传背景相似，个体差异较小，动物饲养繁殖中心方便提供同胎（窝）出生的动物。可根据实验要求选择不同品系或不同胎小鼠做实验，也可选择同一品种（或品系）、同年龄、同体重、同性别的小鼠做实验。实验结果相对可靠。尽管纯品系的小鼠有这些优点，但也有一些显著缺点，其在繁育过程中会出现一些基因突变。一些纯品系小鼠，如 C57 等，不适合用于昼夜节律研究，因为它们的某些昼夜节律相关受体或重要蛋白质有明显缺陷。相比之下，尽管昆明小鼠是杂交系，遗传背景高度变异，却不存在这些问题。

二、饲养管理

小鼠虽然有多种品系，但除了少数特殊品系稍有差异，大部分品系的饲养要求相似。小鼠喜欢做窝、活动量大、喜啃咬且社会性要求高。为了满足小鼠的这些要求，需要了解其种属特异性特征，饲养员和研究者需要认识到自己使用的小鼠品系的特性，以便给它们提供适合的物质和环境，确保它们享有应有的福利。

1. 实验动物营养的标准化　动物的饲养需在科学的基础上进行。根据实验动物不同种类、性别、年龄、体重和生理阶段的特点，在一定范围内实现实验动物营养的标准化，提高实验动物质量，可有力推动相关科学研究的发展。标准的小鼠饲料，必须保持营养物质的平衡稳定，富含蛋白质、脂肪、维生素、矿物质等，必须符合国家相关标准（GB 14924.3）。不合格的饲料可能会影响小鼠生长发育、生产繁殖（如产仔数下降、放弃哺乳、食仔鼠等）和抵抗疾病的能力（尤其是断奶后仔鼠离乳率低时）。目前，小鼠饮用水的来源主要有三种：反渗透无菌水、酸化无菌水（pH2.8～3.1）和次氯酸钠无菌水。无菌水一般通过高温高压灭菌获得。

2. 充足的空间和群居饲养条件　保证实验动物福利，需要控制适当的饲养密度，为小鼠提供足够的生活和行动空间，包括运动、觅食、适宜的行为及游戏，以尽可能满足它们的自然习性。在符合国家标准的条件下饲养，可以减少小鼠对不同环境的应激反应，增加研究结果的一致性。对于动过手术或因基因操作导致体质较弱的小鼠，除了喂养符合国家标准的饲料外，还可额外添加一些小鼠喜欢吃的食物，如瓜子等，以补充营养。

小鼠属于群居性动物，除非有兽医指导动物福利，或者有其他令人信服的科学理由，一般不推荐单独饲养。在离乳时就应该合理分笼饲养，不要再随意引入新的个体，尤其是雄性个体，避免小鼠发生争斗。大部分品系均需要认真管理，以减少动物之间的互相攻击。在引进新动物并清理鼠笼时，可以把部分筑巢材料一并移入，但是垫料都要更换，因为筑巢材料中含有小鼠脚汗腺分泌物的气味，能减少争斗，而垫料中有小鼠尿液和粪便的气味，这些气味能够增加攻击性。如果小鼠必须单独饲养，无论雌鼠或雄鼠，必须使它们能够感知周围环境中还有其他小鼠的存在，不至于因形成社会隔离导致负性影响（假如实验与社会隔离无关）。

3. 丰富的居所环境　目前，实验者越来越重视实验动物的福利，为小鼠提供丰富而舒适的居所环境，其基本的理念是善待动物。只有这样，实验者才能得到可靠的数据。在不同材质的衬板上研究小鼠的行为发现,小鼠非常喜好在实心底板上活动和休息。饲养时,一般都应提供坚固底板作为笼底(除非有特殊的科学要求),避免使用网格式地板。锯末、纤维素质地的木屑和碎纸屑是最适合小鼠的垫料,不能使用粗糙的锯末,否则会给小鼠造成不适。小鼠的门牙会不停地生长,除了给予一定硬度的饲料外,可以通过给予硬纸管、木板或磨牙棒等,满足其磨牙需求。小鼠喜爱在有遮蔽的阴暗环境内活动。遮掩体给动物安全感(特别是产仔母鼠),并且能够满足小鼠与实心底板接触的喜好和攀爬的习惯。适宜的遮掩体包括硬纸质管、彩色通道或藏匿小屋等。

4. 舒适的筑巢材料 小鼠饲养盒中除配备符合标准的垫料(木屑或玉米芯),还需增加一些筑巢材料。不仅哺育幼仔的雌鼠需要筑巢材料,所有小鼠饲养时都需要这种材料。筑巢材料能使小鼠控制其周围环境的温度和光线亮度,丰富生活环境;也可以被小鼠用于躲避及远离其他动物,帮助小鼠消磨时间。合适的筑巢材料有干草、麦秆、碎纸屑、条形纸屑和纸巾。易分离为细丝线的材料,如棉花,就不能作为筑巢材料,因为细丝线容易缠住动物的四肢。注意,筑巢材料应无药物和重金属等残留,并应对其进行灭菌和杀灭寄生虫及虫卵等处理。

5. 适宜的光线和照明系统 小鼠喜欢夜间活动,在很弱的照明下,也有很好的视野。因此,小鼠饲养环境的照明强度应当控制在 15～20 lx 之间,并模拟昼夜的明暗交替(选择合适的照明设备或在笼架上安置遮蔽物)。照明系统的建立使动物的活动期与工作人员的活动周期一致,这将易于监控,降低实验过程中对小鼠造成的压力。

6. 人性化的清洁规则及清洁保护措施 由于清洁笼具将同时清理掉小鼠产生的各种气味,所以很容易引起小鼠的不安情绪和应激反应。因此,在实践过程中,既要保证小鼠的清洁卫生,又要避免小鼠过度紧张。科学控制换笼频率,加入用过的筑巢物(不是垫料)可使小鼠回笼后的争斗减少,但用过的筑巢物的清洁程度可能会带来其他问题。

有小鼠出现刻板行为、好斗、焦虑样行为或对外部刺激的反应减弱,说明目前的饲养条件不能满足小鼠的需求,或小鼠不能够适应此环境。一旦发现小鼠出现类似的异常行为,应当对饲养和管理的各个环节进行全面检查,发现问题的根源。当小鼠出现严重的应激症状,包括毛色脏乱、体重减轻等,如果不是实验的目的,都应及时终止实验。

三、在医学及生物学中的应用

1. 药物研究 在药效研究中,常用小鼠做某些药物的药效学、药物代谢和毒副作用的评价。例如,利用小鼠瞳孔放大测试药物对副交感神经和神经接头的影响;用声源性惊厥的小鼠评价抗痉挛药物的疗效;用热板、激光照射、药物或机械损伤导致疼痛,可检测镇痛药的药效等。

(1) 安全性评价:小鼠或大鼠常被用于药物的急性、亚急性和慢性毒性实验,以及半数致死量和最大耐药量等的测定。致癌、致畸、致突变的"三致"实验也常用小鼠进行。

(2) 筛选性实验:小鼠广泛用于各种药物的筛选性实验,如抗肿瘤药物、抗结核药物和抗疟疾药物等药效的筛选。

2. 肿瘤学研究

(1) 自发肿瘤:许多小鼠品系均可自发产生肿瘤。例如,AKR 小鼠的白血病发病率为 90%,C3H 小鼠的乳腺癌发病率高达 90%～100%。

(2) 诱发性肿瘤:小鼠对致癌物敏感,可诱发出各种肿瘤,如用甲基胆蒽诱发小鼠胃癌、宫颈癌,用二乙基亚硝胺诱发小鼠肺癌等。

(3) 人源性癌细胞的移植:免疫缺陷小鼠可接受人类各种肿瘤细胞的植入,成为活的癌细胞

"试管"。

3. 感染性疾病研究　小鼠对多种病原体敏感,可用于构建因感染诱发人类传染性疾病的动物模型。例如,严重急性呼吸综合征冠状病毒2(曾称新型冠状病毒)利用一种叫作ACE2的蛋白质作为其进入细胞的受体,进而引起免疫反应,导致一系列的肺部病变。由于小鼠和人类表达的ACE2存在比较大的差异,所以这次的该病毒并不能感染小鼠。为此,研究人员将人类的ACE2基因转到小鼠体内表达,形成了人源ACE2转基因小鼠。科学家成功地使这些转基因小鼠感染严重急性呼吸综合征冠状病毒2,建立了严重急性呼吸综合征冠状病毒2感染小鼠模型。

4. 遗传学研究　基因突变可导致某些遗传性疾病的发生,如小鼠的黑色素瘤、白化病、家族性肥胖、遗传性贫血等。重组近交系小鼠将双亲的基因自由组合和重组,产生一系列的子系。这些子系是进行小鼠的遗传学分析的重要工具,主要用于研究基因定位及其连锁关系。

5. 免疫学研究　使用BALB/c小鼠、AKR小鼠、C57BL小鼠等产生免疫后的脾细胞与骨髓细胞融合,可进行单克隆抗体的制备和研究。

6. 精神疾病研究　精神疾病是一类行为、认知等异常的脑疾病。小鼠广泛应用于精神疾病和脑功能等各个生物医学领域的研究。例如,每天于小鼠皮下或腹腔注射5‰ D-半乳糖生理盐水溶液0.5 mL,连续注射40天,可以造成小鼠学习记忆能力下降及机体衰老,并引起全身代谢紊乱、各器官功能衰退。

四、动物实验常用的小鼠品系

小鼠是实验动物中培育出品系最多的动物,也是现代医学研究最广泛使用的模式动物,如研究肿瘤或其他疾病常用的品系、研究药物药效和代谢等常用的品系。不同品种和品系的小鼠均具有不同特征。下面介绍一些常用的实验小鼠品系。

1. C57BL/6小鼠　容易饲养,寿命较长,肿瘤发生率较低。它还具有以下特点:可产生食物诱导的肥胖和动脉粥样硬化,容易产生小眼畸形,不易发生听源性癫痫,骨密度低,成长过程中有脱毛现象,有迟发型听力丧失。

2. BALB/c小鼠　因其能使浆细胞杂交瘤在体内生长、产生单克隆抗体而闻名,还可用于产生免疫后的脾细胞,进而与骨髓瘤细胞融合。但其用途并非仅限于生产单克隆抗体,其晚年会发生原发性肺癌、肾癌等,可用于肿瘤学研究。此外,其还可用于免疫学、炎症和神经生物学的研究,是常用的免疫缺陷裸鼠和SCID鼠的背景品系。

3. DBA/2小鼠　其广泛应用于多个领域,包括心血管、神经生物学等,经常被用来与C57BL/6小鼠进行比较,不易产生食物诱导的动脉粥样硬化。从出生后3~4周开始出现听力丧失,2~3个月时就较为严重。ASP2基因突变的年轻DBA/2小鼠易发生听源性癫痫,但成年以后发病率降低。老龄DBA/2小鼠会出现渐进性眼睛异常,与人类青光眼非常类似。其对酒精和吗啡极度不耐受,缺乏CD94/NKG2A受体。

4. SCID小鼠　这是携带同型纯合子的重症联合免疫缺陷突变小鼠,缺乏功能性T细胞和B细胞,血液中淋巴细胞减少,丙种球蛋白减少,但造血环境正常。大多数SCID小鼠体内检测不到IgM、IgG1、IgG2a、IgG2b、IgG3、IgA。胸腺、淋巴结和脾脏的滤泡中缺乏淋巴细胞。SCID小鼠可以接受同种或异种移植,使它成为肿瘤细胞增殖、侵袭和转移实验的首选动物。一些SCID小鼠会自发产生部分免疫反应,血清Ig水平高于$1 \mu g/mL$,称为"leaky"。通过将PrkdcSCID突变导入到不同的小鼠中,可以产生不同基因背景的SCID小鼠,如C57BL/6、BALB/cBy、C3H/He背景的SCID

小鼠,以及 NOD/ShiLtSz 背景的 NOD-SCID 小鼠等。

5. NCG 重度免疫缺陷小鼠 NOD/ShiLJGpt 小鼠的遗传背景使该品系具有天然免疫缺陷,如补体系统、巨噬细胞缺陷。同时,该品系 SIRPA 基因表达产物与人类 CD47 具有高亲和力,使 NOD/ShiLJNju 小鼠比其他品系更适合人源移植物(如肿瘤和人源细胞)的定植。PRKDC 基因功能缺失导致 V(D)J 重组不能正常发生,造成 T 细胞和 B 细胞不能发育成熟。IL2RG 是多种白细胞介素因子受体的共同亚基,IL2RG 失活可导致 6 种不同细胞因子信号通路缺失,造成 NK 细胞缺陷。由于 NCG 小鼠的 IL-2Rg 基因已被敲除,在缺失 T 细胞、B 细胞的同时缺少 NK 细胞,因此非常适合接受人源肿瘤细胞、人源肿瘤组织、人外周血单核细胞及人源造血干细胞移植。NCG 小鼠生命周期长,大于 89 周,利于长期移植及药效学评价。

6. 快速老化小鼠 小鼠寿命短、个体差异小、价廉易得,在老年病实验研究中的使用量仅次于大鼠。小鼠可用于老年病致病机制、症状或表型及防治研究。日本京都大学胸部疾患研究所老化生物研究室在从美国引进的 AKR/J 小鼠(胸腺肿瘤模型小鼠)中发现了突变小鼠,用 20 年时间精心培育出了快速老化小鼠,其中的一个品系在 4~6 个月龄以前与普通小鼠的生长情况一样,之后则迅速出现老化特征,如脑、视器、心脏、肺、肾、皮肤等器官老化,血液、免疫和抗氧化系统等老化,出现骨质疏松和 β-淀粉样蛋白的过量生成和积累。该小鼠是老年病的理想动物模型,也是研究老化肾虚的自发性动物模型。

7. ICR 小鼠 该类小鼠是国际通用的封闭群小鼠。毛色白化,适应性强,体格健壮,繁殖力强,生长速度快,实验重复性较好。雌鼠自发性畸胎瘤和管状腺瘤发病率为 0%~1%。用氨基甲酸乙酯诱导怀孕雌鼠后 11~16 天,胚胎期畸胎瘤和管状腺瘤发病率为 5.9%。离乳个体管状腺瘤和囊瘤发生率为 30%,孕鼠为 3%。ICR 小鼠是进行免疫药物筛选、复制病理模型时较常用的实验动物。其外周血和骨髓细胞稳定性较好,是良好的血液学研究实验动物。该小鼠广泛用于药理、毒理、肿瘤、食品、生物制品等领域。

(柏熊,孙德明)

第二节 · 实 验 大 鼠

一、生物学特性

大鼠属于脊椎动物门(Vertebrata)、哺乳纲(Mammalia)、啮齿目(Rodentia)、鼠科(Muridae)、大鼠属。实验大鼠是野生褐鼠(Rattus noivegicus)的后代,起源于亚洲,于 17 世纪初期传到欧洲。18 世纪中期,野生大鼠及其白化变种首次被用于实验。19 世纪,美国费城 Wister 研究所在开发大鼠作为实验动物方面做出了突出贡献,首先将其用于生物学领域的研究。目前世界范围内使用的许多大鼠品系都起源于此。大鼠在生物医学研究方面具有许多优点,用量仅次于小鼠。

1. 一般特性 大鼠的外观与小鼠相似,但体型较大。其头部尖、小,尾部被覆短毛和环状角质鳞片。新生仔鼠体重 6~10 g,雄性成年大鼠体重最大可达 800 g,雌性成年大鼠体重可达 400 g。大鼠性情较温顺,抵抗疾病的能力强,对环境的适应能力强。此外,大鼠喜啃咬,饲料应加工成具有一定硬度的颗粒。其门齿较长,被激怒时易咬手,抓取时动作应温柔。大鼠是昼伏夜出的杂食动物。白天喜欢挤在一起群居,晚上活动量大,食性广泛、食量大、饮水量大,实验人员要经常巡视观察,及时补充食物和水。据统计,大鼠每天饲料消耗量为每 100 g 体重 18~35 g,饮水量为每 100 g 体重 20~45 mL,排尿量为每 100 g 体重 10~15 mL。大鼠的汗腺不发达,仅在爪垫上有汗腺,尾巴是散热器官。在高温环境下,大鼠靠流出大量的唾液来调节体温。大鼠对于湿度要求严格,室内空气相对湿度应保持在 40%~70%。如空气过于干燥,易发生坏尾病,可导致尾巴节节脱落或坏死。大鼠的嗅觉灵敏,对空气中的灰尘、氨气、硫化氢极为敏感。如饲养室不卫生、垫料的物理性能差,可导致大鼠患肺炎或进行性肺组织坏死而死亡。大鼠对营养缺乏非常敏感,特别是氨基酸、蛋白质、维生素的缺乏。大鼠体内可合成维生素 C。

2. 解剖学特点　大鼠上、下颌各有 2 个门齿和 6 个臼齿。大鼠的骨由头骨、躯干骨和前、后肢骨组成,长骨长期有骨骺线存在。眼窝后部有哈德腺,眼角膜无血管。有棕色脂肪组织,无扁桃体。肝脏再生能力强。有胆管,无胆囊。大鼠的食管通过界限嵴的一个皱褶进入胃小弯,该皱褶阻止胃内容物反流到食管,是大鼠不能呕吐的原因。因此,其不适用于呕吐实验。大鼠视觉灵敏,对光照较敏感,嗅觉灵敏,对噪声较敏感,适用于研究条件反射实验。大鼠的垂体、肾上腺功能发达,对应激敏感,行为表现和情绪多样。

3. 生理学特点　大鼠繁殖力强,雄鼠 2 月龄,雌鼠 2.5 月龄达性成熟,性周期 4.4~4.8 天,妊娠期 19~20 天,哺乳期 21 天,每胎平均产仔 8 只,胸部和鼠鼷部各有乳头 3 对,故每只雌鼠带仔不宜多于 8 只。大鼠为全年多发情动物,寿命 2.5~3 年,染色体为 21 对。大鼠昼夜血液内激素和酶水平呈动态性变化,不同采血时间、不同采血方法均会影响血液成分,使实验结果产生误差。

二、饲养管理

大鼠的饲养管理基本与小鼠相同,这里不再赘述。但针对大鼠的特点,还应注意以下方面。

(1) 为了避免坏尾病的发生,饲养环境的相对湿度不得低于 40%。

(2) 由于大鼠体型大,食量大,排泄物也多,产生的有害气体特别多。因此,在饲养过程中必须控制饲养密度,勤换垫料,保证饲育室通风良好。

(3) 避免强烈噪声的影响,特别是在哺乳期,此时大鼠对噪声非常敏感,容易引起吃仔现象。

(4) 妊娠母鼠容易缺乏维生素 A,应定期予以适当的补充。

(5) 大鼠用的垫料除了要注意消毒,还应注意控制它的物理性能,垫料携带的粉尘可致大鼠患异物性肺炎,软木刨花可能会引起幼龄大鼠的肠梗阻。

(6) 大鼠的食量较大,特别要注意饮水的消耗量,要经常巡视,及时补充,避免出现缺水现象。

三、在医学及生物学中的应用

大鼠的应用十分广泛,是除小鼠之外最常用的实验动物。近两百年来,科学家利用它进行心血管病、神经退行性病变、糖尿病、自身免疫病、肿瘤、外科手术、外伤和器官移植等医学领域的研究。同时,大鼠也是研究药效和分析毒性的重要实验动物。在生物医学研究中,大鼠占比超 20%。其主要应用范围如下。

1. 内分泌研究　大鼠的垂体较脆弱地附着在漏斗下部,不需要很大的吸力就可以除去而不破坏鞍隔和脑膜,适宜制作去垂体模型。大鼠垂体-肾上腺轴发达,应激反应灵敏,可用于构建应激性胃溃疡模型。切除大鼠肾上腺和卵巢等内分泌腺也是可行的,用于研究各种腺体及激素对全身生理生化功能的调节机制,如研究激素对生殖功能的影响(发情、排卵、胚胎着床等)。在内分泌疾病研究中,可找到相应的自发或诱发大鼠模型,如尿崩症、糖尿病、甲状腺功能减退和甲状旁腺功能低下造成的新生儿强直性痉挛等,常用于内分泌功能失调所致疾病的研究。

2. 营养代谢性疾病研究　大鼠是营养学研究中使用得最早、最多的实验动物。其对营养物质缺乏敏感,如维生素缺乏;也可用于蛋白质、氨基酸及钙、磷等代谢研究,以及各种营养不良、动脉粥样硬化、淀粉样变性等研究。

3. 药物学研究　体型大小合适,给药容易,采样方便,常用于药物急性毒性实验、亚急性毒性实验。大鼠畸胎发生率低,行为多样化,可用于致畸实验。大鼠也常用于药效评价、新药筛选等研究,如神经系统药物的评价、心血管系统药物的评价、抗炎药物的筛选和评价等。

4. 感染性疾病研究　常用大鼠制作细菌性、病毒性和寄生虫性疾病动物模型,其中部分模型的病程与人类相似。大鼠是研究支气管肺炎、副伤寒的重要实验动物。可选用幼年大鼠进行流感病毒传代。此外,还可用于细菌学实验(厌氧菌等),以及寄生虫相关的研究,如血吸虫、旋毛虫、疟原虫等。

5. 肿瘤学研究　可用于构建各种肿瘤模型,是肿瘤研究最常用的实验动物之一。例如,可用二乙基亚硝胺、二甲基偶氮苯构建肝癌大鼠模型;用甲基苄基亚硝胺诱导食管癌大鼠模型;用3-甲基胆蒽诱导肺鳞状上皮癌和胸膜间皮瘤大鼠模型等。

6. 放射医学研究　各种急、慢性放射损伤,如6～8Gy剂量可造成轻、中度放射病,还可诱发免疫缺陷病、白血病。

7. 精神疾病研究　大鼠体型大小合适,行为表现多样,情绪反应敏感,适应新环境快,探索性强,可人为唤醒或控制其感觉(触觉、嗅觉、视觉),大鼠的生理特征与人类较为相似,包括呼吸、循环、消化、代谢、生殖及神经系统等方面。所以常用于精神疾病研究。

8. 心血管疾病研究　已培育出几种高血压大鼠品系,如心肌肥大的自发性高血压大鼠、新西兰自发高血压大鼠、对盐敏感和对盐不敏感高血压大鼠。另外,还有自发性动脉硬化大鼠品系以及肠系膜动脉多发性节结性动脉炎和心肌炎的动物模型。

9. 老年病学研究　大鼠是进行老年病学研究常用的实验动物。使用大鼠可以进行衰老机制的研究,如衰老的生理变化、胶原老化、器官老化、饮食方式与寿命的关系等。还可以用于老年高发肿瘤和非肿瘤损伤所引发的老年性疾病研究。

10. 卫生学研究　大鼠可用于研究环境污染对人体健康造成的危害,如空气污染对人体的损害、重金属污染对健康的损害、职业病(尘肺、有害气体慢性中毒以及放射性照射等)。

11. 遗传学研究　大鼠的毛色由多基因调控,如基因A(野生色)、基因a(突变种野生色)、基因C(白化色)、基因d(淡黑色)、基因p(粉红色)、基因s(银色)、基因sd(沙色)、基因e(黄色)、基因wb(白灰色)等,在遗传学研究中常可运用。

12. 中医中药研究　已有多种证候动物模型,如血虚、阴虚、阳虚、阴阳失调、血瘀等动物模型。

四、常用封闭群大鼠及其品系特征

1. SD大鼠　头部狭长,尾长接近身长,产仔多,生长发育较Wistar快,对呼吸系统疾病抵抗力强。自发肿瘤发生率低,对性激素敏感。10周龄雄鼠体重可达300～400g,雌鼠可达180～270g。SD大鼠常用于营养学、内分泌学和毒理学研究。

2. Wistar大鼠　头部较宽,耳较长,尾长小于身长;性周期稳定,繁殖力强,产仔多,平均每只母鼠产仔10只左右;生长发育快,性情温顺。对传染病的抵抗力较强,自发肿瘤发生率较低。10

周龄雄鼠体重可达 280～300 g，雌鼠体重可达 170～260 g。

五、常用近交系大鼠及其品系特征

1. BN 大鼠　繁殖力低，雄鼠平均寿命 29 个月，雌鼠为 31 个月。该品系具有较高的先天性高血压发病率，老龄鼠易患心内膜疾病。对实验性过敏性脑脊髓炎有抗性。对自身免疫性复合性肾小球肾炎也具抗性。雌、雄大鼠可自发形成上皮瘤，其他肿瘤的自发发生率也非常高，常被用于肿瘤方面的研究。

2. F344 大鼠　广泛用于毒理学、肿瘤学和生理学研究，如用于构建苯酮尿症动物模型。通过诱导可发生膀胱癌、食管癌和卵巢癌，可允许多种肿瘤移植生长。此外，也可用于构建周边视网膜退化动物模型。

六、常用突变系大鼠及大鼠模型

1. 自发性高血压大鼠　该类大鼠高血压发生率高，且无明显原发性肾和肾上腺损伤。血压高于 200 mmHg，高尿酸血症合并糖尿病能进一步使血压升高，动物对抗高血压药物有反应。该品系为筛选抗高血压药物的最适动物。在幼年时，血浆去甲肾上腺素和多巴胺 β-羟化酶水平增高，但总儿茶酚胺无明显不同，肾上腺儿茶酚胺含量减少。循环血中的促肾上腺素水平明显偏高，甲状腺重量增加。繁殖力及寿命无明显下降，可饲养 13～14 个月，繁殖时应选用高血压大鼠做亲代。

2. 裸大鼠　裸大鼠体毛稀少，成年鼠尾根部常多毛，2～6 周龄皮肤上有暂时出现的棕色鳞片状物，随后变得光滑。发育相对缓慢，体重为正常大鼠的 60%～70%。在 SPF 环境下可生存 1～1.5 年。裸大鼠先天无胸腺，T 细胞功能缺陷，同种或异种皮肤移植生长期达 3～4 个月以上。易患呼吸道疾病，对结核菌素无迟发性变态反应，血中未测出 IgM 和 IgG，淋巴细胞转化实验结果为阴性。B 细胞功能一般正常，NK 细胞活力增强。裸大鼠主要用于肿瘤方面的研究。

3. 癫痫大鼠　据文献报道，目前有三种比较成熟的失神癫痫动物模型，分别是 WAG/Rij 大鼠、斯特拉斯堡遗传性失神癫痫大鼠和 Long-Evans 大鼠。其行为学改变、脑电图（表现为棘慢复合板波）以及遗传特性等方面与人类癫痫失神发作极为相像，已被广泛用于研究人类癫痫失神发作。但这三种模型均仅用于儿童失神发作的遗传性癫痫与抑郁障碍共病的病因与机制的研究。

（柏熊，孙德明）

◆ 参考文献 ◆

［1］陈民利，苗明三. 实验动物学［M］. 北京：中国中医药出版社，2020.

［2］窦如海. 实验动物与动物实验技术［M］. 山东：山东科学技术出版社，2006.

［3］胡建华. 实验动物学教程［M］. 上海：上海科学技术出版社，2009.

［4］蒋健敏. 实用医学实验动物学［M］. 杭州：浙江人民出版社，2009.

［5］秦川. 实验动物学［M］. 2 版. 北京：人民卫生出版社，2015.

［6］秦川. 医学实验动物学［M］. 2 版. 北京：人民卫生出版社，2014.

［7］秦川. 医学实验动物学［M］. 北京：人民卫生出版社，2008.

［8］全国实验动物标准化技术委员会. 实验动物　环境及设施（GB 14925—2010）［S］. 北京：中国标准出版社，2010.

［9］全国实验动物标准化技术委员会. 实验动物　配合饲料营养成分（GB 14924.3—2010）［S］. 北京：中国标准出版社，2010.

［10］全国实验动物标准化技术委员会.实验动物 小鼠、大鼠品系命名规则（GB/T 39650—2020）［S］.北京：中国标准出版社,2020.

［11］施新猷.现代医学实验动物学［M］.北京：人民军医出版社,2000.

［12］魏泓.医学动物实验技术［M］.北京：人民卫生出版社,2016.

［13］徐国景.实验动物管理与实用技术手册［M］.武汉：湖北科学技术出版社,2008.

［14］杨斐.实验动物学基础与技术［M］.2 版.上海：复旦大学出版社,2019.

［15］张薇.实验动物从业人员培训教程［M］.广州：中山大学出版社,2016.

第三章

实验动物福利及动物实验伦理

动物福利是随着人类社会文明发展逐步提出的,并被应用于实践和规范管理。人类和自然界的动植物及其他各种资源构成了我们生活的环境,对待动物的态度体现了人类对待自然的态度。动物福利的保护是社会文明进步的象征。实验动物作为代替人类的奉献者,已经成为现代生命科学研究不可缺少的参与者。实验动物福利不仅关系到科研结果和科研利益,更关乎社会伦理、职业道德和人类对动物的情感牵系。因此,基于"免受饥渴,免于不适,免受痛苦、伤害和疾病,表达主要天性的自由,免于恐惧和焦虑"的5F原则,"替代、减少、优化"的3R理论,以及《赫尔辛基宣言》(*Declaration of Helsinki*)提出的"尊重、不伤害、有利和公正"的核心要义,逐渐形成了当今实验动物的福利保护规范。本章分为两节,分别介绍实验动物福利保护和动物实验伦理审查的规范及实施要点,希望可从实验动物保护和伦理审查的角度,为精神疾病的研究提供启示和保障。

第一节 · 实验动物福利

一、福利理论

福利是关于人类社会发展的幸福和利益,是物质利益、躯体健康与心理适宜的状况。福利理论涵盖社会发展、经济利益、政治文明,以及自然环境等众多领域。在社会发展中,社会福利与经济福利指向社会团体通过各种公共福利设施、津贴、补助、社会服务及各种福利事业来增进群体福利,以提高社会成员生活水平和生活质量。福利经济理论指出社会福利的必要性及需要实施的政策措施,认为通过福利可提高全社会的整体幸福水平,并使人类发展利益最大化。近现代以来,随着社会发展不平衡,经济危机和失业的加剧,经济学家们开始考虑社会福利发展与经济利益的关系,由此促进了社会福利制度的变迁以及福利理论研究的深入。

到20世纪90年代,社会发展福利理论被提出,该理论以社会发展为取向,以福利和经济的互动关系为切入点,强调福利与经济之间不是截然对立,而是互为根本的。经济发展必须是包容、协调和可持续的。社会福利应该以社会投资为导向,通过社会福利计划,寻求经济的适切发展,并最终增加社会整体利益发展。

总体而言，福利理论研究与实践是在实用主义经济理论下，由个人主义走向集体和国家福利制度建设的基本路径。福利实践的发展是为了个人、集体、社会的福利最大化，并影响到了人对于动物福利的关切与理论构建。

二、动物福利

世界动物保护协会（World Animal Protection）将动物分为农场动物、实验动物、伴侣动物、工作动物、娱乐动物和野生动物六类。动物福利不仅仅是一个理论观念，更是社会进步和经济发展到一定阶段的必然产物，体现了国家与社会文明进步程度。世界动物卫生组织（World Organization for Animal Health）推动各国政府制定或完善动物法律，鼓励保护动物以增进动物福利。动物福利指动物健康、感觉舒适、营养充足、安全、能够自由表达天性，并且不受痛苦、恐惧和压力威胁。高水平动物福利还需要疾病免疫和兽医治疗，以及适宜的居所、管理、营养、人道对待和人道宰杀。动物福利特指动物的生存状况，而动物所受的对待则有其他术语，如动物照料、饲养管理和人道处置。

动物福利保障，首先是动物保护。动物保护作为一种伦理道德思想，早在 17—18 世纪就已由 John Locke、Immanuel Kant 和 Jeremy Bentham 提出过——掠夺杀害动物有悖于人的德性修养、动物能够感受到痛苦等，将动物保护作为人类道德的一部分。这一基本思想植根于人类中心主义框架的动物保护思想。1822 年，人道主义者 Richard Martin 提出并最终在英国国会通过了"禁止虐待动物法令"（*An Act to prevent the cruel and improper Treatment of Cattle*），俗称"马丁法案"。"马丁法案"是人类历史上第一部反对人类任意虐待动物的法令。1959 年，动物学家 William Russell 和微生物学家 Rex Burch 发表《人道主义实验技术原理》（*The Principles of Humane Experimental Technique*），首次提出动物实验的"3R"原则，即替代（replacement）、减少（reduction）和优化（refinement）。1968 年，英国农场动物福利委员会（Farm Animal Welfare Council）提出"5F"基本原则，是当前国际普遍接受的五项原则：享有不受饥渴的自由，享有生活舒适的自由，享有不受痛苦伤害和疾病威胁的自由，享有生活无恐惧和应激的自由，享有表达天性的自由。1975 年，Peter Singer 在《动物解放》（*Animal Liberation*）一书中正式提出动物解放（animal liberation）的概念，即一切物种皆平等，都天然拥有某些基本权利。该书成为动物权利运动者和极端动物保护组织的圣经。

动物福利（animal welfare）的概念最初是由 Barry Hughes 于 1976 年提出的，当时指的是饲养农场中的动物与其环境协调一致的精神和生理完全健康的状态。Hughes 认为所谓动物福利，是人类对动物利益的肯定，表明人类应该维护动物赖以生存和发展的生境，包括水、空气、土地、营养和其他外界条件，强调保证动物康乐的外部条件，一般由动物专家经过科学实验制定，可以通过设备、仪器、观察和科学分析方法进行测量、衡量和评价。20 世纪 80 年代，美国思想家 Tom Regan 在《为动物权利辩护》（*The Case for Animal Rights*）中提出动物权利的概念。主张动物有基本道德权利，赋予动物最高的道德地位。这一观点将动物视为与人类具有平等道德主体地位的群体，认为动物不仅具有感觉痛苦和快乐的能力，更如同弱势人群一样，需要保障其基本权利，避免它们受到无谓的伤害。关注动物保护和福利发展的人中存在激进的动物权利运动者，指责人类行为对于生态平衡的破坏和伦理道德的堕落，甚至冲击动物实验机构。动物保护和福利不仅仅涉及动物饲养农场和实验场所，已经成为国际贸易、学术科研成果得到国际认可的重要前提，因此，推动了动物福利研究与实践的发展。

实验动物(laboratory animal)是指经人工饲育、对其携带的微生物实行控制、遗传背景明确或者来源清楚的,用于科学研究、教学、生产、检定以及其他科学实验的动物。实验动物的使用一直存在争议,尽管有迹象表明实验室动物的使用数量呈下降趋势,但是未来相当长时期内,人类不得不继续使用动物进行实验研究。多年来,实验动物做出了巨大的牺牲,为人类寻找治疗疾病的有效措施和延长寿命发挥了不可替代的关键作用。19 世纪的法国生理学家 Claude Bernard 曾写道:"生命科学就是一个富丽堂皇和灯光绚丽的大厅,可能只有穿过一个长长的、阴森恐怖的厨房才能到达。"这样的"厨房"或许某一天会终结,但在可预见的未来尚无法实现。其中,啮齿类动物是实验动物的主体,由于体型较小、便于控制、发育快及寿命周期短,被广泛应用于生命科学研究。在美国,每年有 2 000 万只大鼠或小鼠用于开展各种生命科学实验。

实验动物福利(laboratory animal welfare)是人类保障实验动物健康、快乐生存权利的理念及提供的相应外部条件的总和。人们要给予动物良好的环境、充足的营养,还要考虑动物治疗或手术时的疼痛与感受,给予麻醉剂或镇静剂,温和地操作,尽可能使动物保持安静、合作,这本身也是保证科研质量的重要一环。此外,还要积极寻找替代手段(alternative technique),以减少动物使用量。

总而言之,实验动物福利的保障就是确保让动物更好地活着、更安稳地死亡。确保动物更好地活着的整个过程,需要被严格地控制和监管。从实验开始前的实验动物使用与伦理委员会审查,到动物采购、运输、接收、检疫和饲养。其中,饲养时应注意饲料、饮水、垫料、笼具和环境的维持。实验中的动物驯化、抓取、保定、给药、观察、采血、疾病处理、镇痛、麻醉、手术实施,以及安乐死(euthanasia)、解剖和实验后动物尸体的处理等,都是实验动物福利保障管理的重要方面。

三、法规、标准和规范

目前,发达国家已普遍制定了动物福利的法律、法规。英国、美国、德国、荷兰、澳大利亚等国相继成立动物福利及动物实验相关的协会,以推动实验动物福利保护、动物实验替代或减少等相关的研究和应用。通过对法律、法规及行业规范的培训与推广,提高研究人员和实验动物检定工作人员的动物福利保护和伦理意识。

动物福利,特别是实验动物福利,主要基于人类中心主义的立场,即动物有义务为人类的健康做出牺牲。尽最大可能改善和加强动物福利条件,并贯彻动物实验的"3R"原则,是各国动物福利保护法律、法规的核心要求。

1966 年,美国颁布《动物福利法》(Animal Welfare Act),该法令涉及对犬、猫、非人灵长类、豚鼠、仓鼠和兔等动物的保护,主要规定了实验用动物的人道照顾、对待和运输的行为规范。2008年,国际兽医编辑协会会议提出建立一个更完善和严格的作者指南共识,即《关于动物伦理与福利的作者指南共识》(Consensus Author Guidelines on Animal Ethics and Welfare)草案,该草案分别于 2009 年和 2010 年的国际兽医编辑协会会议上修订。

改革开放以来,我国陆续出台了实验动物管理、福利与伦理规定。1988 年,国家科学技术委员会颁布《实验动物管理条例》,并于 2017 年完成第 3 次修订。2005 年,国家标准化管理委员会正式批准成立全国实验动物标准化技术委员会,标志着我国实验动物科学研究及产业的标准化进入更科学的管理阶段。2006 年,科技部发布了关于实验动物的相关法规和文件,推进了动物福利保护的发展。《关于善待实验动物的指导性意见》《国家科技计划实施中科研不端行为处理办法》将违反实验动物保护规范列为不端行为。

2018年9月1日，《实验动物福利伦理审查指南》（GB/T 35892—2018）正式施行，标志着我国实验动物福利与伦理审查已经与国际接轨，推进了动物相关研究和实践的持续深入。指南明确规定实验动物生产、运输和使用过程中的福利伦理审查和管理的要求，包括审查机构、审查原则、审查内容、审查程序、审查规则和档案管理。

2022年3月20日，国家发布《关于加强科技伦理治理的意见》，在"明确科技伦理原则"中明确指出，尊重生命权利，使用实验动物应符合"减少、替代、优化"等要求。

四、啮齿类实验动物饲养福利保护

啮齿类动物是最常用的实验动物。使用啮齿类动物开展研究可追溯到1782年，Antoine Lavoisier使用豚鼠开展呼吸与能量代谢相关研究。19世纪中叶，啮齿类动物在毒理、感染性疾病、疫苗、胚胎、脊柱损伤等领域都有应用。在脑功能和精神疾病领域，研究者为解析人与动物神经系统的结构与功能，特别是在分子、细胞、行为及认知等水平，大量使用啮齿类动物，尤其是小鼠和大鼠品种（系），构建精神分裂症、抑郁障碍、焦虑障碍等动物模型，进而开展这些疾病的神经机制研究。

实验动物福利保护涉及多方面的因素，包括动物自身因素（实验动物种类、遗传特征、性别、年龄），动物饲养环境（温度、湿度、光照、噪声和粉尘），动物饲养卫生及营养保障（动物的营养需求及营养平衡、饲料卫生及食物喂养方式等），以及动物实验相关的技术因素（保定、麻醉、给药技术、观测与检查、安乐死处理方式等）。

实验动物饲养设施，实验动物生产及其使用的设备，各项环境指标，以及笼具、垫料等，应达到《实验动物福利通则》（GB/T 42011—2022）和《关于善待实验动物的指导性意见》的要求。

根据GB 14922—2022，按微生物、寄生虫等级，实验动物可被分为普通级动物、无特定病原体级（SPF级）动物、无菌动物。实验条件较好的研究机构，常常使用无特定病原体级动物，研究精神疾病及其相关的致病机制和预防、治疗新措施。实验条件较差的研究机构，也可使用普通级动物研究精神疾病及其相关的致病机制。

在SPF级实验动物饲养环境下，IVC的使用，对于提供清洁的空气起到了重要的保障作用。注意笼具换气次数、笼具内不同位置的风量大小，以维持动物生活的舒适性。换气有助于及时排出有害气体，特别是防止氨气以及动物排泄物中有害气味的聚集。IVC需放置在通风良好、稳固的工作台，IVC笼盖打开时，需尽量减少动物的环境暴露，避免增加动物的恐惧与紧张。环境温度、湿度可根据不同种类动物的需求做相应调整，如裸鼠的最适湿度稍高于其他小鼠和大鼠，需适当增加湿度给予裸鼠舒适的环境。

饲养实验动物笼具的最小面积和高度应符合GB 14925相关要求，饲养间笼具的空间分配应适应不同的饲养要求和动物的生理及行为需求。保证笼具内每只动物都能自由表达其主要天性，包括转身、站立、伸腿、躺卧、行走、舐梳、做窝等。在生活空间及环境丰富度方面，可在鼠笼内放置一些玩具，如转轮（便于小鼠运动）、适合做窝的遮蔽物、木棒（磨牙）等。

动物饲料与饲养安全也是增进动物福利的源头工程。提供给实验动物的食物和饮用水需经过灭菌，微生物检测合格方可给动物食用，以确保食物和饮水的安全性。实验动物饲料应满足动物的营养需求和适口性，此外，啮齿类动物有磨牙的习性，食物还应具有一定的硬度。给予实验动物适宜的饲料以及饲料添加剂,可促进动物对养分的消化、吸收,保证营养均衡,从而降低发病率,确保实验动物的正常生理功能。垫料是动物生存的必需品之一。垫料材质应松软适宜,吸水性强,无异味,不含重金属及芳香类、挥发性物质,未被有毒有害物质、微生物、寄生虫污染等。

噪声是影响动物健康的重要因素。噪声不仅影响动物之间的交流,还会引起实验动物产生焦虑样情绪甚至应激,从而对实验动物正常的采食、饮水、喂乳、交配、受孕、精神健康产生影响,严重时甚至引起动物死亡。噪声的产生来自于环境,同时也可能来自于动物饲养或技术操作人员的日常管理、实验过程,急躁地拿取动物笼具或摆放实验器具,都会产生使动物不悦的噪声。空调系统的震动和施工人员的操作也是噪声的来源。通常,动物在低噪声环境下更舒适,而且啮齿类动物比人类具有更强的听觉能力,如可听到 20 000 Hz 以上的声响,因此,维持相对安静的饲养环境,避免高频率的噪声污染等,将有利于保护实验动物福利。

光照也可影响实验动物福利。要根据啮齿类动物的生活节律,给予不同的光照强度和光周期。不适当的光照可影响动物生理、形态和行为,影响实验动物的健康。根据啮齿类动物的喜好给予适宜光照,采用明暗交替的光照;也可采用贴制红膜或红光照明,减少白光照明对于小鼠生活节律的干扰。

五、啮齿类动物福利相关技术操作规范

实验动物福利相关的技术操作包括饲养管理、设施管理、各类动物实验操作技术等。仁慈终点(humane endpoint)和安乐死的确定、实验环境的控制和各类实验动物项目的实施,应符合实验动物福利质量标准、管理规定和标准操作规范(standard operating procedure,SOP),并应交由福利与伦理委员会审查和监督。仁慈终点是指动物实验过程中,在得到实验结果后,及时停止实验,选择动物表现疼痛和痛苦的较早阶段为实验的终点,尽早结束对动物的伤害。安乐死是指人道地终止动物生命的方法,尽量减少或消除动物死亡前的惊恐和痛苦,使动物安静和快速地死亡,让动物死亡的痛苦、惊恐降到最低。

啮齿类实验动物福利相关技术操作规范,需评估实验动物研究的治疗手段、麻醉镇痛、实验及临床观察对动物的影响,以及如何选择仁慈终点。应对从业人员开展必要的技能培训。此外,在实验动物饲养与使用过程中,需采取切实有效的措施,使实验动物免受不必要的伤害、饥渴、不适、惊恐、折磨、疾病和疼痛,保证动物能够实现自然行为,受到良好的管理与照料。

根据动物福利保护的基本原则,中国实验动物学会结合国际共识,提出实验动物福利操作技术规范,要求在操作实验动物时,应穿戴适当的防护服,以保护操作者免受过敏原等伤害;同时,也保护动物免受潜在的传染性病原体感染。操作环境应干净、整洁,有足够的空间开展相关操作等。

技术人员需提高自身技术水平,在实验过程中细心操作,以减少给实验动物带来的痛苦。在动物抓取、保定过程中,应遵守操作规范,如对小鼠的保定,最常用的保定方法是同时抓取小鼠尾根至尾中段和小鼠的颈部,以减少给小鼠带来的压力。不熟练的操作者可能会导致小鼠逃脱或造成不必要的伤害。保定实验动物时,应遵循温和保定、善良抚慰、减少痛苦和应激反应的原则。通过培训、操作得当,以及适当地熟悉或驯化动物,可确保顺利地完成动物保定。研究显示,直接抓取尾巴会导致小鼠产生厌恶情绪及高度紧张,但用管状物或用手弯曲成杯子状套住小鼠有利于其适应,降低保定时的压力和应激反应。常用的给药技术规范要求操作熟练,注射点避开重要脏器,以

减少副反应。注射液与体温相近有助于减轻动物不适。在将完成给药注射的动物放回暂养环境时,需待动物四肢着地后放开。

对动物开展手术前,操作人员需完成相关手术技术及无菌操作培训。手术前仔细检查手术需要的物品清单,保证所需物品、器械和设备齐全,并满足使用要求。当需要使用加热垫时,要监测动物和加热垫的温度,确保操作规范。手术器械需做好消毒备用。

六、发展

近些年来,随着对动物保护意识的加强,也曝光过有违实验动物福利的事件,如遗弃实验动物、饲养环境恶劣。在动物实验过程中,实验操作人员缺乏规范培训,可导致动物痛苦、恐惧、行为异常以及应激等,需要在福利与伦理教育中逐步改善与加强。推进规范的培训与继续教育,是增进实验动物福利的重要工作。

实验动物福利研究及实践主要基于"5F"原则。福利改善和保障包括对动物生活环境及条件的改善和丰富,以及确保实验动物身心状态健康。动物也存在情绪变化,康乐的生活条件,温和的对待与操作,都有助于维护实验动物的良好状态。熟悉操作技术和采用人道的动物实验技术,能减少动物在实验研究过程中承受的身心压力和痛苦。

人类在关注自身生存和幸福的同时,也会对其他生物所遭受的痛苦或死亡产生恻隐之心。动物福利不仅是对动物自身康乐生存状态的关注,也体现了对公共伦理道德、社会风俗习惯与人类情感体验的审视。使用实验动物的单位和研究者须承担保障实验动物福利的社会义务,这种社会性约束将随着社会文明的发展,逐渐内化成道德自律。当然,实验动物福利保护也同样需要符合我国国情,顺应国际动物福利保护要求及我国传统文化,以稳步、有效地提升我国实验动物福利的科学实践与发展。

动物福利保护的法律、法规,行政管理制度,以及在科技主管部门领导下的实验动物日常管理执行部门,如实验动物管理委员会办公室等,为实验动物福利保护奠定了制度和管理基础。各省市实验动物生产许可证、使用许可证、从业人员上岗证的发放和监督管理,以及协调和指导实验动物的繁育、生产和使用,由实验动物管理委员会办公室负责。

中国实验动物学会成立于1987年。随后,各省市相继建立各自的实验动物学会,推动实验动物行业管理和教育培训,为动物福利保护理念的宣传、动物福利规章制度的落实,以及动物福利专业研究做出了重要的贡献。

实验动物福利技术发展将是持续促进实验动物福利的推动力量。"5F"原则的贯彻落实,离不开技术手段的运用,如IVC改善了饲养动物的生活环境。实验动物生活环境元素的开发,如动物玩耍、筑巢、躲避用品的研发,提高了实验动物环境的丰富性。远程监控技术的发展和使用,可实现自动化采集和记录实验动物的生理指标,减少频繁的人为打扰对动物生活及情绪的影响。疼痛管理、安乐死技术的发展等,都有利于改善动物福利。此外,技术仍在发展,特别是人体器官芯片、计算机模拟技术、基因修饰动物研究,将为替代、减少和优化实验动物的使用,提供更符合伦理要求的研究设计,最终建立更佳的实验动物福利保护制度。

脑科学基础研究、精神疾病致病机制和预防治疗措施的研究,均大量使用动物行为学实验,通过研究动物与环境或其他生物的互动过程中情绪表达、社交行为、学习行为、繁殖行为等,研究脑功能及其相关的物质使用障碍、焦虑障碍、抑郁障碍等科学问题。研究结果的可靠性不仅与动物个体差异密切相关,也与动物饲养及实验过程中的福利保障措施有关。因此,应切实保障实验动物福利,这将有助于增强实验的科学性和结果的稳定性。

福利保障措施,也将有利于保护实验操作人员的身心健康,可避免潜在的人类与动物之间各种病原微生物的交叉感染。动物福利涵盖了系列法律、法规和操作规范,目的是保护人类实验者和实验动物,以及为动物实验结果的准确性、可靠性和可重复性等提供保障。

(张青,孙德明)

第二节 · 动物实验伦理

一、生命伦理学

伦理学是以道德现象作为研究对象,即研究有关道德和伦理问题的学科,包括理论和实践。亚里士多德伦理学说为西方文化认可的伦理学奠定了基础。在《尼各马可伦理学》(*The Nicomachean Ethics*)中,亚里士多德提出实践、制作与理论沉思是人类活动的三种主要形式,把德性的概念用于所有生命有机体及其实践活动,把善作为目的,论证选择与意愿、快乐与幸福。道德现象是伦理学关注的核心问题。道德现象也是中国古典哲学研究的重要命题,并由此形成了具有中国文化特色的道德评价标准及规范体系。

生命伦理学(bioethics)是 20 世纪 70 年代兴起的一门学科,在应用伦理学领域中对生命的道德哲学开展研究。在第二次世界大战之后,生命伦理学者对人类命运进行了深刻的反思,包括战争对身体和精神的戕害,战后对社会发展、医学、生命科学涉及的道德忧虑,以及对技术边界、生命权利等一系列问题的思考。在新兴技术、药物研发与临床试验、医患冲突、医疗公正和卫生改革公平性等方面,生命伦理学家以伦理问题为导向,展开伦理审查及理论研究,以期回答"应该做什么"和"应该如何做"。最终形成了关于生命科学研究与伦理审查的基本原则,即维护受试者利益,拟开展的研究必须具备明确的医学目的、科学性、知情同意和公平合理性。

二、历史与发展

1945 年发布的《纽伦堡法典》(*Nuremberg Code*)对人体试验的伦理准则提供了原则性公约。1964 年,《赫尔辛基宣言》(*Declaration of Helsinki*)细化落实该法典的伦理精神,明确制定了以人体为研究对象的医学研究道德准则,包括伦理原则和限制条件。1965 年,美国实验动物管理认可委员会(American Association for Accreditation of Laboratory Animal Care,AAALAC)成立。1996年 AAALAC 更名为国际实验动物评估和认可委员会(Association for Assessment and Accreditation of Laboratory Animal Care International,AAALAC International)。从此,美国食品药品监督管理局强力推荐,具有 AAALAC International 认证的实验室才容许开展基于动物实验的生物安全评价。世界 500 强医药企业联合申明,医药产品研发过程中的动物实验都将在该认证机构内完成,极大推动了该认证体系的国际化发展。现已成为当前全球公认的评估实验动物饲养与使用的国际组织,在制药和生物技术研发企业、大学和医院等实验动物从业单位中得到广泛认可。客观而言,AAALAC International 认证机构特指新药研发的临床前安全性评价机构,仅涉及 GLP 操作规范和实验条件。这不涉及基础研究使用的实验动物中心或机构。西方国家的各个研究机构和高校的实验动物饲养繁殖机构大多并未进行 AAALAC International 认证,否则会制约绝大多数基础科研的顺利开展。

　　根据 AAALAC International 公布的认证规则和程序,申请单位根据要求提交资料,主要包括申请单位介绍、实验动物饲养管理和使用手册、相关图表资料。将资料提交给认证委员会办公室,根据回函缴纳认证费用后,认证办公室会通知认证的时间和认证专家组相关事宜。现场评审通常以会议形式开始,申请单位负责人介绍单位情况,评审专家介绍认证程序及评审安排。随后,专家将审阅文件记录资料,实地考察动物饲养设施和仪器设备,检查过程需有熟悉情况的负责人员陪同并现场回答提问。全部检查结束后,专家组讨论、提出意见,并向认证委员会提交正式的评审报告。通过认证的单位,每年需要向认证办公室提交一份年度报告,描述动物护理和使用计划各要素以及发生的不良事件,并需通过认证办公室的调查。三年后需要再次认证。AAALAC International 对申请认证单位的认证有四种结论:完全认证、条件认证、临时认证状态、保留认证。前两种代表认证通过。认证通过的关键为进行动物饲养及技术人员管理,善待实验动物,确保动物福利保障;尽可能少用动物,避免动物浪费;采取避免和减轻实验动物受损的措施,必须处死的动物应实施安乐死。

　　随着我国动物实验研究的日益规范,现行国家标准《实验动物福利伦理审查指南》(GB/T 35892)在国际上得到高度认可。该标准要求实验动物从业人员在开展实验研究前,应先通过福利伦理委员会的审查并接受过程监管。该标准对实验动物福利和伦理审查、实验过程的监管和实验完成后的终结审查,均有明确的规定。实验动物福利伦理原则和规范落实在实验动物饲养、运输和动物实验的全过程。中国合格评定国家认可委员会(China National Accreditation Service for Conformity Assessment, CNAS)也启动了实验动物设施的认可工作,要求实验动物生产和使用设施条件及其各项环境指标应符合 GB 14925 和《关于善待实验动物的指导意见》的有关规定,并获得相应的实验动物许可证。认可工作推动了对实验动物的管理和福利水平,更好地服务科学研究。最早一批通过 CNAS 认可的单位包括中国科学院昆明动物研究所、中国国家疾病预防与控制中心等。根据国际及国内动物福利与伦理审查的制度要求,实验动物从业单位应成立实验动物福利伦理委员会或实验动物管理和使用委员会,以监督和执行动物福利与伦理管理有关法规和标准。

三、动物实验的基本伦理原则

　　动物实验是指使用实验动物开展科学研究、教学、检定等。动物行为学是研究动物之间或动物与环境互动等问题的学科。动物行为包括沟通行为、学习行为、情绪表达、社交行为、繁殖行为等。著名的动物行为学家有 Ivan Pavlov、Konrad Lorenz、Karl von Frisch、Nikolaas Tinbergen 等人,后三位学者因为动物行为学的研究而获得 1973 年的诺贝尔生理学或医学奖。Pavlov 则在 1904 年因对消化系统的研究而获得该奖。动物行为学研究已在神经科学领域中得到广泛应用。

　　动物实验伦理是人类对待实验动物和开展动物实验所遵循的社会道德标准和原则。对动物实验伦理基本问题的讨论有两种角度。从生命伦理的角度,试图回答人是否有义务保护动物的福利;而从自然主义的角度,是在分析人与自然应当维持一种怎样的关系等。按照实验动物福利伦理的原则和标准,对使用实验动物的必要性、合理性和规范性进行的专门检查和审定,减少一切不必要的伤害,是动物实验伦理审查的核心问题,应对动物可能遭遇的伤害是否符合相关标准和规范(国际和国家标准)进行审查。

在具体福利与伦理审查中,按照国家标准及实验动物福利和动物实验伦理的原则与具体要求,对实验动物饲养、运输和实验的必要性、合理性和规范性进行审查。实验动物福利伦理委员会或实验动物管理和使用福利伦理委员会(Institutional Animal Care and Use Committee, IACUC)作为独立的审查组织开展工作。根据实验动物有关法律、法规和质量技术标准,负责管理权限内实验动物研究的福利伦理审查和监督,受理相关的举报和投诉。

IACUC 积极组织开展实验动物福利与动物实验伦理学研究,进行推广宣传教育,指出科学研究人员在实验动物饲养和动物实验中可能存在的疏忽和知识盲点,避免实验动物遭受不必要的伤害,还要尽量避免实验动物直接或间接(通过照片等)暴露于公众媒体或刊物。在社会文明持续发展的情境中,如何与时俱进地发展,是每一位动物实验伦理研究及实验动物工作者的使命。

四、"3R"原则

使用动物进行研究以探索人类自身结构和疾病的特征具有悠长的历史。希腊小亚细亚爱琴海边的 Galen 通过大量的动物解剖和研究,出版了《论解剖过程》(*Περί Ανατομικών Εγχειρήσεων*)、《论身体各器官功能》(*Περί χρείας μορίων*)两本著作;对多个系统开展解剖与生理实验,并提出当时先进的疾病治疗手段。到 18 世纪,在机械论的影响下,哲学家笛卡尔提出"动物机器论",不从生命的立场对待动物,而将其降格为工具。直到 18 世纪末,伏尔泰等哲学家对"动物机器论"加以反驳,提出动物实验的道德问题。1822 年,英国国会通过了具有里程碑式意义的"马丁法案",在一定程度上限制了当时普遍存在的医学实验对动物的使用。19 世纪,对实验动物残忍对待和冷漠实验动物的现象普遍存在,直到 20 世纪中叶才逐步被纠正。

1926 年,科学界积极回应公众反对使用动物实验的呼声。伦敦大学兽医学院 Charles Hume 成立了世界上最早的动物福利科学研究团体,即伦敦大学动物福利社团。该社团关切实验动物,保护动物福利,提倡伦理审查而不是极端化的取缔。科学界认识到人类对于疾病的探索和研究,正如一场正义战争,实验动物是派往前线的士兵,是英雄般的牺牲者。直到 1959 年,威廉姆·拉塞尔和雷克斯·伯奇出版的《人道主义实验技术原理》(*The Principles of Humane Experimental Technique*)将"痛苦""人道"等伦理词汇定量化,界定了不人道的概念以及不人道行为的来源、发生和预防,并最终形成动物实验的"3R"原则。该原则综合考量了当时科学、技术、伦理、经济、政治等多方面因素,成为温和的实验动物伦理的基本原则。其包括以下三个部分:①替代,指优先考虑不使用活体动物而采用其他方法达到与动物实验相同的目的,或尽可能使用进化地位上更低等的动物代替使用高等动物的原则;②减少,指为获得特定数量及准确的信息,尽量减少实验动物的使用数量;③优化,指必须使用实验动物时,尽量降低非人道方法的使用频率或伤害程度。"3R"原则的最终目的是减轻或防止人类的痛苦及推进科学发展。

对于实验动物使用的基本伦理,邱仁宗教授指出,存在三种观点。第一种观点认为,研究中使用动物,人类是最大的受益者,为此伤害少数动物在伦理上是可以接受的。第二种观点认为,在研究中动物遭受痛苦的程度和数量如此之高,人类虽然受益,但不能因此形成足够的伦理辩护理由。第三种观点认为,在尚无完全代替办法的情况下,立即终止在研究中使用动物会使人类遭受巨大伤害;同时,也会让动物受损。应该逐步做到在生物医学研究中不用或少用动物,在必须使用时要满足一定条件,例如,要有科学和伦理上充分的论证,要坚持执行"3R"原则,要经过伦理审查,设置动物的监护人等。

根据当前的现实,第三种观点被普遍接受。人类不应当对实验动物漠视,理所当然地认为,为了人类的利益可以牺牲动物的生存和健康。通过对实验动物福利保护及动物实验伦理的审查,评估研究的正当性和其研究受益是否足以弥补动物遭受的痛苦。这也是当前技术条件下,对开展动物实验采取的权宜之策。

五、伦理审查制度与委员会建设

开展动物实验的单位应依法成立实验动物福利伦理委员会或IACUC,并建立相应的伦理审查制度。根据我国的国家标准(GB/T 35892)规定,审查机构为独立开展审查工作的专门组织。审查机构可使用实验动物福利伦理委员会、IACUC等不同的称谓,但均应具有审查的职能。根据不同的管理权限,审查机构可分为不同层级的实验动物福利伦理管理机构。实验动物福利伦理审查机构由实验动物从业单位设立。实验动物福利伦理委员会由本级实验动物从业单位主管或从业单位负责组建和进行人员聘任。审查机构的筹建和运作,必须得到从业单位领导的重视、参与和授权,以确保实验动物相关工作的人力、物力、财力资源充足及可调配。

实验动物福利伦理委员会的总体要求如上文所述,是根据实验动物有关法律、法规和质量技术标准,负责各自管理权限范围内实验动物从业单位的实验动物相关福利伦理审查和监管,受理相关的举报和投诉。对其具体要求主要包括,每半年对实验动物从业单位的管理规范和执行情况进行检查,对项目的事前审查、实施过程中的监督检查和项目结束时的终结审查,对违法、违规现象进行调查,独立开展审查、监督工作,出具审查和检查报告,以及向单位主管和上级主管机构报告工作。伦理委员应对设施条件进行定期检查,检查内容包括实验动物项目实施的具体情况、动物饲养环境条件、设施的运行和安全状况、卫生防疫情况、笼具及其他设备状况、饲养密度、动物健康情况、环境丰富度、实验操作及手术的规范性、从业人员健康及生物安全情况,以及实验动物福利伦理标准执行情况等。

实验动物福利伦理委员会应不少于5人(单数),其中,来自组建单位内同一个二级分支机构的委员不得超过3人,也不得超过伦理委员会委员的半数。委员会的委员至少应由实验动物专家、实验动物兽医师、实验动物管理人员、使用动物的科研人员、公众代表等不同方面的人员组成。对实验动物管理和伦理审查应遵守国家标准(GB/T 35892)。审查是确保动物实验方案设计合理,规章制度有效落实的重要制度。

伦理委员会组建中的公众代表为公众利益第三方,与审查及监管对象无任何利益关系。实验动物福利伦理委员会需定期组织培训及专题讲座,以提升伦理审查人员技术水平和能力,培养研究人员的伦理自觉。实验动物福利伦理委员会作为实验动物从业单位的内设机构,应监察和评估实验动物饲养设施及环境,确保动物福利,审查和监督动物实验的开展。

兽医背景的实验动物福利伦理委员会成员需是动物管理专家,确保从业单位内实验动物管理和使用符合规范,包括临床技术操作、治疗、动物疼痛管理、营养、疾病预防、仁慈终点及处置等,需要承担对实验动物福利状况督查、管理和促进的责任。在实验动物福利伦理委员会审查中,兽医具有重要地位。任何动物实验项目的开展必须有兽医的同意、签字,对不符合实验动物福利与伦理的申请项目,兽医有权"一票否决"。

伦理委员会应具备完善的内部质量与技术控制文件。管理性文件至少应包括伦理委员会章程、审查监督制度、例会制度、工作纪律、各类文件档案和资料管理办法。技术性文件至少应包括审查、现场检查、终结审查的技术标准,方案审查程序,现场审查程序,终结审查程序,委员会技术培训及考核要求。

六、啮齿类动物实验的伦理审查

精神疾病研究普遍使用啮齿类动物作为研究对象，其中，以小鼠和大鼠为主。对研究方案的伦理审查应依据国家标准，在“3R”原则下，重点审查研究是否存在可以替代的方案，如使用更低等级的动物开展研究；在没有替代方案的情况下，如何以最少的动物完成科学研究。还要审查研究方案，对于计划使用实验动物的数量应有充足的科学理由。最后，需要审查设计方案的合理性，是否有可以优化的方法或研究方案，以尽可能地减少对实验动物的伤害。对方案进行利害评估，对计划开展的动物实验获益及动物可能受到的伤害和痛苦进行综合的评估。根据孙德明等对国家《实验动物福利伦理审查指南》(GB/T 35892—2018)的解读，伦理审查应当遵守的原则要点如下。

1. 必要性原则　实验动物的饲养、使用和进行任何具有伤害性的实验项目，应有充分的科学意义和必须实施的理由。禁止无意义滥养、滥用、滥杀实验动物。禁止无意义的重复性实验。

2. 保护原则　对确有必要进行的项目，应遵守“3R 原则”，对实验动物给予人道的保护。在不影响项目实验结果科学性的情况下，尽可能采取替代方法，减少不必要的动物数量，降低动物受伤害的频率和受危害的程度。

3. 福利原则　尽可能保证善待实验动物。实验动物生存期间(包括运输中)，尽可能多地享有动物的五项福利自由，保障实验动物的生活、健康和快乐。各类实验动物管理和处置，要符合该类实验动物的操作技术规范。防止或减少动物产生不必要的应激、痛苦和伤害，采取痛苦最少的方法处置动物。

4. 伦理原则　尊重动物生命和权益，遵守人类社会公德。制止针对动物的野蛮或不人道的行为。动物实验的目的、实验方法、处置手段应符合人类公认的道德伦理观和国际惯例。动物实验应保证从业人员和公共环境的安全。

5. 利益平衡性原则　以当代社会公认的道德伦理价值观为中心，兼顾动物和人类利益，在全面、客观地评估动物所受的伤害和人类由此可能获取的利益的基础上，负责任地出具实验动物项目福利伦理审查结论。

6. 公正性原则　审查和监管工作应保持独立、公正、公平、科学、民主、透明、不泄密，不受政治、商业和自身利益的影响。

7. 合法性原则　项目目标、动物来源、设施环境、人员资质、操作方法等各个方面不应存在任何违法、违规或违背相关标准的情形。

8. 符合国情原则　福利伦理审查应遵循国际公认的准则和我国传统的公序良俗，符合我国国情，反对各类激进的理念和极端的做法。

福利伦理审查程序及技术流程见◘图 3-2-1，参加审查的委员人数不得少于伦理委员会总数的 2/3。申请者可以申请现场答疑，并可以申请对项目保密或对审查公正性不利的委员回避。伦理委员会宜采用协商的方法做出决议。如无法协商一致，应采用无记名投票的方式表决。

动物实验福利与伦理审查要点包括人员技能、动物环境丰富度、动物运输福利、动物饲养福利、动物麻醉技术、动物手术优化、仁慈终点和安乐死、人员及环境的生物安全。上述各方面均需根据 GB/T 35892 的要求建立细化的审查实施细则。

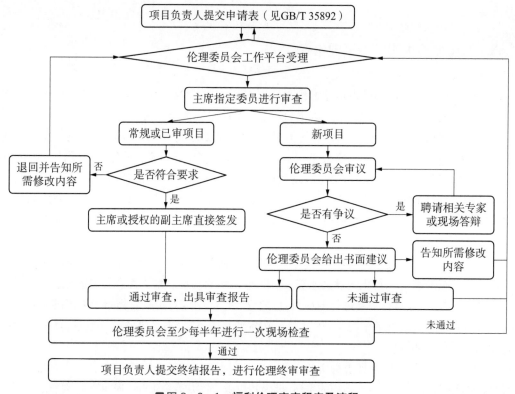

☑图3-2-1　福利伦理审查程序及流程

七、伦理培训体系

建立完善的培训体系,是实验动物福利伦理委员会日常工作的重要内容。通过多种形式的培训及继续教育,加强科研人员及实验动物饲养管理人员对保护动物福利、遵守动物实验伦理的法规及标准的意识与实践执行能力。培训体系也包括实验动物福利伦理委员会成员自身对于动物福利与伦理审查能力的提升和继续教育。特别是随着新技术发展,委员会成员和实验操作人员需要了解的动物福利技术措施不断更新,如可替代技术发展、疼痛管理或仁慈终点方式改进等,因此需及时了解相应的动物实验伦理审查方法。

人员资质方面的审查的主要对象为实验动物从业人员。实验动物从业人员应通过专业技术培训,获得从业人员相关资质和技能。实验动物从业单位应根据实际需求,制定实验动物福利伦理专业培训计划并组织实施,保证从业人员熟悉实验动物福利伦理有关法规和技术标准细节,了解善待实验动物的知识和要求,掌握相关种属动物的习性和正确的操作技术。新进人员或学员的技术培训中,如需要活体动物及进行相关实验时,应有专业技术人员指导和监督,直到他们熟练操作;如不使用活体动物就能达到培训或教学实践的目的,应尽可能避免使用活体动物教学。

八、发展趋势

随着伦理教育的加强,研究人员对动物实验伦理的意识和观念有所增强,但仍有必要加强对发表在医学期刊的论文和各种申报项目涉及的实验动物伦理审查制定、可操作的审查表及组织编辑培训等。2011 年，一篇发表于 *Nature* 的文章，因小鼠肿瘤体积超标，违反动物福利而被要求撤稿。国内违反动物伦理的事件也时有报道。

动物实验伦理现状调查研究表明，部分生物医学期刊仍存在动物伦理审查不规范的现象，如未注明是否经动物实验伦理审查并同意开展研究，缺乏对于实验动物管理条件、饲养及实验过程是否遵守标准及"3R"原则的描述，缺乏交代动物实验过程中动物麻醉方式与手术步骤等的描述，未注明实验动物处死方式等。

我国动物福利与伦理审查的制度建设正逐步与发达国家接轨。我国动物实验申请者和实验动物福利伦理委员会委员大多拥有较高的科研水平，但总体而言，动物福利伦理相关知识的系统培训仍然不足。主要表现为对于动物实验法规、标准及"3R"原则的不熟悉，对伦理审查流程完整性的不了解；部分实验动物从业单位伦理委员会审查存在一定的形式化现象，缺乏有效的监督机制和必要的处罚措施等。

当然也应当看到，国内外对实验动物的福利伦理审查和监管越来越趋于规范化、标准化、法制化，而且越来越严格。福利伦理审查标准及动物实验"3R"原则的执行和推广，要求动物实验者先通过实验动物福利伦理审查，包括获得伦理委员会审批及批准号，注明是否具有实验动物管理条件，饲养及实验过程有无遵守实验动物福利伦理原则和技术细节规范性要求，是否落实有关实验动物饲养、使用和操作的法规等。

2019 年，中国科学技术协会、中宣部、教育部、科技部四部门联合印发了《关于深化改革培育世界一流科技期刊的意见》。其中，对科学期刊提出了伦理方面的要求，要求其发挥守门员的职责。这也说明动物实验伦理审查在实际操作中需要持续地加强和完善。2022 年，中共中央办公厅、国务院办公厅印发《关于加强科技伦理治理的意见》，在科技伦理原则中指出尊重生命权利，使用实验动物应符合"3R"伦理原则等要求。

严格遵守动物实验伦理法规、管理制度和各类操作规范，是保障实施动物实验伦理的重要手段。越来越多新技术和方法的应用促进实验动物使用的替代、减少和优化。此外，还应当认识到，大量重复或类似的研究正在全球各个国家开展，导致不必要的动物实验和动物使用。未来，研究数据共享，如建立公共数据库、动物样本或组织标本保藏与再利用，也可有助于减少实验动物的使用。类似的措施还有，利用信息化手段，实现伦理信息、研究数据更深度的整合和挖掘。通过人工智能、机器算法，进行更具智能化的机器设备管理、福利环境监测等，以改善实验动物福利及动物实验伦理保障手段。通过智慧化的互联互通、物联网建设，实现有效的数据互联及共享，形成集合伦理审查监管、动物饲养、实验开展、动物处置为一体的规范化管理。

精神疾病啮齿类动物模型研究中，新技术的应用极大地推动了动物实验伦理原则的落实，促进实验动物替代、减少及实验设计的优化。利用类脑器官芯片技术的研究，通过在体外芯片中培养细胞、模拟器官功能、构建数字生命模型，在神经退行性疾病的新药筛选等研究中有很好的发展前景，可能可以减少实验动物使用量。结合多通道实验数据采集的人工智能系统开发，一方面通过远程监测，减少对动物频繁的干扰；另一方面，通过自动收集与分析动物行为数据，对行为特征加以识别，构建知识图谱及行为信息，通过算法开发，更有效地对动物行为进行定量研究。基因编辑技术能够开发出更精确模拟精神疾病的动物模型。研究精神疾病的机制与治疗手段，需要更深度地整合最新的研究技术，以在传统研究方式的基础上，在动物实验的全程，持续落实动物实验福利伦理有关法规、标准及国际公认原则，并在技术细节上不断提升实验动物的福利。

（张青，孙德明）

◆ 参考文献 ◆

［１］北京市科学技术委员会.实验动物福利伦理审查技术规范（DB11/T 1734—2020）［S］.北京:中国标准出版社,2020.

［２］郭欣,严火其.动物实验"3R"原则确立的研究［J］.自然辩证法研究,2017,33(12):55 - 59,92.

［３］李虹,魏鹤.北京实验动物从业人员对动物福利认知的问卷调查［J］.医学与哲学,2013,34(9):46 - 48.

［４］林惠然.科研院所实验动物管理系统的设计与开发［J］.上海畜牧兽医通讯,2020(2):39 - 41.

［５］林加西.777篇中文医学动物实验论文伦理规范调查分析［J］.中国科技期刊研究,2019,30(10):1054 - 1058.

［６］邱仁宗.生命伦理学［M］.北京:中国人民大学出版社,2009.

［７］全国实验动物标准化技术委员会.实验动物福利伦理审查指南（GB/T 35892—2018）［S］.北京:中国标准出版社,2018.

［８］苏美洋伊,邓巍.关于实验动物福利伦理审查的几点建议［J］.中国比较医学杂志,2020,30(5):104 - 107.

［９］孙德明,李蔚鸥,王天奇,等.实验动物福利伦理审查的标准化与我国新国标解读［J］.中国比较医学杂志,2018,28(10):133 - 137.

［10］汪海.中华医学百科全书-医学实验动物学［M］.北京:中国协和医科大学出版社,2017.

［11］威廉·F.19世纪医学科学史［M］.上海:复旦大学出版社,2001.

［12］亚里士多德.尼各马可伦理学［M］.北京:商务印书馆,2013.

［13］朱玉峰,王元占,杨培梁,等.我国实验动物伦理委员会建设的现状及问题分析［J］.医学与哲学,2012,33(8):19 - 21.

［14］Clark M A, Sun D. Guidelines for the ethical review of laboratory animal welfare People's Republic of China National Standard GB/T 35892—2018 ［J］. Animal Model Experimental Medicine, 2020,3(1):103 - 113.

第四章

动物实验操作规范

实验动物作为人类的替难者,为人类生命科学、人类的健康研究做出了巨大贡献。实验人员应珍惜生命、尊重并爱护动物,在动物实验过程中除了应注意选择合适的实验动物,了解所用实验动物的生物学特性等以外,还必须熟练掌握有效的动物实验操作,包括动物的抓取与保定,动物分组、标记及编号,麻醉、止痛及术后护理,给药,解剖及取材,动物的安乐死及尸体处理等。符合规范的操作可以减少对实验动物的人为刺激,降低人为因素对实验结果的干扰,显著提高动物实验的成功率和实验结果的精确性。本章从啮齿类实验动物在精神疾病动物模型的建立及行为学实验中的应用出发,介绍了动物实验过程中实验人员必须了解和掌握的基本知识和操作规范,以促进实验动物使用操作技术的规范化、标准化和科学化。

第一节 · 动物的抓取与保定

作为实验动物的使用者,研究人员应该对实验动物进行科学的、合乎伦理的照顾,在实验过程中应该选择合理、安全的抓取与保定动物的方法。人道地对待动物,既能增加实验结果的可靠性,又能促使实验顺利进行。这样,动物福利得到保障的同时也降低了研究人员自身受到伤害的概率。啮齿类动物普遍身材娇小,行动也相对缓慢,一般单手就可控制。

一、定义

1. 抓取 通过手直接或间接,即触碰动物或者不触碰动物来抓取大鼠或小鼠。抓取方法会因动物不同而不同,需要冷静且使用相同的方式,避免伤害大鼠或小鼠,尽可能创造一个安全的实验条件和环境。

2. 保定 实验操作时,通过手或者借助物理装置固定大鼠或小鼠,使其整个身体或者部分身体处于一种舒适和安全的状态。固定措施对于实验而言是必不可少的,它们有助于避免动物受伤,并为研究人员提供足够的安全保障。保定动物的目的是便于实验操作,使其保持在安静的状态下,顺利地进行各项实验。动物在不安定的状态下,实验无法进行,或者数据不准确。

二、原则、注意事项及紧急措施

舒服的抓取方法与安全的保定措施的协同,是整个动物实验取得成功的关键。对不同种类的动物,采取不同的抓取和保定方法。

1. **原则** 动物一般害怕陌生人接触其身体。非条件性的各种刺激可触发防御性攻击或逃脱。因此,抓取和保定需要符合以下原则:①保证实验人员的安全,防止动物受到意外损伤,禁止对动物采取粗暴动作;②抓取动物时要防范动物的逃脱;③应采取合适的方法,避免对要抓取的动物及其周边的动物造成伤害。

2. **注意事项**

(1) 抓取时应小心仔细,大胆敏捷,忌粗暴。正确抓取动物,能避免动物咬伤研究人员,也可避免动物的应激和伤亡。

(2) 单纯控制尾巴难以很好地限制大鼠或小鼠,还有可能造成大鼠或小鼠尾巴的皮肤撕脱。

(3) 对大鼠或怀孕的实验鼠要特别小心,应戴帆布手套,抓住大、小鼠的颈背部。如果动物体重较大,则要用另一只手来支撑其身体。

(4) 进行动物实验时,如果使用可能对人体造成伤害的物质或传染因子,请采取额外的预防措施,例如,在通风橱或生物安全柜中进行实验。

(5) 对于有攻击性的大、小鼠,如经历了慢性应激的动物,可使用一小块干净的毛巾(能盖住其全身为宜),用双手把动物抱起。此时,若要进行灌胃、注射等,让另一位研究人员来操作。对于怎么都不配合的大鼠或小鼠,可将大鼠或小鼠重新放回饲养笼中,休息一段时间后再取出。

实验人员要通过不断地练习,增加自己操作的信心,使大鼠或小鼠在整个过程中更加舒适,最终获得科学、可靠的实验结果。

3. **被咬后的应急措施** 在抓取和保定大、小鼠的过程中,由于种种原因可能发生意外,导致实验操作人员被大、小鼠咬伤或抓伤。为了实验人员的健康与安全,应及时采取应急措施。

(1) 轻微咬伤、无出血或出血量较小时,应立即用力挤压出血,防止动物可能携带的病原微生物通过血液在体内扩散。用清水冲洗伤口 10～15 分钟,涂上碘伏,贴创可贴。

(2) 出血量较大的情况下,立即用清水冲洗伤口 10～15 分钟,并不断挤压出新鲜血液,涂上碘伏,包扎伤口,及时去医院打出血热疫苗。在确定实验鼠来源、实验地区不是狂犬病高发区及动物是在 SPF 级条件下饲养的,可不用考虑打狂犬病疫苗,但仍需听从医生的建议。

三、抓取和保定前的准备

如实验动物工作人员计划进行动物实验,在抓取、保定动物之前,应了解各种动物的一般习性,并做好实际操作程序及心理上的准备,大致包括以下几点。

(1) 实验过程中难免会发生意外或者动物掉落至地面,因此,最好在一个实验台面上进行操作。此时就算大鼠或小鼠掉落或者逃跑,也不至于受伤,且容易被再次抓获。

(2) 准备帆布手套、一小块干净的毛巾等,以抓取有攻击性的大、小鼠。

(3) 抓取和保定前,首先应慢慢地、友好地接近动物,并注意观察其举动,让动物有一个适应过程。

(4) 操作时,动作要温和,但也需要坚定和自信。

四、大鼠的抓取和保定

1. 徒手抓取大鼠 大鼠通常性情温顺,较易抓取和操作。但当大鼠感觉被攻击时,往往会咬人或抓人。因此,大鼠的抓取有一定的危险性。

(1)调整好心态:抓取大鼠时,首先要放平心态,消除恐惧心理,动作要快而沉稳,尽量避免用突然猛抓的办法,切不可恐慌而有突然性、较大幅度的或者极迅速的动作,一惊一乍的动作往往导致抓取部位不精准,而且也最容易使大鼠产生威胁感并进入攻击状态。

(2)做好防护措施:即使能够熟练抓取大鼠,实验人员也需要戴手套(帆布或硬皮质均可),虽然手套不能完全阻挡大鼠的利齿,但是对于新手来说是个重要的心理安慰。大鼠能较易咬住实验人员的指尖,戴上宽大的尤其是手指部分较长的手套,能够使大鼠咬到的仅是手套长于手指的空余部分,从而躲避伤害。而且,棉麻或者帆布手套可以吸收大鼠绝大部分的唾液,有效减少或防止被咬伤后的感染。此外,戴上消毒过的手套也是对实验动物的保护。为了减少或避免大鼠在实验中发生的应激反应,减少对实验者的攻击或伤害,可在抓取前用一条洁净的毛巾蒙住大鼠全身,处于黑暗状态下大鼠的神经会有所放松,看不到实验者的动作也会降低对实验者攻击的风险。

(3)和实验动物建立良好的关系:实验前抚摸大鼠的颈部可以减少大鼠对人的恐惧,在日常饲养中,时常抚摸大鼠也容易与其培养感情。此外,如果是动物实验新手,抚摸大鼠既能消除自己的恐惧心理,又能培养其与人的亲近感,尤其是在大鼠使用周期较长的实验中,此举对实验的顺利开展很有帮助。实验结束后,实验者应戴好手套抚摸大鼠,消除大鼠在实验中产生的恐慌感,同时对大鼠进行必要的护理,以便下一次能顺利抓取大鼠。

(4)选择合适的抓取方法:抓取体重较小的大鼠时,抓住其颈背部(不仅仅是皮肤,该部位动物的脂肪较多,用力抓住也不至于导致动物疼痛),同时用另一只手支撑大鼠身体(建议戴上帆布手套抱住大鼠后肢)。抓取新生乳大鼠时,必须戴上乳胶手套,轻轻用五指包裹躯干。抓取离乳前的大鼠时,可单手抓住其颈背部。抓取具有攻击性的大鼠时,除了戴防护性手套外,还可能需要用一块干净的小毛巾包裹住大鼠的全身,双手抱起动物,可避免被动物咬伤。单手抓取和双手抓取大鼠的方法可参考保定的部分(▣图 4-1-1,▣图 4-1-2)。

灌胃、腹腔注射、肌肉和皮下注射时,可采用与小鼠相同的手法,即用拇指、食指捏住大鼠头颈部皮肤,余下三指紧捏住背部皮肤,置于掌心中,调整大鼠在手中的姿势后即可操作。另一个方法是张开左手虎口,迅速将拇指、食指插入大鼠的腋下,虎口向前,其余三指及掌心握住大鼠身体中段,并使其保持仰卧位,之后调整左手拇指位置,紧抵在下颌骨上(但不可过紧,否则会造成窒息),即可进行实验操作。

2. 保定大鼠

(1)徒手保定:保定的手法常因保定目的的不同而不同。徒手保定适用于日常饲育和无特殊保定要求的实验操作,保定时间较短。如需较长时间的特殊体位保定,可采用各种专门的保定器械。徒手保定体重较小的大鼠时可以单手操作,将其颈背部的大部分皮肤抓握在掌心即可保定。对于体重较大的大鼠,需要双手配合操作。以一只手的拇指和食指捏住大鼠耳后颈部皮肤,其余三指和掌心相对,抓住前背部的皮肤,可控制大鼠的头部和前肢;另一手抓住大鼠尾巴,或者使大鼠后肢站立于支撑物上,如笼盖、桌面,以支撑其体重(▣图 4-1-1);将大鼠的颈部夹在食指和中指之间,拇指和无名指分别环绕大鼠腋下,使其保持仰卧位(▣图 4-1-2),调整左手拇指位置,抵住下颌骨,使之不能咬到实验者。但应注意,拇指用力不能过大,可保定大鼠的头部并迫使其张口。

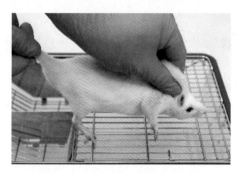

▣图4-1-1 双手保定(俯卧位)

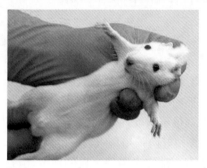

▣图4-1-2 双手保定(仰卧位)

(2)器械保定:大鼠的器械保定,是指采用筒状或盒状容器及其辅助装置作为固定器来进行大鼠保定。固定器一般由盒体、挡板、固定柱、固定杆、固定环、旋钮和把手等组成。先将动物放置于固定器中,然后借助挡板、固定柱、固定杆或固定环、旋钮、把手等装置将动物固定,使其不能转身、活动和逃逸。固定器的选择要充分考虑动物福利,采用的材料一定要无毒、无味,以保证动物及操作人员的安全。固定器采用的材料也应耐高温、耐酸、耐碱、耐磨损,以便对其进行高温消毒或化学消毒。根据实验动物的个体大小选用适合的规格和种类的固定器。圆柱状透明有机玻璃固定器较为常用,让动物自行钻入固定器内,然后关闭入口,此时大鼠呈蜷伏状态,不能自由活动,尾巴露出。利用海绵可塑性强的特性,将大鼠固定在事先开好圆柱形孔的海绵内,既很好地固定了大鼠,又避免了对大鼠身体的伤害,经常被用于尾静脉注射、采血等操作。

(3)持续吸入麻醉剂的大鼠保定:根据实验要求选取合适的大鼠保定架。可将麻醉的大鼠置于大鼠实验板上(仰卧位),用橡皮筋固定好四肢(也可用棉线)。该装置须具有回收挥发性麻醉药的麻醉机,有效控制麻醉药物浓度,避免因麻醉药物浓度不恒定造成实验的不确定性;还可有效防止挥发性麻醉药物挥发到室内,避免麻醉药物对操作者的健康产生危害。

五、小鼠的抓取和保定

在做动物实验时,一定要考虑操作对动物的影响,采用适当的抓取和保定方法,让小鼠舒服,从而有助于动物研究数据的准确性和有效性。

1. 徒手抓取小鼠

(1)选择合适的抓取方法:徒手抓取小鼠时,通常先用右手抓住小鼠尾巴,左手拇指和食指抓住两耳和颈部皮肤,无名指、小指和手掌心夹住背部皮肤和尾部,并调整好动物在手中的姿势,具体方法同下文徒手保定小鼠(▣图4-1-3)。采用抓尾巴的方式抓取小鼠时,切忌抓尾尖或长时间地倒提小鼠。这类捉拿方法多用于灌胃,以及肌肉注射、腹腔注射和皮下注射等。③小鼠的行动比大鼠敏捷。行走时尾部呈水平伸直,当小鼠紧贴笼盒壁行走时不易被抓取。可使用一块干净的毛巾覆盖小鼠的全身抓取,对于具有攻击性的小鼠也可使用此方法。

对于转运小鼠可以选择以下两种抓取方式:①研究人员戴好手套,抓住其颈后部松弛的皮肤进行转移。这种方法是模仿母鼠用嘴夹住小鼠的颈部褶皱来携带小鼠(幼崽)的行为。②用双手的手掌包围。通常小鼠喜欢待在笼子角落,此时,可以在不施加任何压力的情况下,把双手放在小鼠下方,抬起小鼠并转移。这种方法对于不习惯被操作的动物和(或)对转运时间有要求的动物实验

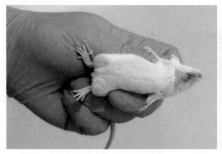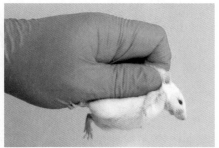

■图 4-1-3　单手保定小鼠

非常有效。

乳鼠尾巴短小柔嫩,不易被抓取。因此,抓取 7 日龄内的乳鼠时,可以用手轻轻夹住小鼠颈部的皮肤将其提起,或以手指肚挟住小鼠两侧腹部。对于 7 日龄以上的小鼠,可以将其扣于掌心抓取,离乳前后的小鼠非常活跃,易跳跃,抓取时宜部分打开笼盖,防止小鼠跳出逃逸。

(2)抓取要点:①在抓取小鼠时,动作应稳、准、快。动作太慢会给小鼠更多的反击时间,可能会咬伤手指。②抓取小鼠前可对其进行安抚,短时间内重复抓取同一只小鼠会令其产生强烈的应激行为,增加抓取难度,影响实验效果。如果抓取多次不成功,建议试着抓取另一只小鼠。③在抓取小鼠颈部皮肤时,切勿太紧,以免引起实验小鼠窒息而死亡。

2. 保定小鼠　保定小鼠时也需要采取适当的方法才能促使动物实验安全顺利地进行。

(1)徒手保定

1)单手保定:徒手保定小鼠时,以拇指和食指捏住小鼠耳后颈背部的皮肤,并将小鼠尾巴夹在小指和无名指之间。如小鼠个体较大或挣扎强烈时,可额外抓住其背部的皮肤。具体的步骤为,用握住尾巴的同一只手牢牢抓住小鼠的颈背,用食指和拇指靠近头部基部,抓住耳后颈背部,合并中指和无名指延伸到鼠的背部(■图 4-1-3)。一定要对颈部周围的皮肤施加足够的压力,防止小鼠转动或扭曲而挣脱束缚,但不要将皮肤拉得太紧以至于动物无法呼吸。控制头部至关重要,如果小鼠可以移动它的头部,可能会咬实验人员的手指。

2)双手保定:使用一只手抓住尾巴,另一只手抓住颈背,抬起小鼠,将尾巴的底部塞在握着颈背的手的第 3 根与第 4 根手指之间。也可以通过其他方式进行保定。例如,用小毛巾包裹,或者简单地用手托住动物。可以调整姿势以满足动物和实验人员的需要,但是应始终注意,避免咬伤和刮伤并防止动物意外挣脱或从高处跌落。

(2)器械保定:小鼠保定器的形状和用法都和大鼠的类似,根据实验目的和动物的个体大小选用合适的规格和类型,让动物自行钻入固定器内并关闭入口,使其不能退出即可。若对小鼠进行心脏采血、解剖、外科手术等实验时,一般可先施行麻醉,然后使小鼠呈仰卧位。若不麻醉,则将小鼠放入保定架里,固定好保定架的封口,调节隔板位置,既保证小鼠能较好地保定,又能使其有一个相对舒适的空间,以避免应激。

(3)麻醉状态下的小鼠保定:麻醉后保定常用于各种手术操作,保定的要求是充分暴露手术部位。保定器械通常由可用作手术台面的平面及相应的可固定四肢、头部或躯体其他部位的附件组成。保定时,将动物麻醉,以细绳、胶布或橡皮筋将四肢牵引展开并固定,可以采取俯卧、侧卧等体位保定。

(柏熊)

(摄影:程呈斌)

第二节·动物的编号和分组

一、实验动物的编号、标记方法

在动物实验中,为了观察每个实验动物的反应,通常需要对实验动物进行编号及标记。编号及标记的方法多种多样。在选择合适的编号、标记方法时,需要综合考虑实验动物的类型、数量和观察周期等因素。同时,标记方法应确保标号清晰、耐久和简便等。现介绍几种常见的标记方法。

1. 染色法 染色法是指用毛笔、棉签或卷着纱布的玻璃棒等工具蘸取少量化学药品,在实验动物体表不同部位(如被毛、四肢)逆毛方向涂上斑点,标示不同编号的一种方法。常用的染液如下:①3％～5％苦味酸溶液或80％～90％的苦味酸酒精饱和液(标记为黄色);②2％硝酸银溶液(标记为咖啡色),涂后需光照10分钟;③0.5％中性红或品红溶液(标记为红色);④煤焦油酒精溶液(标记为黑色);⑤龙胆紫溶液(标记为紫色)。

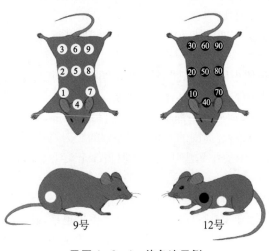

◘图4-2-1 染色法示例

染色法遵循先左后右、先上后下的原则。如◘图4-2-1所示,通常认为斑点位于实验动物的左前腿部代表1号,位于左侧腰部代表2号,位于左后腿部代表3号,位于头部代表4号,位于腰背部代表5号,位于尾部代表6号,位于右前腿部代表7号,位于右侧腰部代表8号,位于右后腿部代表9号,不标色则代表10号。若实验动物数量超过10只时,可用两种颜色的染液搭配使用,如白色代表个位数,黑色代表十位数,可标记至99号,如◘图4-2-1中下面两只小鼠,左下小鼠的白色斑点位于右后腿,代表9号;右下小鼠左侧腰部斑点为白色,左前腿部斑点为黑色,代表12号。

染色法简便,且不会给动物造成损伤和痛苦,但一般适用于毛色浅的实验动物。时间一长,染色容易消退,加上动物间互相摩擦,动物舔毛、尿,水浸渍被毛或换毛、脱毛等原因,编号容易模糊不清,故此法一般适用于周期短的实验。如使用此法进行长期实验,需要每隔2～3周重新涂染标记一次。另外,母畜容易将仔畜的染料舔掉,故此法不适用于标记哺乳期的仔畜。

2. 耳缘剪孔法 耳缘剪孔法是指用剪刀或动物专用耳孔器在实验动物耳朵边缘剪出不同的缺口或打成不同的小孔,根据缺口(或孔)的位置和数量以标示不同编号的方法。耳缘剪孔法遵循"左耳代表十位数,右耳代表个位数"的原则。如◘图4-2-2所示,通常认为右耳耳缘内侧前、中、后位置的小孔分别表示1号、2号、3号;右耳耳缘相应部位的小孔分别表示4号、5号、6号,打成双缺口则分别表示7号、8号、9号。在左耳耳缘内侧前、中、后位置的小孔分别表示10号、20号、30号;左耳耳缘相应部位的小孔分别表示40号、50号、60号,打成双缺口则分别表示70号、80号、90

号(■图4-2-2)。耳缘剪孔法较为简便,且局限性小,因此适用范围广。使用此法,通常需使用滑石粉涂抹在打孔部位,防止耳孔愈合。

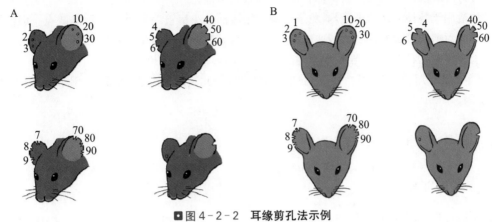

■图4-2-2　耳缘剪孔法示例

A. 侧面观;B. 正面观

　　3. 挂牌法　挂牌法是指用打孔机将印有编号的金属牌固定于实验动物耳部的一种标记的方法。金属牌的材质最好选用铝或不锈钢,防止长期使用时生锈。操作时,一般需将动物进行局部麻醉。实验鼠的号码牌打在耳朵边缘1/3处,豚鼠、兔一般要靠近耳根部。对于犬、兔等较大型的动物,多将号码牌挂在其项圈上。与耳缘剪孔法类似,要对打孔部位进行消毒。此法简单、清楚、易识别,标记动物数量及类型没有限制,适用于长期实验和多种实验动物类型。但需注意,挂牌可能使动物感到不适,会用前爪搔抓号码牌而使耳等部位受伤。

　　4. 烙印法　烙印法是指用号码烙印钳将号码烙印在动物身上,如豚鼠耳、兔耳(注意避开血管)等的一种方法。操作前,先用酒精棉球消毒耳朵。烙印后,用棉签蘸取溶于酒精中的黑墨在烙印部位上涂抹。此法可用于长期标记,适用于长期或慢期实验的大动物编号,如犬、兔等耳朵较大的实验动物,较少应用于大、小鼠。

　　5. 剪趾法　剪趾法是指用剪刀剪去实验动物1~2 mm的脚趾以示其编号的一种方法。根据实验动物左、右前肢脚趾的排列编号,通过观察其缺少的脚趾确定其编号。此法常用于标记小鼠,尤其是转基因小鼠,可利用剪下来的组织(脚趾)鉴定小鼠的基因型。

　　如■图4-2-3所示,使小鼠腹面朝上,按从左到右的顺序编号,具体表示为:后肢脚趾从左到右依次为1~10号;前肢脚趾从左到右依次为20~90号(均为10的倍数)。如需标记1号小鼠,应只剪去

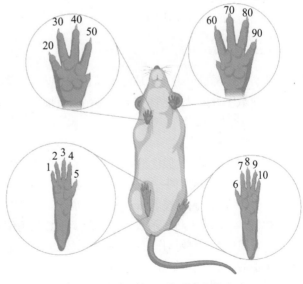

■图4-2-3　剪趾法示例

小鼠后肢的第一个脚趾(从左向右数);如需标记 25 号小鼠,需要剪去小鼠前肢第四个脚趾和后肢第二个脚趾(均为从左向右数);以此类推。剪去脚趾后,可将蘸有硝酸银的棉签放在流血的脚趾上停留几分钟,以烧烙血管;或使用棉球止血,再用碘酒消毒。

此法适用于各种毛色的小鼠,避免了用颜色涂擦深色小鼠被毛后不易分辨的缺点。但使用此法时需要注意剪去脚趾的长度。若剪去的脚趾太少,后期会长出新生脚趾,导致标号混乱;若剪去的脚趾太多,容易因失血过多导致小鼠健康状况不良,影响实验结果。

6. 剪毛法　用剪刀在动物背部的被毛上剪出号码,此法编号清楚、可靠,适用于大、中型动物,如犬、兔等。

二、实验动物的分组

(一) 分组原则

在动物实验中,根据实验目的不同,通常需要将实验动物分成若干组。动物分组应遵循随机分配的原则,保证每只动物都有相同的机会被分配到各组中,以避免组间差异和组内差异对实验产生影响,从而确保实验结果真实、准确。

(二) 分组类型

1. 阴性对照组

(1) 空白对照组:不做任何处理的对照组。多用于前后对比。

(2) 假处理对照组:与实验组进行同样的麻醉、注射等实验操作,但不进行关键处理。假处理组注射的液体的 pH、渗透压等均与实验组相同,且能够排除由麻醉等实验操作对实验小鼠造成的影响,可比性较好。

2. 阳性对照组　与实验组进行同样的麻醉、注射等实验操作,以肯定疗效的药物等作为对照,应呈现阳性结果。

3. 实验组　根据不同实验目的建立不同处理因素组、不同剂量组,遵循单一变量原则。

(三) 随机分组法

最科学的随机分组方法是使用随机数字表或计算器。因为随机数字表上的所有数字和计算器内随机数字键所显示的随机数均遵循随机抽样原则,表中任何数字所在的位置都是完全随机的。

1. 完全随机设计

(1) 产生随机数

1) 随机数字表法:假设想要从某群体中抽取 5 个个体作为样本,那么首先闭上眼睛,用笔在随机数字表上定一点,沿同一方向(向上、向下、向左、向右均可)依次抄写 5 个随机数。

2) 计算器法:同时按下 2ndF(第二功能键)和 RND(随机数字键),就会产生 $0.000 \sim 0.999$ 的随机数值。一般习惯将显示数字的前两个小数位用作一个样本个体,如输入 2ndF 和 RND 显示为 0.297,表明第 29 个数据作为一个样本个体,重复按键操作,直到产生所需的样本大小。随机数是随机产生的,故不会生成相同的数目。

(2) 根据随机数字分组:随机数产生后,根据组数进行随机分组,具体操作方法大致如下。假设某实验有 12 只 C57BL/6J 雄鼠,根据实验要求需分为甲、乙、丙三组。

1）编号：根据小鼠体重的大小依次将其编为 1、2……12 号。

2）获得随机数字：闭上眼睛，用笔在随机数字表上定一点，假设该点为随机数字表上第 45 行第 5 列的 76，则从 76 开始由上向下抄写 12 个随机数字，依次对应小鼠的 1～12 号。

3）求余数：随机数除以组数得余数。若整除，则余数取组数。

4）分组：按余数分组。如本题抄写的第一个数为 76，除以 3，余数为 1，则 1 号小鼠分入甲组；抄写的第二个数为 29，除以 3，余数为 2，则 2 号小鼠分入乙组中，以此类推。如 ■ 表 4-2-1 所示，则有 4 只鼠分入甲组，5 只鼠分入乙组，3 只鼠分入丙组。

■ 表 4-2-1　初次分组

动物编号	1	2	3	4	5	6	7	8	9	10	11	12
随机数字	76	29	56	53	24	66	64	09	01	11	85	29
除数	3	3	3	3	3	3	3	3	3	3	3	3
余数	1	2	2	2	0	0	1	0	1	2	1	2
组别	甲	乙	乙	乙	丙	丙	甲	丙	甲	乙	甲	乙

5）调整：初次分组完成后，甲、乙、丙三组数量不同，则需继续用随机方法将乙组多余的一只调整给丙组。具体方法为：在随机数字表中，从上述抄写的最后一个随机数字 29 开始，继续向下抄写一个数 33，以组数 5 除之（因乙组初次分配为 5 只）得余数为 3（若整除，则余数取为需要调整的数量），即把初次分配在乙组的第 3 个乙（即 4 号小鼠）调整为丙组。如 ■ 表 4-2-2 所示，此时甲、乙、丙三组数量相同，随机分组完成。

■ 表 4-2-2　最终分组

组别	动　物　编　号			
甲	1	7	9	11
乙	2	3	10	12
丙	4	5	6	8

2. 随机区组设计　随机区组是指先将一定数目和比例的动物分成若干个区组后，再把每组动物随机分配到各实验组。例如，假设某实验有 24 只 C57BL/6J 雄鼠，根据实验需求分为甲、乙、丙、丁四组，具体设计如下。

1）分区组：先按性别、年龄、体重等将这些动物分成 6 个区组，每个区组都有 4 只情况相同的动物。如本实验将动物按体重大小分成 6 组，即 17～18 g 为第一组，19～20 g 为第二组，21～22 g 为第三组，23～24 g 为第四组。

2）编号：第一组动物编为 1、2、3、4 号，第二组编为 5、6、7、8 号，以此类推。

3）获得随机数字：在随机数字表任意指定一个起点，向右（横向）抄录三个数字，对应每组中编号前三的动物。最后一个动物不做编号，自动归入未被分配的组。以第一组动物为例，假设指定第 2 行第一个数字为起点，向右抄录三个数字为 97、74、24，分别对应 1 号、2 号、3 号动物。待 1 号、2 号、3 号动物分配完成后，4 号动物自动归入未被分配的组。

4）求余数：将这三个数目依次以组数 4、3、2 除之。

5）根据余数分组：第一个数目 97，除以 4 余数 1，将 1 号动物分配于甲、乙、丙、丁四个组的第一组（即甲组）；第二个数目74,除以3余数2,将2号动物分配于乙、丙、丁三个组的第二组（即丙组）；第三个数目24除以2余数0,整除后余数为此时的组数2,将3号动物分配到乙、丁两个组中的第二组（即丁组）,把4号动物分到剩余的组（即乙组）。第一组分配完后,再继续抄录随机数字,用同样的方法把其余各组动物分配到各实验组。依次分配完成后,得到初次分组表(■表4-2-3)。将同一组别的动物进行归纳,得到最终分组表,如■表4-2-4所示。

■ 表4-2-3 初次分组

区组	第一组				第二组				第三组			
动物编号	1	2	3	4	5	6	7	8	9	10	11	12
随机数字	97	74	24	—	67	62	42	—	81	14	57	—
除数	4	3	2	—	4	3	2	—	4	3	2	—
余数	1	2	0	—	3	2	0	—	1	2	1	—
组别	甲	丙	丁	乙	丙	乙	丁	甲	甲	丙	乙	丁

区组	第四组				第五组				第六组			
动物编号	13	14	15	16	17	18	19	20	21	22	23	24
随机数字	20	42	53	—	32	37	32	—	27	07	36	—
除数	4	3	2	—	4	3	2	—	4	3	2	—
余数	0	0	1	—	0	1	0	—	3	1	0	—
组别	丁	丙	甲	乙	丁	甲	丙	乙	丙	甲	丁	乙

■ 表4-2-4 最终分组

组别	动 物 编 号					
甲	1	8	9	15	18	22
乙	4	6	11	16	20	24
丙	2	5	10	14	19	21
丁	3	7	12	13	17	23

（朱丽娟）

（绘图：丁如一,徐彤）

第三节 · 麻醉、止痛及术后护理

一、麻醉

麻醉是动物实验过程中的一个重要环节。适当的麻醉有助于消除或减轻实验过程中动物的疼痛和不适感觉,使动物在平静的状态下接受实验操作,确保实验顺利进行,也保障了动物和操作者的安全。由于实验动物品种之间存在差异,应结合实验目的,实验动物种类,动物的年龄、体重及健康状况等因素进行综合考虑,选用合适的麻醉剂及麻醉方法。

(一) 麻醉前的动物准备

1. 健康状况评估　动物本身若具有内源性感染,麻醉可能会导致病情变化和病死率升高,如引起慢性呼吸系统疾病的急性发作等。因此,若实验研究没有特殊要求,应确保动物在麻醉前健康状况良好。在麻醉诱导实施前,可对动物进行大体外观和行为的观察,麻醉前数天监测动物的摄食量、饮水量和体重非常重要,可以提示外观检查无法发现的健康问题,同时为麻醉恢复期的监测提供有实际参考价值的数据对照。

2. 明确禁食要求　麻醉前禁食是为了保持胃的排空状态,预防麻醉时动物出现呕吐和胃内容物反流,有助于减轻肠胀气。啮齿类动物在麻醉诱导中通常不会发生呕吐,故麻醉前通常无需禁食。禁食往往会造成动物营养和能量摄入不足,对于代谢旺盛的小动物,如啮齿类动物,较长时间的禁食可明显降低其体力,降低血糖水平。术后疼痛、手术应激以及麻醉恢复期等会抑制动物的摄食行为,如合并术前禁食,很可能造成严重的代谢紊乱,危害动物的健康与安全,干扰实验结果。此外,小鼠、大鼠等夜行性动物的采食多发生在夜间,白天几乎不进食,胃常处于排空状态,在此基础上,禁食可能导致体力衰弱而产生严重的并发症。在进行胃肠道手术前,所有动物均应禁食。在禁食的时候也应持续给动物供水,直到麻醉前 1 小时撤除。麻醉和手术过程中动物容易脱水,因此,应注意水分的补充。

3. 适应性驯化　在应激状态下麻醉动物可能有较高的风险,为了降低麻醉操作导致的应激,应使动物尽早适应实验环境。急性实验中,动物应至少提前 4 天进入实验环境,以便消除运输应激引起的代谢和神经内分泌水平的改变,也便于摄食和生长的监测与评估。慢性实验中,动物一直生活于实验室内,无需进行额外的适应,但应注意保持日常饲育环境和实验环境的一致性,降低环境变化对动物的刺激。可以通过定期接触,如抚摸等,提高动物对实验操作的适应性,使麻醉诱导更安全和顺利。

(二) 麻醉的类型

动物实验中,可按麻醉效果将麻醉分为全身麻醉和局部麻醉两大类型。

1. 全身麻醉　是指麻醉剂经呼吸道吸入、静脉或肌肉注射进入体内,动物出现暂时性的中枢神经系统抑制,意识丧失,全身无疼痛感,肌肉松弛,反射抑制等。麻醉的深度和麻醉剂的血浓度有关,并且可以控制和调节。这种抑制是完全可逆的,当药物被代谢或从体内排出后,动物的神志及各种反射逐渐恢复。许多手术均要求对动物进行全身麻醉以减少动物的挣扎,保持安静,减轻手术操作对动物造成的疼痛和恐惧等应激性反应。

2. 局部麻醉　也称部位麻醉,是指在动物神志清醒的状态下,将局部麻醉药应用于身体局部,使机体某一部分的感觉神经传导功能暂时被阻断,运动神经传导保持完好或同时有程度不等的被阻滞状态的一种麻醉形式。操作时局部的痛觉暂时丧失或迟钝,便于实验观察和操作。局部麻醉的优点在于简便易行,并且这种阻滞完全可逆、安全,对重要器官功能干扰较小,麻醉并发症少,能减轻实验中动物局部的疼痛不适以及由此引起的不良情绪。

由于麻醉(尤其是全身麻醉)时,动物处于非生理状态,对动物的健康和研究结果具有潜在的影响,因此,应根据不同的研究目的和要求以及动物的特点选择全身麻醉或局部麻醉。例如,对啮齿类动物通常实施全身麻醉,而对大动物常可采用局部麻醉。此外,研究中需要观察循环和呼吸系统时,通常应使用清醒动物,以免麻醉状态影响实验结果。若必须对动物麻醉,则应注意麻醉深度对实验结果的潜在干扰。局部麻醉在某些方面具有独特的优越性。首先,局部麻醉对神志没有影响。其次,局部麻醉还可起到一定程度术后镇痛的作用。局部麻醉也可作为全身麻醉的辅助手段,增强麻醉效果,减少全麻药用量。

(三) 常用的麻醉方法

麻醉方法是指麻醉剂的给药方法,视麻醉药物特性和麻醉目的而定,如应用挥发性麻醉药物进行全身麻醉时,使用吸入麻醉或者气管内插管法。应用非挥发性麻醉药物进行全身或者局部麻醉时使用注射麻醉、喷雾麻醉、涂布麻醉等。

1. 吸入麻醉 吸入麻醉是指经过呼吸道吸入麻醉剂,产生中枢神经系统抑制,使动物暂时丧失意识而致感觉不到疼痛的麻醉方法。应用挥发性麻醉剂时,可让动物自主吸入麻醉蒸气或气体以达到全身麻醉目的;常用麻醉箱来实现,适合于较难固定的小动物。最简易的麻醉箱为带盖的透明广口器皿,容器中放入浸泡了挥发性麻醉剂的棉花或纱布,待麻醉剂挥发至充满整个容器时,将动物投入容器,可实时观察动物的麻醉情况。这种方法虽简便,但因为动物直接接触麻醉剂,即使使用诸如钢丝网等物品将动物和浸润了麻醉剂的棉球隔开,也可能引起动物不适。由于容器内麻醉剂的浓度无法控制,完全凭实验者的直觉和经验,因此常发生麻醉过浅或麻醉过度的情况,并且也很难避免麻醉气体对环境的污染和对操作人员的危害。针对简易麻醉箱的种种弊端,现在可以通过麻醉机向麻醉箱内注入一定浓度的麻醉剂蒸气,并且采用适当的麻醉回路,能够很好地保证动物安全地吸入麻醉剂以及安全排放废气。

完成麻醉诱导后,应立即将动物从麻醉箱取出进行实验。在实验过程中,为了维持动物的麻醉状态,需采用麻醉面罩继续给动物吸入麻醉气体,也可以用内置一块浸有麻醉剂棉球的小烧杯等容器,放在动物的口鼻处代替麻醉面罩。当麻醉剂即将挥发完,动物开始苏醒时,再次加入麻醉剂,或将麻醉机直接接到麻醉面罩上使用。

2. 气管内插管麻醉 气管内麻醉,是在气管内插管术下施行全身麻醉的方法。通过在气管内插管建立人工气道,输入麻醉气体以达到动物全身麻醉的目的,适用于挥发性麻醉剂。气管插管前应充分了解动物咽喉部的结构,特别是软腭和会厌的解剖关系,选择合适的气管导管(管径、长度)及喉镜,应事先对动物进行麻醉诱导至消除咳嗽和吞咽反射,必要时应达到浅麻醉状态。此方法主要适用于个体较大的实验动物,比如猪、犬、兔等。如对啮齿类动物(大鼠和豚鼠)进行气管插管,常需要使用特制的喉镜或耳镜帮助观察喉部的状况,使大鼠或豚鼠侧卧,将舌头从一侧口角拉出,通过喉镜或耳镜观察其喉部并插入导管。由于小鼠体型小,插管较困难,一般不建议采用此方法。

3. 注射麻醉 注射麻醉适用于各类非挥发性麻醉剂。根据麻醉目的、药物特性和动物特性选择相应的注射途径。

(1) 全身麻醉的注射途径:最常用的全身麻醉的注射途径为静脉注射、腹腔注射、皮下注射和肌肉注射。下面主要介绍其中两种注射途径。

1) 静脉注射:必须控制药物的注入速度(宜缓慢注入),同时,应密切观察动物的麻醉程度,包括肌肉的紧张度、角膜反射和对皮肤刺激的反应,当这些活动明显减弱或消失时应立即停止注射。静脉注射时,通常先注入总用药量的2/3,视动物的麻醉程度注入部分或全部余下药液。如需持续静脉输注,建议使用注射泵,可更好地控制麻醉剂的注入速度。

2) 腹腔注射:主要适用于一次性给药的麻醉,操作简单易行,主要用于啮齿类动物。操作要点与腹腔注射给药类似(■图 4-3-1)。为了避免麻醉过深,一般先注射用药总量的2/3,如动物已达到所需的麻醉深度,则不必再注入剩余的麻醉药液。反之,视动物的麻醉深度适当追加注射。假如注射时动物无法保持安静,则需要先进行吸入麻醉诱导。啮齿类动物(大鼠、小鼠、豚鼠等)体型较小,静脉注射有难度,建议采用腹腔注射,部分药物可经皮下注射或肌肉注射。

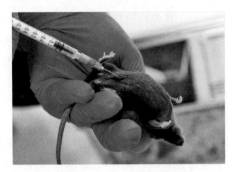

■图4-3-1　腹腔注射

（2）局部麻醉的注射途径

1）椎管内注射:向椎管内注射麻醉剂,阻止脊神经的传导,使其支配区域的痛觉丧失。根据麻醉剂注射部位的不同,可分为蛛网膜下腔麻醉、硬脊膜外腔麻醉、骶管麻醉等,主要用于大型实验动物。

2）区域阻滞:在麻醉区域的四周和底部注射麻醉剂,阻滞进入手术区的神经干和神经末梢,从而阻断痛觉向中枢传导。

3）神经阻滞:将局麻药注射到外周神经干附近,通过阻断神经冲动的传导,使该神经支配区域的痛觉丧失。

4）其他:①表面麻醉,是将局部麻醉药喷或涂抹在黏膜表面,渗透至皮下起到局部麻醉效果的一种方法。将渗透作用强的局部麻醉药与局部黏膜接触,使其透过黏膜而阻滞浅表神经末梢。表面麻醉使用的局部麻醉药难以达到上皮下的痛觉感受器,仅能解除黏膜区域的不适,可用于角膜、鼻腔、咽喉、气管及支气管的表面麻醉。②浸润麻醉,是沿手术切口线分层注射局部麻醉药,阻滞组织中的神经末梢的一种方法,也称为局部浸润麻醉。将局部麻醉药注射在皮下各层组织中,使局部神经末梢"浸润"在局部麻醉药中,起到局部麻醉的作用。取皮内注射针,针头斜面紧贴皮肤,针尖进入皮内以后推注局部麻醉药液,形成白色的橘皮样皮丘,然后经皮丘刺入,分层注药;若需浸润远方组织,穿刺针应由上次已浸润过的部位刺入以减少穿刺疼痛。注射局部麻醉药液时应加压,使其在组织内形成张力性浸润,与神经末梢广泛接触,增强麻醉效果。

（四）常用麻醉药物及其用法

1. 全身麻醉药物　按照物理性质,可将用于实验动物全身麻醉的药物分为挥发性和非挥发性两类。挥发性麻醉剂以吸入方式给药,非挥发性麻醉剂可以各种注射方式给药(■表4-3-1)。根据不同的研究对象,选择合适的全身麻醉用麻醉剂,在满足研究要求的前提下,还需考虑麻醉效果的种属差异、麻醉剂的体内代谢对研究的干扰、麻醉实施的可操作性等因素。

■表4-3-1　常用啮齿类动物全身麻醉用麻醉剂及其用药方法

麻醉剂	适用动物	给药途径	配制浓度	给药剂量 （mg/kg）	给药量 （mL/kg）
乙醚	各种动物	吸入	—	—	—
氟烷	各种动物	吸入	—	—	—
甲氧氟烷	各种动物	吸入	—	—	—
异氟烷	各种动物	吸入	—	—	—
戊巴比妥钠	大、小鼠	腹腔	2%	45	2.3
水合氯醛	大鼠	腹腔	10%	350	3.5

（1）挥发性麻醉剂：实验动物常用的挥发性麻醉剂主要有乙醚、氟烷、甲氧氟烷、异氟烷、恩氟烷、氧化亚氮等。下面介绍几种常用的挥发性麻醉剂的特点和用法。

1）乙醚：一种挥发性麻醉剂，安全范围较大，即使过量使用也很少发生动物死亡，对肝、肾毒性小。使用乙醚麻醉的诱导时间和复苏时间都较短，麻醉深度容易掌握，麻醉后动物肌松完全。乙醚麻醉比较适用于短时手术或实验操作中的动物麻醉，并且多用于大鼠和小鼠，使用方便，对设备要求不高，开放式、半开放式、封闭式吸入均可。乙醚麻醉时动物常出现一些躯体效应，可能干扰实验，如明显的兴奋现象，对呼吸道和结膜的强烈刺激，对胃肠道较高的刺激性。乙醚易燃易爆，使用中应注意防火。此外，还应防止操作人员吸入，影响健康。

麻醉技术参数：诱导浓度 10%～20%，维持浓度 4%～5%，麻醉效能（大鼠）3.2。麻醉效能以最小肺泡有效浓度（minimum alveolar concentration，MAC）衡量，MAC 是指钳夹动物脚趾时 50% 动物不发生疼痛反应的肺泡内麻醉药的浓度，MAC 越大，麻醉效能越小。

2）氟烷：代表性的卤族吸入性麻醉剂，兽医使用得较多，其麻醉诱导和苏醒均较快（1～3 分钟），不过长时间的（深度）麻醉后苏醒就比较慢。氟烷无刺激性，多数动物接受性良好，麻醉效果比乙醚强，肌松不够理想，但足以满足一般实验要求。氟烷不可燃、不易爆，但挥发性大，必须由标准挥发罐给药以控制吸入浓度，避免药物浓度过高导致动物死亡。建议与乙醚混合使用，可减轻两者的副作用并能增强效力。氟烷对心血管系统有抑制作用，麻醉动物时可出现心动过缓、外周血管扩张，在外科手术中容易引起中度低血压；对呼吸系统也有剂量依赖性抑制，较深麻醉时潮气量减少，支气管扩张使呼吸道阻力减小而加大解剖无效腔，二氧化碳蓄积导致呼吸性酸中毒。反复应用可致肝损伤，使肾血流量减少，肾功能下降。氟烷在阳光下易分解。氟烷价格昂贵，应封闭式吸入以减少浪费。

麻醉技术参数：诱导浓度 4%～5%，维持浓度 1%～2%，麻醉效能（大鼠）0.95。

3）甲氧氟烷：甲氧氟烷是一种无刺激性的强效吸入麻醉剂，具有一定的术后镇痛作用，麻醉诱导慢，应用于大动物时最好用于麻醉维持而不适合作为麻醉诱导，但在麻醉箱中诱导小动物很安全，其气体浓度低，可减少麻醉过量的危险，尤其适合新生动物麻醉的诱导和维持。和氟烷相比，相同麻醉深度对动物呼吸和心血管系统抑制较轻。当长时间麻醉时，甲氧氟烷在体内代谢产生的氟化铁可能会损伤肾。

麻醉技术参数：诱导浓度 3%，维持浓度 0.4%～1%，麻醉效能（大鼠）0.22。

4）异氟烷：异氟烷的特点是麻醉诱导快且平稳，苏醒也快，并且动物复苏状况良好，能简便、迅速地调节麻醉深度。异氟烷对黏膜无刺激性，动物吸入后不会强烈反抗，对心血管抑制轻，几乎完全由肺清除，对肝脏微粒体酶系统的激活很小，因此对药动学实验和毒理实验的干扰最小，肌松效果良好。异氟烷对呼吸系统的抑制作用强于氟烷，可影响通气量，其刺激性异味可使兔在诱导麻醉时屏气，但在大多数其他动物中未见此现象。

麻醉技术参数：诱导浓度 4%，维持浓度 1.5%～3%，麻醉效能（大鼠）1.38。

（2）非挥发性麻醉剂：实验动物常用的非挥发性麻醉剂有巴比妥类、氯胺酮、水合氯醛等，其中使用频率最高的是戊巴比妥钠，常采用静脉注射或腹腔注射给药，有时也可采用皮下注射或肌肉注射给药。在使用注射给药方式进行动物麻醉时，应结合动物的年龄、性别、体质和实验者自身的经验，对用药剂量进行实时的调整。例如，在麻醉年龄小、体质差的雌性动物时，用药剂量应相应调低。再次麻醉曾经被麻醉过的实验动物时，应考虑其对麻醉药的耐受性。麻醉中应严密观察，根据实际情况对麻醉剂量进行调整。

1）戊巴比妥钠：中效巴比妥类药物。一次给药的有效时间为 3～5 小时，十分符合一般实验的要求。给药后对动物循环和呼吸系统无显著抑制作用。对啮齿类实验动物,一般使用腹腔注射戊巴比妥钠麻醉,使用时用生理盐水将其配成 1‰～3‰的溶液,静脉或腹腔注射后很快就可进入麻醉期。注射时首先推注总量的 2/3,然后进行仔细观察,判断动物是否已达到所需麻醉程度,决定是否再注射余下的麻醉剂。当实验动物进入麻醉兴奋期会挣扎,针头容易滑脱,因此,腹腔注射优于静脉注射。腹腔注射过程中,如果实验动物挣扎,可快速注射一定量的麻醉剂,待动物较安静时可再次补充注射麻醉剂。啮齿类动物静脉或腹腔注射戊巴比妥钠的常规剂量 80 mg/kg。

2) 氯胺酮:为苯环己哌啶的衍生物,溶于水,微溶于乙醇。注射该麻醉剂后动物可以很快地进入浅睡眠状态,但不引起中枢神经系统深度抑制,一些保护性反射仍然存在,所以麻醉的安全性相对较高,是一种镇痛麻醉剂。它主要阻断大脑联络路径和丘脑反射到大脑皮质各部分的路径,一般用于啮齿类动物。本品能迅速通过胎盘屏障影响胎儿,所以应用于怀孕的动物时必须慎重。特别注意,给动物(尤其是猴)做手术时,单独使用氯胺酮作为全麻剂会触发动物伦理问题,因为此时动物会清楚地知道手术过程。

3) 水合氯醛:作用特点与巴比妥类药物相似,能起到全身麻醉作用,是一种安全有效的镇静催眠药,其麻醉剂量与中毒剂量很接近,所以安全范围小,使用时要注意。其副作用是对皮肤和黏膜有较强的刺激性。

2. 局部麻醉剂　常用的局部麻醉剂有盐酸普鲁卡因、盐酸利多卡因。

1) 普鲁卡因:无刺激性的局部麻醉剂,麻醉速度快,注射后 1～3 分钟就可产生麻醉效果,可维持 30～45 分钟。普鲁卡因对皮肤和黏膜的穿透力较弱,需要注射给药才能产生局部麻醉的作用。为了延长其作用时间,可在溶液中加入少量肾上腺素(每 100 mL 加入 0.2～0.5 mL 0.1‰肾上腺素),能使麻醉时间延长 1～2 小时。

2) 利多卡因:常用于表面、浸润、传导麻醉和硬脊膜外腔麻醉。利多卡因的化学结构与普鲁卡因不同,它的效力和穿透力比普鲁卡因强两倍,作用时间也较长。阻断神经纤维传导、麻醉黏膜表面的浓度为 1‰～2‰。

(五) 麻醉监护

1. 麻醉深度　动物实验中往往需要将动物麻醉后才能施行各种手术和实验。应根据实验要求与动物种类使用合适的麻醉药物,合理地控制麻醉深度,而且在整个实验过程中要保持恒定。麻醉深度的控制是顺利完成实验、获得正确实验结果的保证。如果麻醉过深,动物处于深度抑制甚至濒死状态,各种正常反应受到抑制,无法得到可靠的实验结果;麻醉过浅,则在动物身上进行手术或实验时会引起强烈的疼痛刺激,使动物全身,特别是呼吸、循环功能发生改变,消化功能也会发生改变。

2. 麻醉效果　临床麻醉效果评定可分为四个等级。①优:操作时镇痛完全,肌松良好,无牵张反射,手术过程中无骚动、鸣叫。②良:镇静镇痛比较完全,肌松较好,仅有轻微疼痛反应,偶尔会有骚动和鸣叫。③有效:镇静镇痛不十分明显,有明显的疼痛反应,多次间歇性骚动,但手术尚能进行。④无效:有剧烈的疼痛反应和骚动、鸣叫等,手术无法进行。

3. 麻醉监测的意义　动物的保定和麻醉是兽医临床工作中不可缺少的环节,没有很好的保定和麻醉效果,就不要期望其能够配合诊疗和手术。有时,动物保定和麻醉的好坏甚至直接决定着动物胚胎移植、胚胎着床、核移植、克隆动物等研究的成败。而这些措施的完成都离不开麻醉监测。通过麻醉监测,麻醉师才能了解动物麻醉的程度、麻醉中动物的生理功能是否在其耐受范围之内,才能保证诊疗和外科手术的顺利进行,才能保证动物的安全并迅速康复、痊愈。麻醉监测的全程可被分为前、中、后三个阶段。麻醉前监测中记录的参数是估计和决定动物经过麻醉和手术后是否安全的根据,不可以忽略。麻醉中的监测则需按病情及处置需要选择监视项目,切忌盲目地乱用。麻醉后监测是复苏过程的主要保障,也是评价麻醉药物安全性的主要依据之一。

二、止痛

1. 疼痛的评价 疼痛是机体受到伤害性刺激后产生的一种保护性反应,常伴有恐惧、紧张、不安等情绪活动。动物疼痛的研究建立在比较生物学的基础上,假设能引起人类疼痛的情况也会引起动物疼痛。在检查动物时会把某些具体的临床症状解释为疼痛的表现。虽然有一些操作可引起人类疼痛而不引起动物疼痛,但它们似乎会表现出与疼痛有关的行为。评价动物的疼痛可以选择以下一些生理变量。

（1）活动性:疼痛时,动物的活动性通常会降低,表现为喜欢躲在笼子的角落里。有时,动物也会表现出烦躁不安、紧张,走动时的姿势和步态改变,在肢体疼痛时表现得最明显。

（2）外观:动物可能会弓起背躲在角落里。疼痛使动物梳理活动减少,导致皮毛蓬乱、肛门污秽,还会使眼睛、鼻子和嘴周围覆盖一层分泌物。

（3）性情:动物体验到疼痛时,性情常发生改变。原先驯服的动物会表现为好斗、咬人和抓人,或者原先对饲养员兴趣十足、活泼好动的动物会变得非常淡漠,甚至躲避饲养员,试图挣脱束缚。

（4）声音:急性疼痛可能会引起动物吼叫,触摸疼痛的动物也会引起类似的反应。尖叫是一种异常行为,可能还会伴有撕咬饲养员或逃跑企图。动物疼痛时很少会持续地吼叫,只有犬会持续地嚎叫和呜咽,羊和牛会长声嘶鸣。

（5）饮食:动物感到疼痛时,对水和食物的摄入量会减少,严重疼痛会导致摄食和饮水完全停止。饮食减少可引起脱水,表现为皮肤弹性丧失、皮肤易被捏起拉高和黏膜干燥。

（6）生理变化:疼痛常可引起呼吸型和频率的改变。胸部手术后,呼吸幅度减弱现象相当常见。疼痛还会影响心血管系统,导致心率增加。严重的疼痛甚至会引起循环衰竭(休克),伴有肢端苍白、发冷、外周脉搏减弱。

2. 镇痛药的使用 镇痛药主要作用于中枢或外周神经系统,选择性抑制和缓解各种疼痛,减轻疼痛导致的恐惧、紧张和不安情绪,包括以吗啡为代表的麻醉性镇痛药和以阿司匹林为代表的解热镇痛抗炎药,在解除患者痛苦方面发挥了巨大作用。重视术后处理可以显著地增加动物术后苏醒的速度,而且术后镇痛有助于缩短术后苏醒时间。常用的镇痛药见 ▣ 表 4-3-2。

▣ 表 4-3-2 小动物常用镇痛药及使用剂量

药物	小鼠(mg/kg)	大鼠(mg/kg)
阿司匹林	120(po)	100(po)
布洛芬	30(po)	15(po)
吲哚美辛	1(po)	2(po)
吗啡	2.5(sc, q2 h~q4 h)	2.5(sc, q2 h~q4 h)
哌替啶	10~20(sc 或 im, q2 h~q3 h)	10~20(sc 或 im, q2 h~q3 h)

注:po,口服;im,肌肉注射;sc,皮下注射。

可利用麻醉指标检测镇痛效果,包括以下四项。

(1) 机械刺激:用针尖轻刺表皮组织后,观察动物反应。

(2) 镇静肌松:观察给药后动物站立、倒地、麻醉表现和骨骼肌的松弛情况。

(3) 反射判定:观看眼部变化,即眼睑、角膜反应,眼球震颤和对光反射。

(4) 其他:采用直接听诊法观察心率,视诊法观察呼吸频率(通过胸腹部起伏判断),测试肛温评估体温。上述指标分别于用药后 0 分钟、5 分钟、10 分钟、20 分钟、30 分钟、40 分钟、60 分钟、80 分钟、100 分钟时检测。

三、术后护理

动物外科手术成功与否,不仅是指手术本身是否顺利完成,良好的术后护理和术后各种情况的及时处理也是至关重要的。受手术的影响,动物原本平衡的机体、功能状态发生一系列的变化,饮食等功能也受到了一定程度的影响。因此,为确保动物实验达到预期的目的,实验者应注意以下一些护理管理。

1. 术后动物的饮食要求　由于受手术的刺激或损伤,动物食欲降低甚至丧失。除了应细心观察动物的饮食状态外,实验者还应尽可能地使动物恢复食欲,尽量让动物摄入一些营养物质来补充机体需要。术后,对于有些暂时丧失了饮食功能的动物应及时经静脉或经其他途径输液,如皮下注射、腹腔注射补液,给予一定量的能量物质以补充体力,直至恢复摄食功能。及时补充液体,保持体内电解质平衡。

2. 术后动物安全问题的处理　术后动物常出现的危险情况有呕吐导致的窒息、呼吸道梗死、低体温性休克、细菌感染、自我损伤或被其他动物损伤等。因此,经过麻醉的动物应待其呼吸平稳、血液循环功能正常后才可拔出气管插管。为保持呼吸道的畅通,防止因舌、咽部肌肉松弛而引起窒息,可让动物保持侧卧体位。如苏醒期的动物唾液明显增多,宜给予一定剂量(与麻醉前的剂量相同)的阿托品,肌内注射。阿托品不仅能减少唾液的分泌,也可防止呕吐的发生。如因疼痛而躁动不安时,除事先采取制动措施外,必要时可照术前剂量给予一定剂量的氯丙嗪(肌内注射)。术后,动物应单笼放置,防止被其他动物损伤。

3. 术后动物观察环境的要求　在动物完全清醒后才可将其送回动物饲养室。实验后动物机体的抵抗力受到不同程度的影响,环境条件对动物影响很大。要求其饲养环境清洁、安静、温暖、光线柔和。室温宜高些,可保持在 25～30 ℃。低体温性休克是动物实验后死亡的一个重要原因,很多实验者往往只关注手术本身和术后感染,往往忽略了环境温度,导致动物未能渡过安全期而死亡。

动物的铺垫物应柔软、吸水、无尘粒并应经常更换、消毒,保持动物皮肤和被毛干燥,防止手术部位的感染。动物饲养室的光线宜暗淡些,切忌强光照明,若要观察动物可借助手电筒或局部光源。术后观察时,动作宜轻,严禁大声喧哗或出现尖锐的撞击声。动物饲养室的通风设备应运转良好,室内氨浓度不宜过高。术后动物要求的环境条件与正常状态不同。国家标准规定的是正常状态下动物要求的环境条件。手术操作后的动物都处于生理和机体的应激状态,要求的环境条件更为苛刻。一般要求环境更加稳定,较高的环境温度和较好的保温措施、适宜的相对湿度、良好的卫生控制对于术后动物的恢复和防止动物伤口感染非常重要。

4. 采血动物的护理　若希望动物在采血后存活,甚至继续用于研究,必须做好采血后动物的护理,避免发生贫血或其他采血后遗症。观察动物的黏膜或者皮肤是否苍白,呼吸是否急促,是否有精神萎靡、四肢无力和体温偏低等体征。必要时进行血常规的监测,同时密切注意动物是否有外伤、感染、情绪烦躁等。一次或 24 小时内采血量少于动物总血容量的 1%，采血可以每天进行，但应着重监测采血应激、麻醉剂的作用，以及采血部位的局部损伤或并发感染对动物健康和福利的影响。

5. **其他** 应当选择有耐心、细致、负责的护理人员，具备兽医学或护理学专业知识。实验动物经实验处理后，兴奋、应激状态持续时间较长，实验者应尽可能使动物安静，使其尽快恢复正常状态，防止动物发生挫伤和骨折等意外损伤。若一些实验动物使用麻醉剂量较大，实验结束后仍处于昏睡状态，实验者应尽可能使其平卧。特别值得注意的是，研究人员应注意动物的体温，并一直等到动物从麻醉中完全苏醒后再把动物放回饲养笼中。对麻醉引起大、小便失禁，实验后应注意做好动物的保健卫生。

（1）人工喂水和喂食：动物术后较虚弱，工作人员需要人工喂水与喂食，使动物在术后的恢复期间能够得到持续的监护，同时也可防止因单靠自动饮水和自动喂食装置而引起的动物营养不良。

（2）辅助加热：根据动物实验的类型、动物种类、估计恢复时间的长短，以及动物的生理状况的不同而相应进行辅助加热。应避免动物术后出现高热、烧伤及处于贼风处。

（3）麻醉苏醒：苏醒前后监测其体温，专人看管，禁止饮水、喂饲。

（4）监护：术后 24 小时内严密观察动物的体温、呼吸和心血管的变化，若发现异常，要尽快找出原因。

（5）术后并发症：注意早期休克、出血、窒息等严重并发症。

（柏熊）

（摄影：程呈斌）

第四节·动 物 给 药

为了观察药物对机体功能、代谢及形态的影响，常需将药物注入动物体内。需要根据实验目的、实验动物种类和药物剂型等情况确定给药的途径和方法。实验动物常用的给药途径主要包括消化道、呼吸道、表皮或黏膜、血管、组织（肌肉、皮肤）、腹腔、脑和一些特殊部位等。给药途径的选择需要考虑动物种属、药物吸收、药物性质、给药量等因素。确定了给药途径后再采用不同的给药方法，如注射、涂抹、吸入、口服等。下面将介绍实验动物的主要给药途径和给药方法。

一、注射给药

注射给药是指将液体药物注入机体内，根据不同的药物性质、不同的实验目的、不同的实验动物，可采用不同的注射给药法，主要有肌肉注射、皮下注射、皮内注射、静脉注射等（◨图 4 - 4 - 1）。

1. **皮下注射给药** 主要是将液体药物推注入皮下结缔组织，经毛细血管、淋巴管吸收进入血液，然后进入全身发挥药效。主要操作步骤是，先将注射部位的被毛剔除，常规消毒，然后将皮肤提起，注射针头以一定角度（45°）刺入皮下，把针头轻轻向左右摆动（易摆动则表示已刺入皮下），轻抽吸，如无回血，可缓慢地将药物注入皮下。拔针时手指捏住进针部位一段时间，防止药物外漏。皮下注射选取的部位一般在脂肪较少的背部、腋下、大腿外侧等。

2. **皮内注射给药** 主要是将液体药物注入皮肤的表皮和真皮之间，观察皮肤血管的通透性变化或皮内反应，接种、过敏实验等一般采用皮内注射。主要操作步骤是，先将注射部位的被毛剪掉，

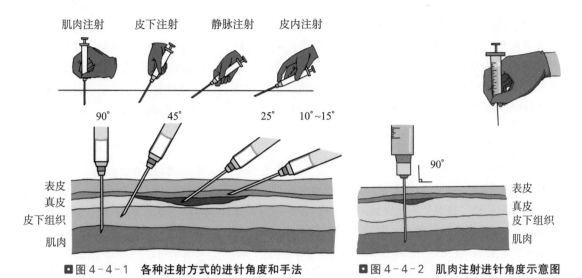

肌肉注射　皮下注射　静脉注射　皮内注射

90°　45°　25°　10°~15°

表皮
真皮
皮下组织
肌肉

表皮
真皮
皮下组织
肌肉

90°

■图4-4-1　各种注射方式的进针角度和手法　　**■图4-4-2　肌肉注射进针角度示意图**

常规消毒,左手拇指和食指按住皮肤使之绷紧,在两指之间,注射器针头以10°~15°进入皮肤浅层,再向上挑起并刺入,将药液注入皮内,皮肤出现一个白色小皮丘。

3. 肌肉注射给药　主要是把液体药物注入肌肉,药物首先进入组织液,由组织液进入毛细血管和毛细淋巴管,再进入血液,最后进入全身发挥药效。由于小鼠体积小,肌肉少,较少采用肌肉注射。但给小鼠注射不溶于水而混悬于油或其他溶剂中的药物时,一般采用肌肉注射。主要操作步骤是,一人固定小鼠,另一人用左手抓住小鼠的一条后肢,右手拿注射器,将注射器倾斜90°进针,注入药液。肌肉注射的部位一般选在脂肪较少的背部、腋下、大腿外侧等(■图4-4-2)。

4. 静脉注射给药　将药液直接注射于静脉内,使其随着血液分布全身,迅速奏效。常采用尾静脉注射。鼠尾静脉共有三根,左右两侧和背侧各一根,两侧尾静脉比较容易固定,故常被采用。尾静脉注射主要操作步骤是,先将动物固定在暴露尾部的固定器内,使尾巴露出,尾部用45~50℃温水浸润半分钟或用75%酒精棉球反复擦拭使血管扩张、表皮角质软化,以左手拇指和食指捏住鼠尾两侧,使静脉充盈;用中指从下面托起尾巴,以无名指和小指夹住尾巴的末梢,右手持注射器使针头与静脉平行(小于25°),从尾下四分之一处(距尾尖2~3 cm)处进针(此处皮薄易于刺入)。先缓慢注射少量药液,如无阻力,表示针头已进入静脉,可继续注入。如有白色皮丘出现,说明针头未刺入血管,应稍回退针头再次穿刺。注射完毕后用干棉球按压以止血。如需反复注射,尽量从尾的末端开始。

5. 腹腔注射给药　腹腔注射是将药物注入胃肠道浆膜以外、腹膜以内,其吸收速度较快。主要操作步骤是,先将动物固定,用酒精棉球擦拭消毒腹部,然后将针头刺入左或右侧腹部皮下,沿皮下向前推进0.5~1 cm,再使针头以45°穿过腹肌刺入腹腔,此时有落空感,回抽无肠液、尿液后,缓缓推入药液。为避免伤及内脏,可使动物的头处于低位,此时内脏移向上腹。

6. 脑内定位注射给药　主要是使用脑立体定位仪,利用某些颅骨外表面的标志(如前囟、后囟、外耳道、眼眶、矢状缝等)或其他参考点所规定的三维坐标系统,来确定需要注射的位置。脑立体定位注射的主要操作步骤是,先将动物麻醉,在手术台上对头皮进行消毒,眼科剪纵向剪开颅顶皮肤,用镊子沿颅骨表面剥离骨膜并剪除,用无菌棉球蘸去渗出的血液,将颅骨表面清理干净,暴露前后囟。然后把动物固定于脑立体定位仪上。根据脑立体定位图谱确定需要定位的核团位置,并使用微孔钻打孔,颅骨钻穿透颅骨时有明显的落空感,小心操作避免伤及硬脑膜。随后固定微量注射器,使微量注射器针头插入大脑既定位置,进行缓慢注射,注射剂量视具体实验而定。注射完成后留针 10 分钟以便药液被充分吸收。缝合皮肤,完成脑立体定位注射。涉及脑室注射的慢性实验须先将导管埋入脑室内,并用牙科水泥固定在颅骨上。实验时将注射管(比导管长 1 mm)插入套管使其进入侧脑室,注射微量药物。涉及脑室注射的急性实验可将动物头部固定于立体定位仪上,将注射管直接插入脑室注射,可观察不同药物注入脑室后各种生理指标的变化。

二、经口给药

1. 口服给药　把药物放入饲料或溶于水中让动物自动摄取。此法优点在于简单方便,大、小鼠自主服用药物。缺点是不能保证剂量准确,但通常可设置低、中、高剂量组来估算药物的剂量-效应依赖性,以确认实验结果。一般适用于对动物疾病的防治或观察某些药物长期毒性的实验,构建某些与食物有关的人类疾病动物模型。

2. 灌胃给药　用灌胃器将药物灌注到动物胃内,此法剂量相对准确。大、小鼠灌胃器由注射器和灌胃针构成。小鼠的灌胃针长约 4～5 cm,直径为 1 mm;大鼠的灌胃针长约 6～8 cm,直径约 1.2 mm。针头的金属球端弯曲 20°左右,以适应口腔、食管的生理弯曲。灌胃时将灌胃针安在注射器上,吸入药液。左手抓住鼠背部及颈部皮肤将其固定,右手持注射器,将灌胃针插入动物口中,沿咽后壁徐徐插入食管。动物应固定成垂直体位,针插入时应无阻力。若感到阻力或动物挣扎时,应立即停止进针或将针拔出,以免损伤或穿破食管以及误入气管。一般灌胃针插入小鼠(以口为界)深度为 3～4 cm,大鼠 4～6 cm。小鼠常用灌胃量为 0.2～0.8 mL,大鼠为 1～4 mL。

三、呼吸道给药

呼吸道给药可使药物直接进入肺部。由于肺部具有较大的吸收面积,肺泡表皮薄,肺血容量丰富,药物极易吸收,且无首过效应。但缺点是难于掌控剂量,给药方法比较复杂。目前常用的呼吸道给药方法有吸入法(包括气雾剂、喷雾剂、雾化吸入、干粉吸入)、气管滴注法和滴鼻法等。

1. 吸入给药　一般情况下,直径在 1～5 μm 的颗粒可以到达深部呼吸道,包括气管、支气管和肺泡。除满足药物雾化后粒径要求外,还应选择合适的雾化发生装置和吸入装置。若药液用量小,常用压缩式雾化器;若用量大,则用超声雾化器。应根据不同动物的特点选择不同型号的面罩或喷雾吸嘴。

2. 滴鼻给药　通常是指将液体药物滴入鼻腔给药的方式。对于小鼠,一般先采用气体麻醉剂诱导其至浅麻醉状态使其方便操控,然后一只手固定小鼠头部并使其向上,暴露小鼠双侧鼻腔,另一只手取一定剂量的药液,双手配合以合适的角度缓慢、均匀地滴入小鼠鼻腔,避免小鼠发生呛咳,喷出经鼻滴入的药液,甚至窒息导致死亡。应注意麻醉深度,其一,小鼠有因麻醉致死的危险;其二,在深度麻醉时它的反射缺失,过量的药液容易流进肺。

3. 气管滴注给药　通常需先将动物麻醉后再进行给药,防止动物在给药过程中过度挣扎而误伤气管。不同种属的动物选择不同的麻醉方法,大鼠常用乙醚麻醉,待动物完全进入麻醉状态,操作者一只手抓取动物颈背部皮肤,将动物固定(呈垂直状),采用钝头穿刺针连接注射器给药,将注射器插入气管后向外抽气,如畅通无阻,则表示穿刺针已插入气管,可以给药。给药后亦可通过动物的呼吸音进一步判断药液是否进入肺部。用于气管滴注的药液黏度不宜过高,以免堵塞气管,导致动物窒息死亡。气管滴注给药的剂量不宜过大。

四、其他方式给药

1. 皮肤给药 主要用于研究经皮肤吸收的药物或毒物的吸收作用、局部作用、致敏作用和光感作用等的实验中。大、小鼠常采用此种给药方式。背部一定面积的皮肤脱毛后,可直接给药。药物为膏剂或液体,一般不稀释。若药物为固体粉末,则需用适量水或适宜的赋形剂(如橄榄油等)混匀,以保证药品与皮肤的良好接触。一次或多次将药品涂于脱毛区,涂完药后用双层无菌纱布覆盖,再用无刺激性胶布加以固定(可根据药物特点选择需不需要固定)。多次给药时,给药前应将前一次的药物清洗干净。

2. 脊髓腔内给药 主要用于椎管麻醉或药物治疗。大鼠椎管内注射时,使大鼠呈俯卧式,尽量使其尾向腹侧屈曲,剪去第5~6腰椎周围的背毛,用3%碘酊消毒,再用75%酒精脱碘。左手拇指和中指分别触摸大鼠双侧髂嵴并向两侧绷紧皮肤,食指于两侧髂嵴连线同一水平触摸大鼠脊椎,触及的最高点即为第6腰椎棘突,在第6腰椎与第1骶骨间隙插入腰椎穿刺针头。当针到达椎管内时(蛛网膜下腔),可见到大、小鼠的尾巴甩动,证明穿刺针头已进入椎管。这时不要再向下刺,以免损伤脊髓。固定好针头即可将药物注入。

3. 关节腔内给药 常用于建立关节炎的动物模型和关节疾病的治疗。为大、小鼠给药时,使大、小鼠仰卧,固定于固定台上,剪去关节部被毛,用碘酒或酒精消毒,然后用手从下方和两旁将关节固定,屈膝90°,把皮肤稍移向一侧,在髌韧带附着点上方约0.5 cm处进针。针头从上前方向下后方刺进,直至针头遇到的阻力变小,然后稍回退针头,以垂直方向推到关节腔中。针头进入关节腔时,通常可有刺破薄膜的感觉,表示针头已进入膝关节腔内,向膝关节腔内慢慢地注射药物。取出针头后在注射部位包裹一块纱布,尽量减少回流和泄漏。

4. 滴眼给药 主要用于眼部疾病的治疗。大、小鼠麻醉后,取仰卧位,使动物头向后仰,操作者持棉签或用手指拉开其下睑,暴露下结膜囊,把药物滴在下结膜囊内,轻轻拉起上睑皮肤,使药水可进入上穹窿部,然后使动物眼睑轻微闭合,防止药液外流。用干棉签吸去眼睛周围渗出的药液。如需滴入数种药物,各药物给药应间隔15~30分钟,使各药液均充分与角膜、结膜接触,获得较好的治疗效果。

5. 结膜下注射给药 药物不受结膜、角膜上皮屏障的影响,可经结膜下血液循环被吸收,进入眼内;或经角膜缘扩散到角膜基质,直接作用于眼的深部组织以提高其有效浓度,延长药物作用时间,增加疗效。此外,药物还可使局部血管扩张,血管通透性增强,有利于药物吸收。大、小鼠全麻后,取半卧位或仰卧位,每3~5分钟滴一次表面麻醉剂(0.5%地卡因溶液),共三次,如角膜溃疡或结膜囊分泌物多,可先用生理盐水或1%硼酸溶液冲洗结膜囊。将下眼睑向下牵拉,暴露颞侧近穹窿部的球结膜下,右手持注射器,使针头与角膜缘平行,在无血管结膜区域刺入,缓慢注入药液。注射完毕后,滴抗生素眼药水,盖眼垫包扎。注射时,操作要轻,以免引起挤眼、转动头部、误伤眼部其他组织。多次连续注射时,应更换注射部位,并应避开血管以防出血。注射针头不可朝向角膜或距离角膜缘过近,以免发生危险。

6. 前房内注射给药 大、小鼠全麻后,眼部滴表面麻醉药,开睑器开睑。用固定镊固定内直肌止端,或以棉签轻压眼球来固定眼球,然后用带有空针管的2号注射针头,自角膜穿刺部位呈45°角刺入前房,吸出房水,再注入药液。最后,缓慢拔出针头,涂抗生素眼膏后加眼垫包扎。

(杨玉琴)

(绘图:丁如一)

第五节 · 解剖与取材

一、实验动物解剖特点

1. 外观　发育成熟后，小鼠体长一般为 11 cm，大鼠体长一般为 20 cm，且雄鼠一般大于雌鼠。大、小鼠头呈锥体形，嘴尖且两侧有触须，耳为半圆形且呈耸立状。健康实验鼠被毛光滑亮泽，四肢匀称，眼睛亮而有神。

2. 运动系统　大、小鼠的骨骼主要由头骨、躯干骨、四肢骨，以及尾、椎骨组成。头骨中的下颌骨喙状突较小，髁状突发达。运用下颌骨形态的分析技术，可进行近交系小鼠遗传监测。脊柱由椎骨组成。肋骨有 12～14 对，其中有 7 对与胸骨接连，其他呈游离状态。前肢骨由肩胛骨、锁骨、上腕骨、桡骨、尺骨、掌根骨、中掌骨等组成。后肢由髋骨、大腿骨、胫骨、腓骨等组成。

3. 消化系统　小鼠消化系统包括口腔、食管、胃、肠和消化腺。食管细长，呈扁管状，位于气管背面，穿过横膈与胃小弯相接。胃位于肝脏下方，有嵴分隔。肠道则分为小肠和大肠。小肠分为十二指肠、空肠和回肠，十二指肠与胃相接，回肠末端连接大肠和盲肠；大肠又分为结肠和直肠，直肠位于盆腔，开口于肛门。胰腺分散在十二指肠、胃底及脾门处，色淡红，不规则，似脂肪组织。肝脏是腹腔内最大的脏器，分为左叶、右叶、中叶、尾叶。

4. 呼吸系统　呼吸系统由鼻腔、咽喉、气管和肺构成。鼻腔主要包括鼻甲、鼻中隔、鼻黏膜和上颌窦，向后连接咽喉部。气管连接咽喉部，位于颈部，由软骨和软骨间膜构成，在胸腔分为两支，分别连接肺部。肺脏位于胸腔，分为左、右肺，呈海绵状。

5. 循环系统　心脏位于胸腔，呈倒圆锥形，心尖偏左，重量占体重的 1/30～1/20，由左心房、左心室、右心房、右心室组成。左心室发出主动脉弓，主动脉弓分出无名动脉、左颈总动脉、左锁骨干下动脉，无名动脉又分出右颈总动脉和右锁骨下动脉。主动脉弓沿脊柱下行，形成背主动脉，背主动脉再发出分支到髂部和四肢。

6. 泌尿系统　肾脏位于腹腔背壁，呈豆形，分别位于左右两侧，右肾比左肾的位置略高，肾脏上方有淡红色的肾上腺。输尿管在肾门，即肾内缘凹陷处起始，连接膀胱，膀胱开口于尿道。雌性尿道开口在阴道前庭，雄性尿道在阴茎内走行，开口于体外。

7. 淋巴系统　淋巴系统很发达，包括淋巴管、淋巴结、胸腺、脾脏。性成熟时胸腺最大。脾脏具备贮存血液和造血的功能，雄鼠脾脏明显大于雌鼠。小鼠没有腭或咽扁桃体。外来刺激可使淋巴系统增生。

8. 生殖系统

(1) 雌性：雌性的生殖器官有卵巢、输卵管、子宫、阴道、阴蒂腺等。卵巢位于腹腔背壁肾脏后，形状像蚕豆。输卵管为一对，盘绕紧密，包围着卵巢腔。雌性子宫为双子宫型，呈 Y 形，包括子宫角、子宫体、子宫颈，子宫角为输卵管后端膨大。阴道前部与子宫相连，后部开口于体外。阴道口的腹面稍前方有一隆起，为阴蒂。阴蒂腺在阴蒂处开口，左右各一。阴道在出生时关闭，从断奶后慢慢打开直至性成熟。乳腺发达，共有五对，三对位于胸部，可延伸至颈部和背部；腹部有两对，延续到鼠蹊部、会阴部和腹部两侧，并与胸部乳腺相连。

(2) 雄性：雄性的生殖器官有睾丸、附睾、储精囊、副性腺（凝固腺、前列腺、尿道球腺、包皮腺）、输精管及阴茎等。雄性有一对睾丸,呈椭圆形,幼年时藏存于腹腔内,性成熟后下降到阴囊,表面为纤维结缔组织,内部为曲细精管和间质组织。附睾为一对,可分为附睾头、附睾体和附睾尾,附睾头位于睾丸上部,附睾体沿睾丸的一侧下行,附睾尾与输精管相接。精子在通过附睾期间成熟,在交配时与副性腺分泌物一同射入雌鼠阴道内。前列腺可分为背、腹两叶。凝固腺附着于精液腺内侧,是半透明的半月形器官。副性腺分泌物有营养精子、形成阴道栓等作用。一对输精管开口于尿道。

二、取材

1. 信息记录 主要是对要解剖取材的实验动物和操作过程进行记录。主要记录实验动物的来源、种类、年龄、性别、原编号、体重、表现等,和操作的时间、地点,麻醉方法、处死方法、操作者、温度、湿度、记录人等。

2. 一般原则 首先,在选取取材部位时,应根据实验方法、目的、病变类型等尽量准确。若无肉眼可见的病变,可代表性取材;若有肉眼可见的病变,取病变及周边组织,选取的组织应能全面反映该脏器病变的全貌和脏器的主要结构。其次,在取材操作过程中,应避免因解剖和操作失误造成组织内有凝血块、组织变形、组织损伤和坏死等。对易自溶的组织,如肠道、脑、腺体等,应尽快完成取材。最后,对照组的取材要真实客观,取材部位应尽量与实验组一致,可与实验组交叉取材,严格统一各种条件和操作,尽量避免各种可能的干扰。

3. 取材步骤

(1)麻醉:动物麻醉后,检测其麻醉程度,观察动物外形、性别及编号是否正确,判定无误后固定,通常取仰卧位固定。

(2)解剖:解剖大、小鼠,一般先对拟切开部位表面进行备皮和消毒,后绷紧皮肤切开组织。切开多层组织时,应按组织层次分层切开,避免损伤深层组织器官。不同的组织可采用不同的分离方法,并注意防止大出血。一旦发生大出血,可采用结扎、压迫和钳夹等方式止血。解剖时多采取先腹腔后胸腔的顺序,其次为脑、脊髓、骨髓、皮肤和肌肉等。取材顺序与解剖顺序相同。

(3)脏器的处理:解剖后应迅速称量脏器的重量,应注意提前用滤纸吸去脏器表面的血液及体液,清除空腔脏器内的异常内容物。内脏重量和体重之比(某个脏器湿重与其体重的比值)称为脏器指数。脏器指数常能反映实验动物总的营养状态和内脏的病变情况,不同年龄段的动物的脏器指数有一定的规律,如接触处有物质(实验中使用的药物)使某个脏器受到损害,脏器指数将发生变化。

4. 不同脏器取材要点

(1)腹腔和盆腔脏器:沿腹正中线偏左侧剪开胸骨剑突处至肛门的腹前壁,然后切开左右两侧侧腹壁至脊柱两旁,暴露腹腔。观察腹腔内器官位置是否正常,内部有无积液、血液、炎性渗出物及异常占位。

1)胰腺:胰腺与脾、胃和十二指肠相连的一块扇形区域为白色,略有发黄,呈丝絮状。整体取出后,根据实验需求取材。

2)脾:脾是左侧肋弓下与系膜和胃相连的红色条状脏器。检查脾的大小、硬度、颜色和占位,根据实验需求取材。

3)肝:肝位于右侧肋弓下,将肝脏向上翻起,显露肝门,用眼科剪剪除肝脏周围的结缔组织和血管。结扎后剪断肝门管道系统与机体的连接,完整取出肝脏。检查肝脏的大小、硬度、颜色和占位,根据实验需求取材。

4）胃和肠：胃的上部与食管相连，下部与十二指肠相连，剪开周围与其连接的组织可将胃取出。十二指肠、空肠、回肠、盲肠、结肠、直肠占据腹部大部分，可以沿肠系膜附着部位依次剪开，整体取出。检查胃和肠的大小、硬度、颜色，以及粘连、胀气和占位情况，根据实验需求取材。

5）肾和肾上腺：肾位于腹后部，脊柱的两侧；背前方各有一个灰白色小体，为肾上腺。可取出双侧肾和肾上腺。检查肾和肾上腺的大小、硬度、颜色和占位，根据实验需求取材。

6）膀胱和输尿管：输尿管连接肾门和膀胱。可以将输尿管和膀胱分别完整取出。检查输尿管和膀胱的粗细、大小，尿量及色泽，黏膜有无出血，有无炎症和结石等。

7）生殖器：雄鼠膀胱背侧、直肠腹侧有一对精囊腺。开口于膀胱颈处包围着膀胱颈的为前列腺。尿道左右两侧各有一条白色输精管，输精管与阴囊中的睾丸、附睾相连，可完整取出输精管和附睾。另外，尿道与尿道球腺、输精管腺相连。雌鼠尿道背侧为阴道，阴道向上与子宫连接，子宫向上与输卵管连接，输卵管与卵巢相连。可分别取出各生殖器，检查大小、硬度、颜色、粘连和占位情况，根据实验需求取材。

（2）胸腔、颈部及口腔脏器：用镊子提起胸部左侧缘肌肉，向前剪至前肢基部，右侧亦然；然后从胸廓下角开始，斜向前肢基部剪开两侧胸壁。当剪至第一、二肋骨时要小心，不要剪破血管。暴露胸腔。

1）心：位于左胸前。剪开心包膜可暴露心脏。心脏由左心房、左心室、右心房和右心室组成。可完整取出心脏。检查心包的光泽度及心包内积液的情况，心脏的大小和外形，二尖瓣、主动脉瓣、腱索有无病变，左心房、左心室内壁有无出血和感染等情况。根据实验需求取材。

2）肺：位于胸腔，分为左右两个，上与支气管相连。从主支气管剪开，完整取出肺脏。检查肺的色泽，有无出血、炎症、气肿、萎缩和占位等。根据实验需求取材。

3）颈部器官：提起胸骨舌骨肌并将其剪断，暴露气管及喉头，可观察喉、甲状软骨、环状软骨及气管，在前4～5节气管环左、右偏腹侧有粉红色、三角形或菱形的甲状腺。胸腺是位于胸骨下和心脏前的脂肪状组织。可分别取出，检查色泽，以及有无粘连、出血、水肿等。根据实验需求取材。

（3）颅腔脏器及脑：于眼眶处固定大鼠颅骨，从枕骨大孔处伸入组织剪，朝同侧眼眶方向剪开骨头，直到眼眶。注意剪刀不要插入得太深。然后，在额前横向剪开，用镊子小心取下头骨，可观察硬脑膜、有血管分布的蛛网膜和脑表面的软脑膜（❏图4-5-1）。向后剪断与脑腹部相连的视交叉神经，自嗅球开始，小心将脑取出。分离脑的腹侧面时，应注意脑腹侧面的垂体。去除延脑后面的脊髓。由前向后观察取出的脑，依次为嗅球、大脑、间脑、中脑、小脑、延髓。间脑下方的脑漏斗中为垂体。检查色泽，观察有无粘连、出血、水肿和占位情况等。根据实验需求取材。

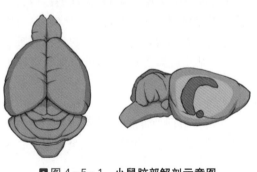

❏图4-5-1　小鼠脑部解剖示意图

三、体液采集

1. 血液

（1）剪尾采血：适用于采血量较小的连续多次采血实验。将大、小鼠放入固定器，露出鼠尾，将尾部剪掉稍许（小鼠不超过1 mm，大鼠不超过5 mm）。自尾根向尾尖按摩，收集流出的血液。也可在剪尾前将鼠尾浸泡于 45 ℃左右的热水中数分钟,使尾部血管充盈,剪尾后血液可自动流出。采血结束后,消毒伤口并压迫止血。采集的血液为动静脉混合血。

(2)眼眶采血:是大、小鼠常用的采血方法,适用于多次重复采血,多采用眶内静脉丛采血。动物麻醉后,操作者左手固定动物的头颈部,右手持注射器或毛细玻璃管。毛细玻璃管与动物面部呈 45°,由眼内角刺入,血液能自然流入管中。若要在同一眼眶重复采血,至少需要等待 10 天以使组织修复,否则会对采血量和眼部产生一定的影响。

(3)心脏采血:为无菌采血,采血量大。动物麻醉后,选择胸部左侧心脏搏动最强处进针,缓慢抽取血液;也可在麻醉状态下打开胸腔,暴露心脏,用针头刺入右心室吸取血液。此法常用于实验末期。

(4)颈静脉采血:采集的血液质量较高,单次采血可采集全身循环血量的 15%。动物麻醉后,在颈部波动明显处,使用一次性真空采血管进行采血。对于技术娴熟的操作者,也可不麻醉,固定好动物后,直接在采血点进针采血。

(5)腹主动脉采血:取血量大、不易溶血。动物麻醉后固定,从腹正中线处切开皮肤,暴露腹腔,腹主动脉清晰可见。用注射器吸出血液,防止溶血。

(6)股动脉采血:取血量较大。麻醉动物(大鼠)后固定,拉直动物下肢,根据搏动情况判断股动脉位置,右手持注射器刺入血管,收集血液。对于小鼠,可通过手术分离股动脉采血。

2. 尿液

(1)代谢笼采集尿液:代谢笼是一种为采集实验动物各种排泄物特别设计的密封式饲养笼,一般主要用来收集尿液,有的还能收集粪便和动物呼出的 CO_2。采用代谢笼收集尿液时,为防止尿量损失和排尿时间不一致,一般收集 5 小时以上的尿液,取平均值。

(2)导尿法采集尿液:导尿法可采集到没有污染的尿液。严格执行无菌操作可收集到无菌尿液。导尿术较适用于犬、猴等大动物,对大、小鼠较少采用此法。

(3)输尿管插管采集尿液:主要用于需要精确计量排尿量的实验。动物麻醉后固定,于耻骨联合上方作一小切口,找到膀胱并将其翻出腹腔外,分离出两侧输尿管。用线分别结扎两侧输尿管近膀胱处,于结扎处外侧剪一个斜向肾脏的小口,分别插入充满生理盐水的插管,固定插管,收集从插管滴出的尿液。采尿过程中要用由 38 ℃的生理盐水浸润的纱布遮盖切口及膀胱。

(4)穿刺膀胱采集尿液:麻醉后固定实验动物,消毒后在下腹部耻骨联合之上用注射针穿刺,边缓慢进针边回抽,直到抽到尿液。也可以剖开腹腔暴露膀胱,直视下穿刺膀胱抽取尿液。

(5)压迫膀胱采集尿液:麻醉后固定动物,轻柔按压其下腹部。当增加的压力使实验动物膀胱括约肌松弛时,尿液自动流出并予收集。

(6)提鼠采集尿液:抓住小鼠尾巴并提起小鼠会出现排尿反射,可以利用这一反射收集尿液。提起小鼠后,用容器将尿液收集起来。

3. 脑脊液 脑脊液的采集方法主要为脊髓腔穿刺和枕骨大孔穿刺两种,一般对狗、兔采用脊髓穿刺法,而对大、小鼠主要采用枕骨大孔穿刺法。枕骨大孔穿刺时先将麻醉后鼠的头部固定于定向仪上。去背毛、消毒、暴露出枕骨大孔后,直接进针抽取脑脊液。采完脑脊液后应注入等量的无菌生理盐水,以保持原来脑、脊髓腔里的压力。

4. 胸水 采集动物胸水时主要采用穿刺法。穿刺点一般定位在动物腋后线上的第 11~12 肋间隙,此处是肺下界的外侧,既可避免损伤肺组织造成气胸,又易采集在肋膈隐窝的胸水。穿刺时,操作者左手拇、食指绷紧肋间穿刺部位的皮肤,沿肋骨前缘小心地垂直刺入穿刺针。当有阻力消失或落空感时,表示已穿入胸腔。再接上针管缓缓抽取胸水。抽取胸水结束后迅速拔出针头,轻揉穿刺部位,促进针孔闭合并注意消毒。操作中严防空气进入胸腔,始终保持胸腔负压。在可处死动物的实验里,可直接剖开胸腔取胸水。

5. 腹水　一般采用穿刺法采集腹水。大、小鼠的穿刺点一般在腹股沟和腹中线之间。紧绷穿刺部位的皮肤,垂直刺入腹腔后,腹水多可自动流出。若腹水少,可边转动针头边回抽。注意穿刺位置不可太深,以免刺伤内脏;抽腹水的速度不能太快,量不能太多,避免因腹压突然下降导致动物出现问题。

6. 唾液　直接抽吸法是采集唾液最简单的方法。可将吸管直接插入动物口腔或唾液腺导管中抽吸唾液。但从口腔抽吸唾液会有杂质混入。

(1) 用固定装置采集唾液:将小鼠固定在唾液采集装置内,小鼠头侧向下倾斜一定角度,利用重力作用使大、小鼠的唾液自动滴入唾液收集瓶。

(2) 外科手术采集唾液:在大、小鼠实验中,可采用微型 Lashley 吸盘法收集腮腺的唾液,麻醉后固定动物,将仪器一端的塑料导管插入气管后固定,按摩动物唾液腺区,在颊黏膜腮腺导管开口处发现流出的唾液时,打开真空泵进行收集。收集唾液的过程中,动物的头部略低一些,防止发生窒息。

7. 胃液

(1) 直接收集胃液:收集少量胃液时,可用灌胃针插入胃内抽取。如需收集较多胃液,可采用手术方法。麻醉后固定动物,剖开腹腔,从幽门端向胃内插入一个塑料管,再由口腔经食管将一个塑料管插入前胃,用 pH7.0、35 ℃ 左右的生理盐水,以 12 mL/h 的速度灌胃,收集流出液。

(2) 制备胃瘘收集胃液:多次收集胃液时,可制备胃瘘,常见的是小胃瘘法。将动物的胃分离出一小部分,然后缝合分离出的部分胃组织形成小胃,主胃与小胃互不相通。可从小胃反复多次收集到纯净的胃液。

8. 胰液和胆汁　在动物实验中,主要是通过向胰总管和胆总管插管获得胰液或胆汁。麻醉后固定动物并剖开腹腔,找出十二指肠和胃的交界处,与十二指肠垂直的略呈黄色透明的细管即为胆总管。在其与十二指肠交界处将胰总管分离出来,于肠端结扎,在管壁剪出一个斜的小口,插入收集管收集胰液。然后顺着胰管向上找到胆总管,分离出胆总管并插管收集胆汁。

9. 淋巴液　淋巴液的采集比较困难,常用胸导管插管法。麻醉后固定动物并消毒,从剑突向下切开,暴露横膈与腹主动脉,胸导管紧贴在腹主动脉的左后侧。在胸导管上剪出一个斜口,将塑料插管的顶端插入,即可见乳白色的淋巴液流出。

10. 阴道液　阴道液的采集主要有阴道冲洗和阴道擦拭两种方法。阴道冲洗法中主要用滴管吸取生理盐水反复冲洗雌性动物阴道,收集冲洗液。阴道擦拭法中主要用湿润的棉拭子轻轻插入雌性动物阴道内,沿阴道内壁擦拭、转动,然后取出。

11. 精液　精液采集主要有人工阴道套采精和阴道栓采精等方法。人工阴道套采精法主要适用于猪、犬、羊等大动物。阴道栓采精法主要适用于大、小鼠,一般大、小鼠交配后 2～4 小时,雌鼠阴道内即可形成白色稍透明、圆锥形的栓状物,可在阴道栓形成后 12～24 小时进行采集。

12. 骨髓　采集骨髓时一般选择胸骨、肋骨、胫骨和股骨等造血功能活跃的骨组织。猴、犬、羊等大动物采用活体穿刺的方法采集骨髓。大、小鼠等小动物骨头小、难穿刺,只能剖杀后采集胸骨、股骨的骨髓。将大、小鼠剖杀、固定,取出股骨或胸骨,剪开它们的两端,用生理盐水反复冲洗、吹打,收集骨髓液。

(杨玉琴)

(绘图:丁如一)

第六节 · 动物的安乐死

一、动物安乐死的定义

动物安乐死是指采用公众认可的"人道"方法处死动物,让动物没有惊恐或焦虑,而是安静、无痛苦地死亡;也指在不影响动物实验结果的前提下使实验动物短时间内无痛苦地死亡。

"人道"包含了动物心理和生理两方面的需求。判断一项安乐死技术是否是"人们接受的人道方法"最重要的标准是,能够使动物的中枢神经系统在早期即被阻抑,迅速丧失各种知觉(主要是痛觉)和意识。根据这一标准,一些视觉上残酷的方法,如断头术或放血致昏迷,也是"人道"的。看到动物的剧痛不能缓解时,应迅速采用"人道"的、可被接受的方法使其安乐死,减少动物疼痛的时长。

安乐死不能仅仅被认为是以痛苦最小的方式杀死动物,也应包括与处死动物相关的过程,如安乐死之前,动物的转运过程和实施安乐死的准备工作,避免引起动物恐惧和痛苦。动物可以通过发出声音、释放外激素和行为改变将恐惧和痛苦传递给其他个体,使非安乐死动物产生应激,导致后续实验受到干扰。尽量缩短从动物离开它生活的群体到失去意识的时间。

二、动物安乐死的基本原则

安乐死的原则是使动物迅速失去知觉而死亡,不伴有任何疼痛或痛苦,并且要维护动物的"尊严"。实验时将动物麻醉而使其痛觉反应迟钝,在重新恢复知觉之前行安乐死,这种实验程序可被接受。其原则是处死时间必须短,尽量减少实验动物死亡过程中的挣扎和人为损伤,避免因处死方法不当造成脏器及细胞形态的改变。这个原则也适用于进行无痛苦和无危害的动物实验。急性动物实验结束后,一般应将动物及时处死,其原则也是使动物迅速死亡,避免动物继续忍受痛苦。

实验动物的处死方法很多,应根据动物实验目的、实验动物品种(品系)以及需要采集标本的部位等因素,选择不同的处死方法。不论采用哪一种方法,都应遵循安乐死的原则。对实验动物实施安乐死必须符合下述要求(◘表4-6-1)。

◘表4-6-1　实验动物安乐死要求

■ 动物安乐死应在远离存活动物的非公开场所执行
■ 尽可能使动物在最短时间内失去意识,或迅速致死
■ 实验动物死亡时,没有惊恐、疼痛或痛苦表现
■ 对动物的生理和心理上的不良影响是最小的
■ 所选方法与实验研究的要求和目的是一致的
■ 对动物实施安乐死的过程中,操作人员是安全的
■ 所选方法对观察人员和操作者的情绪影响是最小的
■ 方法可靠,可重复
■ 所选方法需要的机械设备简单、价廉,无需复杂的保养,操作方便
■ 应尽可能减少所选安乐死方法对环境造成的污染

三、实施安乐死的必要性

安乐死是保障实验动物福利的一个重要部分。对实验动物实施安乐死有多种原因，如采集细胞或组织供体外研究；实验结束时采集血液、组织或其他样品；进行病理学研究或诊断；避免不必要的痛苦和疼痛，特别是当研究终点或研究目的已达到，或者实验不再被需要或被淘汰时等。

对实验动物实施安乐死是为了保护动物。动物实验是揭示生命现象的本质和规律、发展科学技术必不可少的方法和手段。但在动物实验过程中，不可避免地会对动物造成痛苦与伤害，有些伤害是可预期的、可控的；而有些伤害是不可预期的，或者目前通过人为手段仍不可控，会使动物产生巨大的痛苦。依据动物福利和动物保护的原则，实验人员应在适当的时机采取适当的方法对动物施行安乐死，即仁慈终点，确保把动物的痛苦降到最低。

施行安乐死是获得准确实验数据的需要。当动物持续处于不适、痛苦等应激状态时，动物的病理、生理、心理、行为等都会发生较大的改变，在这种状态下得到的动物实验数据是不可信的。另外，在动物死亡后，其机体组织会产生自溶现象或被笼盒内其他同类动物啃食，这样实验者就采集不到理想的组织标本。所以，实验者应在动物濒死前对动物施行安乐死，确保得到理想的组织标本和实验数据。

对动物施行安乐死是节约成本的需要。有些动物实验并未给实验动物带来较大的伤害和痛苦，但也需要对动物施行安乐死，如因实验设计错误或其他原因造成的实验中途失败而淘汰的动物、实验结束后的动物、转基因动物中的阴性动物或性别过剩动物。继续饲养这些动物已没有实际意义，在这种情况下，应对动物施行安乐死。

四、实施安乐死时机的确定

对实验动物施行安乐死不仅要考虑动物的身体状况、动物福利，还要考虑实验的结果。有的实验虽然给动物带来了巨大的痛苦与伤害，但这是达到实验目的所必需的，所以，对实验动物施行安乐死需要同兽医、实验技术人员和伦理委员会成员进行沟通与讨论，共同确定动物安乐死的最佳时机。

可根据生理、生化指标选择动物安乐死时机。有些动物实验主要观察疾病状态下分子和细胞水平的变化，对疾病的症状并不关心。动物生理、生化指标的改变往往在动物没出现症状之前就体现出来，此时，动物是没有什么痛苦和不适的。在已达到实验目的的前提下，在动物出现临床症状之前就对其施行安乐死，最能体现保障动物福利的原则。例如，在一些毒理学实验中，动物的某些血清值已明显改变，而症状并未出现。此时对动物施行安乐死不仅可避免给动物带来痛苦，还有助于实验者取得完整的动物标本和理想的实验数据。

此外，也可根据动物的表情和某些行为选择安乐死的时机。动物的表情、身体的姿势或某些行为代表了动物不同的精神状态，这对评价何时对动物施行安乐死非常重要。若出现以下状况则说明动物非常痛苦，需要对动物施行安乐死，如动物体重下降、消瘦、成长期动物未增重，有无法有效控制的疼痛，过度的肿瘤增长或腹水产生，持续的自残行为，出现疾病造成的全身性脱毛和因实验因素无法治疗的长期腹泻，严重的呼吸道感染，持续的倦怠伴皮毛粗糙、拱背、腹围扩大，无法行走，黄疸，异常的中枢神经反应，无法控制的出血，排尿异常，影响动物进食、饮水的病症，传染性疾病末期和明显的功能障碍等。

五、安乐死的原则与基本要求

让动物在无疼痛和无痛苦中死去,是控制对动物伤害的重要方面。各国的法律、法规对动物安乐死的方法都做了强制性的规定,如英国《动物科学实验法》[Animal (Scientific Procedures) Act 1986]和美国《动物福利法》(Animal Welfare Act)。

在科学研究过程中,要谨慎地选择安乐死方法,因为某些安乐死方法可对细胞、组织产生影响,从而影响随后的生化、组织形态或电子显微镜分析等。在安乐死之前,如果要对动物进行保定,则要尽量谨慎、小心、轻柔以降低恐惧、应激和疼痛。如果保定会导致恐惧、应激或疼痛,则应考虑使用镇静剂。

安乐死方法要有很好的不可逆性,即确保动物死亡。虽然任何可接受的安乐死方法都可使动物迅速昏迷且对疼痛不敏感,但还必须确保动物确实死亡,只有保证心脏已经停止跳动、血液不再被传递到大脑、呼吸或反射等其他所有生命活动都已经停止,才可视为动物已死亡。完成这些方法可包括两个步骤,其一是使动物意识丧失,其二是确保动物不能苏醒或恢复。例如,在采用二氧化碳安乐死后对动物进行放血、打开胸腔、切断主要血管或颈椎脱臼。

客观评估动物对安乐死方法的感觉能力,主要为评价动物的疼痛和情绪,通常需要观察和测定动物在行为与生理上的反应。由于安乐死过程中的动物可能是神志不清的,不能采用神志清醒动物的生理和行为标准来判断。如在神志清醒的动物身上,恐惧和忧虑可以表现为悲痛的呻吟、挣扎、逃避、防御性的攻击或冷漠、肌肉震颤、瞳孔扩张、反射性排尿和排便,以及呼吸困难、出汗、心动过速等。而在实施安乐死过程中,动物可能出现昏迷、兴奋、无法抑制的动作、共济失调,大叫等。判断动物是否进入无意识阶段,通常利用眼睑、角膜或眨眼反射。安乐死中可能出现心脏在较长的一段时间内仍然搏动而角膜反射已丧失或脑电图平展的情形,为了确保动物不再醒来,必须在动物心脏确实停止搏动后,再将动物当作尸体处理,以免动物复苏。

1. 安乐死方法的选择　安乐死的方法较多,在选定和使用任何方法之前必须获得伦理委员会的审阅批准,拟批准的安乐死方法应该咨询兽医。应该对实施的安乐死进行适当的记录,如所使用的方法、药物(尤其是使用受控药物时)和参与的技术人员等。实验动物兽医必须对常用的安乐死方法的特点有较深入的了解,以便为研究人员和伦理委员会提供咨询。兽医应帮助和指导研究人员选择适宜的安乐死方法,监督其实施和评定动物的死亡。可根据以下几种方式选择安乐死方法。

(1) 根据动物的品种选择安乐死方法:不同品种动物的体型、温驯度,对疼痛、窘迫、疾病的感受性以及保定方法有很大的差异,所以,针对不同品种的动物应选择不同的安乐死方法,如对于啮齿类动物,宜采用二氧化碳吸入法。

(2) 根据动物的年龄选择安乐死方法:由于受体内一系列激素的影响,胎鼠在子宫内是无意识的,缺氧不会引起任何反应,因此,对母鼠进行安乐死后,没有必要单独对胎鼠进行安乐死。出生5天以内的新生鼠可以通过液氮快速冷冻法进行安乐死。出生10天内的新生鼠可以采用逐渐降温的方式进行安乐死。超过10天的啮齿类动物不建议使用低温法进行安乐死。新生动物神经系统的发育还不是十分完全,对疼痛的敏感性不如成年动物高,因此,可采用辅助方法,如颈椎脱位或斩首。对于成年啮齿类动物而言,二氧化碳吸入法是既经济又高效的安乐死方法;但由于新生动物适应了母体子宫内的缺氧状态,对缺氧有较强的耐受性,新生小鼠可能需要缺氧50分钟才会死亡,新生大鼠需要35分钟。所以,一般不选择此方法对新生鼠施行安乐死。

(3) 根据实验动物数量的多少选择安乐死方法:同一种动物可以采取不同的安乐死方法,但动物数量不同,效率往往也不同。如对少数几只大、小鼠实施安乐死,采用过量麻醉法或颈椎脱臼法比较省时、省力;而采用二氧化碳法不仅需要特定的设备,而且费时、费力。相反,如果要对几十只甚至几百只动物施行安乐死,采用二氧化碳法比较省时、省力;而采用过量麻醉法或颈椎脱臼法则相对费钱、费时、费力。

(4) 根据动物的健康状况选择安乐死方法:同一种动物在不同的身体状态下,应选择不同的安乐死方法。例如,对有外伤或刚做过手术的动物施行安乐死,宜采用吸入性药物,可使动物在保持原有姿势的情况下安静地死去。相反,对呼吸道有损伤的动物施行安乐死时,可采用非吸入性药物或物理方法,能最大限度地减少动物的痛苦。

(5) 根据实验人员的技术水平选择安乐死方法:不同的动物安乐死方法需要运用不同的技术,实验人员应在保证动物安乐死效果的前提下,选择自己力所能及的方法。

(6) 根据实验的需要选择安乐死方法:不同的安乐死方法对动物死亡后组织标本的影响有很大的区别,如药物麻醉法或物理方法,可能对某些实验结果有一定的影响。所以在选择动物安乐死方法的时候,一定要考虑该方法对实验结果的影响。

2. 安乐死的基本要求 评价一种安乐死方法是否适宜,主要依据以下评判标准:①导致动物失去知觉和死亡但不使动物产生痛苦或恐惧;②使动物失去知觉所需的时间;③可靠性;④对人员的安全性;⑤不可逆转性;⑥兼容性(可兼容不同的要求和目的;对后续研究,如检测和组织病理学检查的影响;对动物品种、年龄和健康状况的适应性);⑦对实施人员或观察人员情绪的影响;⑧安乐死药物的来源及用途和人类滥用的可能;⑨对设备的要求;⑩其他。如果安乐死后要将动物尸体捐给动物园、流浪动物收容所、救助站等,还要考虑到所用安乐死方法或试剂对捕食动物和食尸动物而言是否安全。

3. 安乐死方法的原理 对动物施行安乐死的技术原理主要有以下三种:①直接或间接缺氧,如二氧化碳吸入法;②与生命功能有关的神经元受到抑制,如过量麻醉法;③控制大脑活动或生命功能神经元的直接破坏,如物理方法。

六、动物安乐死的方法

"人道"的安乐死方法通常可分为化学方法和物理方法。大多数化学方法存在着干扰某些实验结果的可能性,所以利用物理方法实施安乐死可能更适合想要利用处死后动物的特定组织器官进行生物化学或组织学检查的实验。如果条件允许,在应用物理方法处死动物时,应尽可能同时使用一些镇静剂或麻醉剂。因为所有的物理方法都可能使动物产生痛苦。

1. 化学方法

(1) 吸入性安乐死:通常在封闭空间内以蒸气或气溶胶的形式给予动物吸入性安乐死药物,避免泄漏至人类环境中。常用的挥发性吸入麻醉剂(如氟烷、异氟醚等)过量时即致动物死亡。利用氟烷施行安乐死的优势是其较易在密封的容器中形成较高的蒸气水平,作用迅速且吸入时刺激相对较小,其缺点是人员有暴露于蒸气的风险。

1) 二氧化碳吸入法:二氧化碳是最常用的吸入性安乐死药物。二氧化碳的比重是空气的 1.5 倍,不燃,也不助燃,无气味,对人很安全且对动物的效果明确,可用于小型实验动物安乐死。浓度在 70% 以上的二氧化碳可在不到 1 分钟的时间内导致动物意识、知觉丧失。二氧化碳吸入法的优势是便宜、方便获取、可快速致死、人类接触后的风险低,其缺点是难以保证麻醉箱里二氧化碳的浓度为最佳浓度。动物吸入后就死亡,没有兴奋期,对各种实验动物都适用,是一种较好的安乐死方法。一般使用液态二氧化碳高压瓶或固体二氧化碳。

2）乙醚吸入法：过量的麻醉剂也可处死实验动物。例如，当实验动物吸入过量的乙醚时，其中枢神经被过度抑制，导致动物死亡。实验操作时常常会出现因麻醉过度导致实验动物死亡的情况，如果实验者想利用此法进行动物安乐死术也是可行的。

（2）注射安乐死：注射用的安乐死药物有巴比妥酸盐和水合氯醛等。静脉注射高剂量的巴比妥酸衍生物是安乐死方法的一种。其中，戊巴比妥钠是使用最广泛的化学性安乐死药物，其作用迅速、可靠、有效。戊巴比妥钠的优势是可快速且平稳地导致意识丧失，相对便宜，广泛用于实验动物，有足够多的历史数据（生化、形态等）而使研究结果具有可比性。缺点在于，戊巴比妥钠是管制药物，不易获得。

戊巴比妥钠注射法应用于小鼠、大鼠时，使用腹腔注射，$150 \sim 200$ mg/kg，可使动物呼吸停止，必要时应检查动物的心脏是否跳动。水合氯醛是一种镇静剂，有缓慢的抑制中枢神经系统的作用，可抑制呼吸中枢导致缺氧进而引起死亡。

2. 物理方法　使用物理方法实施安乐死是否人道，主要取决于操作者的技能和培训，以及所使用设备的优良与否。必须对操作人员进行适当考核，确保其有足够的技能。如果运用得当，大多数物理方法可以人道地导致动物死亡。使用物理方法要有充足的科学理由以得到伦理委员会的批准。

（1）颈椎脱臼法：所谓颈椎脱臼法，就是用外力使动物的颈椎脱臼，使脊髓与脑干分开，致使实验动物无痛苦地死亡。由于能使动物很快丧失意识、减少痛苦，以及容易操作、不损害动物内脏等优点，颈椎脱臼法被认为是最好的、最常用的大鼠、小鼠处死方法。大鼠、小鼠脱臼前，先将它们轻度麻醉，放在笼盒上，以拇指和食指用力往下按住鼠头，或用直剪刀或镊子快速压住动物的颈部，另一只手抓住鼠尾，用力稍向后上方拉，使颈椎脱臼，造成动物脊髓与脑干分离，动物立即死亡。由于只破坏脊髓，动物体内脏器未受损坏，仍可用于取样。

（2）断头处死法：断头即切断颈部，应使用专门设计的"断头台"装置，应做好这些设备的维护，以确保符合人道主义要求。此种方法主要适用于啮齿类等较小的实验动物，其优势是可使动物迅速丧失意识，避免脑部被化学物质污染；缺点是动物必须被良好地保定，有一定的视觉冲击，有可能对实验人员造成伤害。

（3）放血处死法：放血处死法可以适用于各种实验动物。具体操作时可以将实验动物的股动脉、颈动脉或腹主动脉剪断或剪破，导致急性大出血；另外，也可直接穿刺实验动物的心脏使实验动物大出血，从而导致动物休克、死亡。

七、安乐死对组织的影响

安乐死可造成非预期的动物组织损伤。安乐死一般很少会直接损伤动物的组织，尤其是采用非吸入性药物的安乐死方法，主要的间接效应来自动物死亡引起的组织缺氧。组织对氧的需求有很大的差异，中枢神经系统在缺氧时很快发生损伤；而氧敏感性低的组织，如骨和软骨组织中的细胞，则很难观察到变化。为了避免安乐死对动物组织标本采集和观察的影响，应在动物丧失意识后立即制备标本。

八、动物尸体处理

对实验动物尸体的处理，是动物实验中不可忽视的一项内容。所有的实验动物组织/尸体必须根据国家、地方和机构的规定妥善处置。正确处理实验动物尸体，对保证人畜安全、保护环境生态有重要意义。既要防止病原体扩散，又要保护自身安全。实验室在对动物尸体处理的管理中应注意以下几点。

首先要建立健全的生物尸体处理规章制度。实验人员、垃圾处理人员需经过培训且考核合格后方可上岗。实验结束后，除有些实验需要取出有关脏器组织行组织分析或解剖学观察外，一般应将动物及时处死。以实验室为单位，统一放入塑料袋内，由专人负责放到指定的处理动物尸体的地点进行处理。处理的方式多为集中焚烧，对接触过剧毒药品或有害物质的动物应做特殊处理，如深埋等。处死动物后，及时用消毒液消毒动物笼具，防止将其他病毒或传染性病原体带入实验室。

在对可能具有病原微生物的尸体进行解剖的过程中，尤其是不明原因死亡的动物尸体，存在着极大的危险，烈性传染性病原体极有可能潜伏于这些尸体中，应高度怀疑有人畜共患病原体存在，不予处理或处理不当都会引发其扩散、传播。实验人员和技术人员等应该注意进行个人防护，在解剖前必须使用专用的防护性外衣或制服，面部应该戴上专门的保护装置，包括护目镜、口罩、个体呼吸保护用品等。最重要、最常用也是最基本的个体防护装置是手套，在解剖操作过程中必须戴手套，并且一定要确保手套完好。尸检要在防渗漏的、透明的、安全的尸检袋中进行，避免废弃液体等对环境造成污染。ABSL-2实验室及以上级别实验室的动物尸体需经高压灭菌处置后移出实验室。对环境和物体表面的清洁及消毒同样重要，每次操作完成后应清洁、消毒工作台面和实验室环境，对解剖间进行彻底地喷洒消毒，尸体袋、解剖台及地面需重点消毒；尸体的血液、积液等液体废弃物需要用脱脂棉吸干，禁止直接排入下水道中。尸体剩余部分应尽快进行无害化处理。

经安乐死处死的动物尸体，取材完毕后，放入专用塑料袋中打结密封，集中存放于-20℃动物尸体贮存冰箱。存放动物尸体的冰柜不得放置其他物品。待冰箱内储存的动物尸体达到2/3时，联系经环保部门批准的、有资质的医疗废物处理公司清运动物尸体并进行无害化处理。执行动物安乐死及尸体处理的人员必须了解该动物是否有人畜共患病的潜在危害、是否曾进行过与放射性物质或有毒化学物质有关的实验，必要时应有适当的人员防护措施。对于经过基因操作动物的处理，更应严格执行有关法规或管理办法的规定，这是生物安全的一个重要内容。

因人员操作和处置废弃物不当造成环境、动物、人员感染或环境污染，应该立即清除感染源，治疗受感染的人员并按紧急预案向主管领导和部门报告。应该尽快消毒受污染的实验室，光滑的表面可以选择紫外线消毒器近距离照射，或用液体消毒剂擦拭；多孔材料表面可采用喷雾消毒法进行消毒。此外，平时应该对每位相关人员进行安全意识和生物安全培训，防患于未然。

九、实施安乐死人员的培训

实施安乐死的人员必须经过培训，确保使用最人道的方式进行安乐死，而且要以专业的精神进行，给予动物应得的尊重。培训内容应包括但不局限于下列内容：①能通过观察动物行为而识别疼痛和应激；②正确抓取和保定动物；③正确执行既定的方法、程序和使用相关设备；④识别和评估无知觉的状态；⑤熟悉确保动物死亡的方法以及死亡的确认。

任何用于动物安乐死的仪器或设备都应该是专业设计的，并且保持良好的工作状态，同时也应该利于观察动物，从而有效地使动物失去知觉和死亡。当然，在每次使用后应清洗掉所有的污物，如动物组织、血液和排泄物等，以免对之后用相同装置进行安乐死的动物造成不必要的应激。

综上所述，实施人道的动物安乐死需要知识、技能，要对动物保持尊重，以及了解如何选择适宜的安乐死方法。动物安乐死的主要福利标准是迅速(立即)失去知觉随即死亡,不应该伴有疼痛或痛苦。

(柏熊)

◆ 参考文献 ◆

[1] 陈民利,苗明三.实验动物学[M].北京:中国中医药出版社,2020.

[2] 窦如海.实验动物与动物实验技术[M].济南:山东科学技术出版社,2006.

[3] 高虹,邓巍.动物实验操作技术手册[M].北京:科学出版社,2019.

[4] 高虹.实验动物疾病[M].北京:科学出版社,2018.

[5] 何诚.实验动物科学[M].北京:中国农业大学出版社,2007.

[6] 贺争鸣.实验动物福利与动物实验科学[M].北京:北京出版社,2011.

[7] 胡建华.实验动物学教程[M].上海:上海科学技术出版社,2009.

[8] 蒋健敏.实用医学实验动物学[M].杭州:浙江人民出版社,2009.

[9] 刘雪来,宋岩彪,李龙,等.脱蜡丝线线结在小鼠腹壁不同解剖层次诱导早期局部免疫应答的组织学研究[J].发育医学电子杂志,2020,8(2):168 - 172.

[10] 刘亚千,陈华.小型猪基本实验操作技术[J].中国实验动物学报,2008,16(5):381 - 384.

[11] 刘颖,金玉祥,张亚超,等.介绍一种大鼠胃组织取材与制片的新方法[J].白求恩军医学院学报,2005(3):168.

[12] 刘玉林.基础医学动物实验技术[M].西安:第四军医大学出版社,2008.

[13] 乔欣.动物实验技术手册[M].北京:北京科学技术出版社,2018.

[14] 秦川.实验动物学[M].2 版.北京:人民卫生出版社,2015.

[15] 秦川.医学实验动物学[M].2 版.北京:人民卫生出版社,2014.

[16] 秦川.医学实验动物学[M].北京.人民卫生出版社,2008.

[17] 沈永浩.鼠下呼吸道 SEM 取材与样品制备方法的改进[J].杭州电子工业学院学报,2000(3):65 - 68.

[18] 师长宏,冯秀亮,张海.基础动物实验技术与方法[M].西安:第四军医大学出版社,2011.

[19] 施新猷.现代医学实验动物学[M].北京:人民军医出版社,2000.

[20] 孙祖越.常用实验动物解剖病理取材图谱[M].上海:上海科学技术出版社,2007.

[21] 王太一,韩子玉.实验动物解剖图谱[M].沈阳:辽宁科学技术出版社,2000.

[22] 王萧.实验动物学实验指导[M].北京:北京科学技术出版社,2020.

[23] 魏泓.医学动物实验技术[M].北京:人民卫生出版社,2016.

[24] 吴秉纯.医学动物实验基础及基本技术方法[M].西安:第四军医大学出版社,2008.

[25] 吴承纯.医学动物实验基础及基本技术方法[M].哈尔滨:黑龙江人民出版社,2008.

[26] 吴端生,张健.现代实验动物学技术[M].北京:化学工业出版社,2007.

[27] 吴晓晴.动物实验基本操作技术手册[M].北京:人民军医出版社,2008.

[28] 徐国景.实验动物管理与实用技术手册[M].武汉:湖北科学技术出版社,2008.

[29] 杨斐.实验动物学基础与技术[M].2 版.上海:复旦大学出版社,2019.

[30] 翟向和.动物解剖与组织胚胎学[M].北京:中国农业科学技术出版社,2008.

[31] 张顗,林志,李珊珊,等.临床前药物安全性评价中大小鼠组织取材标准化的探讨[J].中国新药杂志,2009,18(3):202 - 205.

[32] 张薇.实验动物从业人员培训教程[M].广州:中山大学出版社,2016.

[33] 张延英.实验动物技术[M].兰州:甘肃科学技术出版社,2020.

第五章

动物行为学实验

动物行为学实验是指观察和记录正常动物和（或）疾病动物的行为信息，然后经过分析处理得到实验数据，并将其这些信息所代表的生理现象和疾病规律推演至人的一种重要的实验方式。动物行为学实验不仅避免了直接在人体上进行实验所带来的风险，还通过严格控制实验条件，增加了实验结果的可比性，克服了时间、空间上的限制，是揭示人类生命现象规律，研究疾病表现与致病机制，以及新药研发的重要途径。

精神疾病研究中常用的动物行为学实验，可按其模拟的人类行为，分为以下五种类型：学习记忆行为、情绪行为、奖赏与成瘾行为、感觉运动行为、社交行为。本节着重介绍常用的动物行为学实验方法。在此强调，这些有不同研究目的的动物行为学实验方案，就是广义的动物模型，最终目的是认识人类行为本身。

第一节·旷场实验

一、历史及应用

旷场实验最早由美国心理学家 Calvin S. Hall 于 1934 年开发，目前已成为使用最广泛的行为学范式之一。该行为学范式快速且操作简单，能提供动物在新颖空旷环境下的一系列行为信息，包括自主活动、探索行为、重复刻板行为等，基于此可评估动物的自主活动水平及焦虑样、抑郁样行为。该测试也适用于一系列抗焦虑药物、抗抑郁药物的研究。此外，旷场实验也可用于测试动物的其他行为，如 NOR 和 NOR 记忆等。旷场实验常用于大鼠、小鼠等啮齿类动物，但由于操作便利，该范式也逐渐扩展到其他物种，如小牛、猪、兔、灵长类动物等。

二、实验原理

在进化压力下，啮齿类动物对大型、明亮且开放的未知环境，会表现出明显的恐惧和厌恶。当动物进入此类环境时，通常表现为喜在周边区域活动，很少在中央区域活动。然而，动物的探究天性又促使其进入中央区域活动。这两种相互冲突的驱动力导致动物产生焦虑样和抑郁样行为。

三、实验设施

典型的旷场实验箱的底板为圆形或方形,四周由有机玻璃板包围,板子的高度以能防止受试动物跳出或逃跑为宜。旷场实验箱尺寸尚无统一标准,具体取决于受试动物体型,应确保动物在旷场中心具有充足的开放感。通常小鼠的旷场实验箱可由高密度无孔塑料板制成 50 cm×50 cm×38 cm(长×宽×高),顶部为开放空间(■图 5-1-1);大鼠旷场实验箱的大小约为 100 cm×100 cm×40 cm(长×宽×高)。旷场实验箱顶部放置摄像机,记录动物行为轨迹等图像数据。有的旷场实验箱中还可安置红外检测装置,其中,光电发生器和接收器沿腔室分布,形成一个不可见的红外光束网格(■图 5-1-2)。当动物在旷场实验箱中运动时,会导致红外光束中断。分析仪通过记录红外光束中断的信息对动物行为进行快速分析。旷场区域可划分为等距离的 25 个小格,中间 9 个小格用不同的颜色标记,黄色表示中央区域(■图 5-1-3,■图 5-1-4)。每个旷场实验箱中放入一只受试动物。

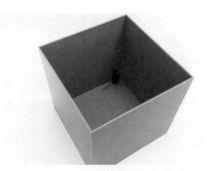

■图 5-1-1 普通旷场实验箱装置

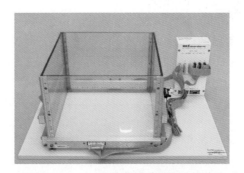

■图 5-1-2 红外监测旷场实验箱装置

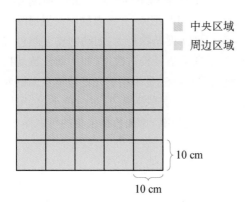

■图 5-1-3 旷场实验箱底部区域划分示意图

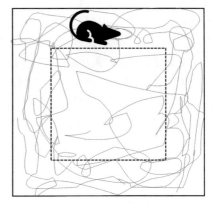

■图 5-1-4 动物在旷场实验箱中的运动轨迹示意图

四、操作步骤

(1) 大鼠或小鼠在 12/12 小时昼夜节律的环境下(7:00 开灯,19:00 关灯),按照每笼 3~4 只饲养。饲养过程中,动物能自由摄食和饮水。

(2)实验开始前5~7天每天抚摸动物1~2分钟,让动物适应测试者。减少无关刺激对实验的影响。观察实验动物的一般体征,选用健康状况良好的动物开展实验。

(3)将摄像机固定于旷场实验箱正上方合适的位置,设置好摄像机与电脑的数据连接。

(4)调整行为学测试房间、地板、旷场实验箱内的灯光强度。可采用房间光强500 lx,旷场实验箱内光强约60 lx,地板光强14 lx的设定。设置房间温度21~23 ℃,湿度(50±20)%,背景白噪声55~70 dB。旷场实验箱内不能存在阴影,不能使用风扇、计时器等会产生噪声的设备。

(5)实验前用75%酒精擦拭旷场实验箱,去除残留气味,待酒精气味散尽后开始实验。

(6)提前30~60分钟用推车将动物从饲养房转移至测试房间,让动物在饲养笼中适应新环境。在动物适应环境期间,测试人员应离开测试房间。

(7)适应结束后,测试人员应带好帆布手套,一只手抓住大鼠颈部背侧脂肪较多的地方,另一只手扶住大鼠后肢,轻轻把大鼠从饲养笼中转移至旷场实验箱中央;如果是小鼠,可直接从颈背部抓住小鼠躯干,轻轻放置至旷场实验箱中央。一般要求避免抓住小鼠或大鼠尾巴转移动物。放置动物时,注意让动物头部一直对着旷场实验箱的四壁,不要让其看到测试者。与此同时,开启视频跟踪系统并开始记录。

(8)让动物在旷场实验箱中自由运动10~15分钟(可根据实验要求调整时间),同时保持视频跟踪系统的记录。测试期间,测试者离开测试区域,在另一房间进行电脑操作与记录。

(9)测试结束后,用上述方法把小鼠或大鼠重新移回饲养笼。

(10)开始下一动物实验前,清理尿液和粪便,同时手动计数粪便数量。用75%酒精擦拭旷场实验箱(底部和四壁均需擦拭),等待5~10分钟,待酒精气味完全散尽后,开始下一只动物的测试。

五、数据采集系统

可采用红外光束或摄像机及相关软件实现自动化评估。将摄像机悬挂在旷场实验箱上方,使摄像机镜头能看到整个旷场区域。计算机与摄像机连接,通过视频跟踪系统实时采集动物的运动数据。

视频跟踪系统可对动物在旷场内的位置及活动情况进行实时追踪记录,并在电脑中模拟描绘动物的活动轨迹,对其活动特征进行分析。有时监测系统无法正确捕捉动物行为(如动物皮毛颜色与旷场颜色相似时等),实验人员有必要在后期回放视频录像,手动采集及校正数据(如手动计数动物进入中央区域次数、停留时间、排便次数等)。克服动物毛色的简单办法是采用荧光记号笔在大鼠或小鼠头部或背部做标记,以突显反差。例如,对黑色小鼠,用白色记号笔做标记;对白色小鼠,用黑色记号笔做标记。也可通过视频跟踪系统和手动校正的方法收集数据,增加数据采集的可靠性。

六、数据分析要点

1. 动物数量 旷场实验中一般要求每组约10只动物,尽量避免非必要地增加动物数量。为了保障统计效力,每组尽量使用相同的动物数量。

2. 检测指标

(1)中央区域活动距离、周边区域活动距离、活动总距离、中央区域及周边区域活动距离与总距离之比。

(2)中央区域活动时间、周边区域运动时间、总运动时间。

（3）进入中央区域及周边区域的次数。

（4）动物在中央区域及周边区域停留的时间（记录停留 1 秒以上）。

（5）腿站立次数，排便和排尿次数。

3. 不同指标反映的特征

（1）自主活动水平：反映动物是否存在自主活动能力异常，是评价神经肌肉疾病的动物模型以及提升肌肉功能药物疗效的一个常用指标。自主活动水平一般可通过实验动物在旷场中的水平运动距离、运动时间及停留时间来评价。水平运动距离评估指标包括中央区域活动距离、周边区域活动距离、自主活动总距离及前两项与总距离之比。运动时间及运动距离减少，停留时间延长，可表征动物自主活动能力减弱；反之亦然。

（2）焦虑样行为：在旷场实验中，当移动总距离相同时，通过比较动物进入中央区域的次数、在中央区域停留的时间，或在中央区域停留时间与总时间的百分比，可较好反映动物的焦虑样水平。一般而言，动物焦虑样行为越严重，越喜欢待在旷场的四角，甚至用身体扒住墙壁。同样的指标也可用于判断动物的抑郁样行为。若实验动物与对照动物相比，运动总距离有显著差异，提示实验动物的自主活动能力可能存在问题，此时若仍依据自主活动指标来评估实验动物的焦虑样行为就可能不准确。因此，做任何行为学测试之前，均需进行旷场实验，以判断实验动物和对照动物间的自主活动能力有无差异。若有差异，则其他与运动相关的行为学测试都可能会受到影响。此外，动物的粪便数量也可反映动物的焦虑样状态。一般来说，粪便数量越多动物越焦虑，并且这种相关性在短时程的测试中效果更明显。例如，10 分钟的测试中上述的相关性比 30 分钟的明显。然而，也有研究者认为排便次数只能反映动物的某种状态，并不一定是焦虑样行为。另外，动物后腿站立的次数反映了其在垂直方向的活动量，被认为是一种探索性行为，也被用来评估动物的焦虑样或抑郁样行为。然而目前并没有充分证据表明后腿站立是抗焦虑样还是促焦虑样行为。一些研究认为后腿站立次数增加与焦虑样水平增加相关，而有些研究则认为后腿站立次数减少表明焦虑样水平增加。目前，对于旷场实验中哪些指标表征动物的焦虑样水平仍存在争议。因此，评估啮齿类动物的焦虑样行为需结合多维度指标，即将旷场实验的结果与其他测量焦虑样行为范式的结果结合起来分析，如高架十字迷宫实验和明暗箱穿梭实验等。值得注意的是，旷场实验检测的是自主活动，检测焦虑样或抑郁样行为的指标是间接的。

（3）刻板行为：动物的理毛（grooming）次数和时间可以反映动物的刻板行为。有人利用理毛行为反映动物的焦虑样和抑郁样行为。理毛行为的判断具有主观性，因此建议由两位评估人员手动统计，且其中一位应不知晓动物分组。两位评估人员评估结果的一致性需≥80%。

七、注意事项

（1）尽管旷场实验参数的设置简单，但为了确保每次实验的可比性及可重复性，每次实验的环境参数需保持一致，包括但不限于适应时间、测试时间、房间光强、旷场实验箱内的灯光强度、地板光强、旷场实验箱颜色，房间温度、湿度、噪声、气味，实验前的食物和饮水情况等。

（2）旷场实验受啮齿类动物的性别、年龄（通常在 8～12 周测试）、品种以及昼夜节律/光周期等因素的影响。建议检测时间为 9:00 至 17:00。此外，尽量在每天的同一时间段，由同一人检测，以减少数据的波动。行为学测试人员应该不知晓动物的分组及基因型等信息。

（3）旷场实验依赖于啮齿类动物的触觉，当啮齿类动物的胡须受损或变短时，动物焦虑样行为会减少，因为它的胡须无法有效触碰墙壁，从而更容易也更乐意进入中央区。

（4）将动物从饲养房间转移至测试房间时，建议使用推车而非直接搬运被试动物，避免动物受到惊吓和扰动。动物伦理要求在搬运过程中，需要把动物放置在专门设计的箱体中，避免动物暴露于其他人的视线中。行为学结束后，将动物用推车从测试房间转移至饲养房间。

（5）换笼的当天不能进行行为学测试。每周换笼时间应保持在同一天。

（6）若同时有两只动物进行实验，应将它们放在呈对角线摆放的两个旷场实验箱中。多只动物放置在平行摆放的旷场实验箱中会干扰数据记录。

（7）对旷场实验的数据进行分析时，在样本量足够多时，数据通常呈正态分布，可采用方差分析等参数检验。若数据不符合正态分布，有两种处理方式：①通过校正使其符合正态分布，然后采用上述的参数检验。②若校正后仍无法使其符合正态分布，需用非参数检验法，如 Wiocoxon 检验或者 Kruskal-Wallis 检验。

（薛婷，崔东红）

（绘图：崔东红；摄影：程呈斌）

第二节 · 高架十字迷宫实验

一、历史及应用

高架十字迷宫实验是目前应用最广泛的行为学范式之一。它利用啮齿类动物趋暗避光的天性和探索-回避的冲突心理来评估其焦虑样行为，也常用于筛选抗焦虑新药及神经生物学机制的研究。

高架十字迷宫实验由高架 Y 迷宫实验发展而来。1958 年，Montgomery 首先描述了高架 Y 迷宫实验，此装置是呈 Y 字形的三臂装置。1984 年，英国的 Handley 和 Mithani 将高架 Y 迷宫改造成四臂装置，并通过利用动物在开放臂与闭合臂停留时间之比来评估啮齿类动物的焦虑样行为。直至 1985 年，英国的 Sandra E. File 与 Sharon Pellow 以大鼠为实验动物正式建立高架十字迷宫实验体系，并用于检测三唑苯二氮䓬在抗焦虑中的功效。与伤害性刺激致动物焦虑样行为的检测方法（如电击、噪声、水食剥夺和捕食者刺激等）相比，高架十字迷宫实验几乎不会对动物造成生理损伤且操作简单，但不能利用该模型进行反复测试，因为动物一次就会适应高架十字迷宫。

二、实验原理

当动物面对不熟悉的环境时，会发生一系列行为和生理变化，包括探究行为的抑制、呆滞、逃避、排尿、血浆皮质酮水平增高等。这些变化被认为是动物面临危险情景时防御反应系统的激活造成的。从进化角度讲，啮齿类动物表现出的防御反应类似于人类恐惧和焦虑反应。因此，可用这些防御反应来表征动物的焦虑样行为。

高架十字迷宫实验是一种接近-回避冲突测试。由于啮齿类动物具有趋暗避光的天性，倾向于在光线昏暗的闭合臂中活动。然而好奇天性又会驱使动物进入开放臂探索，但高架十字迷宫离地面较远，因此当动物进入开放臂时，会由于恐高产生焦虑样情绪。这种对新奇环境的探究和对高空开放区感到恐惧而回避产生的矛盾冲突，使动物产生焦虑样行为。

三、实验设施

高架十字迷宫由两个开放臂、两个闭合臂及中央方形区域组成，一般为中密度纤维板或亚克力哑光表面板（■图 5-2-1）。大鼠的高架十字迷宫尺寸一般为：开放臂 50 cm×10 cm，闭合臂 50 cm×10 cm×30 cm，中央方形区域 10 cm×10 cm，距离地面 60~70 cm。小鼠的高架十字迷宫尺寸一般为：开放臂 30 cm×5 cm，闭合臂 30 cm×5 cm×15 cm，中央方形区域 5 cm×5 cm，距离地面 40~50 cm（■图 5-2-1）。

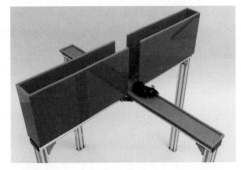

■图 5-2-1　小鼠高架十字迷宫装置

四、操作步骤

（1）实验动物饲养在 12/12 小时昼夜交替的环境中（7:00 开灯），每笼饲养 3~4 只，自由摄食和饮水。

（2）实验开始前 5~7 天，每日抚摸动物 1~2 分钟，使动物适应操作人员，并减少无关刺激对实验的影响。观察实验动物的一般体征，选用健康状况良好的动物开展实验。

（3）调整行为学测试房间及高架十字迷宫上方的灯光强度。采用房间光强 500 lx，高架十字迷宫光强 100 lx 的设定。建议房间温度 21~23 ℃，湿度（50±20）%，噪声 55~70 dB。注意调整高架十字迷宫上方的光源，避免闭合臂内存在阴影。

（4）测试前 24 小时，利用推车将实验动物运至行为测试房间并单笼放置，运送过程保证动物不受外界应激刺激。

（5）测试时，测试人员应带好帆布手套，一只手抓住大鼠颈部背侧脂肪较多的地方，另一只手扶住大鼠后肢（如果操作小鼠，可直接从颈背部把整个小鼠躯干抓住），轻轻将其放置在开放臂与闭合臂的接合处，且让动物的头部面对开放臂（不熟练时，可以用布块包裹大鼠或小鼠，然后双手捧着动物放入测试箱中）。同一实验中所有动物需面对同一开放臂，否则可能会产生数据偏差。

（6）启动视频跟踪系统并设置时间，允许动物在迷宫中自由探索 5 分钟。入臂标准为动物的全部四肢入臂。测试期间测试者远离测试区。

（7）实验结束后，按上述方法将动物移至饲养笼。

（8）用 75% 酒精擦拭迷宫内侧，去除尿液、粪便，防止下一只测试动物受到先前试验动物气味的影响。

五、数据采集系统

1. 视频跟踪系统　摄像机安置在高架十字迷宫中央正上方，通过连接安装有相应视频采集程序的电脑来收集数据。

2. 数据收集　通过上述视频跟踪系统收集数据，该系统可自动检测并记录动物进入开放臂和闭合臂的次数及停留时间。然而，某些因素会导致视频跟踪系统无法判断（如动物在迷宫中小便，动物皮毛颜色与迷宫颜色一致等），因此实验人员有必要在后期回放视频录像进行手动计数和计时。同样,最好用荧光记号笔在大鼠或小鼠头部或背部做标记。

六、数据分析要点

1. 动物数量　动物数量应根据样本量确定,以达到统计效力为佳,不要无故额外增加动物数量。

2. 检测指标

(1) 进入开放臂次数(open arm entry, OE):进入两个开放臂的总次数。

(2) 开放臂停留时间(open arm time, OT):待在两个开放臂中的总时间,单位为秒。

(3) 进入闭合臂次数(close arm entry, CE):进入两个闭合臂的总次数。

(4) 闭合臂停留时间(close arm time, CT):待在两个闭合臂中的总时间,单位为秒。

由(1)到(4)分别计算出:

1) 进入开放臂和闭合臂的总次数(OE+CE):反映动物本身的运动能力。

2) 进入开放臂次数比例(OE%) $=\dfrac{OE}{(OE+CE)} \times 100\%$。

3) 开放臂停留时间比例(OT%) $=\dfrac{OT}{(OT+CT)} \times 100\%$。

OE%和OT%反映了动物的焦虑样状态,与对照组相比,处于焦虑样状态动物的这两个指标会显著降低。

七、注意事项

(1) 通常在测试前先将动物放在行为测试的房间中适应一段时间后再放入迷宫。一些研究显示,在高架十字迷宫测试前将动物置于新环境中会增加它们在迷宫中的活动,并增加其进入开放臂的可能性。

(2) 考虑到测试动物在高架十字迷宫中的行为可能受到昼夜节律/光周期的影响,建议测试时间为9:00—16:00。尽量在每天同一时间段检测,减少数据的波动。

(3) 测试前保证动物不受其他因素干扰。测试前对动物的实验处理,以及从动物饲养房间至行为测试房间的运送过程发生的事件等,都有可能改变动物在高架十字迷宫中的行为反应,因此应尽量避免干扰因素。

(4) 动物从高架跌落的情况虽然较少发生,但一旦动物从高架十字迷宫掉落,实验者需迅速将动物拿起并放回至掉落前所在位置,亦应及时做好记录。若发生此种情况,建议将此动物的数据剔除。

(5) 有研究表明,不同年龄和性别的动物在高架十字迷宫实验中的表现不同。美国的Alicia A Walf等人报道,成年大、小鼠的性别及是否处于发情期均会影响其在高架十字迷宫实验中的行为表型。雌性动物的行为更易受发情周期的影响。因此在高架十字迷宫实验中,一般选择雄性动物作为实验对象。

(6) 尽量避免光源直接照射在高架十字迷宫上,尤其应避免光线不均匀地照射在各臂上。房间的灯光一般采用反射光,也就是使强光照射到四周白色墙上,形成无影灯的效果。

(7) 保持测试环境安静,实验人员尽量减少走动,避免产生噪声。

（8）测试时,实验人员不应穿带有气味的衣物及涂抹有刺激性气味的物质,避免气味影响实验结果。

（朱丽娟,邱雅宏）

（摄影:程呈斌）

第三节 · 明暗箱穿梭实验

一、历史及应用

明暗箱穿梭实验由美国神经科学家 Jacqueline N. Crawley 和美国精神病学家 Frederick K. Goodwin 于 1980 年首次提出,是测量啮齿类动物应激、焦虑样和抑郁样行为最广泛使用的行为学范式之一,也常用于评估抗焦虑和抗抑郁药物的疗效。明暗箱穿梭实验基于啮齿类动物对明亮照明区域的自然厌恶与它们在新环境中自发的探索行为的本性的矛盾行为。

二、实验原理

大、小鼠对有光照的明箱存在天然的厌恶感,更喜欢在暗箱活动;然而它们又对新环境充满好奇,天生的探究习性促使它们探究明箱,这种矛盾促使动物产生焦虑样行为。通过分析受试动物进入明箱的次数、停留时间、在明箱中的活动距离及从暗箱进入明箱的潜伏期,可评估动物的焦虑样行为。多种焦虑模型显示,焦虑样状态的动物在明暗箱内穿梭次数及在明箱内停留的时间减少,苯二氮䓬类等抗焦虑药物具有逆转这种行为的功效。

三、实验设施

明暗箱由一个暗箱和一个明箱组成。通常暗箱占三分之一,顶部加盖,四周为黑色不透明的塑料板;明箱占三分之二,有亮光照明,顶部不加盖或加透明盖,四周为白色不透明的塑料板;两箱之间的隔墙有一个门洞供动物自由穿梭（▣图 5 - 3 - 1）。

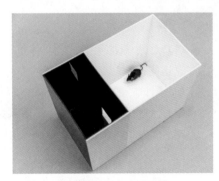

▣图 5 - 3 - 1　明暗箱

四、操作步骤

（1）大、小鼠在 12/12 小时昼夜节律的环境下（7:00 开灯）按照每笼 3～4 只饲养。饲养过程中,动物能自由摄食和饮水。

（2）实验开始前 5～7 天每天抚摸动物 1～2 分钟,让测试动物熟悉实验员,减少无关刺激对实验的影响。观察动物的一般体征,选用健康状况良好的动物开展实验。

（3）实验开始前 30～60 分钟,用推车将饲养笼轻轻运输至行为学测试房间,让测试动物适应新环境。适应期间,实验员离开测试房间。

（4）整个测试房间开启低强度灯光。明箱由白色二极管进行照明（200～400 lx）,暗箱保持黑暗（<5 lx）。

（5）打开摄像机和记录仪，把动物轻轻放置于明箱的正中间，背朝隔板。当红外摄像机检测到测试动物后 3 秒，中间的穿梭门自动打开。从明箱进入暗箱的延迟时间是评估测试动物焦虑样行为的指标之一，若穿梭门在释放动物后立即开启，动物会因想要逃离测试箱的本能，而立即进入暗箱，造成测试产生偏差，因此需在 3 秒后开启穿梭门。

（6）实验开始后，测试者需远离明暗箱，避免动物观察到测试者。

（7）允许动物在两个箱子之间自由穿梭 5～10 分钟。

（8）实验结束后，用 75％酒精擦拭每个测试箱，待无酒精气味后，开始下一批动物的测试。

五、数据采集系统

通过明暗箱上方的摄像机及与之相连的监视器可观察和记录动物活动情况。软件自动记录动物在明箱和暗箱中行走的距离、在两个箱子间穿梭的次数、每个箱中停留的时间以及进入明箱的潜伏期，用于后续分析。

六、数据分析要点

明暗箱穿梭实验一般要求每组约 10 只动物以达到实验目的。实验可检测的指标包括动物在明暗箱间穿梭的次数、在明箱中停留的时间、在明箱中的行动距离、进入暗箱的潜伏期，用于评估动物对光亮区域的焦虑样情绪。若测试动物在明暗箱间的穿梭次数减少、在明箱中停留时间延长、在明箱中运动距离增加、从明箱进入暗箱的潜伏期延长，则说明测试动物可能处于低焦虑样状态。

七、注意事项

（1）大、小鼠的年龄、性别、体重、品系等不同可能会导致实验结果存在差异。选择实验小鼠时需注意这些指标。

（2）测试一般在每天的 9：00—17：00 进行。实验过程中避免产生额外噪声，实验操作员避免穿着带有气味的衣物。这些环境因素都会使受试动物应激，从而影响实验结果。

（3）行为学测试建议由同一实验员进行，避免产生人为干扰。另外，行为学测试和数据分析应由不同人员执行，避免人为误差。

（薛婷，崔东红）

（摄影：程呈斌）

第四节 · 莫里斯水迷宫实验

一、历史及应用

莫里斯水迷宫实验是评估啮齿类动物空间学习记忆能力的经典范式，已广泛应用于神经生物学和药理学等领域。

莫里斯水迷宫实验由英国神经科学家 Richard Morris 在 1981 年创建。将一只大鼠放入盛有水和牛奶混合物的容器中,通过分析大鼠搜索目标物的方法来研究大鼠在海马受损后的学习记忆能力。莫里斯水迷宫具有对测试动物体重差异不敏感、可重复测试、跨物种应用等优点。

二、实验原理

虽然啮齿类动物天生具有游泳的能力,但当其处于水中时,仍会本能地厌恶水环境而产生逃生行为。在莫里斯水迷宫实验中,利用墙面四周的标记物,通过多次训练,使测试动物习得空间位置,使其能迅速找到水下的逃生平台。研究发现,这种找到水下逃生平台的表现主要与海马及大脑皮层的高级功能有关。相对于 Y 迷宫和 T 迷宫,莫里斯水迷宫具有操作方法简单、数据误差小、对动物本身不会产生较大的生理损伤的优势,能提供较多的实验参数,可较系统全面地考察测试动物的空间记忆。但莫里斯迷宫实验历时数天,用水很多,实验人员需要频繁换水。有时还需放染料进去,要反复清洗。如果使用可食用染料,就不需要每天换水。

较经典的莫里斯水迷宫实验包括空间学习实验/定位航行实验和空间记忆实验/空间探索实验。空间学习实验历时数天,每天要将测试动物面向池壁分别从 4 个入水点放入水中 4 次,记录其寻找到隐藏在水面下平台的时间(逃避潜伏期)。空间记忆实验是在空间学习实验后去除水下平台,然后任选一个入水点(通常是位于隐藏平台的对侧象限),将测试动物放入水池中,记录其在一定时间内的游泳轨迹,考察动物对原水下平台的记忆。

三、实验设施

莫里斯水迷宫由圆形缸体和一个逃生平台组成。水迷宫正上方中央悬挂摄像机并与装有行为轨迹追踪系统的电脑相联,可记录动物在水迷宫内的活动。大鼠水迷宫的尺寸一般为:圆形缸体直径 180～200 cm,高 60 cm,平台直径 10 cm。小鼠水迷宫的尺寸一般为:圆形缸体 100～150 cm,高 30 cm,平台直径 5 cm。水迷宫采用的材料通常为医用塑料或医用有机板(■图 5 - 4 - 1)。在水迷宫四周还需要放置标记物(■图 5 - 4 - 2),让动物在抬头游泳时能看见,依此定位隐藏平台。

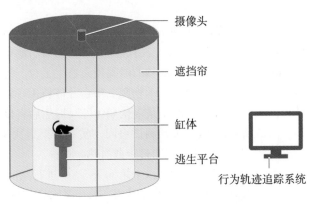

摄像头

遮挡帘

缸体

逃生平台

行为轨迹追踪系统

■图 5 - 4 - 1　莫里斯水迷宫装置

四、操作步骤

(一) 实验前准备

(1) 大、小鼠在 12/12 小时昼夜节律的环境下(7:00 开灯)按照每笼 3～4 只饲养。饲养过程中,动物能自由摄食和饮水。

(2) 实验开始前 5～7 天每天抚摸动物 1～2 分钟,让动物适应测试者,并减少无关刺激对实验的影响。观察实验动物的一般体征,选用健康状况良好的动物开展实验。

(3) 将摄像机固定于水迷宫正上方合适的位置,设置好摄像机与电脑的数据连接。

(4) 调整行为学测试房间灯光强度以满足软件的要求。设置房间温度 21～23 ℃,湿度(50±20)％及噪声 55～70 dB。使水桶内水温维持在(23±1)℃,缸体内水的高度超过缸体高的 2/3。注意,动物颜色要与背景区分开,否则会影响对结果的分析。

(5) 实验前将水迷宫水池平均划分为四个相等的区域,标记为东、南、西、北。水面上对应划分为四个大小相等的象限(北东、北西、南西、南东)(◨图 5-4-2)。实验当天向迷宫内加水,并保持水温为 21～23 ℃。在动物视野范围内,将四个不同形状的标记物(菱形、心形、三角形、多角形)贴于墙面,作为视觉参照(◨图 5-4-3)。

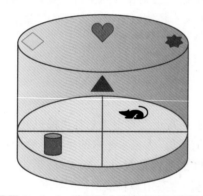

◨图 5-4-2 莫里斯水迷宫实验区域划分

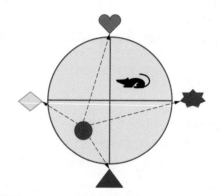

◨图 5-4-3 莫里斯水迷宫实验视觉参照物

(二) 正式实验

1. 空间学习实验 9:00 开始训练,每天两次,上午一次,下午一次,连续训练 5 天(或者每天一次,连续 5 天)。强训练是每天四次,连续 5～12 天。训练时,将动物面向池壁,从东北、西北、西南、东南四个入水点分次放入水池中,允许动物用 60 秒的时间搜索逃生平台。记录动物自入水至四肢爬上平台所需时间(逃避潜伏期)及游泳总路程。动物爬上平台并停留 10 秒算合格,否则当作未爬上平台。若入水后 60 秒后仍未找到平台,系统记录潜伏期为 60 秒,然后将该动物引导至平台上休息 10 秒后重新进行实验。测试期间,实验员离开测试房间。实验结束后用干毛巾擦拭动物,放回饲养笼中。可以用加热器保持水温适宜,防止动物过冷或过热。

2. 空间记忆实验 空间学习实验训练 5 天后,于第 6 天 9:00 进行空间记忆实验。撤掉逃生平台,任选一入水点将动物放入水池中,记录动物 60 秒内在逃生平台所在象限内的停留时间、在逃生平台所处象限内的运动距离与总运动距离的比、平均速度及经过原逃生平台的次数等。实验结束时,将实验动物从水桶中取出,擦干动物身上的水,放回暂养笼中,待实验结束后统一放回饲养笼中。

五、数据采集系统

通过视频跟踪系统,即采用摄像机及相关软件,实现自动化数据采集。将摄像机悬挂在水迷宫装置上方,并固定于支撑系统上,使摄像机镜头能看到整个水迷宫区域。计算机与摄像机连接,实时采集动物的运动数据。

视频跟踪系统可对动物在水迷宫内的位置及活动情况进行实时追踪记录,并在电脑中模拟出动物的活动轨迹并进行分析。有些偶然因素可能会导致监测系统无法正确捕捉动物行为(如动物在迷宫中排便,动物皮毛颜色与迷宫颜色相似等,针对后者建议使用荧光记号笔在大鼠或小鼠头部或背部做标记),实验人员有必要在后期回放视频录像,手动采集及校正数据。

六、数据分析要点

莫里斯水迷宫实验一般要求每组至少 10 只动物,以达到足够的统计效力。记录指标如下。

(1)动物入水后寻找逃生平台所需时间(空间学习实验)。

(2)小鼠 60 秒内从入水点进入逃生平台所处象限所用时间(空间记忆实验)。

(3)小鼠 60 秒内在逃生平台所在象限内的停留时间(空间记忆实验)。

(4)小鼠 60 秒内在逃生平台所在象限内的运动距离占总运动距离的百分比(空间记忆实验)。

(5)小鼠 60 秒内在逃生平台所在象限内的运动平均速度(空间记忆实验)。

(6)小鼠 60 秒内及经过逃生平台的次数(空间记忆实验)。

(7)小鼠 60 秒内穿越目标象限所用的时间和次数(空间记忆实验)。

(8)测试大鼠时,记录 120 秒内的上述相应指标。

七、注意事项

(1)水迷宫实验测试房间应当保持安静,光线柔和而均匀。

(2)实验室内的环境及实验员的位置都可作为动物搜索目标时的参照物。但最佳办法是专门设置固定的、动物可以用于空间定位的标记物。

(3)实验员在测试时不能涂抹香水或其他带有刺激性气味的物质。

(4)每天在固定时间进行测试,动作轻柔,避免不必要的刺激。

(5)动物与缸体颜色一致时,需在水中加入不易变质的染料,不仅可以增加水面与动物颜色的对比度,还可以防止动物经透明的水看到平台。也可以使用记号笔标记动物来增加水面与动物的反差。

(6)实验用水温度维持在 21~23 ℃,水温过高或者过低都会对动物造成应激。

(7)每只动物在水中实验的时间不宜过长,否则会导致动物产生厌倦感,从而影响实验结果。

(8)实验过程中无需换水。虽然水池中会存在很多动物排泄物而产生异味,但换水可能会使动物认为它进入了一个新的环境而影响实验结果。

(9)实验人员将动物放入水迷宫后,应尽快离开动物视线可及区域及视频记录区域,避免被动物当作标记物,或被视频识别为实验动物。

(10) 实验过程中每天都会有水的损耗,导致平台深度越来越浅。建议实验开始前确定一个标准水位,后续每天实验前给迷宫补水。

(11) 动物的物种、品系、性别、年龄均会对实验结果造成较大偏差,应予以注意。

(12) 每次实验结束后,需将动物毛发擦干,避免动物受凉死亡。

(李晗,崔东红)

(绘图:崔东红)

第五节·八臂迷宫实验

一、历史及应用

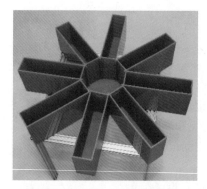

■图 5-5-1 八臂迷宫装置

20 世纪 30—40 年代建立了 T 迷宫、环形迷宫、广场迷宫、U 迷宫等。70—80 年代衍生出八臂迷宫、水迷宫等。八臂迷宫(■图 5-5-1),又称为放射型迷宫(radial arm maze),由 Olton 和 Samuelson 在 1976 年建立。八臂迷宫可以同时检测动物的工作记忆和参考记忆(reference memory),是最常用的评价动物学习记忆能力的行为学范式之一。八臂迷宫实验可检测两种记忆,分别为工作记忆(通常持续 10~20 天)和参考记忆(通常持续 7~14 天)。

八臂迷宫的臂的数目可不同,包括 8、16、24、32、40 和 48 臂迷宫。迷宫臂越少,要求动物记住探究过的臂的难度也越小,动物的行为操作就越简单。增加臂的数目,一方面增加了动物对空间记忆的要求,另一方面也引入了更多有必要考虑的干扰因素。八臂迷宫既可减少不必要的过多臂的干扰,又可缩短训练和测试所花的时间,因此最为常用。

八臂迷宫实验的适应期和测试期均需较多的人工操作,且为了使动物有足够的学习动机,动物需长时间缺乏食物或水,但这种情况可致实验动物处于焦虑样和应激状态,影响实验结果。全自动八臂迷宫解决了上述缺点。全自动八臂迷宫直接连接动物饲养笼,在实验期间无需人工干预或运输动物。利用该装置可通过颗粒传感器、光电发射器/检测器和压力检测器自动记录实验事件,远程监视动物的位置和学习能力;还可通过自动门控制八臂迷宫的机械部分,无需人工操作。此外,其具有自动记录动物摄取奖励(食物、水)的数据等优点,减少了人工操作及因处理压力和(或)食物剥夺造成的混杂因素(■图 5-5-2)。

八臂水迷宫是结合了水迷宫特征的八臂迷宫,既保留了八臂迷宫的空间复杂性及操作简单的特征,又具备了水迷宫的检测动物空间学习记忆及自主活动的能力。八臂水迷宫实验不需要对动物进行食物/水的剥夺,而是利用动物水中逃生的本能,因此能最大限度地减少食物气味残留造成的干扰。利用动物取食动机,避免了因不容易启动自主活动的预先训练,减少了动物的痛苦。八臂水迷宫的每个臂均有编号,起始位置都标有标签,见■图 5-5-3,图中黑色方块表示迷宫中隐藏平台的位置。

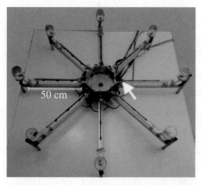

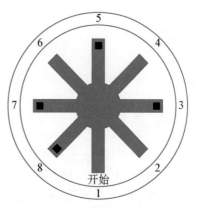

■ 图 5-5-2　全自动八臂水迷宫装置　　　　■ 图 5-5-3　八臂水迷宫俯视示意图

二、实验原理

研究表明,大、小鼠的觅食策略 * 以"得到-转移"策略为中介,即在大、小鼠获取食物之后,会去到其他地方继续觅食。八臂迷宫实验是训练动物通过"得到-转移"觅食策略,尽快地取得更多食物。记录动物获取食物/水的过程,如进入每个臂的次数、时间、活动路径等,反映其空间记忆能力。当动物重新进入已被访问过的臂时,算作空间工作记忆错误(working memory errors);而当其进入未放置诱饵的臂时,算作参考记忆错误(reference memory errors)。

三、实验设施

简易的八臂迷宫由一个中央平台和八个完全相同并向外辐射的臂(编号1～8)组成。中央平台区是一个八边形或圆形空腔,上面覆盖透明塑料盖。每个臂和中央空腔相接处都有一个门,用来控制动物出入臂。放置迷宫的房间内有一些外部暗示,动物在迷宫内可看见这些暗示,并借此进行空间定位。

自动化八臂迷宫的结构、尺寸同简易八臂迷宫一致,但是它的每个臂的两个末端都设有感应器。每个臂和中央空腔相接处都有一个控制门,用来控制动物出入臂。每个臂的末端含有一个食物小槽/分配器,用于递送食物颗粒,该分配器连接到一个槽上,槽上配有光电发射器/探测器单元,可检测动物是否进入臂。迷宫与计算机相连,也可用摄像跟踪系统取代光电管来记录动物在迷宫内的活动。实验环境与简易八臂迷宫一样,通过迷宫房间内的外部暗示,使得动物根据这些暗示进行空间定位。

大鼠八臂迷宫的尺寸一般为 50 cm×10 cm×20 cm,小鼠八臂迷宫的尺寸一般为 30 cm×6 cm×10 cm。八臂迷宫的材质一般为铝合金不锈钢、医用塑料、电刺激模块、工业铝型材、医用有机板等。

---

* 动物的觅食策略很多,研究动物认知过程最重要的是"得到-停留(win-stay)"和"得到-转移(win-shift)"这两种觅食策略。假设捕食者在之前的"觅食之旅"中"赢得了(win)"猎物,那下一个问题是"留下来(stay)"——回到原来的位置寻找食物,还是"转移(shift)"到其他地方寻找食物。在自然环境中,动物所处的生态环境及食源情况(集中与分散)直接影响捕食者的觅食策略。

四、操作步骤

(一) 实验前准备

(1) 实验动物在 12/12 小时昼夜节律的环境下(7:00 开灯)饲养,每笼 3~4 只。

(2) 实验开始前 5~7 天每天抚摸动物 1~2 分钟,让动物适应受试者,并减少无关刺激对实验的影响。观察实验动物的一般体征,选用健康状况良好的动物开展实验。

(3) 实验前限制进食量,自由饮水,使动物体重为不限制进食的 80%。实验过程中限制性地给予正常食料(依体重计算,大鼠 16~20 g,小鼠 2~3 g),维持此体重至实验结束。

(4) 将摄像机固定于八臂迷宫正上方合适的位置,设置好摄像机与电脑的数据连接。

(5) 调整行为学测试房间、地板、迷宫的灯光强度。可采用房间光强 500 lx,迷宫各臂光强 60 lx,地板光强 14 lx。设置房间温度 21~23 ℃,湿度(50±20)%,噪声 55~70 dB。应注意,迷宫内不能存在阴影,不能使用风扇、计时器等会产生噪声的设备。

(6) 实验前用 75% 酒精擦拭各个臂以及中央区,去除残留气味,待酒精气味散尽后开始实验。

(7) 提前 30~60 分钟用推车将动物从饲养房转移至测试房间,让动物在饲养笼中适应新环境。动物适应期间,测试人员应离开测试房间。

(二) 正式实验

1. 适应学习环境 在迷宫八个臂头端和中央区分撒食物颗粒(每个臂头端放 3~4 粒直径约 3~4 mm 的食物颗粒)。可以将 4 只动物设为一组同时置于中央区,打开通往各臂的门,让动物自由取食,每天 10 分钟,适应 2 天,使动物在没有很强应激的条件下熟悉迷宫环境。

2. 训练 一次放一只动物,在每个臂靠近外端食盒处各放一颗食粒,让动物自由摄食。食物吃完或 10 分钟后将动物取出。每天训练 2 次,连续训练 2 天。

3. 检测参考记忆

(1) 完成动物单个训练后,关闭各臂门,只在迷宫的 1 号、3 号、5 号、7 号放射臂末端放入食物(20~25 mg),将动物放入中心区,先用一个不透明有机玻璃盒(10 cm×10 cm×10 cm)将其罩住,10 秒后移去,打开臂门,让动物在迷宫中自由活动并摄取食粒,直到动物吃完 4 个臂中所有的食粒。如 10 分钟后食粒仍未被吃完,则实验终止。每天训练两次,每次间隔 1 小时以上,连续训练 10 天。记录动物找到所有食物走过的总路程及进入每个臂的次数。

(2) 在 1 号、3 号、5 号、7 号臂外相应位置放好标志物,保证实验过程中标志物位置及周围环境不变。

(3) 记录参数。①路程:指小鼠找到并吃掉 4 个臂端的食物所走路程的长度。路程越长代表小鼠找到食物越困难,即出现工作记忆障碍。②参考记忆错误:指小鼠进入除 1 号、3 号、5 号、7 号臂之外的 2 号、4 号、6 号、8 号臂(错误选择),错误次数越多代表参考记忆越差。

4. 检测工作记忆

(1) 完成动物单个训练后,关闭各臂门,在 8 个臂端都放置食物(20~25 mg)。将动物放入中心区,先用一个不透明有机玻璃盒(10 cm×10 cm×10 cm)将其罩住,10 秒后移去,臂门打开,让动物在迷宫中自由活动并摄取食粒,直到动物吃完所有 4 个臂的食粒。如 10 分钟后食粒仍未被吃完,则实验终止。每天训练两次,每次间隔 1 小时以上,连续训练 10 天。记录动物找到所有食物所走的总路程及进入每个臂的次数。

（2）动物重新进入已被访问过的手臂时，记录为工作记忆错误。

5. 测试结束

（1）测试结束后，轻轻把动物放置回饲养笼中。

（2）开始下一只动物的实验前，用75％酒精擦拭八臂迷宫，清理尿液和粪便，迷宫的底部和四壁均需擦拭。等待5～10分钟，待酒精气味完全散尽后，开始下一只动物的测试。

（3）建议在连续多天的测试期间把小鼠饲养在测试房间，减少来回搬运造成的影响，还能够使其更加适应测试环境。

五、数据采集系统

采用摄像机与相关软件相结合的视频跟踪系统实现自动化评估。将摄像机悬挂在八臂迷宫装置上方，并将其固定在支撑系统上，使摄像机镜头能看到整个八臂迷宫区域。计算机与摄像机连接，实时采集动物的运动数据。

视频跟踪系统可对动物在八臂迷宫内的位置及活动情况进行实时追踪记录，并在电脑中模拟出动物的活动轨迹并进行分析。有些偶然因素可能会导致监测系统无法正确捕捉动物行为（如动物在迷宫中排便，动物皮毛颜色与迷宫颜色相似等），实验人员有必要在后期回放视频录像，手动采集及校正数据。

六、数据分析要点

八臂迷宫实验记录的指标如下。

（1）工作记忆错误次数：在同一次训练中动物重新进入已经被访问过的臂的次数。工作记忆错误频率为工作记忆错误与总的入臂次数的比值。

（2）参考记忆错误次数：动物进入未放置诱饵（食物或水）的臂的次数。参考记忆错误频率为参考记忆错误与总的入臂次数的比值。

（3）总的入臂次数。

（4）平均探究时间：测试时间与总入臂次数之比，为评价一般运动活性的指标。

七、注意事项

（1）小鼠与大鼠的八臂迷宫设备和实验程序类似，但小鼠迷宫规格应为大鼠迷宫的$1/4～1/2$，以免增加小鼠行为操作的难度。

（2）确保八臂迷宫被擦拭干净并干燥，视频跟踪系统可正常采集。

（3）在限制进食条件下，必须监测实验动物体重和一般身体状况，以免动物因营养不良而患病，剔除身体状态不良的动物。通常大鼠体重不应低于限制进食量前的80％，小鼠体重不应低于限制进食量前的85％。

（4）需要避免使用具有特殊气味的奖励食物，最简单的办法是用小瓶盖盛点水，或者放几粒瓜子即可。如果使用有明确气味的奖励食物，大、小鼠不用记住食物臂就能找到，会影响实验结果。

（5）如果动物对迷宫或观察者的恐惧过强，会阻止动物对迷宫的探索，使动物始终停留在迷宫的某一个地方。缺乏对食物的渴求也会导致动物始终停留在迷宫某处。增加对动物的抚摸，必要时加高迷宫臂的侧墙，有助于减少动物的恐惧。可通过减少进食、饮水增加动物对食物的渴求。

（段冬霞，崔东红）

（摄影：程呈斌）

第六节 · Y迷宫实验与T迷宫实验

一、历史及应用

Y迷宫实验是由法国科学家 Dellu F 在 20 世纪 90 年代创建的，目前主要用于测试实验动物的空间工作记忆，已广泛用于神经生物学、药理学等领域的研究中。目前 Y 迷宫实验有两种经典的测试方法，其一是半随机（semirandom）放置食物奖励评估工作记忆，其二是利用左右交替的方式评估工作记忆。Y迷宫不仅限于啮齿类动物的研究，在其他动物的实验中也会应用。

T迷宫实验也是常用于测试空间工作记忆的经典范式，已广泛用于神经生物学、药理学等领域的研究中。半个世纪前，Kivy 和 Dember 等人证明大鼠能辨别两臂颜色，基于此设计并创建了 T 迷宫。同样地，T迷宫不仅限于啮齿类动物的研究，在其他动物的实验中也可应用。

二、实验原理

Y迷宫实验利用了动物喜欢探索新异环境的天性，实验动物会主动进入陌生环境。在陌生环境中，实验动物每次转换探索方向都需记住前一次探索过的地方，从而产生对空间的认知和自发交替的记忆能力。当动物在迷宫中搜寻食物时，需利用迷宫周围的视觉标识来记住它已搜寻过的迷宫臂，以免重复进入同一个臂，从而有效地获得食物，这称为工作记忆。Y迷宫实验中，通过分析动物进入各臂的次数、时间、正确选择的次数、错误选择的次数、路线等来评估其工作记忆能力。Y迷宫实验利用了食物奖励驱动的天然习性。该实验方法操作简单，同时能提供较多的实验参数，从而可系统考察实验动物空间认知的加工过程。

T迷宫实验的原理和实验方案与Y迷宫实验十分相似，只是把迷宫的形状由Y字形改成T字形。但由于动物具有天生的偏好和习惯，如在T迷宫实验中更偏向左或偏向右。T迷宫的转角呈90°，相对于Y迷宫，大、小鼠在T迷宫中的学习行为更加容易。目前T迷宫实验有两种经典的测试方法，其一为自发性连续交替T迷宫测试，其二为奖励性T迷宫测试。通过分析动物进入各臂的次数、时间、正确的选择次数、错误的选择次数、路线等参数对啮齿类动物空间工作记忆能力进行评估。

三、实验设施

1. Y迷宫　Y迷宫由三个完全相同的臂和一个中心区域组成。三个臂呈三等分辐射状，每个臂之间夹角为120°，每个臂贴有不同的标识图形。三个臂被随机标记成起始臂（start arm）、新异臂

(novel arm)和其他臂(other arm)(图5-6-1)。另外，可根据实验要求加装电刺激模块，底部加装可通电的铜棒(电压50~70 V)。可用摄像跟踪系统来记录动物在迷宫内的活动。大鼠Y迷宫三臂的尺寸一般为45 cm×12 cm×22.5 cm。小鼠Y迷宫三臂的尺寸一般为30 cm×8 cm×15 cm。Y迷宫的材质一般为医用塑料或医用有机板等。

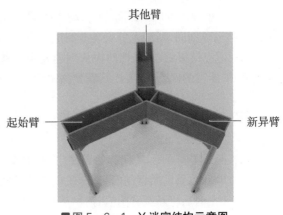

图5-6-1　Y迷宫结构示意图

2. T迷宫　T迷宫由左、右两个目标臂(goal arm)和一个与之垂直的主干臂(stem arm)或起始臂组成(图5-6-2)。每个臂贴有不同的标识图形。可用摄像跟踪系统来记录动物在迷宫内的活动。大鼠T迷宫尺寸为，目标臂100 cm×16 cm×30 cm，主干臂或起始臂50 cm×16 cm×30 cm。小鼠T迷宫尺寸一般为，目标臂60 cm×10 cm×20 cm，主干臂或起始臂30 cm×10 cm×20 cm。T迷宫的材质一般为医用塑料、医用有机板等。

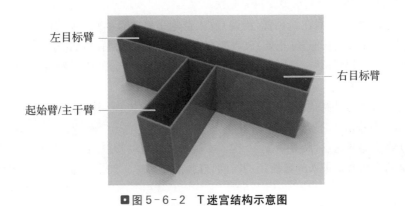

图5-6-2　T迷宫结构示意图

四、操作步骤

(一) 实验前准备

(1) 大、小鼠在12/12小时昼夜节律的环境下(7:00开灯)按照每笼3~4只饲养。饲养过程中，动物能自由摄食和饮水。

(2) 实验开始前5~7天，每天抚摸动物1~2分钟，让动物适应受试者，并减少无关刺激对实验的影响。观察实验动物的一般体征，选用健康状况良好的动物开展实验。

(3) 将摄像机固定于迷宫正上方合适的位置，设置好摄像机与电脑的数据连接。

(4) 调整行为学测试房间、地板、Y/T迷宫内的灯光强度。可采用房间光强500 lx，Y/T迷宫内光强100 lx，地板光强14 lx的设定。设置房间温度21~23 ℃，湿度50%~60%及噪声55~70 dB。应注意，Y/T迷宫箱内不能存在阴影，不能使用风扇、计时器等会产生噪声的设备。

(5) 实验前用75%酒精擦拭Y/T迷宫，去除残留气味，待酒精气味散尽后开始实验。

（6）提前 30～60 分钟用推车将动物从饲养房间转移至测试房间，让动物在饲养笼中适应新环境。动物适应期间，测试人员应离开测试房间。

（7）适应结束后，轻轻把动物从饲养笼中转移至 Y/T 迷宫。放置动物时，注意保持动物头部对着 Y/T 迷宫的四壁，不要让其看到测试者。与此同时，开启视频跟踪系统并开始记录。

（二）Y 迷宫实验

1. 自由交替实验

（1）正式实验开始，关闭起始臂闸门，将动物轻轻放入起始臂中。

（2）10 秒后将起始臂闸门打开，关闭新颖臂闸门。让动物在另一臂中自由探索 10 分钟。

（3）1 小时后将新颖臂闸门打开，让动物在三个臂中自由探索 5 分钟。

2. 半随机的食物放置实验

（1）提前准备：提前 7 天开始对动物进行饮食控制，使实验动物的体重降至正常体重的 85%。

（2）适应阶段：将动物轻轻放入起始臂，让动物在 Y 迷宫内适应 5 分钟，然后将动物引导回到起点。

（3）关闭新颖臂（错误），并在其他臂（正确）放入装有食丸的平皿，当动物进入其他臂后，将其他臂关闭 40 秒，让动物将食丸吃掉。重复一次。

（4）关闭其他臂（正确），在新颖臂（错误）放入空的平皿，当动物进入其他臂后，将其他臂关闭 40 秒。重复学习一次：在其他臂（正确）放入装有食丸的平皿，在新颖臂（错误）放入空的平皿。

（5）打开其他臂和新颖臂。动物从起始臂进入，让其自由选择，当动物四肢进入某一臂后，关上相应的门。

（6）若动物选择的是其他臂（正确），则允许动物消耗食丸 40 秒；若动物选择的是新颖臂（错误），让动物在里面停留 40 秒。

（7）将动物引导回起点，反复重复 10 次。实验结束后将动物放回笼子饲养。

（8）记录动物选择要进入的臂所用的时间，选择的正确率。如果连续三天的正确率到达 85%，可以进入下一阶段。

（9）测试阶段：测试阶段的操作步骤与习得阶段相同。需要改变的是在其他臂（正确）放入空的平皿，在新颖臂（错误）放入装有食丸的平皿，记录动物选择花费的时间、选择正确率，以及连续三天选择正确率达到 85% 所用的天数。

（三）T 迷宫实验

1. 自发性连续交替选择实验

（1）适应结束后，轻轻将动物从饲养笼中转移至 T 迷宫。放置动物时，注意保持动物头部对着 T 迷宫的四壁，不要让其看到测试者。与此同时，开启视频跟踪系统并开始记录。

（2）正式实验开始，关闭主臂闸门，将动物放在主臂中。

（3）10 秒后，将主臂闸门打开，待动物完全进入目标臂后结束计时。

（4）将动物放回主臂，进行下一轮实验。

2. 奖励性交替选择实验

（1）提前 7 天开始对动物进行饮食控制，使实验动物的体重降至正常体重的 85%。

（2）适应结束后，轻轻用镊子夹住动物尾巴根部 1/3 处，将动物从饲养笼中转移至 T 迷宫。放置动物时，注意保持动物头部对着 T 迷宫的四壁，不要让其看到测试者。与此同时，开启视频跟踪系统并开始记录。

（3）实验第一天到第二天，每日进行 4 次实验。应提前将动物放进 T 迷宫进行自由探索，以减少其对 T 迷宫的恐惧感。

（4）实验第三天到第六天，每只动物进行 6 次测试。强制实验：将食丸放到左臂末端，用隔板挡住右臂。当动物进入左臂并吃完食丸后，将其放回饲养笼。或将食丸放到右臂末端，用隔板挡住左臂。当动物进入右臂并吃完食丸后，将其放回饲养笼。

（5）实验第七天开始训练，直到动物完成任务的成功率达到 85%。最多 5～7 天，所有动物都应该能达到标准。每天重复 6 次。

（6）强迫动物从主干臂进入目标臂一侧（左或右），获得更少的食丸奖励。

（7）获得食丸后立即将动物移回主干臂（总时间应小于 5 秒），限制活动 10 秒。

（8）同时开放两侧目标臂（左和右）。动物四肢移动进一个目标臂（左和右）视为一次选择，结束一次实验。

（9）结束后，轻轻把动物重新放回饲养笼中。开始下一只动物的实验前，用 75% 酒精擦拭 Y/T 迷宫，清理尿液和粪便，Y/T 迷宫的底部和四壁均需擦拭。等待 5～10 分钟，待酒精气味完全散尽后，开始下一只动物的测试。

五、数据采集系统

采用摄像机及与相关软件相结合的视频跟踪系统进行数据采集，实现自动化评估。将摄像机悬挂在 Y/T 迷宫上方，并将其固定在天花板或支撑系统上，使摄像机镜头能看到整个 Y/T 迷宫区域。计算机与摄像机连接，实时采集动物的运动数据。

六、数据分析要点

1. Y 迷宫实验数据分析

（1）自由交替实验：利用动物先天的探索性，主要目的是检测动物的工作记忆能力。动物在 Y 迷宫的起始臂、新颖臂和其他臂的穿梭顺序不一样。根据动物穿梭各臂的顺序记录正确/错误选择次数，例如，动物从起始臂到其他臂，再到新颖臂；或者先从起始臂到新颖臂，再到其他臂，这两个穿梭顺序定义为正确，并记录为一次正确选择。如果动物的穿梭没有按照规定的顺序，则定义为错误，并记录为一次错误选择。同时记录动物在整个运动过程中的总顺序次数，通过计算动物在总选择次数中正确选择次数的百分比可以判断该动物的学习与记忆能力是否正常。自发轮替百分比（%）=（实际轮替次数/最大轮替次数*）×100%，轮替次数高，表示动物工作记忆能力强；反之，说明动物工作能力缺陷。

（2）半随机的食物放置实验：主要目的也是检测动物的工作记忆能力。基本原则仍然是"得到-转移"，即动物下次去的臂是上次取食的对侧臂。

2. T 迷宫实验数据分析

（1）自发性连续交替选择实验：每只动物连续重复 10 次实验，每次实验不得超过 2 分钟。2 分钟内没有进入任何臂，记为实验失败，取出动物并放回，进行下一轮实验。记录动物进入左、右臂的

---

* 实际轮替次数：依次连续进入 Y 迷宫全部三个臂为一次。最大轮替次数=进入 Y 迷宫臂的总次数−2。

潜伏期(从主臂进入左、右两个臂的时间)。潜伏期主要用来判断动物对此实验的积极性。如果动物连续进入不同臂 N 次(N≥3),则记为 N−2 次成功。通过实际成功次数与最大成功次数的比值代表动物实验成功率,以此判断动物自发连续交替选择的程度。成功率越高,说明动物工作记忆能力越强。

(2)奖励性交替选择实验:若动物进入去过的臂,则无奖励,记录一次错误选择。若动物进入未去过的臂,则记录一次正确选择。记录动物滞留主臂时间,正确选择、错误选择次数。主臂滞留时间主要用于判断动物对此实验的积极性。根据正确选择、错误选择次数计算出每天的平均正确率,平均正确率提升越快,说明动物参考记忆能力越强。

七、注意事项

(1)进行 Y/T 迷宫实验的实验室应当保持安静,实验人员应避免在实验时走动。

(2)实验室内的环境和实验者的位置都可作为动物搜索目标时的参照物,因此,实验室内设备和实验者的位置应相对固定。

(3)每天在固定时间测试,动作轻柔,避免不必要的刺激。

(4)此实验为连续实验,应完成一只动物后再进行下一只动物的测试。

(5)每只动物实验结束后应进行环境清理,尽可能去除上一只动物的气味。

(6)带电击刺激的 Y 迷宫中,电压不得过大,否则容易造成动物死亡。

(7)T 迷宫实验中,啮齿类动物具有方向偏好,而这种偏好与动物品系及种属相关。

(8)由于 Y 迷宫自由交替实验方法没有奖励或惩罚为驱动力,可能存在行为学动机不足的问题。

(李晗,崔东红)

(摄影:程呈斌)

第七节 · 自身给药实验

一、历史及应用

SA 实验是研究药物使用障碍最经典的动物模型之一,它利用药物带来的奖赏效应驱动操作式条件反射。通过一定的条件控制,当动物做出实验程序设置的规定动作和步骤后,可获得一定的激励,即给药过程。例如,通过压杆或鼻触,可在静脉埋置好的导管内得到一定剂量的药物注射。动物 SA 实验与药物滥用者追求用药的行为有相似性,是最能反映人类静脉用药的动物模型,尤其是主动用药这一行为,在评价药物精神依赖性方面有很强的可信度,具有良好的表面效度和预测效度。

1937 年,Skinner 报道某些药物能使动物产生自然奖赏效应。这些药物能使人形成依赖,能使动物形成 SA 行为。1962 年,Weeks 发表了关于大鼠静脉吗啡 SA 的文章,发现吗啡作为正性强化剂能维持动物的操作行为。因此,SA 实验就广泛应用于物质使用障碍(物质滥用及依赖)研究。如今 SA 已是较完善的实验范式,可应用于多种实验动物(如猪、狗、猫、狒狒、鸽子、大鼠、小鼠等)

并可采用多种给药途径（如经口、经胃、吸入，以及经静脉、肌肉、皮下、脑室、脑内核团注射等），还可设定多种实验程序[固定比率（fixed ratio，FR）、间隔和累进比率（progressive ratio，PR）等]。SA实验已成功用于评价镇静催眠药和中枢兴奋剂等多种药物驱动的成瘾样行为，已经成为国际公认的一种实验方法。

二、实验原理

SA实验基于操作式条件反射。实验动物主动按压杠杆或碰触鼻触器后，可获得一定药物，这些药物可产生自然奖赏效应，从而强化动物的操作行为。通过训练，实验动物可以进行主动的操作和觅药。在建立动物操作式条件反射时，大多与条件性刺激（conditioned stimuli，CS）相结合，如声音刺激或光刺激，这些CS可使动物获得条件性强化能力。当动物无意按压杠杆或碰触鼻触器后，会有声音出现或者有信号灯亮起，此时动物可获得药物，随后声音消失或者信号灯关掉。这些药物进入体内后会产生奖赏效应，这一作用强化了动物再次进行这种行为从而获得更多愉悦感的需求。经过药物奖赏导致的强化效应使动物不断地压杆或鼻触。随着学习进程的推进和药物奖励效应的耐受性产生，动物需要更多地压杆或鼻触来得到更多药物，才能满足其奖赏需求，进而产生了依赖性。

三、实验设施

静脉是最早且普遍使用的给药途径。实验中一般选用颈静脉或股静脉，通过手术插入导管，使药物在上/下静脉腔窦处进入动物循环系统，快速发挥药效。这里以一款静脉SA系统为例。该SA系统由SA箱、信号转换器和计算机软件三部分组成。每只动物被分配至一个SA箱，箱中装有压杆或鼻触器、信号灯、注射泵、声音发生器等。动物压杆或鼻触后，信号转换器将信号传入计算机，计算机通过软件设定的程序将信号指令输出至注射泵，并将药物注入动物体内，同时亮起灯光或发出声音，作为一种信号，使动物建立条件反射。

目前，SA系统可以同时控制32台SA箱并对32只动物进行检测。每个给药箱可连接至带有一个或两个多功能插板的系统中，每个插板能安装三到四个功能组件，根据实验需求，可简便、快速地更换功能组件。每个标准的SA箱包含1~2个动物可以踩踏的踏板，踏板以微动开关为核心，与药物泵和液体泵相连（踏板也可用动物探鼻组件代替）。液体泵的不同功能模块可随意配置流量和目的。

常用模块部件包括：①SA箱（小鼠活动区域为 $200\,mm\times165\,mm\times120\,mm$，大鼠活动区域为 $290\,mm\times240\,mm\times230\,mm$）；②压杆模块（小鼠压杆重量3 g，大鼠25 g）；③鼻触模块；④提示信号灯（亮度自由设定，范围为0~100 lx，提示灯时间0.1~60秒）；⑤声音发生器（200~5 000 Hz，时间0.1~60秒）；⑥电刺激模块（电压120 V，电流0~5 mA）；⑦固体奖励模块（配有食物颗粒监测技术，确保每次刚好掉落一颗食物颗粒）；⑧液体奖励模块（注射器内径范围1~60 mm，单次给药量范围0.000 1~1 mL）；⑨静脉给药配件（支架、可伸缩弹簧绳、PE/PV体外导管、束缚马甲、静脉置管）；⑩隔音箱（外观尺寸 $625\,mm\times535\,mm\times690\,mm$，包含照明模块、背景噪声发生器、线路转化器、接粪盒等）；⑪无线视频监控模块，实验员可随时查看动物状态和保存实验视频；⑫SA分析软件（◙图5-7-1）。

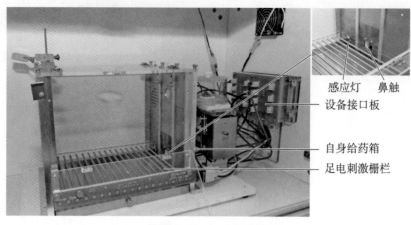

感应灯　鼻触
设备接口板

自身给药箱
足电刺激栅栏

■ 图 5-7-1　SA 系统

四、操作步骤

SA 实验给药方式有多种,如静脉注射、颅内注射、皮下注射和吸入式给药。药物可经血液流动循环至动物大脑。由于静脉注射是吸毒者滥用毒品的主要途径,因而在 SA 实验中应用最广泛。

根据不同的研究目的,SA 实验往往采用不同的实验程序进行。常用的实验程序有 FR 程序和 PR 程序。FR 是指每次药物注射需要的鼻触或压杆次数是固定的,反映了药物摄取的速度。FR1 是指动物鼻触或压杆一次,获得药物注射一次,是最常用、最有效的实验模式,常用于探究药物注射的速率,能有效地用于药物滥用倾向的初步筛选。在 FR 模式下,啮齿类动物可以在几周内建立起 SA 行为。为了避免获取过量药物而产生药物毒性,实验中设定了两个很重要的实验参数:不应期(time out,TO)和最大注射次数。TO 是指药物每次注射后有一段空窗期,即使动物压杆或鼻触也不能获得药物。最大注射次数是指在实验过程中动物获取药物的最大注射量。PR 是一种定量评估强化效应的有效指标,是指实验动物必须增加鼻触或压杆次数来获得下一次的药物注射,压杆或鼻触比率是逐步增加的。不同的实验室应用了大量不同的 PR 方案,比如步阶为 2 的算术比率(如 2,4,6,8……)、比率翻倍(如 100,200,400,800……),或者先步阶后翻倍。PR 的变化与药物种类、训练时间、方案设置都有很大的关系。在 PR 模式的实验中,反应比率增大到一定值时,动物不再进行鼻触或压杆行为。在 PR 的 SA 程序中,动物最后一次完成的反应次数称为 PR 断点(breaking point)。断点值反映了实验动物为获取食物/药物注射所愿付出的最大努力,可以作为强化效应的衡量标准。断点出现时的时间标准因药物不同而异,如可卡因实验为 1 小时,安非他命以及阿扑吗啡实验则采用更长的时间标准。对可卡因 SA 训练来说,随着反应比率的增大,动物注射行为会突然停止。所以断点能很好地反映药物的强化效应,断点越大,说明药物的精神依赖性越强。

这里以最简单、最基础的训练程序,即 FR1 的大鼠可卡因颈外静脉 SA 成瘾模型为例,说明实验步骤。实验设置为动物触碰无效鼻触没有响应;碰触有效鼻触获得药物,蜂鸣器响起并进行药物注射,同时鼻触灯亮起、室灯关闭。监控系统自动记录实验动物的有效鼻触次数、无效鼻触次数、可卡因注射次数并保存实验结果。实验时,将大鼠放入 SA 箱,连接背部插管和输液系统导管后,将箱门关上,让动物在箱中适应 15~20 分钟后开始训练,每天训练 2 小时,训练结束后 30 分钟取出动物。为控制动物体重,需在整个实验期间限制大鼠饲料(13～15 g/d),但可自由饮水。整个实验过程中通风扇一直开启,保持箱内气流通畅。实验分为三个阶段:实验预备期、手术及恢复期、可卡因 SA 期。

1. 实验预备期 实验开始前,动物自然饲养 3～5 天,实验人员每天与动物接触一段时间,减少应激对实验结果造成的干扰。

2. 颈静脉插管滞留术及恢复

(1) 手术前提前对实验器械进行消毒灭菌。腹腔注射戊巴比妥钠(2%,50 mg/kg)将大鼠麻醉,剔除背部、肩、脚骨部位和颈部左侧锁骨部位被毛。

(2) 腹部向上固定大鼠,在左锁骨上缘部位做纵向切口(长约 1 cm),钝性分离皮下组织,游离出左侧颈静脉,将插管一端插入静脉,用手术线结扎,再自背部经颈部皮下形成一个皮下隧道到颈部切口,使插管另一端从背部穿出并固定以便与给药装置相连,经背部插管将少量肝素钠溶液(10 IU/mL)注入体内并用生理盐水冲洗,确保导管通畅后堵住该管口。缝合背部和颈部伤口。手术时注意无菌操作,防止感染。

(3) 长期实验时,需每天向插管注射少量肝素和抗生素来保证插管的畅通。如果出现感染等,将红霉素软膏或碘液涂于伤口处。

(4) 在伤口愈合期间,保证实验动物有充足的饮水和食物,补充所需营养物质。

3. 可卡因自身给药期

(1) 可卡因固定比率的自身给药实验:①设定 SA 程序。根据采用的 SA 模式在数据采集控制系统中设定程序。该程序记录动物每次做出的反应行为,并且在动物完成所需比率的反应行为后,程控指示灯亮起,蜂鸣器发音,同时给动物泵入一次药物。实验训练时间为 120 分钟/天,最大注射次数为 50 次,TO 为 40 秒,每次注射可卡因的量为 0.75 mg/kg。②计算静脉泵开放时间。开放时间=单次给药剂量×实验动物体重÷药物浓度÷泵速。将计算结果录入到 SA 程序中。③将大鼠放入自主给药箱,连接背部插管和输液系统导管。④FR1 训练。动物手术后第 4 天即可以进行 FR1 训练。在训练初期,由于动物尚未习得鼻触/压杆和给药间的关系,实验者可帮助其鼻触/压杆,每天鼻触/压杆次数以 5～10 次为宜。一旦动物有自身鼻触/压杆行为,即不再给予任何人为干预。为了防止动物因药物过量而死亡,2 小时的训练时间内注射次数不应超过 50 次。当 FR1 训练过程中动物鼻触/压杆次数趋于稳定(连续三日反应次数在此三日平均值上下 10% 的范围内波动)或远高于最大给药次数对应反应次数时,即进行下一比率训练,比如 FR2/FR5/FR10。

(2) 可卡因累进比率的自身给药实验:PR 计算公式:第 n 次给药需要完成的反应次数=INT [5×EXP(0.12×n)]−5+1。按照上述 PR 计算公式进行实验,当动物连续三天得到的给药次数变化小于 3 时,认为动物 PR 模式下 SA 行为稳定,记录这三天断点的平均值。*

五、数据分析要点

在 SA 实验中,药物剂量由浓度和注射体积决定,实验进行时间取决于药物的特性、动物的状态等,因此 SA 实验常用的观察指标有:①药物注射次数,即动物触发给药程序获得的药物的次数;②有效鼻触次数;③无效鼻触次数;④SA 平台期,即动物形成较稳定的觅药行为的时期;如大鼠连续三天可卡因 SA 次数的波动值在高于或低于其平均值 10% 的范围内,则认为进入可卡因 SA 平

---

* INT(integer):整数。EXP(exponential):指数函数。

台期;平台期中注射次数的平均值反映了动物个体在正常成瘾状态下对药物的渴求程度;⑤断点。在 PR 训练中,若动物在规定的一段连续时间内(如 1 小时)没有获得药物注射,视为断点出现。断点反映了实验动物为获取药物注射所愿付出的最大努力,能很好地反映药物的强化效应,断点值越大,说明药物的精神依赖性越强。

六、注意事项

(1) 为了确保每次实验的可比性及可重复性,每次实验设定的环境参数需保持一致,包括但不限定于适应时间、测试时间、房间光强,房间温度、湿度、噪声、气味,实验前的食物和饮水情况等。

(2) 实验受啮齿类动物的性别、年龄(通常在 8～12 周测试)、品种以及昼夜节律/光周期等因素的影响。建议实验时间在 9:00 至 17:00 之间,且每天尽量在同一时间段,由同一人检测,以减少数据的波动。

(3) 将动物从饲养房间转移至测试房间时,建议使用推车而非直接搬动被试动物,从而避免动物受到惊吓和扰动。行为学实验结束后,将动物用推车从测试房间转移至饲养房间。

(4) 换笼的当天不能进行行为学测试。每周换笼时间应保持在同一天。

(5) 颈静脉插管手术过程需注意,戊巴比妥钠主要影响脑干网状结构上行激活系统,过量使用会导致实验动物死亡。皮肤切口不易过大,一般伤口越小愈合时间越短,感染的风险越小。静脉很容易受损,遇到金属器械容易收缩,最好用玻璃棒分离血管。在插管前准备好含肝素溶液的导管,眼科剪与血管呈 45°,剪开静脉壁周径的 1/3 左右,将插管轻柔地沿向心方向缓慢插入静脉内;如遇到阻抗则退回,改变角度重插,切不可硬插,否则容易插破静脉而进入胸腔。实验过程中要保证血管和伤口的湿润度。

(6) 连接静脉管时,如果静脉管内存在气体,需用注射器吸出后注入盐水,保证无气体或极少的气体被泵入大鼠静脉系统中。每日用 1 mL 生理盐水注射入静脉管以保证其畅通,防止血栓形成。

(7) 啮齿类动物 SA 实验,颈静脉插管手术对实验室的无菌设施有一定的要求,实验维护有一定的难度。长期静脉留置的插管容易堵塞、脱落,因此不能用于长期实验。

(8) 可卡因在 25 ℃条件下,每天降解约 10%;在 5 ℃条件下,每周降解约 10%。因此,每次配置可卡因溶液时以满足 3～4 天用量为宜,最多不超过 1 周的用量。

(段冬霞,崔东红)

(摄影:李晗)

第八节 · 听觉惊跳反射及前脉冲抑制实验

一、原理及应用

听觉惊跳反射(acoustic startle response)是动物突然遭受一系列相对强烈的声音刺激时产生的本能的保护性反应。在突然接受强烈刺激信号后,动物面部肌肉和骨骼肌会被瞬间激活,导致动物全身紧缩。当背景白噪声为 65 dB 时,若刺激的声音高于背景白噪声 15～25 dB,会引起动物的听觉惊跳反射。声音强度增加会导致惊跳反射幅度增加。通常动物可接受的最大声强为 120 dB

（高出背景噪声 50～60 dB），更高的声强会损坏动物听力。听觉惊跳反射常用于评估啮齿类动物运动神经系统的完整性及反应性，研究听觉惊跳反射的可塑性机制；也可筛选药物对听觉惊跳反射相关可塑性的影响，提供有关药物效用的信息等。一些研究已在大鼠听觉惊跳反射期间使用脑内微透析测量来阐明大脑和行为之间的关系。

PPI 是指在强烈的听觉惊跳反射（一般大于 80 dB）出现前的 30～500 毫秒内，动物接收到一种较弱的预刺激时，听觉惊跳反射会受到抑制的现象。PPI 在小鼠、大鼠以及人类中均相似，并且不表现出习惯化*或消失。PPI 也被认为是一种基本的感觉门控机制。

精神分裂症患者通常具有 PPI 缺陷。PPI 在抗精神病药物药效预测中十分有用。多巴胺诱导的 PPI 缺陷是筛选抗精神病药物的常用动物模型，PPI 缺陷也可由许多其他精神活性药物，如PCP、MK‑801 等，以及环境因素和外科手术诱发。此外，PPI 也常用于精神障碍感觉运动门控缺陷的神经机制研究。

二、实验设施

PPI 实验通过听觉惊跳反射检测系统完成。目前商品化的听觉惊跳反射检测系统适用于各种小型哺乳动物，如小鼠、仓鼠、豚鼠、大鼠、雪貂和一些低等灵长类动物（如狨猴）等。不同物种或不同年龄的动物可使用大小不同的腔室。

SR‑LAB 听觉惊跳反射系统是目前世界上使用最广泛、最成功的检测系统之一。该系统提供多种惊跳测量组合并可同时控制多达 16 个测试箱，而且互不干扰。每个测试箱内安装有灯光和通风系统。通过使用低功率光源照明（如 15 W）保持测试箱内温度和光线恒定。每个测试箱内包含一个安装在有机玻璃底座上的直径 8.2 cm 的有机玻璃圆筒稳定仪。高音扬声器安装在动物上方24 cm 处，提供背景噪声、前脉冲刺激（startle stimuli）和惊跳刺激。惊跳反应由安装在有机玻璃圆筒下方的压电加速计进行电压数字转换、校正，并记录 100 个 1 毫秒的读数，100 个读数的平均值作为相关测量值。刺激传递需定期进行校准。通过声音水平计量器对刺激声音进行测量和校准。另外，响应记录设备的灵敏度也需在每次实验开始前进行校准（图 5‑8‑1）。

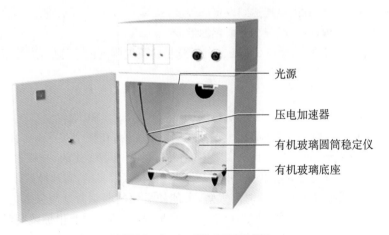

光源

压电加速器

有机玻璃圆筒稳定仪

有机玻璃底座

图 5‑8‑1　PPI 实验测试箱

---

* 习惯化指当刺激重复出现而使动物产生适应或疲劳时，听觉惊跳反射强度呈指数衰减。

三、操作步骤

(一) 实验前准备

(1) 实验开始前一周,抚触被试动物。若动物做过手术,至少需要在手术后1周开始实验,其间同样需对动物进行抚触。抚触是为了让动物适应实验员,减少动物的应激,避免对实验结果造成影响。

(2) 实验开始前一周,让被试动物适应测试环境。将动物放在测试箱的透明圆筒中,不要让动物感受到空间上的束缚。开启65~68 dB的白噪声,每次让动物适应2~5分钟,重复3~5次。上述过程每天进行1~2次,直至动物不再因紧张恐惧而排便或排尿。

(3) 通常光照时间为7:00至19:00。最好不要在灯光开启和关闭的前后1小时内进行实验,实验最好安排在8:00至18:00,此时动物的听觉惊跳反射最稳定。

(4) 实验开始前,按照仪器操作手册校准扬声器,保证发出的声音声强准确。同时校准传感平台的敏感度,保证动物受到声音刺激时,身体的垂直移动能有效地转换成电压信号。如需对多只动物同时进行测试,所有测试箱需校准到统一标准。

(5) 实验开始前,确保测试箱内环境清洁。

(6) 称重每一只动物。

(7) 听觉惊跳反射实验正式开始前,让每只动物在65~68 dB的背景白噪声中适应5分钟,这会让动物安静下来,停止探索周围环境和移动。

(二) 听觉惊跳反射实验

(1) 完成"实验前准备"中的(1)~(7)。

(2) 选择测试参数:提供一致的声学环境并屏蔽外部噪声,实验期间,每个测试箱内需保持65 dB的连续背景噪声。声音刺激的上升时间、持续时间和强度均会影响惊跳反射幅度,因此,实验参数需按照所需进行设定,无固定范式。例如,为每只受试动物先提供一个强度为120 dB的声音刺激,该声音刺激需在1毫秒内迅速达到设定的强度,持续40毫秒。随后重复10次这样的声音刺激。间隔时间为8~23秒,尽可能减小习惯化的形成。

(3) 数据分析:计算每只动物第5~11次的听觉惊跳反射强度的平均值,进行组间比较。

(三) 前脉冲抑制实验

(1) 完成"实验前准备"中的(1)~(7)。

(2) 设置PPI程序。PPI程序中有三个参数。①背景噪声:在整个实验中都需开启背景噪声,65~68 dB。②前脉冲(pre-pulse):在整个实验中,前脉冲的声强是变化的,一般为75~85 dB,声音的强度需在短时间内迅速升起,持续时间可为4毫秒。根据实验目的,需选择较好的前脉冲强度及持续时间。若前脉冲强度太小或持续时间太短,可能使后面削弱刺激反应强度的效果不明显;若前脉冲刺激太强,会提早引起动物的惊跳反射。③惊跳刺激:整个实验中惊跳刺激的声强为固定值,一般为105~120 dB,声音的强度同样需要迅速拉起,持续时间可为20毫秒。

(3) PPI实验流程包含三种测试(■图5-8-2)。①前脉冲刺激:整个实验过程交替使用不同的前脉冲强度,如76 dB、79 dB、85 dB,每种前脉冲强度随机进行10次。②惊跳刺激:进行的次数根据前脉冲刺激次数决定，如前者为 30 次，后者也应为 30 次；③前脉冲刺激+惊跳刺激：此为前脉冲刺激与惊跳刺激的组合，一次前脉冲刺激后面跟一次惊跳刺激。每一种组合中，前脉冲刺激的强度可变，根据前脉冲刺激的设定改变；前脉冲刺激与惊跳刺激的间隔时间可变，一般为 30～100 毫秒，根据实验具体需要选择时长。每一种组合进行 10 次，顺序随机。

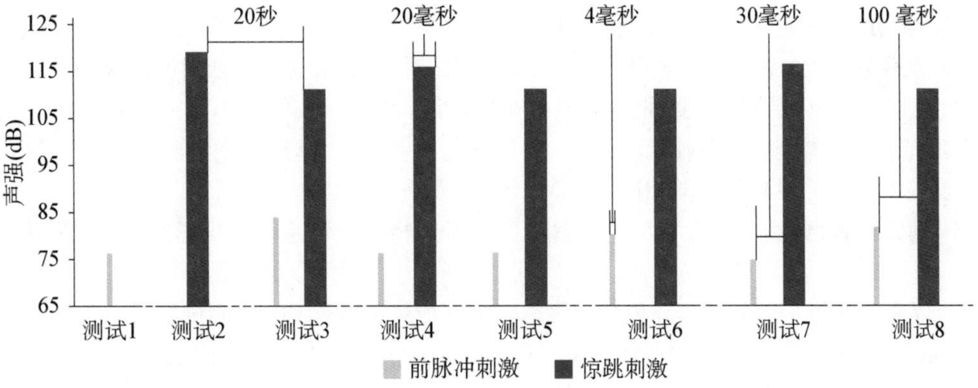

图 5-8-2 PPI 流程范式

测试 1 为前脉冲刺激，刺激持续 4 毫秒，声强 75～85 dB。测试 2 为惊跳刺激，刺激持续 20 毫秒，声强 105～120 dB，两者分别进行 10 次，顺序随机。测试 3～8 为不同形式的前脉冲+惊跳刺激。前脉冲刺激强度可变。前脉冲刺激与惊跳刺激间的间隔时间可变化，通常 30～100 毫秒。每种形式分别进行 10 次。顺序随机排列。测试间隔时间动态变化，一般可为 8～23 秒

(4) 注意(3)中的①～③为三种测试，每种测试的间隔时间可变，如 20 秒或 30 秒。一般认为，测试间隔随机变化比固定间隔的 PPI 效果好，因为动物无法对时间产生预期(预期也是一种记忆，可影响 PPI 测试结果)。另外，间隔时间不能低于 15 秒，否则肌肉会产生疲劳，影响 PPI 效果。

四、数据分析要点

1. 动物数量　8～12 只动物可为大多数统计提供比较充足的统计效力。

2. PPI 实验中表征 PPI 的方式　①计算 PPI 百分比(PPI%)；②计算惊跳幅度差值(ΔPPI)。假设惊跳刺激引起的惊跳幅度平均值为 a，前脉冲+惊跳刺激引起的惊跳幅度平均值为 b。两种计算方式分别为：① $PPI\% = 100 \times \frac{a-b}{a}$；② $\Delta PPI = a - b$。

3. 统计分析　在比较不同组间 PPI 有无差异时，首先要说明基线的惊跳刺激幅度有无差异。

五、注意事项

(1) 听觉惊跳强度和 PPI 程度受啮齿类动物年龄等因素影响。与成年大、小鼠相比，青春期前的大、小鼠表现出较小的惊跳反应和较不强健且更可变的 PPI。老年大、小鼠可能会经历频率依赖性的听力损失，其惊跳反射特征可能会发生改变。因此，动物的年龄、体重、性别均需匹配。

（2）不同品系实验室动物的惊跳程度存在显著差异，甚至在从不同供应商获得的同一品系动物之间也存在显著差异。

（3）大鼠 PPI 的稳定性比小鼠更好，因为小鼠会经常在测试箱中移动。

（4）由于应激会对惊跳反射行为造成影响，实验开始前应尽量降低受试动物的应激程度。实验开始前，需每 3～4 天对动物进行抚触（每只至少进行 1 分钟），并在整个实验过程中定期进行抚触。运送动物的方式也需注意，建议使用推车。

（5）为避免应激的影响，在进行听觉惊跳反射测试时，动物应受到最低限度的束缚。动物不应被限制到不能在室内转身的程度，但也不能太宽松，否则动物会不停移动，影响测试结果。束缚装置通常由光滑的塑料制成，塑料圆筒易于清洁且不能被动物抓住，还有利于将所有动物放置在相对于刺激设备和响应设备而言的相同位置。

（6）健康检查也很重要，感染及身体虚弱可能对动物的听觉系统产生影响，因此需每天检查动物。

（7）隔离或极度拥挤的饲养环境会显著影响听觉惊跳反射及 PPI 的测试结果。除非以饲养条件为听觉惊跳反射的研究目的，否则，惊跳反射测试最好在晚上进行，晚上啮齿类动物活动增加，此时惊跳反射最强、最稳定。

（8）控制环境噪声水平非常重要。测试室应具有隔音功能，且必须与任何走廊或使用频繁的通道分开。地板振动，如由行人、交通或车门触发的振动，可能会影响测试结果。

（9）65 dB 的连续背景白噪声不仅掩盖了其他杂散声音，而且对随后惊跳幅度也有显著非单调影响。

（10）实验组和对照组动物应随机穿插进行实验且随机分配在不同的笼子中。如果动物需要重复测试，则需要在同一个测试箱中进行。

（11）前脉冲刺激和惊跳刺激之间的时间间隔一般推荐为 30～50 毫秒。30～50 毫秒可引起最大程度的 PPI 效应，但结果可能不稳定；间隔 100 毫秒引起的 PPI 效应不是最明显的，但结果比较稳定。一般认为 85 dB 能最大程度地抑制动物的惊跳反射（90%），但这也带来一个问题，即在该声强下，继续用药物刺激可能不会进一步抑制惊跳反射（即地板效应），所以无法真实反映药物的作用；75 dB 可带来 50%～60% 的 PPI 效应，也可进一步通过药物作用增强 PPI 效应，但可能带来更多动物个体间的差异。因此，如何选择前脉冲刺激的声强大小需要摸索。

（12）做完 PPI 实验的动物不要放回原来的笼子中，避免动物的焦虑样行为致其他未测试动物应激。

（13）实验无法一天做完时，可分两天进行。

六、可能遇到的问题

（1）啮齿类动物一般在 85～90 dB 时就会有惊跳反射，在 100～110 dB 时惊跳反射最大。当给予惊跳刺激时，动物若没有出现相应的行为，需评估动物的听力是否受损（例如，立体定位仪的耳棒戳破了耳膜或者动物受到感染）、全身衰弱（如药物或手术的影响）等。确认仪器提供了适当的刺激并检查监测系统的灵敏度。

（2）PPI 没有出现或者很弱，需考虑动物的性别、年龄、品系是否正确，以及动物是否生病或者身体虚弱，是否来自适当的供应商，是否有适当的抚触和饲养，是否存在听力损伤，刺激参数（如前脉冲和脉冲强度、背景噪声、前脉冲间隔和配置）是否合适，是否有足够的记录灵敏度/范围来检测惊吓幅度的降低。

（3）同组动物间检测数据差异很大时，确保动物没有生病或身体虚弱，并且都来自同一个供应商。有时，动物可能表现出非常低或非常高的基线惊跳值（如高于或低于组平均值2个标准差）。导致出现这些异常值的因素可能包括先天性或感染性的听觉系统损伤或有健康问题（例如，后腿意外卡在笼子盖中，水瓶泄漏或前庭问题导致测试过程中出现"滚桶"行为）。

（薛婷，崔东红）

第九节 · 强迫游泳实验

一、历史及应用

强迫游泳实验由法国科学家 Porsolt 于 1977 年首次建立，用来检测抗抑郁药物的药效。目前，强迫游泳实验是一种广泛应用于啮齿类动物的行为学范式，主要用于抑郁障碍致病机制研究及抗抑郁药物疗效的研究。

二、实验原理

强迫游泳实验是一种行为绝望实验法，基于大、小鼠天生厌恶水环境的特点。通过将动物置于一个局限的水环境中，动物在该环境中拼命挣扎试图逃跑而又无法逃脱，从而提供了一个不可回避的心理应激环境。一段时间后，大、小鼠产生抑郁样行为，表现为停止挣扎，漂浮在水面上，呈现出放弃逃生的绝望行为。观察并记录实验动物形成不动状态的一系列参数，如不动时间（immobility）、游泳时间（swimming）、攀爬时间（climbing）等（■图 5-9-1，■图 5-9-2）来评价致抑郁和抗抑郁剂的功效。该模型利用大、小鼠的习得性无助来模拟人类抑郁障碍的核心症状。

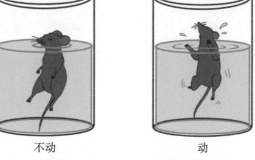

不动　　　　　　　动

■图 5-9-1　强迫游泳示意图

1995 年，Irwin Lucki 等人在大鼠强迫游泳实验中研究了四种不同抗抑郁药物（氟西汀、舍曲林、帕罗西汀和地昔帕明）对"绝望行为"的药效。研究发现，四种抗抑郁药物均能显著减少大鼠的不动时间，增加游泳时间，使实验动物从放弃转变为求生状态。

攀爬　　　　　　游泳　　　　　　不动

15 cm

▣ 图 5-9-2　强迫游泳

三、实验设施

大鼠强迫游泳水桶直径 20 cm，高 40 cm。小鼠强迫游泳水桶（杯）直径 10 cm，高 25 cm。游泳桶的材料一般为透明医用塑料、医用有机板等（▣ 图 5-9-3，▣ 图 5-9-4）。

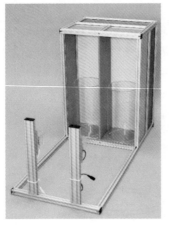

▣ 图 5-9-3　强迫游泳装置

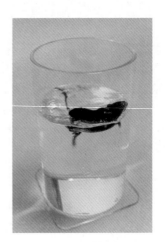

▣ 图 5-9-4　强迫游泳水桶（杯）

四、操作步骤

（一）小鼠强迫游泳实验

（1）小鼠在 12/12 小时昼夜节律的环境下（7:00 开灯）按照每笼 3～4 只饲养。饲养过程中，动物能自由摄食和饮水。

（2）实验开始前 5～7 天，每天抚摸动物 1～2 分钟，让动物适应受试者，并减少无关刺激对实验的影响。观察实验动物的一般体征，选用健康状况良好的动物开展实验。

（3）将摄像机固定于强迫游泳装置箱正侧方合适的位置，设置好摄像机与电脑的数据连接。

（4）调整行为学测试房间、地板的灯光强度。房间光强可设为 500 lx，房间温度 21～23 ℃，湿度（50±20）％，噪声 55～70 dB，水桶内水温度（23±1）℃。测试小鼠时水桶内液面高度为 10 cm 左右（依小鼠体长而定）。注意要把动物颜色与背景区分开，否则会影响结果分析。

（5）提前 30～60 分钟用推车将动物从饲养房转移至行为学实验室放置，让动物在饲养笼中适应新环境。运送过程中，保证动物不受外界刺激。在适应阶段，实验人员应离开房间。

（6）测试时，将实验动物轻轻放入水面，保证动物尾巴不要接触桶底，记录 6 分钟。其间利用视频跟踪系统进行记录。测试期间，测试者离开测试区域，在另一间单独的房间进行电脑操作与记录。

（7）实验结束时，将实验动物从水桶中取出，擦干动物身上的水，放回暂养笼中。待实验结束后统一放回饲养笼中。

（二）大鼠强迫游泳实验

（1）大鼠在 12/12 小时昼夜节律的环境下（7:00 开灯）按照每笼 3～4 只饲养。饲养过程中，动物能自由摄食和饮水。

（2）实验开始前 5～7 天，每天抚摸动物 1～2 分钟，让动物适应受试者并减少无关刺激对实验的影响。观察实验动物的一般体征，选用健康状况良好的动物开展实验。

（3）将摄像机固定于强迫游泳装置箱正侧方合适的位置，设置好摄像机与电脑的数据连接。

（4）调整行为学测试房间、地板的灯光强度。可采用房间光强 500 lx，房间温度 21～23 ℃，湿度（50±20）％及噪声 55～70 dB 的环境设置。水桶内水温度（23±1）℃。测试大鼠时，水桶内液面高度为 20 cm 左右（依大鼠体长而定）。注意要把动物颜色与背景区分开，否则会影响结果分析。

（5）提前 30～60 分钟用推车将动物从饲养房转移至行为学实验室放置，让动物在饲养笼中适应新环境。运送过程中，保证动物不受外界应激刺激。在适应阶段，实验人员离开房间。

（6）大鼠强迫游泳测试分两天进行。第一天，将实验动物轻轻放入水面，保证动物尾巴不要接触桶底，待大鼠游泳 15 分钟后，取出、烘干，放回笼中。第二天，进行强迫游泳实验，记录 5 分钟。记录大鼠在此期间累计不动的时间并利用视频跟踪系统进行记录。测试期间，测试者离开测试区域，在另一间单独的房间进行电脑操作与记录。

（7）实验结束时，将实验动物从水桶中取出，擦干动物身上的水，放回暂养笼中。待实验结束后统一放回饲养笼中。

五、数据采集系统

通过视频跟踪系统收集数据，该系统可自动检测和记录动物不动的时间。有些因素会导致视频跟踪系统无法判断（如动物在桶内小便，动物皮毛颜色与背景颜色一致等），实验人员有必要在后期回放视频录像来人为地收集数据。

六、数据分析要点

实验中，将实验动物放入水中使其被迫游泳并记录下面三个数据。①不动时间，即实验动物在水中停止挣扎，仅将头露出水面漂浮的时间。不动时间越长表明抑郁程度越重。②游泳时间，即实验动物四肢划动、拍打及俯冲的时间。游泳时间越少表明抑郁程度越重。③攀爬时间，即实验动物抓爬玻璃缸壁的时间。攀爬时间越少表明动物抑郁程度越重。

七、注意事项

（1）不同品系实验动物在强迫游泳实验中的表现不一样,同一实验需选择相同品系的实验动物。

（2）测试环境保持安静,在测试过程中,实验人员操作软件时应尽量减少走动,避免产生噪声。

（3）实验周期不宜过长,过长会导致动物产生厌倦感,从而影响实验结果。每次实验时间也不能太长,通常建议大鼠训练 15 分钟,检测 5 分钟;小鼠不需要训练,检测 6 分钟。

（4）实验进行过程中不要进行换水。虽然水池中会存在很多动物排泄物,产生异味,但换水操作可能会使动物认为自己进入了一个新的环境而影响实验结果。

（5）每次实验结束后,需将动物毛发擦干,避免动物受凉死亡。

（李晗,崔东红）

（绘图:丁如一;摄影:程呈斌）

第十节 · 悬 尾 实 验

一、历史及应用

悬尾实验由 Steru L 等人于 1985 年设计,用于评估实验动物的抑郁样行为(■图 5 - 10 - 1, ■图 5 - 10 - 2)。2000 年后该模型才被广泛使用,并成为一种常用的研究抑郁样行为的实验范式。悬尾实验对动物会造成一定的应激和创伤。大鼠体型较大,一般不适用于悬尾实验。因此,悬尾实验常用于测试小鼠。

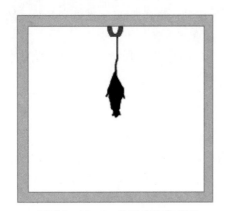

■图 5 - 10 - 1　**悬尾设施模式图**

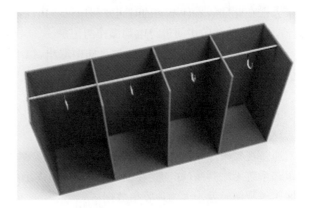

■图 5 - 10 - 2　**悬尾设施示意图**

二、实验原理

悬尾实验的原理及评价方式与强迫游泳实验十分相近,主要是通过记录实验动物的不动时间来研究抑郁样行为和抗抑郁药物的疗效。将小鼠尾部悬起并倒挂在距离地面 10 cm 的箱中 6 分钟。受试小鼠试图逃脱但又无法逃脱，最后放弃抵抗，进入不动的绝望状态。悬尾实验中小鼠表现出的不动状态被研究者们视为实验动物放弃努力和挣扎的绝望行为，类似于抑郁障碍患者在面对困境时表现出的消极被动，放弃做出任何努力去改变现状的行为。研究发现，对有抑郁样行为的小鼠注射抗抑郁药后，确实能缩短小鼠在悬尾实验中的不动时间。

三、实验设施

小鼠悬尾装置的尺寸一般为 20 cm×20 cm×30 cm。使用材料一般为医用塑料、医用有机板等。

四、操作步骤

（1）小鼠在 12/12 小时昼夜节律的环境下（7:00 开灯）按照每笼 3～4 只饲养。饲养过程中，动物能自由摄食和饮水。

（2）实验开始前 5～7 天，每天抚摸动物 1～2 分钟，让动物适应受试者并减少无关刺激对实验的影响。观察实验动物的一般体征，选用健康状况良好的动物开展实验。

（3）将摄像机固定于悬尾装置箱正侧方合适的位置，设置好摄像机与电脑的数据连接。

（4）调整行为学测试房间、地板的灯光强度。可采用房间光强 500 lx，房间温度 21～23 ℃，湿度(50±20)％及噪声 55～70 dB 的设置。水桶内水温度(23±1)℃。测试小鼠时水桶内液面高度为 10 cm 左右（依小鼠体长而定）。注意要把动物颜色与背景区分开，否则会影响结果分析。

（5）提前 30～60 分钟用推车将动物从饲养房间转移至测试房间，让动物在饲养笼中适应新环境。运送过程中保证动物不受外界刺激。

（6）适应结束后，将动物尾巴三分之一处粘于装置挂钩上。与此同时，开启视频跟踪系统并开始记录。

（7）让动物在挂钩悬挂 6 分钟，其间用视频跟踪系统进行记录。测试期间，测试者离开测试区域，在另一间单独的房间进行电脑操作与记录。

（8）测试结束后，轻轻将小鼠重新放回饲养笼中。

（9）开始下一只动物实验前，用 75％酒精擦拭挂钩及箱体底部，清理尿液和粪便。

五、数据采集系统

通过视频跟踪系统收集数据，该系统可自动检测和记录小鼠的不动时间。记录从倒悬开始 6 分钟内的活动。开始的 2 分钟属于训练阶段，记录并分析后 4 分钟内的行为变化。然而，有些偶然因素会导致视频跟踪系统无法判断（如动物皮毛颜色与背景颜色一致等），实验人员有必要在后期回放视频录像来人为地收集数据。

六、数据分析要点

通过监控观察并记录动物后 4 分钟内的行为变化，主要分析的数据参数有：①首次出现不动状态的潜伏期；②不动状态持续时间的百分比 $\dfrac{\text{不动持续时间（秒）}}{240\ \text{秒}}\times 100\%$。不动状态是指动物主动放弃挣扎,处于完全不动的状态。

七、注意事项

(1) 保持测试环境安静,在测试过程中,实验人员操作软件,尽量减少走动,避免噪声产生。

(2) 每次测试的时间建议固定为 6 分钟,每天一次,但可反复测试。

(3) 悬尾实验对动物会造成一定的应激和创伤,由于大鼠体型较大,不建议进行悬尾实验。

(李晗,崔东红)

(绘图:崔东红;摄影:程呈斌)

第十一节 · 三箱社交实验

一、历史及应用

三箱社交实验是评估啮齿类动物社交行为能力的经典行为学范式,广泛应用于神经生物学、药理学、心理学等研究领域。

二、实验原理

三箱社交实验基于小鼠天生喜群居、对新事物具有探索倾向的特性而设计。三箱社交箱的箱体两侧分别放置实验动物熟悉(熟悉动物)和首次接触的动物(陌生动物)。通过比较实验动物靠近熟悉动物笼和陌生动物笼的时间,判断实验动物的社交能力。整个过程分为两个阶段,可测指标包括社交能力(sociability)、社交新奇(social novelty)和社交记忆(social memory)等。

三、实验设施

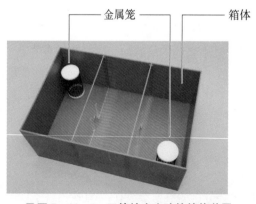

▣ 图 5 - 11 - 1　三箱社交实验的箱体装置

大、小鼠三箱社交实验方案包括动物行为视频分析系统(动物行为分析软件)和视频采集系统(采集卡、摄像机)及由三个矩形箱子组成的箱体装置,箱体装置每个箱子之间的分隔板为透明的树脂玻璃,中间有通道使三箱相通;在左侧和右侧箱子的对角线处各放置一个规格一致的笼子,足够容纳一只大鼠或小鼠即可。大鼠三箱社交箱体尺寸为 120 cm×60 cm×25 cm;笼为圆柱形,直径 20 cm,高 25 cm。小鼠三箱社交箱体尺寸为 60 cm×40 cm×20 cm;笼为圆柱形,直径 8 cm,高 20 cm。一般由亚克力材料、铝合金不锈钢等制成(▣图 5 - 11 - 1)。

四、实验过程

1. 第一阶段 在左、右两箱中放置空笼子,让受试小鼠自由活动,检测受试小鼠是否对某个空笼子有偏好。

(1) 三箱中不放笼,将中间箱两侧的门关闭。

(2) 随机抓取饲养笼中的一只受试鼠,抓取时不要在笼内追逐动物,捕捉一只最容易提取的,放入空鼠笼,运送到三箱位置,并轻轻将动物放入中间箱。

(3) 实验人员离开测试区域,回到操作计算机处,用无声计时器计时 5 分钟。

(4) 5 分钟后,将中间箱左、右两侧门打开,让受试动物自由穿梭于左、右两箱之间 5 分钟。

(5) 分析 5 分钟内动物在左、右两箱的活动时间,若在两箱的活动时间差超过 50 秒,则轻轻将动物驱赶入中间箱,重新进行(4)步骤;若差异依然超过 50 秒,则淘汰该动物。应注意,无论何时,都要耐心、轻柔地将动物驱赶入中间箱,不能提起动物尾部或强迫动物。

2. 第二阶段 在一侧放置空笼子,另一侧放置一只同种陌生小鼠(S1),检测受试小鼠对陌生小鼠的偏好是否优于另外一侧空笼子(■图 5-11-2)。

(1) 实验开始前,将小鼠放在行为学实验室适应半个小时。

(2) 用透明的玻璃树脂板将三个箱子隔开,并将测试小鼠放进中间的箱里适应 5 分钟。

(3) 将 S1 随机放进左侧或右侧的笼里,另外一侧的笼空着。

(4) 去掉隔开箱子的玻璃树脂板,使测试小鼠可以在三个箱子中自由活动 10 分钟。

(5) 拍摄并记录相关参数,包括测试鼠与 S1 或空笼之间的直接接触的次数和持续时间(金属笼周围 3~5 cm 定义为接触范围),以及受试鼠进入每个箱子的次数和持续时间(当小鼠的头和四爪都进入一个箱子就认为它处在那个箱子中)。

(6) 用酒精与水彻底擦拭三箱及金属笼,待三箱干燥后进行下只动物的实验。

(7) 如果同一批动物数量比较多,可以分两个批次进行行为学实验。动物行为学实验一般在 9:00—17:00 进行,时间太早或太晚都会影响动物节律。

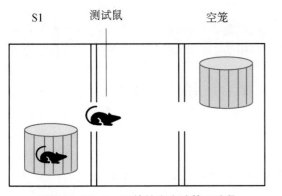
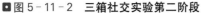

■图 5-11-2 三箱社交实验第二阶段

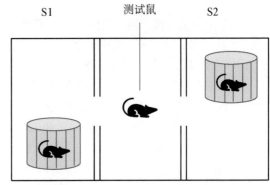

■图 5-11-3 三箱社交实验第三阶段

3. 第三阶段 向第二阶段实验中空着的笼子中放入同种陌生小鼠(S2),然后记录 10 分钟,观察受试鼠与 S1 和 S2 之间相互接触的时间和次数。因为受试小鼠已经探究过 S1,如其仍然能辨识 S1,就会对未探究过的 S2 探究得更多(■图 5-11-3)。因此,第三阶段测试又称社交再识别

（social recognition）或社交记忆测试（social memory test）。

（1）陌生鼠训练

1）选择陌生鼠时，应选择与受试鼠年龄相近且未做过实验的成年野生型小鼠（8 周龄到 6 个月）。不能使用长期单独饲养的动物作为陌生鼠。陌生鼠体重与测试鼠的差异＜5 g。

2）于陌生鼠尾部做好标记。

3）陌生鼠与受试鼠不得有过任何接触，在动物房饲养时应放置在不同区域。社交实验前将陌生鼠放置于其他房间。

4）将陌生鼠放入笼子，并将笼子横置，一手扣住笼子底部。将笼子转移至左、右箱体，正对动物自由进出的门；轻轻将笼竖起，底部朝下放置。让陌生鼠在笼中适应，每次适应 10 分钟，适应 3 次；或每次适应 15 分钟，适应 2 次。在适应过程中，观察笼内的陌生鼠是否出现以下行为，如咬笼、过度理毛、绕圈、四肢都抓住笼杆。通常动物的这些行为在适应过程中会逐渐减少，若在适应 30 分钟后仍大量出现上述一种或多种行为，应淘汰该陌生鼠。若未出现上述表现，则留下作为陌生鼠。

5）训练后的动物可在两个月内被多次使用，一天内可作为陌生鼠参与实验两次。

（2）实验前准备

1）提前一天或在将动物移送入行为学实验室前，将器材和系统调试好。打开四个落地灯，关闭日光灯。三箱两侧中心位置的光强为 30～40 lx，差值小于 2 lx。设置房间温度 21～23 ℃，湿度（50±20）％及噪声 55～70 dB。确保三箱底部没有反光及阴影，尽量使箱内光线均匀。

2）用 75％酒精彻底擦拭三箱、笼，再用水擦拭，最后用纸巾擦干。用彩色笔标记笼的位置，以防后续实验中三箱及笼的位置发生变化。

3）调试好记录软件，捕捉好背景图像，选择所需的在线分析参数。

4）将待测动物移入行为学实验室，远离三箱放置。放置处光强为 10 lx 左右，让测试小鼠适应新环境 30 分钟。

5）将陌生鼠移入其他房间，房间的光照条件、温度与行为学测试房间一致。等待实验开始，适应 30 分钟。

五、数据采集系统

可采用由摄像机及相关软件组成的视频跟踪系统采集数据并自动化评估。将摄像机悬挂在三箱上方，固定在天花板或任何支撑系统上，使摄像机镜头能看到整个三箱区域。计算机与摄像机连接，实时采集动物的运动数据。

视频跟踪系统可对动物在三箱内的位置及活动情况进行实时追踪记录，并可在电脑中模拟出动物的活动轨迹，还能对其活动特征进行分析。有些偶然因素可能会导致监测系统无法正确捕捉动物行为（如动物皮毛颜色与三箱颜色相似等），实验人员有必要在后期回放视频录像，手动采集及校正数据（如手动计数动物进入左、右箱体区域次数，停留时间，接触左、右金属笼的次数及时间等）。通过视频跟踪系统和手动校正两种方法收集数据将增加数据采集的可靠性。

六、数据分析要点

三箱社交实验一般要求每组 10 只动物以达到足够的统计效力。实验检测指标包括实验动物在左、右两个箱体中的社交时间（动物头部靠近金属笼 2 cm 的范围内即视为社交），社交指数〔社交时间/(社交时间＋探索时间)×100％]，以及动物运动的总距离。

七、注意事项

（1）交配和单笼饲养经历会明显影响社交测试结果。因此，一般应使用未交配过且多只同笼饲养的动物。

（2）每只动物实验结束后应进行环境清理，尽可能去除上一只动物的气味。

（3）社交实验在不同动物间会有很大差异，建议每组使用约 10 只动物。

（4）视频软件追踪过程中，建议开启三点识别。追踪头部轨迹，以头部嗅探为社会交互的标志。

（李晗，崔东红）

（绘图：崔东红；摄影：程呈斌）

第十二节 · 糖水偏好实验

一、历史及应用

糖水偏好实验是一种操作简单、方便，用于评估啮齿类动物的抑郁样行为、快感缺乏及抗抑郁药疗效的实验。糖水偏好实验对大、小鼠均容易操作且不会对动物造成伤害，但该模型绝大多数情况下重复性较差，使用时需注意。

二、实验原理

糖水偏好实验利用啮齿类动物对甜食的天然偏好，通过观察实验动物对糖水偏好的降低来研究抑郁障碍的快感缺失。快感缺失是指无法在奖赏或者愉快的活动中获得快乐，对奖励刺激缺乏兴趣。快感缺失是人类抑郁障碍的核心特征之一。因啮齿类动物对甜食有天然偏好，在能自由选择糖水及普通饮用水时，啮齿类动物会选择糖水。因此，在动物饲养笼或特定的糖水偏好实验装置中，同时向动物提供 1％～2％ 的蔗糖水（或其他甜味剂）以及普通饮用水。如果它们对含糖溶液的偏好降低、摄入量减少，间接表明动物可能存在快感缺乏。在动物暴露在应激导致抑郁的模型中，由于对奖励刺激缺乏兴趣，导致动物对蔗糖水的偏好降低，可作为衡量抑郁模型有效性的重要标准。抗抑郁药物能挽救动物对糖水偏好的降低。

三、实验设施

传统的糖水偏好实验在普通的饲养笼中进行，配以测试糖水偏好使用的小水瓶。该水瓶嘴口含有小钢珠，可防止液体渗漏(■图 5 - 12 - 1)。

通过糖水偏好实验研究动物的快感缺失，很大程度上依赖于对饮水重量的精确测量，从而计算出准确的消耗量。通常，分别在实验前和实验后手动测量一次饮水重量。然而，动物会把水洒出

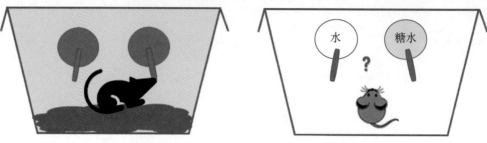

■图 5 - 12 - 1　普通饲养笼糖水偏好实验

来,导致水的重量减轻;另外,将瓶子插入笼子及从笼子中取出的过程,也会因意外导致液体损失。这些因素都会导致测量的饮水重量不准。为减少这些误差,南京医科大学周其冈团队开发了一套全自动的糖水偏好测试装置,用以替代传统的饲养笼(■图 5 - 12 - 2)。该自动测试装置由 10 个大小一致的腔室组成,每个腔室的尺寸为 24 cm×10 cm×14 cm。每个腔室放置一只动物,动物可自由获取糖水及普通饮用水。腔室之间由黑色聚乙烯材料制成的墙壁隔开,腔室中的动物无法观察到其他腔室中的动物,以消除社会干扰。每个腔室上方都有一个透明的聚乙烯盖子,包含两个直径 1 cm 的孔以允许动物自由呼吸。在每个腔室内放置了两个带支架的液体饮食饲管,用于测试口味偏好。饲管的饮用端呈 U 形,并且具有气密性以防止泄漏。腔室大小可根据动物体型大小更改。

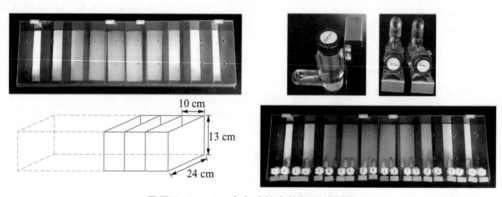

■图 5 - 12 - 2　全自动糖水偏好测试装置

四、操作步骤

目前,糖水偏好的操作流程没有统一标准,这里结合周其冈团队发布的针对小鼠的实验方案予以介绍。测试在普通饲养笼中进行。糖水偏好实验包含三个阶段,适应性训练、基线测试、正式测试,整个流程需 7 天。

1. 准备工作

(1) 实验开始前,准备好高温消毒的水瓶,晾干备用。

(2) 准备高温灭菌水,其中一部分用作普通饮用水,一部分用于配置蔗糖水。

(3) 1‰~2%(w/v)的蔗糖水需新鲜配制,贮存在 4 ℃冰箱中(不要超过 24 小时)。使用前取出,使其恢复至室温。

（4）给消毒晾干后的水瓶中装满蔗糖水或普通饮用水,擦干瓶身,检查每个水瓶是否完整,有无漏水。使用不同颜色的水瓶,以区分糖水和普通饮水。瓶身上可标记编号,以区分不同的动物。

2. 适应性阶段

（1）糖水偏好实验需单只动物进行,从而提供准确的测量结果。若实验是在普通饲养笼中开展,则需提前48小时将动物单独饲养于测试的笼子中,让动物适应单独饲养的环境。适应期间（第一天18:00至第三天18:00）,在笼中放置一瓶1‰～2‰（w/v）的蔗糖水和一瓶普通饮用水,可自由饮水和获取食物。

（2）在测试房间中进行适应训练,为期两天。适应训练于夜间开始,如18:00（第一天18:00至第三天18:00）。训练过程中,每12小时调换一次水瓶,防止动物对水瓶位置产生偏好（此阶段无需对水瓶称重）。适应结束后,将动物放回饲养房间继续单笼饲养,提供普通饮用水和食物（第三天18:00至第三天21:00）。

3. 基线测试阶段

（1）适应结束后,开始基线测试（第三天21:00至第五天9:00）。

（2）准备新的满瓶蔗糖水和普通饮用水。擦干瓶身并称重,确保水瓶无漏水。

（3）在测试房间中进行基线测试。小鼠依旧在原笼中单笼饲养,给予一瓶1‰～2‰（w/v）的蔗糖溶液和一瓶普通饮用水。基线测试阶段不提供食物。

（4）基线测试于夜间开始,如21:00（第三天）,持续12小时,于次日9:00（第四天）结束。测试结束后,称量水瓶重量并记录。检查水瓶有无漏水,笼子中的垫料是否潮湿。测试结束后,将小鼠放回饲养房间继续单笼饲养,提供普通饮用水和食物。

（5）次日21:00（第四天）再次进行步骤（1）～（3）,交换蔗糖水和普通饮用水的位置。

4. 饮水和食物剥夺　小鼠在饲养房间单笼饲养,于第五天21:00至第六天21:00禁食禁水24小时。

5. 正式测试阶段

（1）将单笼饲养的小鼠转移至测试房间,提供一瓶新的1‰～2‰（w/v）的蔗糖水和一瓶普通饮用水。提前称量水瓶重量并记录,注意水瓶有无漏水。测试阶段不提供食物。测试阶段持续12小时（第六天21:00至第七天9:00）。

（2）测试结束后,重新称量水瓶重量,观察有无漏水,垫料有无潮湿。

（3）测试结束后,将小鼠放回饲养房间,3～5只一笼继续饲养,提供普通饮用水和食物。

五、数据分析要点

1. 检测指标

（1）糖水偏好指数计算公式:糖水偏好指数（％）= $\dfrac{\text{糖水消耗量}}{\text{糖水消耗量＋纯水消耗量}} \times 100\%$。

（2）运用糖水偏好指数来反映动物的快感缺失行为表型。

2. 统计分析　数据分析时,不把漏水的水瓶纳入计算。正式测试阶段,不饮用、过度饮用和不偏好饮用的情况需在分析中剔除。不饮用是指小鼠既不喝蔗糖水也不喝普通饮用水。过度饮用被定义为一只小鼠的饮用量是所有老鼠平均饮用量的两倍（或者更多）。无偏好定义为对照组小鼠糖水偏好指数＜60％。

六、注意事项

(1) 所有实验需要在每天的同一时间开始,最好是在晚上进行,因为夜间节律会影响偏好行为。

(2) 在适应过程中,若小鼠过度活跃,需延长适应时间。

(3) 若小鼠出现过度饮用的情况,可能是禁食禁水时间太长或测试时间太长,需减少相应的时间。如果发现是因为蔗糖水浓度太高,需降低蔗糖水浓度。

(4) 若对照组小鼠对糖水无偏好,可能是蔗糖水浓度太低,需提高蔗糖水浓度;或者可能是适应阶段太短,需延长适应时间。

(5) 蔗糖偏好测试可使用不同浓度的蔗糖水(0.5%~10%)。选择何种浓度主要取决于动物的物种、品系、性别和年龄,以及训练期间观察到的饮水行为(所有动物在治疗/干预前应饮用大致相同的量)。然而,高浓度(10%)的蔗糖水可能会掩盖动物的快感缺失,因为即使是有抑郁样行为的动物也会喜欢喝非常甜的液体。此外,高浓度导致的高热量可能会更显著地影响动物对蔗糖水的偏好。

(6) 动物的品系、性别、年龄差异、实验环境甚至对动物抚触的方式,都会对实验结果带来影响。

(7) 一些研究建议使用糖精代替蔗糖,以避免任何热量的影响。然而,消耗1%蔗糖水的平均热量远低于相同质量的标准食物。因此,这点似乎是次要的。

(8) 糖水偏好实验的重复性较差,在发现结果重复性差时,应考虑到该模型本身的缺陷。

(薛婷,崔东红)

(绘图:崔东红)

第十三节 · 孔 板 实 验

一、历史及应用

孔板实验(holeboard test),又称孔洞实验、洞板实验,由 Boissier 和 Simon 于 1962 年首次建立。孔板实验可用来评估大、小鼠多个维度的行为,包括风险评估、回避、觉醒、探索、习惯化、认知、社会亲和力、运动、社会压力、NOR 等。孔板实验也常用于研究动物探索行为中与应激相关的变化,可结合明暗箱穿梭实验研究抗焦虑药物的作用。

二、实验原理

孔板实验利用动物对新异环境的好奇和恐惧形成的心理冲突,表现为动物反复在孔中探头、缩头,即反复用头钻洞。动物对新鲜事物的好奇心会使其钻出孔洞,但又会因恐惧缩回孔洞中,如此反复。动物反复钻洞反映其好奇心和恐惧导致的逃避。站立行为和跨格数量表现动物的空间活动性。一般认为孔板实验中,在动物能自主活动的情况下,动物的钻洞次数和时间越长,焦虑样程度越低。

三、实验设施

1. 孔板装置　大鼠用的孔板装置一般为 66 cm×56 cm×47 cm 的木箱或特制的透明有机板（■图 5-13-1,■图 5-13-2）。早期孔板装置中孔的数量多为 4 孔。现在通常采用 16 孔板,底板有 16 个直径 3.8 cm,厚 1 cm 的等大圆孔,相邻两个圆孔之间的距离为 14 cm,孔板整体高于地面12 cm;小鼠用的装置一般为 44 cm×40 cm×27 cm 的木箱或特制的透明有机板,孔径均为 3 cm,厚1.8 cm,每孔中心离最近壁的距离为 10 cm。

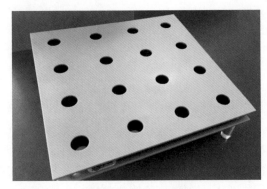

■图 5-13-1　孔板

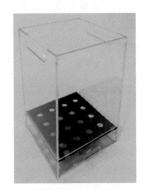

■图 5-13-2　孔板实验装置

2. 摄像机　黑白超低照度红外摄像机,光强灵敏度 0.000 1 lx。

3. 视频红外分析系统　19 世纪 80 年代之后,孔板箱壁及每一孔周边都装有红外光电管并与计算机相联,这样可同时自动记录动物的探洞次数、探洞时间、运动及站立次数等多项指标,既提高了工作效率,又增加了实验的可靠性。目前通用的视频红外分析系统一般可实现以下几点。①红外控制器与计算机软件连接,自动记录红外监测数据与视频分析数据。②视频分析软件支持控制器输出设置,可对每个通道单独自定义操作。③红外控制器符合转换开关电器设计标准,检验结果可信度高。④软件支持将实验数据导出至 EXCEL 表。同时,软件自带数据处理功能,可计算平均值、方差并自动生成相关指标的直方图,直观、方便。

四、操作步骤

(1) 动物在 12/12 小时昼夜节律的环境下(7:00 开灯),按照每笼 3~4 只饲养。饲养过程中,动物能自由摄食和饮水。

(2) 实验开始前 5~7 天,每天抚摸动物 1~2 分钟,让动物适应受试者,减少无关刺激对实验的影响。观察实验动物的一般体征,选用健康状况良好的动物开展实验。

(3) 将摄像机固定在孔板装置正上方的合适位置上,设置好摄像机与电脑的数据连接。

(4) 调整行为学测试房间、孔板上的灯光强度。可采用房间光强 500 lx,孔板光强 60 lx 的设置。设置房间温度 21~23 ℃,湿度(50±20)%,噪声 55~70 dB。注意不能使用风扇、计时器等会产生噪声的设备。

(5) 实验前用 75% 酒精擦拭孔板,去除残留气味,待酒精气味散尽后开始实验。

（6）实验时，将动物置于下方孔板中央处，背朝观察者。

（7）动物两眼消失在洞中为一次钻洞。通过纸箱上方的摄像机记录 5～10 分钟内动物的钻洞次数及持续时间。

五、数据采集系统

孔板实验中使用的视频红外分析系统由计算机分析软件、视频监控系统及红外探测系统组成。计算机分析软件利用视频监控系统记录的数据分析处理小鼠的运动轨迹、运动距离、运动速度及实验时间。红外探测系统专门用于计算小鼠的探洞次数，记录实验开始到初次探洞的时间（探洞潜伏期）、探洞持续时间及探洞总时间。

六、数据分析要点

孔板实验检测的指标包括以下四条。

（1）探洞潜伏期：自小鼠被放入孔板起至小鼠头部第一次探出孔板时所需的时间。若潜伏期缩短，表明焦虑样行为缓解。

（2）探洞次数：小鼠在孔板内探洞的总次数。动物把头部伸入孔中且双肩低于板平面时为一次；探究一次后，不离开该圆孔而继续探究的次数不计为钻洞次数；离开后重新回来探究该孔，可计为另一次。若是动物探洞次数和探洞持续时间显著增加，则说明焦虑样行为得到改善，反之为加重。

（3）站立次数：动物在孔板内站立的次数。动物身体直立，两前肢完全脱离地面计为一次。动物站立次数减少说明焦虑样行为得到改善，反之加重。

（4）站立时间：小鼠在孔板内站立持续的时间。

七、注意事项

（1）孔板箱的形状和大小没有统一的标准，但常采用方型。用于大鼠的装置边长一般为 60～80 cm，用于小鼠的装置边长一般为 40～60 cm。

（2）上午动物的钻洞次数往往比下午多。因此，应尽量在一天中固定的时间做实验。

（段冬霞，崔东红）

（摄影：程呈斌）

第十四节 · 埋 珠 实 验

一、历史及应用

埋珠实验是一种常用的评估重复刻板行为的行为学范式，多用于自闭症和 OCD 的相关研究及药物筛选研究。埋珠行为增加表明刻板行为严重。埋珠行为也被认为是焦虑样行为。玻璃珠被动物看作一个不熟悉的、具有潜在威胁的物体,动物将这些威胁物清除的掩埋行为是本能的焦虑样行为。对有威胁性物体出现时掩埋行为(防御性掩埋)的抑制可作为评价抗焦虑药疗效的方法。该实验也可以用来测量与特定恐惧症(即新恐惧症或新奇诱发的恐惧)相关的焦虑样表现。

二、实验原理

埋珠实验利用了啮齿类动物对新颖或奇怪物体的恐惧。当它们遇到新的、陌生的、有毒或有害的物体时,开始表现出一些特定的本能行为,如挖洞、掩埋、梳理和囤积。当动物和玻璃珠一起放进笼子时,若动物处于焦虑或压力情况下,会出现掩埋玻璃珠这一重复刻板行为。因此,埋珠实验多用来评估动物的重复刻板行为。

三、实验设施

在鼠笼中放置多个完全相同的不透明的黑色或蓝色玻璃弹珠,鼠笼上安装摄像装置(◘图5-14-1,◘图5-14-2)。

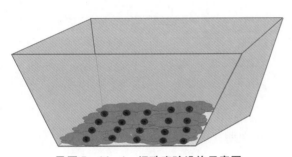

◘图5-14-1 埋珠实验设施示意图

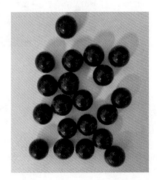

◘图5-14-2 玻璃珠

四、操作步骤

(1)大、小鼠在12/12小时昼夜节律的环境下(7:00开灯),按照每笼3~4只饲养。饲养过程中,动物能自由摄食和饮水。

(2)实验开始前5~7天,每天抚摸动物1~2分钟,让动物适应受试者,减少无关刺激对实验的影响。观察实验动物的一般体征,选用健康状况良好的动物开展实验。

(3)将摄像机固定在鼠笼正上方合适的位置上,设置好摄像机与电脑的数据连接。

(4)调整行为学测试房间、地板、鼠笼上的灯光强度。可采用房间光强500 lx,鼠笼内光强60~150 lx,地板光强14 lx的设置。设置房间温度23~25℃,湿度(50±20)%,噪声55~70 dB。应注意,鼠笼内不能存在阴影,不能使用风扇、计时器等会产生噪声的设备。

(5)实验前用75%酒精擦拭鼠笼箱,去除残留气味,待酒精气味散尽后再用玉米芯垫料铺平,或者更换新的鼠笼。

(6)提前30~60分钟用推车将动物从饲养房转移至行为学测试房间,让动物在饲养笼中适应新环境。适应期间,房间光强等外界环境应与实验时保持一致。建议适应时将动物置于距行为学测试区域约 4.5 m 的区域内。动物适应期间,测试人员应离开测试房间。

(7) 鼠笼里铺上 5 cm 厚的玉米芯垫料,铺平。

(8) 垫料上放置 20 颗完全相同的玻璃珠(直径 14 mm;5 排,每排 4 颗),规律排布,使得相邻两个玻璃珠之间的间距相等。事实上,玻璃珠的数量以及摆放位置有多种方式,可根据实验需求以及动物自身情况(品系、年龄)而定。

(9) 将动物放入笼中一角,尽可能远离玻璃珠,禁食禁水,利用摄像机记录 30 分钟后取出,统计所埋玻璃珠的数量(被埋体积大于 2/3)(图 5 - 14 - 3)。

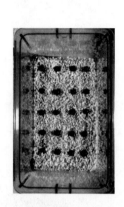 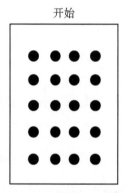 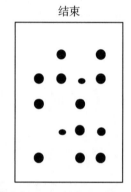

 图 5 - 14 - 3　埋珠实验

五、数据采集系统

通过视频跟踪系统收集数据,该系统可自动检测并记录动物在规定时间内埋珠的情况。

六、数据分析要点

统计埋珠的个数时需要人工判定玻璃珠是否被埋,为保证数据的客观性,需要依据玻璃珠被埋体积大于 2/3 的准则计算埋珠数量,埋珠数量越多刻板行为越强。

七、注意事项

(1) 在利用埋珠实验进行药物研究时,药物处理和给药方法可能会影响实验结果。

(2) 埋珠实验对物种、品系均很敏感,需要选择合适品系的动物。

(3) 实验动物年龄也会对实验结果造成影响,尽量选择年轻的成年动物(2~4 个月)。

(段冬霞,崔东红)

(绘图:崔东红)

第六章

动物行为学系统

行为学范式、数据获取和分析方法通常均耗时耗力。然而,动物行为学测试及分析系统的开发与应用,逐渐将以主观观察和记录少量数据点为主的动物行为学研究,转变为一个有可量化指标、数据丰富的研究。特别是将可记录动物行为的量产的商业化传感器、视频设备与计算机结合,在这一领域中发展出一系列易于扩充规模、排除人为干扰且可以灵活调整实验参数的一系列较理想的行为学系统,并可在实验的严谨性和动物行为的真实性之间取得合适的平衡。这些设施可以进一步与新型的神经活动研究技术,如光遗传学、高通量电生理记录和神经活动成像等方法相结合,有力地推动对精神疾病神经机制的研究。

第一节 · 触摸屏认知任务测试系统

在认知研究领域中,啮齿类动物与非人灵长类动物各具特色和优势,前者由于饲养、繁殖和遗传操纵更方便,已得到更广泛的应用。参考人类试验中使用的触摸屏认知任务测试系统,研究者开发出啮齿类动物触摸屏认知任务测试系统。

一、历史与定义

啮齿类动物触摸屏认知任务测试系统是根据实验设计者的任务,通过屏幕呈现不同的视觉刺激,再由实验动物调用特定的认知功能、结合屏幕上出现的信息做出反应,最后根据动物触碰触摸屏上的对应位置做出反应而给予奖励或者惩罚的动物行为学实验系统。

目前,Bussey-Saksida 啮齿类动物触摸屏行为分析系统是常用的触摸屏认知任务测试系统。Bussey-Saksida 大、小鼠触摸屏系统是专为啮齿类动物设计的高效率、高通量的认知评价系统。本节以该系统为例进行说明。Bussey-Saksida 测试笼(2006)和 Whisker Server(2010)是英国剑桥大学实验心理学的 Trevor Robbins 教授设计的,该系统具有一个独特的梯形墙壁形状,让动物与外界环境隔离,加强了动物的注意力。

二、工作原理

其工作原理基于在一块高分辨率的触摸屏上显示不同的图形供动物进行认知学习,动物对图形进行选择,系统能够检测出动物在认知学习和选择等行为学上的变化,分析处理数据,得出实验结果。

三、实验装置

1. Bussey-Saksida 测试笼　由动物关注的梯形箱体和各个零部件构成(◉图 6-1-1)。测试笼能够在几秒钟内重新组装,也可以与嵌板、杠杆、灯和一系列其他操控器配置为一个模块化的方形箱体。不同的任务配件可安装到测试笼,包括不同形状的墙壁和结构、不同的地板,以及颗粒或液体的奖赏、红外光检测装置和隔音室。

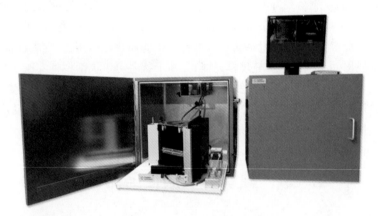

◉图 6-1-1　Bussey-Saksida 啮齿类动物触摸屏行为分析系统

2. Bussey-Saksida 大、小鼠触摸屏系统　是专为啮齿类动物设计的高效率、高通量的认知测试评价系统,包括 ABET II 触摸屏软件和 Whisker Server 控制器。该系统提供了多个系统内置的标准行为范式,涵盖整个实验的任务条件,如刺激类型和动物反应等(◉图 6-1-2),并提供了采集和分析数据的全套功能。此外,可以根据研究需要对任务计划和数据分析进行定制。

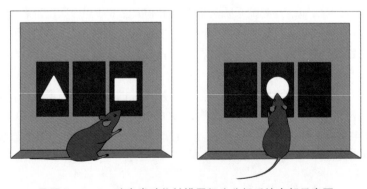

◉图6-1-2　啮齿类动物触摸屏行为分析系统内部示意图

四、测试任务及其范式

1. 成对选择/视觉辨别和反转 动物可根据环境变化和规则变化,灵活调整自身的行为。反转学习任务广泛地用于评价行为灵活性。这个任务需要动物学会从屏幕显示的两个形状中选出可以得到奖励的形状。触碰正确的形状会得到食物奖励(S+),触摸不正确的形状会有超时惩罚(S−)。学会这个任务后,形状对应的刺激会反转。被试动物需要学会反转后的刺激模式并调整自己的行为。根据所需时长、正确率等,评估被试动物反转学习的灵活性。这种反转学习依赖于前额叶皮层(prefrontal cortex, PFC)参与的抑制优势反应。

精神分裂症、PD、OCD 等多种精神疾病患者的反转学习能力均出现异常。文献证据表明反转学习任务的功能性神经环路包括 PFC(尤其是眶额皮质)-腹侧纹状体通路和多巴胺信号通路等。啮齿类动物的触摸屏反转学习任务研究也被发现与甲基苯丙胺、D1 受体、NMDA 受体亚基 GluN2A、AMPA 受体亚基 GluA1 等相关。触摸屏反转学习任务的高灵敏度使该任务范式成为神经机制研究中重要的具有创新性和灵活性的研究方法。

2. 配对联想学习 对于人类来说,类似的任务已经被证明能够有效地对 AD 进行早期检测。在啮齿类动物的配对联想学习(paired associate learning, PAL)任务中,需要学习并记住三个不同的图形及它们出现的三个空间位置。在给定的实验中,呈现了两种不同的图形,一个在其正确的位置,另一个在错误的位置。动物必须选择哪个图形出现在正确的位置。有研究显示该任务对于检测胆碱能信号传递障碍以及海马功能障碍具有很高的灵敏度,可以检测谷氨酸调节海马乙酰胆碱受体的功能。

3. 视觉空间条件学习 训练动物,使其学会在看见形状 A 时向左边移动,看见形状 B 时向右边移动。这类测试对背侧纹状体损伤敏感,可用于亨廷顿病和 PD 研究。

4. 消除 学会停止做出不再能提供期望或相适应结果反应的能力,与前期学会通过适当反应获得期望奖赏一样重要。人们早期就意识到消退(extinction)现象具有复杂的神经机制,不仅仅与前期的学习、遗忘相关,也与情景信息高度相关。大量文献使用条件性恐惧进行消退研究,但对消退相关神经机制的研究甚少。

在触摸屏操作行为测试系统的消退任务中,首先训练动物对一个简单的视觉刺激做出反应(例如,触摸一个白色的正方形)以获得奖励。习得之后,动物对相同的视觉刺激做出相同的反应却不再获得奖励。此时,动物抑制自己对视觉刺激进行反应所需的时间和程度,代表了其学习能力的消退情况。

动物执行消退任务的表现受多种因素和机制影响,如小鼠品系、基因突变等,不同品系的实验动物对消退任务的表现不同,相对于 DBA/2J 小鼠,C57BL/6J 小鼠和 BALB/cJ 小鼠的表现更好。基因突变也是影响动物消退任务表现的因素,编码 AMPA 受体亚基 GluA1 基因的缺失和编码 NMDA 受体亚基 GluN2A 基因的缺失,会减弱动物学习记忆的消退能力。视觉刺激的多样性和灵活性使得消退任务成为研究消退神经机制的创新性和拓展性实验方法。

5. 5-选择连续反应时间任务 5-选择连续反应时间任务(5-choice serial reaction time task, 5-CSRT)训练啮齿类动物对水平排列的 5 个空间位置中随机出现的视觉刺激进行辨别。该任务可用于评估执行功能的多个方面。①反应正确率(在所有尝试中正确的比例),可以持续评估动物的空间注意力。②遗漏次数,是评估注意力的指标。③过早反应(刺激开始前的反应)或持续反应(奖赏反馈后的额外反应),是评估对行为反应主动的抑制和控制的指标,分别与冲动性和强迫性有关;而动物对奖赏的反应时间和延迟,与肌肉运动机能、动机因素等相关。

这些指标对动物认知具有高度灵敏的探测能力,3×TgAD 和 TgCRND8AD 模型小鼠在 5-

CSRT 任务中的正确率显著低于正常小鼠;相对于 C57BL/6J 小鼠,自闭症模型小鼠 BTBRT＋tf/J 对短时刺激反应的正确率显著降低,同时冲动增加、动机减少。此实验任务对于对刺激的灵活性和实验的敏感性具有较高要求的认知研究是极有帮助的。

6. 试次唯一的位置非匹配 试次唯一的位置非匹配(trial-unique nonmatching-to-location, TUNL)可被认为是延迟非匹配位置(delay-no-match-to-place, DNMTP)行为范式的一个版本。首先,在某个位置呈现刺激;然后(经过延迟)会有两个不同位置的刺激同时出现,其中一个是之前出现过的,另一个是新出现的刺激,动物需要选择新出现的刺激。应注意 DNMTP 容易受到非空间中介因素的影响,即当两个视觉刺激的位置接近时,海马背侧病变或海马神经受损的动物会受到影响;而两个视觉刺激的位置较远时,则不会受到影响。这种特征也使得此任务对海马功能障碍相当敏感,反映出海马在记忆和模式分离中的两种角色。

7. 自行塑造 这是一个简单的迅速管理测试,依赖于以腹侧纹状体为中心的奖励机制。白色垂直的长方形会在屏幕的任何一侧出现。一侧一直伴有食物奖励,另一侧则不会有奖励。奖励在屏幕的中间位置。通过红外光束探测器来测量动物的取食情况。

8. 5-选择连续性能测试 5-选择连续性能测试(5-choice continuous performance test, 5C-CPT)任务要求啮齿类动物在 5 个随机呈现的位置之一,对一个简短的视觉刺激做出反应。另外,一些实验在 5 个位置都呈现视觉刺激,动物必须学会不进行触屏反应。这种进行/不进行的任务可在单一任务中测试动物的注意系统和行为抑制系统,用于评估动物的警惕性。

9. 渐进比率和努力相关选择 渐进比率和努力相关选择(progressive ratio and effort related choice task, PR＆ERC)任务的触摸屏版本等同于使用压杆和鼻触完成的任务版本。动物通过触摸屏幕获得奖励,而每次获得奖励所需要的触摸次数会逐渐增加,动物必须逐渐增加触摸屏幕的次数来获得奖励。相比于非触摸屏的实验,触摸屏范式产生的数据差异更小,对于提高行为表现的操纵有更高的敏感度,可方便药物筛选等。

10. 4-选择 Gambling 任务 基于 Iowa Gambling 任务,啮齿类动物从 4 个照明窗口中进行选择。触摸任一窗口都将导致一个"赢"(输送食物奖励)或一个"损失"(超时没有奖励)。触摸不同窗口可能得到不同量的奖励,奖励越大,得到一个"赢"的概率越低;如果实验结果是一个"损失",会有超时惩罚。动物必须学会避免高风险、高回报的选择,以获得更多收益。该实验对血清素和多巴胺能药物敏感。

11. 位置辨别 啮齿类动物需要区分在屏幕上出现的两个白色方块。触碰一侧屏幕的方块会得到奖励,而触碰屏幕另一侧的方块将受到一个超时惩罚。两个方块之间的位置依实验而变化。海马体背侧病变的动物会判别不了位置非常接近的方块。

除了前面列举的标准任务外,Bussey-Saksida 系统的硬件和软件为每个研究者提供了编写独特的实验计划来满足各自研究需要。可以将图片或特殊标准添加到现有的任务中,也可以使用 ABET II 触摸软件的进度表从头开始编写。测试任务及其范式的操作时间及应用范围见 ▣ 表 6-1-1。

▣ 表 6-1-1 测试任务及范式的操作时间及应用范围

行为范式	大鼠达到基线的时间(训练后)	小鼠达到基线的时间(训练后)	神经系统的例证	临床疾病
预训练,触摸图片以及试次起始	1~2 周	1~2 周(例如,7~8 周龄 C57BL/6J 小鼠:5 天)		

（续表）

行为范式	大鼠达到基线的时间（训练后）	小鼠达到基线的时间（训练后）	神经系统的例证	临床疾病
成对选择/视觉辨别和反转	预训练＋5～7天	预训练＋5～7天	PFC，旁嗅皮层，扣带皮层，纹状体，多巴胺系统，胆碱能系统，NMDA受体	亨廷顿病，精神分裂症，PD
PAL	预训练＋35～45天达到80%正确率	预训练＋35～45天达到70%正确率	海马体，胆碱能系统，NMDA受体，AMPA受体	AD、精神分裂症
视觉空间条件学习	预训练＋大约20天	预训练＋大约20天	背侧纹状体、后扣带皮质	亨廷顿病、PD
5-CSRT	约30天	预训练（平均10天）＋3周达到80%（2秒基线）	PFC，基底前脑，胆碱能（精度），血清素（冲动），去甲肾上腺素（分心），多巴胺（积极性）	AD、抑郁障碍、精神分裂症，亨廷顿病、注意缺陷多动障碍、OCD
自行塑造	几天（不需预实验）	几天（不需要预实验）	腹侧纹状体、杏仁核、前扣带皮层、伏隔核、腹侧背盖区，D1和NMDA受体	亨廷顿病
TUNL	预训练＋约20天	预训练＋6～24天	海马体、胆碱能系统、NMDA受体、PFC	AD、精神分裂症
位置辨别	预训练＋10～20天	预训练＋10～20天	海马体、神经发生	AD、精神分裂症
消除	约4天训练＋1天消除	约4天训练＋1天消除	下边缘皮层、纹状体、杏仁核	注意缺陷多动障碍、OCD
5C-CPT	约24天（基于5孔训练）	5-CSRT训练后约13天（基于5孔训练）	多巴胺、血清素、胆碱能，顶叶，毒蕈碱	精神分裂症、注意缺陷多动障碍、OCD、AD
PR&ERC	16天从适应到达稳定表现	16天从适应到达稳定表现	多巴胺	
4-选择Gambling任务	预实验＋7天熟悉选项＋20天测试	预实验＋4天熟悉选项＋13天测试	多巴胺	冲动、注意缺陷多动障碍
PRL	预实验＋大约17天	预实验＋大约17天	血清素	抑郁障碍

五、数据分析评估指标设计

触摸屏认知任务测试系统的评估指标主要为以下三个。

（1）正确率：指实验动物在单次实验中完成实验任务的正确率，是基于视觉任务的学习认知实验最重要的评估指标，从实验动物的正确率及变化趋势中可以直观地反映出其学习认知水平，从而为实验人员进行筛选和评估提供主要依据。

（2）反应时间：是动物在完成视觉任务时，从切换单组视觉刺激到出现有效碰触所用的时间。反应时间反映了实验动物对实验模式的熟悉程度和执行实验任务的速度，其变化趋势还反映出了实验动物的稳定性，可以作为筛选和评估的辅助指标供实验人员参考。

（3）触碰位置：为了使实验系统更具通用性，便于实验人员根据不同的实验对象调整实验装置设计，行为系统还可以检测并存储实验动物触碰位置的信息。通过对触碰位置信息进行分析可以让实验人员了解所研究实验对象的触碰特点并结合实验动物的体型等因素，对实验箱体的设计、触摸屏的尺寸及其安装位置等进行合理的调整，以期获得更好的实验效果。

（徐达，崔东红，李澄宇）

（绘图：丁如一）

第二节 · Go/No‑Go 自动化训练测试系统

一、历史与定义

在神经科学研究中，观察实验动物行为是一个非常重要的环节。由于实验动物个体差异巨大，行为丰富，观察结果往往多样化，难以统一。早在 20 世纪 50—60 年代，Teichner（1952）、Bremner 和 Trowill（1962）就提出了操作-强化（operandum-reinforcement）装置，通过与食物颗粒结合使用，改进了对大鼠的杠杆按压训练，无需实验者提前教实验动物熟悉任务。随后，自动化训练也用于其他实验动物中，如恒河猴、北美鹑。经过自动化训练后，实验动物能够从原有自动化训练流程转移到更高级的强化学习中。1971 年，Leonard Cook 设计了一套食品与托盘结合的操作装置（food-tray operandum），训练大鼠以特定频率按键以获得奖赏。在以往的研究中，研究者经常需要付出较多时间与精力进行行为观察与分析。尤其是过去几十年间，基因组学迅速发展，转基因实验动物品系不断增加，观察各种品系实验动物行为的需求越来越多。为了满足不断增加的需求，势必要改变行为观察原有的模式，使行为观察变得更加流程化、自动化、规范化，还需控制行为观察的变量，建立通用的实验动物行为学评价体系，提高行为观察的效率和质量。在这种情况下，生物学家、工程师、计算学家等不同领域的学者共同参与了自动化行为训练观察系统的研发。

自动化训练系统包括了监视和行为反馈控制，能够在行为训练过程中自动化监视和测量，常用于视觉表现的标记、痛觉敏感度的评估、恐惧条件下颤抖行为的识别、焦虑样行为和社交行为的识别、昼夜节律的测量等。反馈控制常用于记忆评估、操作式学习、肢体功能训练等任务。本节着重介绍基于嗅觉行为的高通量行为训练系统。

二、基于嗅觉行为的高通量行为训练系统

嗅觉是啮齿类动物非常重要的感觉。以往的众多研究都表明，啮齿类实验动物在嗅觉分辨、记忆和抉择等任务上表现良好。因此，基于嗅觉的行为系统的开发也十分重要。C. Ron Yu 实验室发明了嗅觉相关的多功能自动化训练系统（poking registered olfactory behavior evaluation system），用于多种嗅觉任务的训练与分析。利用这套自动化训练装置，他们研究了实验动物在强

迫选择、气味检测、区分、偏好性方面的先天性能力。该系统主要针对自由活动的小鼠。中国科学院上海神经科学研究所李澄宇研究员领导的实验室,发明了针对头部固定小鼠的高通量自动化训练系统(high-throughput automatic training system，HATS),用于嗅觉相关的行为学训练。

1. 高通量自动化训练系统实验装置　HATS 主要包括箱体、固定装置、给气装置、给水装置和控制装置五大部分(◙图 6-2-1)。

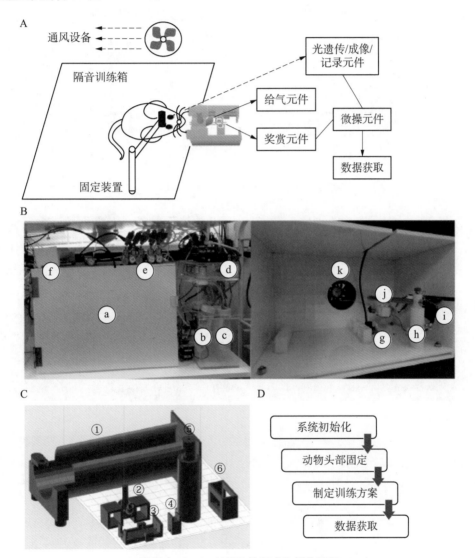

◙图 6-2-1　HATS 的组成和操作流程

a,隔音箱;b、c,气味容器;d,流量计;e,针形阀;f,固定小鼠身体的训练管;g,摄像头;h,气味和水输送装置和电机的支架;i,用于舔水的电容检测器;j,3D 打印的气味和水输出装置;k,通风管道。①固定小鼠身体的训练管;②气味输送管的接口;③、④可移动水嘴的电机固定装置;⑤气味和水输送装置和电机的支架;⑥训练管的底座

(1) 箱体:主要提供良好稳定的实验环境。箱体的侧壁设置与外界连通的孔隙,并设置风扇进行换气以减少残余气味的干扰,箱体四周进行隔音处理以减少实验过程中的噪声干扰。

(2) 固定装置:位于箱体内的小鼠身体固定装置、头部固定装置,可以固定小鼠并使其在一定位置内移动。固定装置可根据实验条件和实验动物自身差异等进行修改,使实验小鼠能以较舒适的状态长期待在实验环境中,减少小鼠的多余动作,减少实验干扰。固定装置可采用 3D 打印技术设计和制作,在保证牢固性的同时方便修改。

(3) 给气装置:主要包括气味气路和空气气路(◖图 6-2-2)。

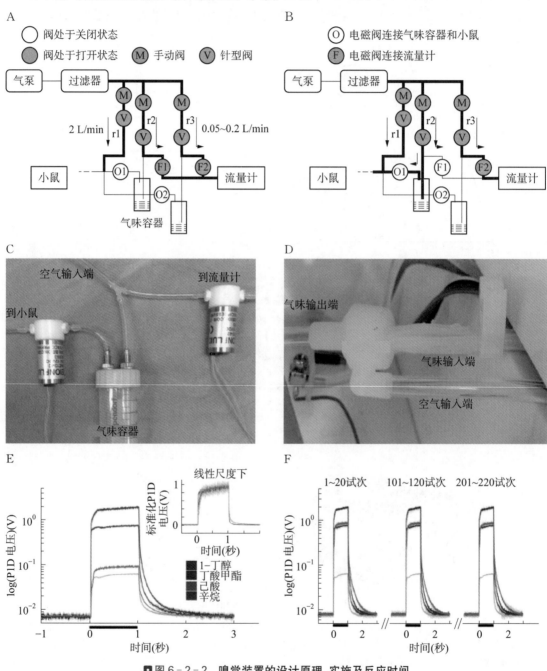

◖图 6-2-2　嗅觉装置的设计原理,实施及反应时间

A. 嗅觉仪的待机状态示意图,显示了输送两组气味的装置,流量计用于监测潜在的系统故障,标记有"L/min"的数字代表流速,箭头表示气流方向;B. 通过"r2"输出一个气味时的工作状态示意图,流量计读数降低表示正常运行;C. 嗅觉仪流量控制装置;D. 管路装置和混合腔,细管用于快速变化的气味输出,混合室的设计是为了最大限度地混合纯空气(来自 B 中的"r1")和输出的气味(来自 B 中的"r2");E. 嗅觉仪的快速动态,光电离检测器(photoionization detector, PID)的读数以对数刻度绘制在主图中,以线性刻度绘制在插图中(mean±SEM),根据 200 次气味释放计算;F. 气味在实验中的稳定性

1) 气味气路包括了一个储存挥发性液体的容器、空气输入端和气体输出端,空气输入端还设有分岔气路连接气流计,用于检测每一个气路的具体流量。气路的开放与关闭由气流计气路的电机阀和气体输出端电机阀的开关共同实现。当气路关闭时,气流计处电机阀打开而气体输出端电机阀关闭,气瓶内部气压上升,空气进入气流计所在的气路。当气路开放时,气流计处电机阀关闭而气体输出端电机阀打开,空气进入气瓶并与液体挥发出的气体混合再进入气体输出端一侧的气路到达混合腔。电机阀的开放与关闭可以通过编译程序精准控制,从而达到在特定时间内精准快速给气的效果。

2) 空气气路主要是将空气从气泵中输出,经管道传送到气味混合腔中,再从气体排放口输出。气味气路开放时,空气气路的主要作用是稀释实验气味并协助其传送到小鼠鼻子处。气味气路不开放时,空气气路可快速降低小鼠鼻子处的气体浓度。光离子化检测器(photoionization detector, PID)测量结果表明,该给气装置可在特定时间内快速升高特定气体浓度,关闭气路后,残余气体快速消除。经过长时间训练,该装置给气效果稳定。

(4) 给水装置:可活动水嘴由电机螺杆驱动产生位移,系统通过检测到电容变化或红外射线被打断来判断小鼠触碰水嘴的时间点,可以精确地操控水嘴的给水距离和给水时间点。通过控制水泵运行时间可以精准控制给水量。位于箱体内的可活动的水嘴系统通过水管与位于箱体外的给水装置连通,方便更换新鲜饮用水以保障小鼠健康。

(5) 基于单片机的控制和数据获取模块的控制装置:给气装置和给水装置中所有阀和运动装置均通过单片机(Arduino)编译的程序进行监控和调节。在行为训练期间,记录事件时间信息,通过 USB 模拟序列串行接口传输到计算机并储存在特定的 Java 程序中,以便进行后续的行为学分析。

2. 行为训练 采用 HATS 装置,研究者可以快速批量地训练小鼠进行嗅觉相关任务(图 6 - 2 - 3)。在正式实验前,对实验动物进行饮水约束、舔水训练和任务塑性训练,使其适应环境。

(1) 首先,提前 48~72 小时对实验小鼠进行饮水约束。小鼠每日可获取少量饮用水以保障生命安全,在此期间需对实验动物健康状况进行监控,一旦健康不达标需立刻终止饮水约束。

(2) 让实验动物在无任务状态下适应行为系统环境,主要是让小鼠适应头部固定的状态,减缓动物的焦虑样状态,使其可以在固定状态下正常进行任务学习。

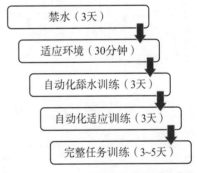

图 6 - 2 - 3 分布式自动化训练步骤

(3) 自动化舔水训练:让实验动物快速学会自主舔水。舔水训练前期,给水装置主动出水,引导实验小鼠用舌头触碰水嘴;后期,让小鼠学习自主触碰水嘴来获得奖赏。

(4) 任务塑性阶段:旨在让实验小鼠理解任务规则和任务结构,学习在恰当的时间窗口舔水以完成任务、获得奖赏。该阶段的任务设计取决于正式实验的具体设计,一般选取正式实验中可获得奖赏的试次类型进行任务塑性,给予的样本刺激可与正式实验相同,也可以有区别。

(5) 预实验结束后可进入正式的实验阶段。

3. 工作记忆测试的行为学范式

(1) 延迟非配对样本任务:延迟非配对样本(delay non-match to sample, DNMS)任务要求实验动物判断前后出现的气味样本是否一致(图 6 - 2 - 4)。在 1 秒的样本期内,随机开放两个样本气

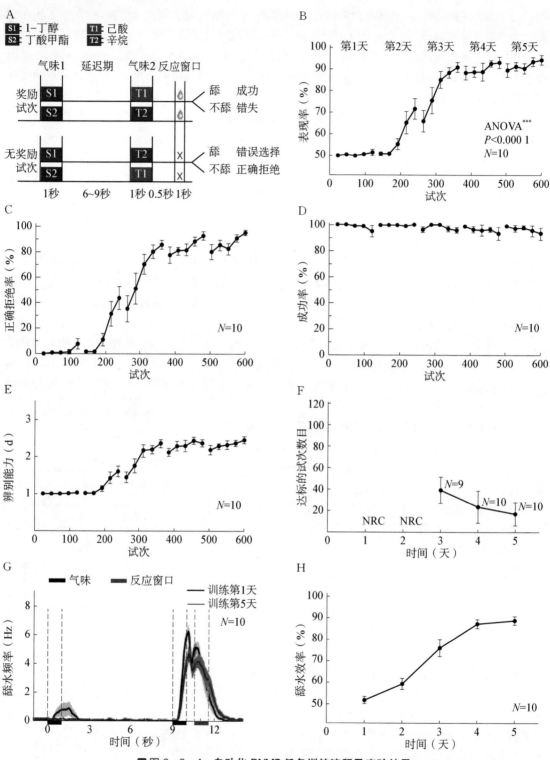

● 图 6-2-4　自动化 DNMS 任务训练流程及实验结果

　　A. DNMS 训练的设计方案和时间表，使用了非匹配和匹配两种方案；B. 小鼠在 DNMS 训练阶段的表现，每段 24 次实验；C. DNMS 训练中的正确拒绝率；D. DNMS 训练中的成功率；E. DNMS 训练中辨别能力；F. 通过达标次数（连续 24 次实验中的正确率超过 80%；NRC，未达到标准）评估小鼠是否学会；G. 训练第 1 天和第 5 天的舔水频率；H. DNMS 训练中的舔水效率（有奖励的舔水次数的比例）

味[正丁醇(1-butanol)和丁酸甲酯(methyl butyrate)]气路中的一路,通过电机阀的快速打开与关闭使气味可以在特定时间内通过给气装置精准地传递给实验小鼠。在接下来的4~5秒延迟期间,小鼠需要记住样本的气味信息或者预测之后测试期可能出现的气味信息,其间换气装置和通气装置共同作用,极大减少气味的残余,使这一阶段样本以记忆形式存在而非残余嗅觉信息。延迟期结束后是1秒的测试期,此时随机开放两个样本气味气路的其中一路,将其中一种气味传递给实验小鼠,小鼠需根据样本期与测试期的气味种类进行判断做出正确反应。若测试期气味与样本期不一致,小鼠需在测试期结束后的1秒内触碰水嘴获得奖赏;若测试期气味与样本期一致,则不进行舔水。在非匹配类型的试次中,即测试期与样本期气味不一致时,小鼠舔水记为成功(hit),不舔水记为错失(miss)。在匹配类型的试次中,即测试期与样本期气味一致时,小鼠舔水记为错误选择(false),不舔水记为正确拒绝(correct rejection)。其中,命中和正确拒绝视为正确的选择,任务表现正确率为正确选择试次占总试次的比例。

利用HATS装置,研究者可以同时训练8只实验小鼠。实验小鼠的任务表现正确率从第1天的随机水平(50%左右)开始上升,到第4天达到平台期(一般为90%左右)。在前4天的学习中,任务表现正确率的升高主要体现为正确拒绝比例的上升,这说明小鼠主要学习了在相同气味的试次中抑制舔水行为。此外,随着对任务的学习,小鼠舔水效率增加,在无需做反应阶段的舔水频率明显下降。

(2)延迟配对相关任务:与DNMS任务不同,在延迟配对相关(delay paired association,DPA)任务中,实验动物判断前后出现的气味样本是否具有相关性(图6-2-5)。在1秒的样本期间,随机开放两个样本气味(正丁醇和丁酸甲酯)气路中的一路。实验小鼠在5~9秒的延迟期中需记

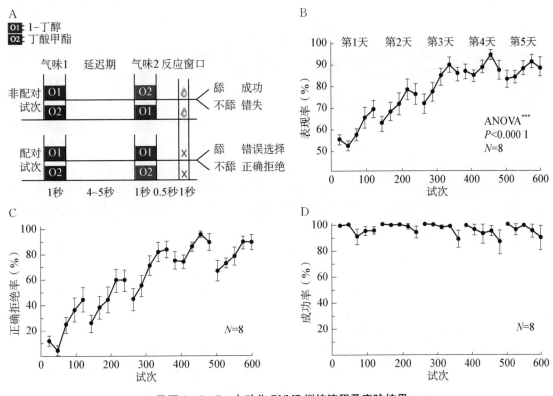

图6-2-5 自动化DNMS训练流程及实验结果

A. DNMS训练的设计方案和时间表,使用了非匹配和匹配两种方案;B. 小鼠在DNMS训练阶段的表现,每段24次实验;C. DNMS训练中的正确拒绝率;D. DNMS训练中的成功率

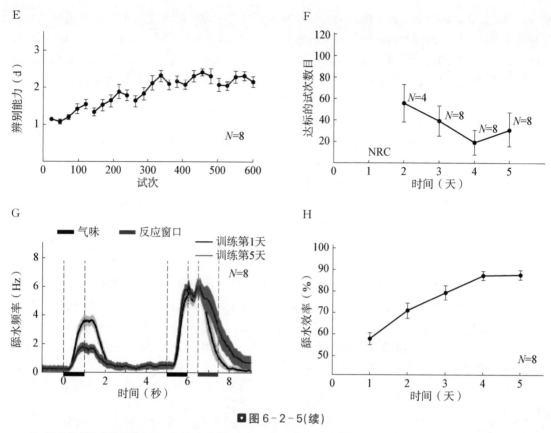

■图 6-2-5(续)

　　E. DNMS 训练中辨别能力；F. 通过达标次数（连续 24 次实验中的正确率超过 80％；NRC，未达到标准）评估小鼠是否学会；G. 训练第 1 天和第 5 天的舔水频率；H. DNMS 训练中的舔水效率（有奖励的舔水次数的比例）

住样本气味的信息。在测试期，随机开放两个样本气味其中一路，将其中一种气味传递给实验小鼠，小鼠需根据样本期与测试期的气味种类进行判断，做出正确反应。若测试期与样本期气味为事先设定为相关，小鼠需在测试期结束后 1 秒内触碰水嘴获得奖赏；若测试期与样本期气味为事先设定为不相关，则不进行舔水。在相关类型的试次中，小鼠舔水记为命中，不舔水记为错失；在不相关类型的试次中，小鼠舔水记为错误选择，不舔水记为正确拒绝。其中，命中和正确拒绝结果视为正确的选择，任务表现正确率为正确选择试次占总试次的比例。利用 HATS 装置，DNMS 和 DPA 任务中动物的行为表现基本相同。

　　（3）Go/No-Go 和 Go/No-Go 翻转任务：上述（1）和（2）均为 Go/No-Go（GNG）任务。在 GNG 任务中，小鼠需根据样本期气味判断在延迟期后是否进行舔水（■图 6-2-6），在代表舔水的气味出现后，小鼠需在 0.5 秒延迟期后进行舔水；在代表不舔水的气味出现后，小鼠在 0.5 秒延迟期后仍需抑制舔水，等待下一个试次。实验动物可以快速掌握 GNG 任务规则，当任务表现良好且稳定后，颠倒规则，即气味与舔水信息间相关性发生反转。在颠倒任务规则后，原本需要舔水的气味中小鼠需抑制舔水行为，而原先不需要舔水的气味中小鼠应重新学会舔水。

　　在第一个规则中，小鼠在两天内便可快速掌握任务并到达平台期。而进行规则颠倒之后，实验小鼠的行为表现如预期一样下降，但其重新学习的速度与第一次规则中学习速度相比明显加快，可在一天内达到平台期。这也说明利用 HATS 装置进行自动化训练后，实验动物可顺利地进入其他学习任务的训练。

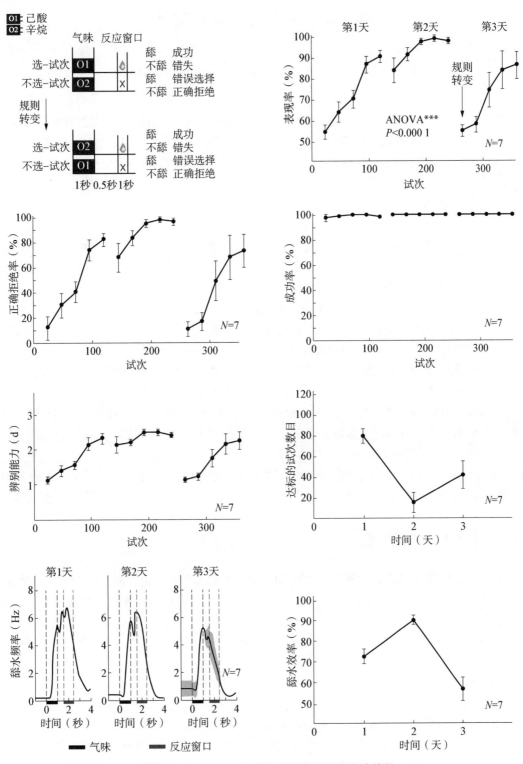

■ 图 6-2-6　自动化 DNMS 训练流程及实验结果

（李澄宇）

第三节·虚拟导航测试系统

一、定义

虚拟现实(virtual reality,VR)是由交互式计算机模拟组成,它感知用户的状态和操作,并以一种或多种感官的方式替换或增强感官反馈信息,使用户有一种沉浸在虚拟环境中的感觉。VR 的四个基本要素是:虚拟环境、虚拟存在、感官反馈(作为对用户行为的响应)和交互性。

二、系统设置

动物 VR 设置涉及感官刺激的闭环呈现,即根据动物自身的运动实时调节刺激。因此,在刺激呈现期间密切跟踪运动至关重要。在大多数啮齿类动物 VR 设置中,跟踪运动是通过低摩擦、被动跑步机和运动传感器来实现的。

(1)低摩擦:动物放置在一个球形跑步机的顶部,跑步机放在一个直径略大于它的碗里。压缩空气流从下面或从碗内的多个接口导入碗中。气流使球漂浮于碗中,并稳定地处于远离碗的内表面的某个位置上,几乎没有摩擦。动物通过肌肉力量使跑步机旋转。因此,应根据动物的体重考虑球的质量。

(2)被动跑步机:有球形跑步机、滚带跑步机或圆柱体跑步机。球形跑步机可以实现在二维(two dimension,2D)虚拟环境中运动。滚带跑步机和圆柱体跑步机[或者将球形跑步机运动轴限制为一维(one dimension,1D)旋转]可用于跟踪 1D 虚拟环境中的运动。在这里,动物放置在无限的轨道中,或者在到达轨道的尽头时将它们传送回起点。这种方法可以进一步增加记录的稳定性,且仅使用一维信息还可以简化对动物的训练。

(3)运动传感器:跑步机的旋转由位于跑步机附近的运动传感器(通常是 1 个或 2 个光学传感器)测量,并输入到生成和更新 VR 的计算机中。

三、测试中的动物限制

为了测量动物的运动并同时确保传递适当的感官刺激,需要在一定程度上限制动物。固定类型取决于实验需求,包括头部固定(head-fixation)、身体固定(body-fixation)和自由移动(free moving)三种类型。

(1)头部固定:在需要较高稳定性来记录神经元活动的情况下,通常需要头部固定。对于在体(in vivo)神经元的荧光成像,头部固定带来的稳定性对于获得可靠的成像结果至关重要。用全细胞膜片钳或细胞外电极记录单个神经元活动也需要类似的机械稳定性。可以将一个固定夹植入到动物的头骨上,使动物头部完全固定,同时它们仍然能够通过腿部的运动来旋转球形跑步机。跑步机的平移和旋转运动均在 VR 中进行模拟。

(2)身体固定:一些记录技术则不需要头部固定,如长期植入电极的细胞外记录。如果在 VR 中应用此类记录技术,需用固定装置限制动物,使动物不能移动或只能在固定平面内旋转。通过身体固定,可以模拟平移和旋转运动。当动物被允许在球形跑步机旋转时,只模拟平移运动,因为小球的运动可以是很多方向的。因此,需要禁止球形跑步机绕其垂直轴旋转以进行正确的运动跟踪(例如,可以通过小轮子)。身体固定的好处在于使动物的头部自由活动,允许对周围进行更自然的视觉探索。此外,动物在一定程度上可以利用由头部位置变化而产生的前庭输入和本体感受输入。但是,视觉和前庭输入之间的不匹配是不可避免的。通过自由旋转,动物可以获得有关旋转运动的前庭信息,并且这种前庭信息与视觉输入相匹配。

(3) 自由移动:最近,一些新开发的VR系统中,动物可以不被直接固定。一个方案是,用一个视频录像系统实时跟踪跑步机顶部自由移动的动物,并在伺服电机的帮助下引入跑步机的反向旋转,补偿动物的移动尝试。另一种方法则是,投影被定向到动物周围物理场地的墙壁和地板上,使用多相机系统跟踪动物的头部位置以相应地更新VR。动物的运动不受限制,但仅限于室内。该方法的实现,需要非常精确的实时跟踪。

四、虚拟现实生成

1. 视觉虚拟现实生成　啮齿类动物VR系统中可以使用全景显示器,这对于为具有较大视场(field of view)的啮齿类动物提供适当的视觉刺激至关重要。例如,对于大鼠,VR系统的水平视场角约为300°,垂直视场角45°~100°。低空间分辨率和高对比度的视觉刺激通常用于虚拟环境,以匹配啮齿类动物视觉的选择性。

全景显示器通常是环形或圆柱形,在投影仪和由角度放大镜组成的镜子系统的帮助下呈现虚拟场景(图6-3-1A)。镜子可以位于装置上方或下方。对于头部或身体固定的实验,覆盖300°水平视角的显示器就足够了;而对于自由旋转的实验设置,环形覆盖360°水平视角的显示器是必须的。一些投影系统不使用角度放大镜,而是直接将虚拟环境投影到屏幕上。此外,还可以使用多个计算机屏幕来组成显示器。尽管投影屏幕可能会覆盖啮齿类动物的大部分甚至整个视野,但投影仍然是2D的;不能像在自然情况下那样触发立体视觉。动物在虚拟环境中移动时可能会利用诸如运动视差之类的策略,以在使用头部或身体固定的设置中获得深度感知。

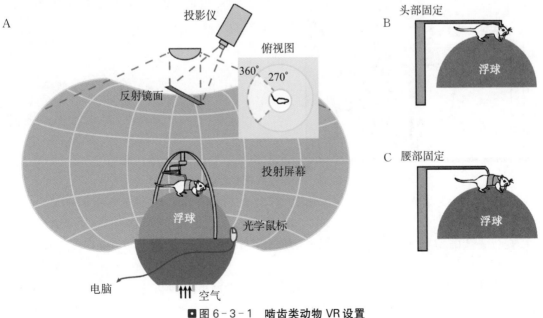

■图6-3-1　啮齿类动物VR设置

A.全景显示器;B.头部固定装置;C.腰部固定装置

2. 其他感觉模态虚拟现实 目前大多数啮齿类动物的 VR 场景只适用于视觉刺激,人们正在努力开发其他感官模式的闭环刺激,甚至构建多感官虚拟现实场景。啮齿类动物是触觉高度发达的动物,自然环境中它们使用胡须在黑暗的隧道中穿行,类似于人类指尖高度灵敏地探索环境。现在对触觉闭环刺激主要有两个方面的尝试。Sofroniew 等人开发了一种用于头部固定小鼠的触觉 VR 系统,通过动物两侧的可移动墙壁模拟穿过走廊(■图 6-3-2A)。小鼠固定在一个球的顶部,测量动物运动并转换成墙壁的位置。如果小鼠向右跑,右边的墙壁就会靠近。在他们的设置中,两堵墙始终保持一定的距离(30 mm),以模拟一条固定宽度的走廊。为了模拟虚拟走廊中的曲率,相应地移动了墙壁。小鼠成功地引导球跟随走廊的弯曲转弯(■图 6-3-2B)。使用这种触觉虚拟环境,Sofroniew 等人研究了胡须引导的运动。第二个尝试是 Ayaz 等人,他们为小鼠设计了用于研究主动探索过程中体感处理的触觉 VR。他们模拟小鼠在黑暗中沿着墙壁奔跑的场景,在墙壁上呈现不同的纹理(放置在旋转圆柱体上)(■图 6-3-2C)。此实验设置允许独立于跑步机上的动物(开环条件)操纵纹理变化的速度,或者耦合纹理变化和动物运动的速度(闭环条件,■图 6-3-2D)。

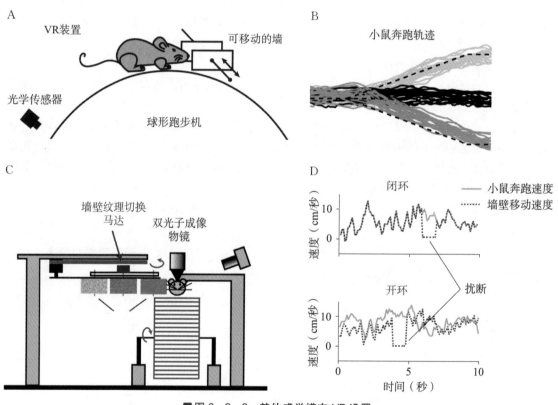

■图 6-3-2 其他感觉模态 VR 设置

A. 头部固定 VR 系统;B. 奔跑轨迹图;C. 触觉 VR 设计;D. 不同条件下小鼠奔跑速度与墙壁移动速度

五、结合虚拟现实技术研究啮齿类动物行为和神经元活动

1. 空间导航 传统观点认为,与非人灵长类等哺乳动物相比,啮齿类动物,尤其是小鼠和大鼠通常被认为较少依赖于视觉。然而,在空间导航过程中,啮齿类动物的确大量使用视觉信息。例如,在远处地标的帮助下定位自己的空间位置。而视觉对其他感官的贡献及其用于指导空间行为

的用途,很难用经典的"现实世界"任务来测试,VR可以作为一个更便捷的工具解决多感官影响的问题。例如,我们可以把视觉输入从非视觉贡献中(如前庭、触觉和本体感受)分离出来。

传统的啮齿类动物空间行为研究会用到一些非常简单的迷宫,如线性轨道(linear track),以及方形或圆形的迷宫。而当需要构建更复杂的迷宫时,则需要付出很大的努力才能实现,并且扩展性通常很差,但是这些都可以在VR中轻松实现。

2005年,Hölscher等人第一次真正实现了在啮齿类动物中使用VR系统。他们训练大鼠探索悬挂在虚拟环境中天花板上的圆柱体(▣图6-3-3A),其中圆柱体以规则的间距放置在程序生成的多个$10\,\mathrm{m}^2$的大型2D虚拟空间中,当大鼠进入圆柱体下方的区域时会得到奖励。

在此基础上,之后的研究对动物一系列空间行为背后的神经机制开展了更精细的研究。此类研究通常在小鼠身上进行,因为可以方便地利用不同转基因小鼠品系(例如,针对不同细胞类型的神经元)以及基于小鼠构建各种质粒和病毒。在这些研究中,一般会选用几米长的虚拟线性轨道,动物在两端之间来回穿梭(▣图6-3-3B)。当动物沿着这样一个虚拟通道移动时,利用膜片钳技术可以记录神经元阈下膜电位,例如位置细胞(place cell)和网格细胞(grid cell)的阈下膜电位;利用双光子(钙)成像技术可以实现同时对多个位置细胞和网格细胞进行成像,以研究解剖结构、空间放电模式和神经元群体中神经元相互作用之间的关系。技术的进一步提升使研究人员能够记录位置细胞树突中的钙事件,而这也为树突再生对于位置域(place field)形成的重要性提供了证据。同样地,通过注射携带特定质粒的病毒可实现特定脑区同时表达光谱分离的具有光遗传学特性的通道蛋白和钙离子探针,可达到单细胞分辨率的神经元活动检测。具体来说,在这项研究中,单个位置细胞活动可以通过双光子激发光来操纵,同时在线性VR轨迹的行为过程中对一群CA1神经元进行成像。结果发现扰乱单个位置细胞的神经元活动会影响观察到的一小部分神经元的活动,表明局部相互作用在位置细胞形成中发挥着重要作用。

A
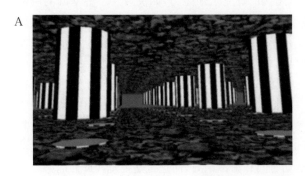

B　　　　　线性迷宫
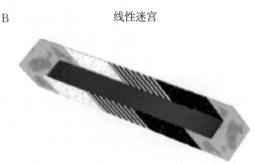

▣图6-3-3　虚拟环境与相关任务

A. 虚拟环境;B. 线性迷宫

在VR系统构建中,需要限制啮齿类动物的运动,而这也在一定程度上限制了动物可用的感觉信息。这也可以被视为一种优势,因为可以将特定的感官与其他感官分开。但如果不注意,也可能会出现一些问题。例如,头部固定会阻碍自然的头部运动并完全消除在空间定位期间很重要的前庭信息的输入。因此,头部或身体的固定会不可避免地导致前庭、本体感觉和视觉输入之间的不匹配。这种不匹配可能会扰乱神经处理(neural processing)。在比较虚拟范式和现实范式的结果后证实了这一观点:与现实世界相比,海马位置细胞在利用VR的虚拟测试中显示出了活动模式的改变。

2. 学习与记忆　在空间学习任务范式中,最著名的任务可能是莫里斯水迷宫。在该任务中,一只大鼠被放入一个装满不透明水的水池中,水池的某处有一个水下隐藏平台,动物的目标是找到并且爬上该平台。动物可以使用水池周围的特征作为远端(视觉)地标来学习,并在以后的实验中记住隐藏平台的位置。水可以隐藏平台并去除动物留下的气味线索,最重要的是水增加了动物寻找逃生平台的厌恶动机(aversive motivation)。该技术的缺点是它不能与电生理记录相结合,而这恰好可以在 VR 中得以实现。利用 VR 技术可以轻松实现一个莫里斯水迷宫的虚拟变体,因为不使用水,所以可以进行电生理记录;然而,这种实验中动物缺乏厌恶动机。2013 年,Cushman 等人利用远侧视觉和听觉线索来测试大鼠空间学习对于多感官信息的依赖性。结果表明,动物能够在远端视觉线索的帮助下找到隐藏的目标,而不依赖于远端听觉线索。其他著名的空间学习任务包括径向臂迷宫、W 迷宫和多 T 迷宫。原则上,这些任务同样可以利用 VR 技术轻松实现。

3. 感觉信息处理　　VR 系统在视觉刺激设置上的便利性,使其可以作为很好的工具来帮助研究视觉处理相关的问题。最初的研究利用了被动刺激期间小鼠在跑步机上的运动,表明小鼠视觉皮层的反应受到动物自身运动的调节。此外,视觉皮层神经元不仅受到运动的强烈驱动,还受到实际和预期视觉反馈之间不匹配的影响。通过在光流和运动之间引入短暂的扰动可以证明这一观点。另一项研究进一步调查了运动和视觉运动如何整合到视觉皮层中,他们让小鼠在闭环或开环刺激条件下沿着虚拟的线性走廊奔跑,同时在视觉皮层进行记录,证明动物的跑步速度和视觉虚拟环境的速度都可调节视觉皮层神经元的反应。Poort 等人对初级视觉皮层中的神经元群进行成像,同时让小鼠沿着虚拟走廊奔跑并学会区分视觉模式。随着任务相关刺激的神经表征稳定,小鼠的行为表现有所改善。其他研究在没有记录神经元反应的情况下,对 VR 中动物的感知特性进行了心理物理学测试。Garbers 等人在 VR 的帮助下调查了蒙古沙鼠的视觉亮度和色觉。尽管这项研究不需要闭环刺激,但仍然展示了如何灵活地使用 VR 设置从事研究。到目前为止,利用 VR 进行非视觉模式的研究很少见。

4. 决策　　除了纯粹的感觉处理之外,还可以用 VR 研究认知能力,如决策。一些基础的决策实验已经利用 VR 实现了。Harvey 等人训练小鼠通过 VR 系统完成一个虚拟的工作记忆任务,要求其记住线性轨迹开始时的视觉线索,并在跑了几米后在一个 T 形路口使用这些信息来决定向左跑还是向右跑。顶叶皮层中的神经元群体活动显示出与选择相关的神经元次序发放。

为了测试啮齿类动物从自我运动线索中提取信息的能力,Kautzky 和 Thurley 开发了一种范式,其中啮齿类动物必须分别沿着虚拟走廊跑一段特定的时间或距离,然后对刺激进行分类,分为短刺激或长刺激。在这个任务设计当中,VR 是必要的,原因有两个:①使用无限长的走廊和重复黑白条纹图案的墙壁可以排除基于地标(landmark-based)的任务解决策略;②通过改变自身运动和虚拟环境中运动之间的增益因子,可以分离运动时间和虚拟距离,而这也是视觉 VR 的优势。

(王一韬,李澄宇,崔东红)

(绘图:王一韬)

第四节 · 穿梭回避系统

一、定义与原理

被动和主动回避测试(passive and active avoidance test)是神经生物学领域中广泛应用的行为

学任务。早期由 Sidman(1953)、Herrnstein(1969)、Bures(1976)等人开始应用并描述。其可以用于啮齿类动物,以不同形式诱发恐惧,进而引起条件反射回避学习。回避范式(avoidance model)是指一系列行为学方法,其共同特征是均为经验驱动的适应学习行为,即对自主活动或习得行为的抑制,并且一定会导致回避行为。这一类学习体现了一种具有生物合理性的概念,即此前曾导致不愉快经验的一种行为反应,在此后的时间中会被抑制。当一种厌恶的事件(如一个短暂的足部电击)可以通过条件反射预期,由于回避反应而得以避免,即形成了回避范式。

1. 被动回避 被动回避是指实验动物需要学会抑制一种特定的行为而避免可能的厌恶事件的行为。为了获得这种反应,厌恶的刺激必须可以清晰地与某种主动的行为学成分相关联。被动回避行为任务一般在一个穿梭箱中进行。以穿梭形式的行为任务为例,这种穿梭箱有一个较明亮的小室和一个较黑暗的小室,两者通过一段通道相连或直接通过一道门相连。由于啮齿类动物通常不喜欢明亮的环境,因此当实验动物被放置于明亮的小室中时,它们受内在的对明亮的恐惧驱使,会进入更偏好的黑暗小室。在行为适应阶段,它们被允许做出这种选择;而在条件反射训练阶段,当实验动物进入黑暗小室的时候会受到足部电击。于是它的这种寻求黑暗环境的内在行为与一种厌恶刺激联系起来,当实验动物再次被放置在明亮小室中时,它会避免进入与电击相关联的黑暗环境中。

在条件反射训练阶段结束后,可以在不同的时间点再次评估动物已习得的回避反应记忆。回避反应记忆的水平,可表现为随训练而逐渐增加的进入黑暗小室的延迟时间。这种随训练次数而增加的延迟时间反映了实验动物的学习曲线。通过学习而回避不愉快刺激的这种能力,会由于脑损伤和其他原因而出现异常。被动回避任务经常用于评估因药物作用、外伤和行为操纵引起的学习障碍。

2. 主动回避 主动回避需要明确表现出一种特意为了逃出或回避厌恶刺激的行为。在这种条件反射范式中,实验动物需要学习通过对时间上先发生的一种CS(如一种光信号)做出适当的反应,来控制一种非条件性刺激(unconditioned stimuli, US)(如这里的足部电击)是否发生。回避学习的第一阶段通常是逃离US。通过持续的训练,实验动物将出现对预期的行为反应,从而可以根本性避免US。在主动回避测试中,啮齿类动物被放置在穿梭箱中,训练的目标是当发出一个足部电击即将发生的信号(如声音或闪光)后,实验动物可以做出反应,逃到与刺激侧方向相反的小室。如果仅仅凭借预报电击的信号发生就可以产生运动到方向相反的小室的行为,就认为这是主动回避。如果在实际受到电击后才能运动到相反方向的小室,则认为是逃逸反应。

二、仪器与设备

被动回避和主动回避实验在穿梭箱中进行。穿梭箱通常以丙烯酸树脂(亚克力)材料制作,是一个根据啮齿类动物的品种、品系和大小设计的方形盒子,盒子内进一步分隔为两个小室,小室间由一个通道连接。因此实验动物可以从一个小室穿梭到另一个小室。穿梭通道可以通过一个自动滑门关闭。

盒子的地板中内嵌可以控制通电的网格,通过专门标定过的电击发生器,可以产生足部电击。盒子中同时具有一个声音源,可以产生听觉信号刺激。根据实验具体设计,每间小室可以选择照明或不照明(黑暗)。小室的设计需要充分考虑清洁和监视实验动物的便利性。在满足实验需要的前提下,通常优先使用较小的尺寸,这可以降低实验动物行为表现的复杂程度,有利于它们迅速地发现通往相反方向小室的路径,并且毫不迟疑地进入这一路径。仪器可以额外装备视频监视记录系统,以及视频分析软件(如 DeepLabCut 等)。声音信号和电击发生器同样可以由自动化设备控制。

三、行为训练程序

被动和主动回避行为测试的目的,是通过分析恐惧导致的条件反射回避行为,来评估啮齿类动物的学习记忆能力。由于主动回避涉及由 CS 触发的回避行为,在信息处理过程中必然涉及感知觉、注意、记忆提取、决策、运动等过程,因此主动回避还与认知功能密切相关。

有若干种不同的用于被动回避和主动回避行为测试的训练程序,其差别包括是否有外部刺激、统计指标的设计、设备区别等方面。下文将描述广泛用于穿梭箱设备的一般性程序。

(一) 预训练

(1) 实验设备需要放置于隔音或安静的房间内,尽量降低外界噪声对测试的干扰。实验动物也需要饲养在另外的房间,防止非训练、测试实验动物听到被测试动物发出的声音。如有必要,可以单独购买隔音箱。

(2) 测试前应确保实验动物情绪平静,因为较高水平的恐惧或应激可以干扰回避行为的学习。因此,推荐为实验动物安排较长的行为适应时间,使它们对进行实验房间和设备充分熟悉。

(3) 通过主动回避、被动回避行为测试评估学习记忆。

(4) 必须精细调整电击水平,既避免实验动物中产生僵直行为或迷失方向的跑动和跳动,也需要达到足够水平从而能可靠地引起实验动物的回避行为。电击强度通常为 0.5~1.0 mA,但需要通过预实验确定。

(二) 被动回避测试

1. 行为适应阶段

(1) 在被动回避测试中,一个小室是明亮的,另一个小室保持黑暗。小心地将小鼠或大鼠放置于明亮小室中,起始时应把大、小鼠的头部面向黑暗小室的相反方向。在多次重复中,这一系列动作需要标准化。

(2) 实验动物将快速地转身,发现通往偏好的黑暗小室的路径,并进入黑暗小室。

(3) 在实验动物进入黑暗小室 10 秒后,将其移出,放置回饲养笼。

此阶段的三个步骤需要重复 3 次,每次间隔 30 分钟。

2. 获得学习阶段

(1) 本阶段仅进行一个试次(trial)。首先小心地将实验动物放置在起始位置。

(2) 当实验动物的四只脚掌全部接触到穿梭箱的黑暗小室时,立刻给予 1 秒电击。

(3) 紧接着将实验动物送回饲养房间。

(4) 本次实验中,测量和记录从实验动物被放置于起始位置到其进入到黑暗小室的时间(通过延迟)。

3. 记忆保持测试

(1) 可以通过在不同的时间点,对实验动物重复相同的行为范式并根据测量结果评估学习水平。

(2) 实验动物被再次放置于穿梭箱明亮小室中的起始位置,并再次测量延迟时间,即从起始位置到进入黑暗小室的时间。如果超过 3 分钟还未进入黑暗小室,则延迟时间记为 3 分钟。

（3）在记忆保持测试中，多数实验动物会在明亮小室中保持不动。只有小部分会探测通往黑暗小室的入口。几乎所有实验动物都会达到 3 分钟的延迟截止时间。

（三）主动回避测试

在主动回避测试中，两个小室的照明水平类似。通常需要较多的条件反射学习试次，以训练实验动物习得主动回避行为。一般在第一次主动回避反应出现前，需要 30～50 试次的训练。

1. 获得学习阶段

（1）实验动物被允许在设备中自由探索 5 分钟，其间连接通道的门完全打开，两侧小室的照明关闭。

（2）首先关闭滑动门。20 秒后，在实验动物当前所在的小室中，照明开启，并且滑动门打开（CS）。

（3）再过 5 秒后，激活足部电击（US）并保持，直到实验动物逃离到对侧的黑暗小室。

（4）在实验动物进入到黑暗小室的同时，关闭通道滑动门，CS 和 US 一并终止。

（5）为避免小鼠产生预期，采用可变的试次间时间间隔（30～90 秒）。然后，此前黑暗的小室照明开启，滑动门打开，实验动物需要运动到另一侧小室（此时为黑暗小室）以避免电击。

（6）训练将持续进行，直到实验动物达到行为正确率的预期指标为止。例如，实验动物需要在连续的 10 个试次中成功完成 9 次回避，也就是 9 次未受到电击。

（7）在每个试次中都应测量逃逸或成功回避的延迟时间。

2. 记忆保持测试

（1）可以通过在不同的时间点，对实验动物重复相同的行为范式并进行测试来评估其学习水平。

（2）逃逸或回避的延迟时间可以在连续的试次中测量，试次之间有 30～90 秒不等的时间间隔。重复测量，直到行为正确率达到预期指标为止（与学习阶段类似）。在这种设置下，结果由多个不同试次的逃逸延迟时间或回避延迟时间来体现。

（3）另一种设置中，在获得学习阶段和测试阶段都使用相同数量的试次，并以每组 10 个试次的形式安排。在这种设置下，结果以 10 组 100 个试次中成功实现主动回避的次数（比例）来体现。

（四）其他可选的形式

回避行为也可以在无需任何外部条件刺激的场景中发生，例如将 US 以严格的固定周期激活（Sidman 回避行为）。在这种范式中，变化的时间或类似的仅与时间相关的刺激被当成 CS。滑动门始终保持开启，并且两个小室都保持黑暗。每当实验动物从一侧小室运动到相反方向的小室中，一个固定的试次间时间间隔（如 60 秒）后，开始下一个试次。当且仅当实验动物未能在该延时时间窗内完成行为反应时，US 才被激活。

更复杂的范式可能需要实验动物完成一个特定的行为动作（如按压推杆、站立、发出叫声或跑动一定的距离等），这些动作可以防止 US 激活，同时终止 CS。

四、结果示例

在被动回避和主动回避测试中，记录回避行为的延迟时间并绘制图像，使结果更直观。对于被动回避测试，结果可用分组-平均回避时间图表示（■图 6-4-1A）。对于主动回避测试，根据所选择的具体训练程序，结果可以体现为不同形式。如果测量的是某一组别内连续试次中的逃逸或回避延迟时间,直到达到行为正确率指标(例如,连续 10 个试次中成功完成 9 次主动回避),则结果可以表示为所有试次中的逃逸、回避延迟时间(CS 到 US 间经过的时间决定了回避行为和逃逸行为的区别)数据图(■图 6-4-1B、C)。如果获得学习和记忆保持测试中的试次数相同,结果可以体现为每组(10 个试次)中成功的主动回避次数(比例)(■图 6-4-1D、E)。这些图可以用于在不同疾病组、治疗干预组中比较动物回避行为和相应学习能力的区别(■图 6-4-1A～E)。

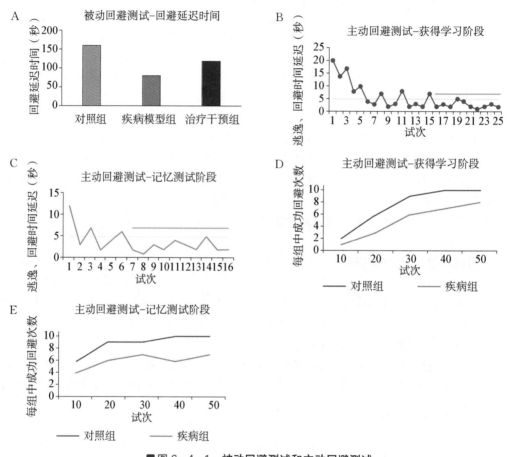

■图 6-4-1　被动回避测试和主动回避测试

A. 使用分组平均回避时间展示被动回避测试结果,回避时间较长表示动物可以更好地建立黑暗环境与厌恶刺激的关联;B. 使用不同试次的逃逸、回避延迟时间展示主动回避获得学习测试结果,延迟短表示较好地建立了条件刺激与非条件刺激的关联,灰线代表达到行为正确率指标;C. 使用不同试次的逃逸、回避延迟时间展示已习得的主动回避记忆测试结果,延迟短表示较好地取回条件刺激与非条件刺激关联的记忆,灰线代表达到行为正确率指标;D. 使用相同试次(如 10 次)中成功回避的比例展示主动回避获得学习测试结果,成功率高表示较好地建立了条件刺激与非条件刺激的关联;E. 使用相同试次(如 10 次)中成功回避的比例展示主动回避记忆测试结果,成功率高表示较好地取回条件刺激与非条件刺激的记忆

五、适用范围

被动回避和主动回避行为测试可以用于研究啮齿类动物中恐惧条件反射的学习记忆,定量测试由于受到厌恶刺激引起的回避反应。被动回避测试了实验动物为了避免受到厌恶刺激而采取的行为抑制能力,可反映恐惧学习记忆。主动回避测试了实验动物通过完成特定的行为从而逃逸

或主动回避厌恶刺激的能力,也可反映恐惧学习记忆。这些测试可以用于研究学习记忆的神经机制以及相关精神疾病的防治。

六、注意事项和局限性

被动回避和主动回避行为测试的主要局限,是测试结果对环境因素和人为操作过程中产生的应激刺激非常敏感。这需要通过仔细地排除各种潜在的应激因素来避免。例如,在饲养和测试的房间往返转移实验动物时,以及将实验动物放入和取出实验设备时,操作必须非常小心,避免影响到实验动物。实验设备需要放置于隔音的或者安静的房间,以尽量减少外界噪声对实验的影响。

实验动物需要饲养在非测试用房间,以防止不进行训练、测试的实验动物听到被测试动物发出的声音。在重复感觉刺激(视、听觉等)时,参数需要尽可能保持一致。对同一只实验动物的实验操作需要在每天的同一个时间段进行。如果实验动物(如脑损伤)学习能力减弱,则通常不能有效地习得回避行为。

(张晓醒)

(绘图:张晓醒,崔东红)

第五节 · 动物步态分析系统

一、简介

动物步态分析系统是一套定量评估啮齿类动物模型中动物行走和步态的完整系统。

动物的姿势和动作早在穴居时代人类的壁画中就有记载,这说明人类渴望通过提炼动物的形体与运动本质以传达信息。1973 年,Tinbergen、Lorenz 和 von Frisch 因在个体和社会群体行为模式方面的开创性工作而获得了诺贝尔生理学或医学奖,标志着动物行为学分析及其主导的神经活动研究时代的到来。一直以来,行为学研究采用的手动标注分析方法虽然实用,但这种方法是高度密集型的劳动,并且难以避免受到不同研究人员感官的限制。所以,充分解放生物学家在动物姿态分析领域的生产力,即合理地利用智能系统进行自动化处理,确是十分重要的问题。应思考如何将动物长期的行为压缩成有意义的指标,如何使用行为量化来更好地了解大脑和动物所表征的客观世界?

随着计算机技术的普及,研究人员建立了自动分析的系统。利用应用程序,可以将跨时间估计的姿势转换为运动学、动力学和动作。由于姿势的低维性质,这些应用程序在计算上易于处理。随着时间的推移,这些系统反映了从基于规则的分析系统到专家系统,再到机器学习的所有人工智能风格及其发展脉络。在传统方法中,通过在对象上放置标记,或者通过使用身体模型(即具有边缘特征的基于圆柱体的模型)来标记和测量姿势。其他计算机视觉技术,如使用纹理或颜色从背景中分割人物以创建轮廓,或使用带有解码器的所谓手工特征在深度学习蓬勃发展之前已被广泛使用。

由此创建的动物步态分析系统可用于评价神经创伤、神经性萎缩、神经疾病、精神疾病和疼痛症状群的动物模型。该系统的应用范围包括脊索损伤、神经性疼痛、关节炎、脑卒中、PD、小脑共济失调,以及 ASD、注意缺陷多动障碍、AD 和成瘾等导致的运动失调,脑损伤、外周神经损伤及躁狂症样的动物等。通过步态分析,可以了解神经源性疾病的发展过程、评价治疗方法的效果和筛选治疗药物。例如,PD导致肢体运动僵硬和协调性降低。步态分析系统通过测量动物模型的足间距离、摆动时相、支撑方式和步序比等参数评估运动协调性。

在疼痛研究领域,近期的研究表明,相较于传统的皮肤敏感性指标或坐骨神经功能指数(sciatic functional index,SFI),步态分析在检测模式动物的疼痛改善和恶化方面具有显著的优势。在2015年全球疾病负担研究中,腰痛在全球残疾的主要原因中位居前列。低水平的身体活动既可能是持续性疼痛和精神障碍的结果,又可能是其诱因。这些结论表明了运动评估在临床疼痛研究和基础疼痛研究中的重要性。目前,主动(自发的)和被动(强迫的,一般使用跑步机)步态分析已经应用于外周炎症、神经性疼痛和癌症痛等动物模型研究。

二、原理

动物步态分析,主要原理是利用机器学习和人工智能技术,通过应用程序的自动分析系统(如Illuminated Footprints技术等),将跨时间估计的姿势和足迹动作转换为光学、运动学、动力学指标的方式来获取足够强度的数据,并进一步演化为深度神经网络的算法及3D重构分析方法,可作为多种精神疾病的重要检测指标。虽然有很多方法可以记录动物行走姿势和步态,但摄像是最经典、应用最广泛的方法。大、小鼠的步态研究主要包括两种方式,一种是记录肌电图与关节运动,另一种是通过计算机视觉软件捕捉动物在透明跑步机上运动时的脚掌放置模式。多年来,对于啮齿类动物脚掌放置模式的分析,最早是给动物爪子蘸墨水后将动物放置在一张纸上运动然后用尺子手动测量和分析运动情况。这种方法虽然容易操作,但是存在明显的缺陷。例如,纸张长度有限,无法持续收集数据,数据分析耗时费力。因此,该方法已被简单的半自动化装置取代。该装置设有透明的表面,动物可以在上面行走,还配备了适合的相机和灯光照明使得动物足迹位置易于观察和记录。一般来说,当动物的爪子和背景存在足够的对比度就可以进行半自动化分离,因为爪子和背景拥有不同的像素强度。但实验者可能还需要进一步对错误的足迹进行人工校正,不过这种人工校正容易出现偏差(除非使用单盲或者双盲设计)。尽管这些半自动化的商业装置使得数据收集和分析可以实现流水线作业,但是足迹可视化的追踪准确率还有待于进一步提高。

三、实验装置

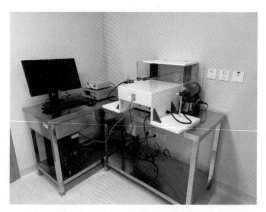

■图6-5-1 大、小鼠步态检测分析系统

目前常用的动物步态分析系统的核心部件是步行台,大、小鼠可以从步行台的一端行走到另一端。系统采用脚印光亮折射技术,通过置于步行台下方的高速摄像机捕获真正的脚印足迹。该技术还能够探测到脚步的相对压力差异,这是动物行走时体重在其四个脚爪上分布不同的结果。系统常见规格配置为:①LED背景灯;②动物通道;③步行台;④目标箱;⑤步行台支架;⑥高速摄像机;⑦底座;⑧图形工作站(■图6-5-1)。

以目前市面上常见的三个平台或软件为例,CatWalk™、DigiGait™和TreadScan™已被广泛应用于啮齿类动物步态信息的获取与分析。其中，DigiGait™ 和 TreadScan™ 类似，都采用了跑步机驱动啮齿类动物进行被动行走和跑步；而 CatWalk™ 中采用稳定轨道使啮齿类动物主动向前移动，同时将脚掌的压力转化为绿色荧光（Illuminated Footprints™），从而通过计算它们的亮度来获取足迹的强度。

1. 主动步态与被动步态　步态分析最早应用于对临床患者的步态分析，由于人有良好的沟通性与协作性，因此几乎都采用主动步态分析方法，即让患者在采样平板上自主行走。当有了动物模型后，由于方法和技术限制，沿用了主动步态分析方式，无论是早期的墨迹行走还是现在的玻璃平板行走，都是早期临床步态分析方法的沿用。但由于实验动物不具备沟通性与协作性，给实验带来了很多困难。随着动物跑步机的出现而产生的被动步态分析技术则渐渐显示出其显著的优越性。两者间的差异如下。

（1）实验动物的行走意愿：对于任何运动功能障碍的动物模型，造模后最显著的变化是由于运动功能障碍带来的运动意愿的降低，这一点在大鼠中尤为突出。因此在主动步态检测过程中不得不反复施加各种外界影响来促使实验动物行走，使实验的不稳定因素增加，同时也大幅降低了实验效率。而被动步态的检测是将实验鼠置于一个相对较小的跑道空间内，当跑步机启动后，实验鼠通常会被动地随着跑步机行走，因此很容易取得步态数据，使实验能够稳定顺利地进行，同时也提高了实验效率与实验通量。需要说明的是，无论是主动步态分析还是被动步态分析，都无法对实验鼠的行走意愿准确地评价。自主活动实验是最简单、最有效的主动步态评价方式。

（2）足迹图像的清晰度及足印指标自动分析的准确性：由于步态分析需要一定数量的"好步子"作为分析的数据源，因此，主动步态实验中通常需要利用摄像机观测比较长的一段平板，摄像机视野中最少需要有 60 cm 以上的平板，这就使得摄像机不得不在距离平板较远的地方工作，得到的足迹图像比较小而且模糊。而被动步态实验是将实验鼠限定在略长于其体长的狭窄跑道内，因此摄像机必须在距跑道很近的位置工作，可以得到清晰的足迹图像。当计算 SFI 时，可以很准确地自动测量被动步态分析实验中动物的足印长度、足趾分散度、内趾分散度、足印角度、足迹面积等参数；而由于主动步态实验中获取的图像较小，常常需要人工指定各足趾的位点才能进行计算，且计算误差也较大。当实验对象为小鼠时，即使以人工方法也很难准确计算足印参数。事实上，足印参数对于脑卒中偏瘫、坐骨神经损伤、关节炎等疾病模型常常是很灵敏的评价指标。因此，如果不能准确计算，会对很多疾病的评价产生不利的影响。所以得根据实验模型和需要去选择主动或是被动步态分析的方式进行评价。

2. 动物步态分析系统软件　步态检测系统是一种用于定量评估大鼠和小鼠的步态和运动的检测系统。步态检测系统常利用 Illuminated Footprints 技术（如 Noldus 公司的 CatWalk XT），动物的爪子接触玻璃后，玻璃板内部发出的绿色 LED 光会被内部反射，爪子实际接触的玻璃板被照亮；在动物爪子与玻璃板接触的区域外，光线在另一侧折射。位于玻璃板下方的高速彩色相机捕捉这些照明区域，并将数据发送到运行 CatWalk XT 软件的计算机。CatWalk XT 软件在接收到相机捕捉的包含绿色 LED 光斑的视频信息后，根据代表脚印的绿色 LED 光斑对动物的步态进行分析。

该软件还可以额外搭载交互式足迹测量模块，生成 SFI，用于评估坐骨神经损伤及功能恢复程度。此外，还可生成由脚趾伸展、中间脚趾伸展和印迹长度计算得到的胫骨功能指数，用于研究胫神经损伤恢复情况；腓骨功能指数，用于研究腓神经损伤恢复情况。除此之外，软件还支持手动设置强度阈值，以过滤噪声或过度曝光的爪子，或将原先被过滤掉的部分再次包含进分析中。同时，软件支持自动检测分类错误功能。某些动物的足迹分类可能很困难，如受到非常重受损的动物。

该软件会自动检测分类冲突,用户可以从下拉框中选择它们,视频会自动跳转到相应的时间点,从而使用户可以使用缩放功能详细查看这些脚印,并在需要时对其进行分类或更改其原有分类。

3. 参数　以 CatWalk™ 为例,通过对啮齿类动物步态的分析可以得到以下三种参数:①步态协调数据,包含行走和跑动过程中的摆动阶段的持续时间和步态的占空比;②面积数据,指站立阶段啮齿类动物爪子接触地面的面积;③强度数据,指在一个步态周期中后爪接触区域的平均强度。Visual Gait Lab 是基于开源工具箱 DeepLabCut™ 创建的软件,该软件直接对动物身体和爪子的绝对位置进行追踪,而不是依赖于动物爪子与背景强度的不同区分爪子所在位置。

常见的步态检测分析软件可以输出的结果包括:足印参数、接触参数、步序参数、步行体态参数等,和步行周期、支撑时长、摆动时长、足迹平均强度等统计量。高级精细步态分析包括:单个足印参数(脚印面积,悬空和触地时间、触地速度、支撑时相比、压力等)、脚印之间的距离参数(足间距离、步周长、同侧脚印间的距离等)、足印间的时间关系(单位时间脚步数、支撑方式、步序、时相延迟、行走速度等)、足横距纵距、交互式脚印测量功能(远趾端开口距、近趾端开口距、脚印长度、脚爪朝向等)。

四、应用及开发

(一)TreadScan 被动步态分析系统

该系统使用了透明跑道的跑步机,将动物放置在透明跑道上,同时使用高速 CCD 在跑道下方采集动物足迹视频。通过对足迹视频的分析,得到动物步态的各项参数,该跑道以被动运动方式使得实验进程得到大幅提升。同时,由于动物与摄像机位置可以相对固定,摄像机可采用较近的视角,使得摄制的动物影像画面大而清晰,从而可以分析足趾等相对细致的参数。测量的参数主要包括:触地时间、步间隔时长、摆动时长、足迹面积、足底压力、最大体足横距、最小体足横距、最大体足纵距、最小体足纵距、前足迹横距、后足迹横距、左足迹纵距、右足迹纵距、空中移动速度、平均步速、总运动速度、总步数、步频、同侧协调性、异侧协调性和对侧协调性。还包括足迹长度指数、足迹宽度指数、内趾宽度指数、足迹角度指数、步态角度、体态角度、体态转角标准偏差和重心每步移动纵距等参数。

TreadScan 提供的与动物体态有关的指标可以特异性地为多种疾病提供评价参数。例如,足迹角度是足跟和中趾尖的连线与身体长轴的夹角,对于关节炎或神经损伤导致的足外翻是很好的评价指标。TreadScan 可以提供四肢落足点的体足距离,对于强直性的外翻或内收都是灵敏的评价指标。在整个步态实验中动物身体转角的变化,被认为是模型中比步态时空指数更为灵敏的急性期或前期评价指标。

(二)基于深度神经网络的动物步态分析系统

量化动物行为在神经科学的多领域都至关重要。摄影为观察和记录不同环境中的动物行为提供了简单的解决方法,但提取行为的特定特征以供进一步分析是非常消耗时间和人力的。尽管人工处理数据可以有效捕获感兴趣的行为,但是不同实验室之间难以统一标准,而且如今仅依靠人工已无法满足对大量实验数据的分析。在运动控制研究中,人类或其他动物通常标有反光标记,以帮助之后计算机对于动物身体部位的追踪,但标记物可能会对实验动物产生干扰,而且标记的数量和位置必须事先确定,这对科学问题的研究和实验的设计造成了一定的限制。还可以通过体态标志去拟合骨骼或活动轮廓模型来分析动物步态,这样可以得到又快又准确的结果,但是这需要复杂精密的骨骼模型,这一要求使得该方法的使用灵活性大大下降。另一种可用的方法是根据多种追踪特定身体部位的特征去有监督地训练一个深度神经网络回归量,但是这种方法需要大量标记好的数据集作为训练集,效率低下。因此,构建一个快速、可靠、自动的无标记式实验动物步态追踪系统是至关重要的。其实不仅在神经科学领域,遗传学、动物行为学和生物力学等领域的研究也会涉及该系统的使用。

随着深度学习的进步,步态追踪和姿势估计在过去五年中取得了巨大的进步。深度神经网络是由简单单元组成的计算算法。这些单元按层组织,然后连续堆叠以形成深度网络。单元之间的连接需接受数据训练,学习从原始数据中提取信息以解决任务。当前的深度学习革命始于在ImageNet挑战中实现人类级别的对象识别准确度,这是一个具有许多类别和数百万张图像的流行基准。大量带注释的数据集、复杂的网络架构和硬件的进步使这成为可能,并迅速影响了计算机视觉的许多方面。领域内突飞猛进的发展始于人类2D姿态识别。2014年,"DeepPose"见于第一篇将深度学习应用于人类2D姿态估计的论文,并且立即提出了通过引入平移不变模型,以及卷积网络和几何约束来提高网络的准确性。在此后的几年中,出现了大量人体姿势估计论文(Google Scholar上大约有4 000篇)以及具有标准化数据集和评估指标的新基准,它们可以更好地比较这些"最先进"的性能。这种文化推动了性能的快速显著提高,从正确标记44%的身体部位到接近94%——排名前15的网络彼此相差几个百分点。

2018年,Mackenzie实验室基于转移学习与深度神经网络和先进的人类步态估计算法(DeeperCut)提出了一个快速、有效的无标记步态估计方法并创建了相应的开源工具箱,命名为DeepLabCut。使用者可以利用该工具箱去产生标记的训练集,训练一个深度神经网络,用于后续对新的行为视频进行分析。在该网络的训练过程中,只需要被标记好的相对小的数据集就可以训练出一个可以精确追踪使用者定义特征的"检测器",并进行可靠和高通量的视频分析,准确度可达到人类水平。即使只有少量帧被标记作为训练集,该算法在测试帧上也表现出很好的追踪性能,可与人工标记的准确度相媲美。还通过跟踪多个物种在不同行为下的各身体部位展示了此框架的通用性。Mackenzie实验室还在2019年对该工具箱进行了更新,以应对在动态变化的环境中不依赖于标志物去提取实验动物步态这一挑战。当前该工具箱适用于常见的多种模型系统,包括小鼠、斑马鱼、果蝇。DeepLabCut不仅可以解决在变化环境中对各模型动物身体各部位追踪的问题,还可以进行逐帧的预测,所以也可以用于动物身体部位被不间断遮挡的行为分析。

该系统已经广泛应用于多种多样视觉环境中的步态追踪。该系统代码的优点主要如下:①能够指引实验者一步步实现该系统的使用,从标记训练集数据到快速且高效地进行步态自动化提取;②使行为分析的人工成本最小化,因为只需要少量训练集数据即可达到人工识别的准确度;③不再需要放置可视化标志物;④可以用于分析不同物种的行为;⑤代码是开源且免费的。基于该工具箱,实验者可以只围绕他们的科学问题进行实验设计而不再局限于过去的追踪算法。比如,过去对小鼠的步态追踪通常局限于与小鼠皮毛可形成强烈对比的环境,比如白色、灰色或者黑色的环境。但该系统可以适配多种环境,甚至是小鼠的自然生存环境,比如鼠笼和垫料中。

除此之外,DeepLabCut可以对多个摄像机得到的影像数据进行3D步态分析。使用者可以利用每个摄像机视野,也可以结合多个摄像机视野训练一个网络,然后使用标准摄像机校准技术解决3D位置问题。DeepLabCut对使用的摄像机没有特殊的要求,也不要求图像必须是一个固定的帧尺寸。该工具箱还提供了不同的帧提取方法以适配不同日期记录的视频分析;使用时还可以调节其他参数以达到最合适的分析状态。但该工具箱需要最先进的计算机硬件(GPUs)去产生快速且高效的分析结果。只有一个图形处理器的标准电脑无法承担该工具箱的运算需求。符合要求的计算机价格高昂。而且深度卷积网络尺寸与像素尺寸息息相关,如果图片尺寸大,需要进一步对图像进行减采样处理,才能使计算机能够以正常速度运行。

基于 DeepLabCut,Patrick J. Whelan 实验室于 2020 年创建了一个高效且易于使用的大、小鼠步态分析软件 Visual Gait Lab(VGL)。VGL 对于动物步态分析系统领域的贡献主要有以下两点。①VGL 配备的图形用户界面易于使用,即使不是计算机编程专业人士也可以轻松学会,并且可在实验室内灵活使用。在此界面下载一个可执行文件即可安装 DeepLabCut 和步态分析系统。通过 DeepLabCut 的无标记式视觉追踪的有监督机器学习算法可以进行动物足迹追踪。②VGL 嵌入了足迹模式的步态分析。该软件内置了可读出的重要的步态指标,比如步幅长度和站立持续时间。该软件还可以将原始数据和处理过的数据输出为可读的 Excel 表格,便于后续分析使用。

VGL 软件实现了足迹追踪的高准确率和对多种步态分析参数在可接受误差范围内的计算。终端在训练集数据和测试集数据之间达成良好的标签泛化,同时使平均欧式误差小于人类手工标记差异和(或)最小像素准确度,提高了软件的性能。可以通过在网络评估时识别假定的异常帧来纠正输出结果不满意的卷积神经网络的性能。人工手动校正标签再重新训练卷积神经网络就可以提高特征检测的性能。因此,建议使用者每次都从新的实验视频中选取额外的少量帧重新训练已有的卷积神经网络直到实现良好的标签泛化。

利用 VGL 软件进行步态分析与当前其他半自动化系统分析最大的差异在于,VGL 是对动物身体和爪子的绝对位置进行追踪,而不是依赖于动物爪子与背景强度的不同区分爪子所在位置。如果以像素为单位追踪动物爪印区域大小的变化,将无法准确检测到动物的站立和摆动的开始阶段。对于创伤动物模型,基于像素区域的追踪和自动分类也更不可靠(错误率≥40%),因为受伤动物的爪子会与地面接触,而且负重能力下降会使得该动物其他身体部位与地面的接触被误认为是爪子与地面的接触。VGL 可以避免这种情况的出现,使其可应用于创伤模型、临床神经系统模型中。使用者还可以实时人工校正错误识别的站立和摆动状态,这增加了步态分析的整体准确率。

五、局限性与未来发展

如上文所述,现有的动物步态分析系统通常都具有以下局限性。①动物步态分析系统的搭建对硬件要求高,比如传感器、图形处理器,这些硬件价格昂贵,普通实验室可能难以承担其费用。②高清摄像机的发展和数据量的爆炸式增长使得计算负担大大增加,算力不足,计算速度难以跟上计算量的增加,通常需要对收集到的图像做进一步处理,但可能会造成数据细节的丢失。

尽管利用机器学习分析动物行为的手段在过去几年中急剧增加,但是 3D 步态分析仍然是一项具有挑战性的任务。首先,拥有良好 3D 标注的数据集很难获取;其次,网络架构有了巨大的改进。目前,大多数研究人员会采用多个 2D 重构 3D 姿态的估计方法,从而获得更高的精度。其他将 2D 标注数据提升为 3D 的方法也在积极探索之中。然而,目前最先进的性能需要对许多对象进行身体扫描来制作身体模型,即需要收集大容量的数据集来创建具有鲁棒性的分析算法。主要采取的方式是通过诸如 Microsoft Kinect 等深度相机获取动物软组织和身体形状的 3D 云或网格。这些用于捕捉人类及其他动物的动作和软组织的方法被应用于研究工作中,不仅关注人和动物的关节活动导致的姿态变化,更保留了身体软组织的实时形状,从而获得更高维的步态信息表示和重构。最近,从图像中捕捉动物形状的技术也取得了显著的进步。然而迄今还没有针对神经科学应用的动物专用工具箱。相信在不久的将来会有所突破。

在步态分析领域,一个值得注意的趋势是 3D 重构分析方法的发展与运用。该技术除了应用于重构非人灵长类动物和啮齿类动物姿态以外,还在自动驾驶、机器人操纵和增强现实领域有着广泛的应用前景。通过多摄像机同步拍摄以及算法重构,3D 步态分析可以更完整地获取动物运动的细节,进而得到更加具有代表性的步态参数。

以机器视觉分析为主导,新型传感器系统结合步态分析系统的开发与完善将成为主流实验室广泛采用的研究模式。这一研究模式的普及首先得益于家用图形处理器的普及和发展,使得预算不多的实验室也可以通过训练合适的深度神经网络以及运用优秀的开源分析系统来搭建适配实验需求的姿态估计和步态分析系统。近年来众多优秀算法的开源也给生物实验室高效使用机器视觉分析提供了极大的便利。无论是使用预训练过的网络、使用封装好的开源软件包,还是在已有资源的基础上开发新的步态分析软件,代码开源都为研究人员提供了站在巨人肩膀上的机会,以做出更合适的步态分析。

（朱黄奥,刘嘉玮,陈京红）

（摄影:李晗）

第六节 · 动物行为学分析软件

在上一节,我们介绍了多种动物行为学测试与观察系统,经由这些系统采集到的种种数据往往需要经过专业软件的分析,才能得到可进一步比较、解读的结果。这些软件都有其特定的使用场景。本节我们将逐一介绍它们的输入数据形式,适用的行为学测试和原理等方面。

一、数据采集方式

目前,大部分动物行为的观察与记录都通过摄像机以视频录像的方式进行。因此,很多动物行为分析软件以视频录像为输入格式。在这些软件中,一类是包含多个子系统,可以对多种数据形式的实验视频录像进行处理分析的整合型软件;另一类是针对某种类型的实验单独开发的专用型软件。

在顶部观察系统中,动物行为学软件通常需要对目标动物在系统中的位置进行追踪,从而确定动物的行动轨迹、在不同区域的活动频率等。这类软件输入数据的形式比较类似,都是从顶部俯瞰的视频数据,其核心均在于识别俯视状态下动物的头、尾、身体姿态,标记动物所处的场景,以及对于特定事件的自动、人工、外部信号标记。市场上目前已有多款较为通用的顶部观察视频分析软件。

二、顶部观察系统适用的行为学测试

动物行为分析软件的观察对象有数种。常见的行为学实验动物,如大鼠、小鼠,其顶部观察系统包含的实验范式包括:莫里斯水迷宫实验、旷场实验、明暗穿梭箱实验、穿梭回避系统、T 迷宫实验、Y 迷宫实验、零迷宫实验、放射型迷宫实验、高架十字迷宫实验、八臂迷宫实验、巴恩斯迷宫实验、CPP 实验、孔板实验、跳台实验、NOR 实验等。这些实验可以对包括运动能力,恐惧、焦虑样、抑郁样行为,探索行为、长(短)期记忆、学习能力、社交行为等多种行为学指标进行检测,同时可以配合疾病造模或预先给药，病理、毒理、药理学操作，光遗传、电生理、钙成像等技术，以及基因编辑等进行更深入的研究。

三、顶部观察视频分析软件的功能

顶部观察视频分析软件的核心功能是对实验动物的识别。以小鼠为例，通常是对其头、尾、身体中心的识别。基于此，软件可以确定小鼠在不同时间点上的位置，计算出目标动物的大小、朝向、运动速度、静止时长，绘制出运动速度随时间变化的曲线、轨迹图等。配合对于视频中场地、区域、物体位置的标记，顶部观察视频分析软件可以分析动物在不同区域的停留时间或对新旧物体的探究次数等信息。软件往往还可以获取、同步、标记、触发事件，可以将来自外部的信号，如显示屏、灯光、气味、红外传感器、压力传感器、压杆，与上述分析同步；也可以向外输出信号，使显示屏、灯光、气味、给水给食装置工作等。此外，该软件也兼具同步、触发光遗传、电生理、钙成像等功能。部分软件可以实现在线实时分析，并完成"闭环"操作。部分包含多动物分析能力的软件还兼具分析多个动物之间互动方式、互动频率等社交行为学数据的功能。除此之外，软件往往还配有完善的登录管理系统，保障实验数据的安全。在实验开始前，可以设置实验组、实验流程等实验相关信息，在每次实验开始前可以设置当前实验所用实验动物编号、所属实验组、所在实验阶段与实验流程、实验者等信息，登记记录的信息可以作为变量用于后续分析。值得一提的是，随着时代的进步，一些软件具备人工智能的功能，可以根据给出的数据库进行机器学习，从而更高精度地定义、分析行为。

四、顶部观察行为分析软件数据处理原理

顶部观察行为分析软件有多种不同原理的处理方式。

（1）人工标注：实验人员直接观察实验动物（视频）从而完成标注，是最直接的方法。其缺点在于耗时耗工，且标注的评价标准受实验人员主观认识的影响；优点在于受干扰少，如视频中动物受到电缆遮挡等情况，也很难干扰实验人员的判断；在复杂情况（如多动物互相遮挡）或对复杂行为（如交配各个阶段行为）的认定中，都可以保证一定程度上的准确性。

（2）标记点标注：通过在动物身上做带颜色或带红外反光的标记点标注，如使用 OptiTrack 的 Motive:Body 软件实现的标记点动作捕捉（需要注意的是 Motive:Body 软件只能对刚体保持持续追踪，对于有一定柔性的啮齿类动物身体，需要额外的算法保持对标记点追踪的持续一致）。

（3）基于机器学习的自动标注：基于大量实验视频数据集的机器学习，再使用数据集训练完成后的软件自动处理后续视频。这一方法的主要原理是，首先对图像进行预处理，得到尺寸、对比度等一致的图像，而后使用卷积神经网络对图像中的抽象特征进行提取，此时引入经过人工标记的带标签图像，再通过反向传播法计算、更改原网络连接，重复多次后得到可以自动标记图像的神经网络。这一方法的优点在于可以采用一致的评价标准，自动化地处理得到的视频图像数据，实验过程中无需标记动物等；缺点包括需要人工标记的训练集，图像识别可能受到电缆等图像中的噪声干扰，对于复杂情况的识别准确度不高，可能累积人工标记时的主观误差等。

通常视频追踪软件的使用包含如下几步：注册登录，创建新实验，设置当前实验模式，导入视频，标识、划分各部分区域，选择小鼠颜色、实验时长等参数，对各实验、动物进行命名、分组，软件自动分析输出轨迹图等。

五、其他行为分析软件

除顶部观察类行为系统分析软件外，还有其他多种针对特定行为学实验的分析软件，以及通用分析软件 Matlab。

上文介绍，部分动物行为学实验都可以采取顶部摄像的方式进行观察和分析，如旷场实验、条件恐惧实验等。当然，也有部分实验适合采取其他观察和分析方式。在自主跑轮实验中，实验动物在饲养笼中可以自发地选择在跑轮上进行运动，常被用于研究节律等科学问题。Lafayette Instrument 公司的 SCURRY Activity Monitoring Software 可以记录并分析实验动物的跑动情况。在疼痛分析实验中，实验人员通过足底的各类传感器采集并记录实验动物的抬脚、抓挠等行为信息，从而研究损伤、药物等条件造成的疼痛、镇痛效果，目前市场上有包括淮北正华 ANTE 系统在内的多种疼痛自动分析系统，可以搭配各自适配的传感器和系统，完成对采集数据的分析。前文介绍过的从实验动物脚底拍摄 LED 照射的玻璃板从而完成步态分析的 Noldus 公司 CatWalk XT 分析软件也可用于分析数据。

Matlab 是一款较为通用的分析软件。作为一款数学类科技应用软件，Matlab 支持数据分析、算法开发、模型搭建等多种应用，用于数据分析、无线通信、深度学习、图像处理与计算机视觉、信号处理、量化金融与风险管理、机器人，控制系统等领域。Matlab 将适合迭代分析和设计过程的桌面环境与直接表达矩阵和数组运算的编程语言相结合，对于实验室所需的行为学分析来说，Matlab 为分析带来了极大的自由度，可以按照需求任意编写代码与脚本，设计分析所需工具；同时 Matlab 的交互式界面可以快速直观反映出分析的过程和问题，满足实验分析中所需的快速排错、快速迭代的需求。Matlab 拥有完善的帮助文档和经过专业开发的工具箱，对于非专业软件工程师的行为学家来说容易上手。

（刘家玮）

◆ 参考文献 ◆

［1］ Cushman J D, Aharoni D B, Willers B, et al. Multisensory control of multimodal behavior: do the legs know what the tongue is doing? ［J］. PLoS ONE, 2013, 8(11): e80465.

［2］ Davidson A B, Davis D J, Cook L. A rapid automatic technique for generating operant key-press behavior in rats ［J］. Journal of The Experimental Analysis of Behavior, 1971, 15: 123 - 127.

［3］ Fiker R, Kim L H, Molina L A, et al. Visual Gait Lab: A user-friendly approach to gait analysis ［J］. Journal of Neuroscience Methods, 2020, 341: 108775.

［4］ Garbers C, Henke J, Leibold C, et al. Contextual processing of brightness and color in Mongolian gerbils ［J］. Journal of Vision, 2015, 15(1): 1 - 13.

［5］ Han Z, Zhang X X, Zhu J, et al. High-Throughput Automatic Training System for Odor-Based Learned Behaviors in Head-Fixed Mice ［J］. Frontiers in Neural Circuits, 2018, 12(15): 1 - 14.

［6］ Harvey C D, Coen P, Tank D W. Choice-specific sequences in parietal cortex during a virtual-navigation decision task ［J］. Nature, 2012, 484(7392): 62 - 68.

［7］ Hölscher C, Schnee A, Dahmen H, et al. Rats are able to navigate in virtual environments ［J］. The Journal of Experimental Biology, 2005, 208(Pt3): 561 - 569.

［8］ Kautzky M, Thurley K. Estimation of self-motion duration and distance in rodents ［J］. Royal Society Open Science, 2016, 3(5): 160118.

［9］ Keller G B, Bonhoeffer T, Hübener M. Sensorimotor mismatch signals in primary visual cortex of the behaving mouse ［J］. Neuron, 2012, 74(5): 809 - 815.

[10] Mathis A, Mamidanna P, Cury K M, et al. DeepLabCut: markerless pose estimation of user-defined body parts with deep learning [J]. Nature Neuroscience, 2018,21(9):1281 – 1289.

[11] Morris R G, Garrud P, Rawlins J N, et al. Place navigation impaired in rats with hippocampal lesions [J]. Nature, 1982,297(5868):681 – 683.

[12] Moser E I, Kropff E, Moser M B. Place cells, grid cells, and the brain's spatial representation system [J]. Annual Review of Neuroscience, 2008,31:69 – 89.

[13] Nath T, Mathis A, Chen A C, et al. Using DeepLabCut for 3D markerless pose estimation across species and behaviors [J]. Nature Protocols, 2019,14(7):2152 – 2176.

[14] Poort J, Khan A G, Pachitariu M, et al. Learning enhances sensory and multiple non-sensory representations in primary visual cortex [J]. Neuron, 2015,86(6):1478 – 1490.

[15] Qiu Q, Scott A, Scheerer H, et al. Automated Analyses of Innate Olfactory Behaviors in Rodents [J]. PLoS One, 2014,9(4):1 – 14.

[16] Saleem A B, Ayaz A, Jeffery K J, et al. Integration of visual motion and locomotion in mouse visual cortex [J]. Nature Neuroscience, 2013,16(12):1864 – 1869.

[17] Schaefer A T, Claridge-Chang A. The surveillance state of behavioral automation [J]. Current Opinion in Neurobiology, 2012,22:170 – 176.

[18] Sofroniew N J, Vlasov Y A, Hires S A, et al. Neural coding in barrel cortex during whisker-guided locomotion [J]. eLife, 2015,4: e12559.

[19] Xu Y, Tian N X, Bai Q Y, et al. Gait assessment of pain and analgesics: comparison of the DigiGait™ and CatWalk™ gait imaging systems [J]. Neuroscience Bulletin, 2019,35(3):401 – 418.

第七章

学习记忆动物模型

学习记忆是大脑最基本的,也是最重要的认知功能之一,是几乎所有脑功能的基础。学习记忆的神经机制涉及分子和信号通路、突触可塑性、记忆痕迹细胞、神经环路和神经网络等。精神疾病反映出多种学习记忆方面的障碍。因此,精神疾病的行为学和神经机制研究就涉及了诸多学习记忆动物模型。本章将介绍基于啮齿类动物的空间记忆、恐惧记忆、工作记忆、社交记忆、物体识别记忆模型,这五种是最常见的记忆类型。这些记忆的异常在不同的精神疾病动物模型极为常见,因此检测这些记忆类型的行为学实验成为精神疾病动物模型最常见的行为学范式。

第一节 · 空间记忆模型

1948 年,心理学家 Edward Tolman 首先研究了大鼠的空间行为。他把饥饿的大鼠放在由真正的小路和死胡同组成的迷宫的入口处,在尽头提供食物。Tolman 和 Gleitman 利用放射型迷宫进行测试,观察到大鼠的错误率随着测试次数的增加而降低,认为大鼠形成了找到食物的空间记忆,从而减少错误的发生。1979 年,Olton 提出了空间参考记忆系统(spatial reference memory system),描述在各种实验中保持空间信息的记忆类型,包括记忆容量小、持续时间短的空间记忆,以及相比之下记忆容量更大、持续时间更长的空间参考记忆。许多行为学范式都使用了啮齿类动物。特别是随着各种基因操作小鼠的发展,出现了专门为小鼠设计的记忆研究行为学范式。本节将讨论评估大鼠、小鼠海马空间记忆的各种行为学范式及其优缺点。此外,奖励与惩罚是大鼠和小鼠行为学范式的基本驱动因素,但在大鼠与小鼠之间存在一些差异,因而用于研究大、小鼠学习记忆的行为学范式也有所不同。

一、空间记忆

空间记忆是用于表征相对外界环境确定机体自身地理位置或者方向的一种记忆信息,用以检测空间定向能力、反应时间、视知觉和结构应用等,从而评价其认知水平的一种行为模式,是一类关于场景和事件的学习记忆。比如对于外部空间场景、城市道路等的记忆信息,以此指引动物到达目标;又或是当啮齿类动物在迷宫中逃生、找寻食物时,对迷宫各个位置标记的记忆提取等。随着神经生物学的发展和分子生物学的融入，已发现啮齿类和鸟类动物在空间学习记忆的加工过程中，海马起着关键作用；而灵长类动物（包括人类）的学习记忆还涉及下颞叶皮质。突触功能与结构可塑性、多种关键分子信号通路中基因表达及蛋白质合成等均在空间学习记忆的编码、储存和提取过程中发挥着重要作用。

通常来说，空间记忆包含空间参考记忆和空间工作记忆两种记忆类型，它们对机体感知外界信息并做出相应的应对措施至关重要。

1. 空间参考记忆　　空间参考记忆是指经过多次学习并不断巩固后获取的完成某一空间任务的一般规律性记忆。空间参考记忆的信息存在于每次测试中，它属于长时程或长期记忆。空间参考记忆是根据任务的恒定环境在一系列测试中产生的，可能持续数天、数周甚至更长。从信息加工的过程看，空间参考记忆包含的记忆信息量相对更大。其信息处理过程包括信息编码、储存和提取三个必要环节，还涉及信息连接（linking）或泛化（generalization）和遗忘（forgetting）等过程。在行为学范式上，最典型的空间参考记忆范式就是莫里斯水迷宫空间学习和记忆任务。受试动物需学会、记住并利用固定、醒目、可视的参照物作为标记，从不同的起始位置出发去找到一个固定位置的水下隐藏平台得以逃生。随着训练次数增加，动物定位平台位置的准确性也随之提高，游泳距离和到达平台的时间也缩短。撤去平台后再次检测，受试动物可准确地反复搜寻原平台位置。这一实验过程完整地诠释了空间参考记忆信息"编码、储存和提取"三个核心环节。

2. 空间工作记忆　　工作记忆（working memory）是一种特殊的短时程记忆（short-term memory），是对外部信息及已储存信息的暂时贮存和加工，且记忆容量有限，在许多复杂的认知活动中起着重要作用。1974年，Baddeley和Hitch在模拟短时程记忆障碍的实验基础上提出了工作记忆的三系统概念，用工作记忆替代原来的短时程记忆。此后，工作记忆和短时程记忆就具有了不同的概念。工作记忆是认知心理学提出的人脑存贮信息的一种特殊方式。短时程记忆是一种信息加工系统，可把接收到的外界信息，经过加工处理，有选择性地转化为长时程记忆，但大部分短时程记忆被迅速遗忘。依据任务需要，人（或动物）会提取某些长时程记忆信息，来实时应对具体情况，这种信息处理方式就叫工作记忆。

空间工作记忆是针对空间信息而言的工作记忆，比如物体所在的位置和顺序，并不涉及物体的具体属性，暂时维持空间信息的内部表征，以临时指导导航决策。已有证据表明，空间工作记忆依赖于海马和部分皮层结构。海马是空间导航和情景记忆（episodic memory）的关键脑区，PFC也在工作记忆中起着关键作用。在工作记忆过程中，海马和PFC之间的同步振荡增加，提示它们的协同作用也可能起着关键作用。PFC和海马之间的解剖学连接知识，大部分来自于啮齿类动物的研究。大多数研究利用啮齿类动物执行空间工作记忆依赖性的迷宫导航任务。研究表明，腹侧中线丘脑核团（nucleus reuniens，Re）与内侧PFC的边缘下区、边缘前区和海马存在相互连接。啮齿类动物的Re可能参与协调PFC-海马神经环路的同步活动，不仅参与空间工作记忆，也参与了记忆的泛化过程。

空间工作记忆主要依赖视觉信息及其相关记忆。以视觉空间信息为基础的工作记忆称为视觉工作记忆，是一个储存容量有限的系统，负责暂时性保持和处理视觉相关空间信息。视觉信息包括空间和客体两个方面，进而分为空间工作记忆和客体工作记忆（object working memory，OWM）。所谓客体是指现实中存在的各种物体，如建筑物、几何图形、面孔等。客体都是由颜色、形状、纹理、方位等视觉信息组合而成的。通常使用NOR实验来评价啮齿类动物的OWM。

空间学习记忆障碍是临床精神疾病常伴随的认知障碍，但经常被忽视。目前空间记忆障碍的动物模型常用于研究疾病的神经环路机制和药物研发。例如，研究发现精神分裂症患者存在空间工作记忆能力受损,主要与 PFC 灰质体积(grey matter volume,GMV)减少有关。虽然相继出现了多种学习记忆障碍的造模方法,但对空间工作记忆的神经机制还缺乏深入理解。

3. 空间参考记忆和空间工作记忆之间的关系　目前关于空间工作记忆和空间参考记忆之间的关系的理解主要有两种:一种基于 Baddeley 提出的工作记忆理论模型,认为空间工作记忆与空间参考记忆是相对独立的两个记忆系统,反映了新近呈现给感知系统的信息可能存在两个平行的加工过程。Sanderson 利用敲除编码 AMPA 受体亚基 GluA1 基因的小鼠($GluA1^{-/-}$),发现缺乏该基因的小鼠存在空间工作记忆受损,但具有正常的空间参照记忆,表明两种不同的空间记忆之间存在明显的分离。另一种观点认为空间工作记忆仅仅是转化为空间参考记忆的一个过程,类似于常提及的短时程记忆,即工作记忆就是感知觉输入信息与长时程记忆之间的桥梁。虽然这一观点也得到很多实验证据的支持,但是关于空间工作记忆和空间参考记忆之间的关系仍无明确的结论。最新观点认为,工作记忆监管了短时程到长时程记忆的全过程,是所有记忆类型的根本性基础。从信息加工的过程来看,空间参考记忆是一种长时程记忆,从短时程记忆起始,经历记忆巩固,转化为长时程记忆。然而,每天均会形成无数的短时程记忆,仅有极少数的短时程记忆转化为长时程记忆。选择哪些短时程记忆转化为长时程记忆,这个过程应当有空间工作记忆的参与。空间工作记忆的神经机制相对长时程记忆来说,是极其不清楚的。目前,最流行的理论是神经元在延缓期的持续活动,即感知觉信息触发的神经元活动,由于存在网络回响或神经环路机制,使得信息得以暂时保持,从而度过延缓期以指导行为反应。

虽然啮齿类动物的空间参考记忆和工作记忆研究已取得诸多成果,并已开发了许多相匹配的迷宫行为学范式,但仍然面临着许多挑战。例如,仍未完全理解 PFC 如何参与或调控空间工作记忆。NMDA 受体是突触功能和结构可塑性的关键分子,也是长时程记忆的关键机制之一。但 NMDA 受体是否及如何参与空间工作记忆仍然不清楚。值得注意的是,NMDA 受体很可能参与了信息的后加工过程,即长时程记忆形成后,大脑对记忆进行后加工式的内在学习,以形成记忆的连接、泛化、遗忘等,其中或许也存在工作记忆的参与。深入理解空间工作记忆的神经机制,将有助于理解多种精神疾病普遍存在的工作记忆障碍。

二、空间记忆障碍动物模型与精神疾病

利用啮齿类动物研究空间记忆,是神经科学研究最深入的领域之一。临床上空间记忆障碍,包括无法回忆以前熟知的地理位置和无法依据空间坐标实现空间导航活动,最常见的后果是找不到回家的路,如 AD 的早期症状。精神分裂症和抑郁障碍等精神疾病患者也常表现出空间工作记忆能力及注意力的显著下降。虽然有许多筛查和诊断工具试图测量空间记忆能力,但往往不能代表现实生活中的情况,缺乏适用性。总之,空间记忆既需要在适当的空间位置提供任务相关信息,又需要在准确的时刻检索该信息。空间工作记忆缺陷可能包括精确时间或空间信息的中断,以至于不能在适当的时间提供必要的信息。有证据表明,空间工作记忆和 PFC-海马环路的 θ 波振荡(prefrontal-hippocampal theta coherence)受到了 Re 的调控。该环路功能的异常会导致空间工作记忆障碍。工作记忆障碍在各类精神疾病中很常见,并与海马和 PFC 之间的相互作用受损有关。这些相互作用受损在临床患者和精神分裂症啮齿类动物模型中均能观察到。最近的研究表明,在胎儿酒精谱系障碍的啮齿类动物模型中,Re 的神经元显著受损。在 AD 啮齿类动物模型中,发现 Re 神经元存在过度兴奋,这可能进而导致 PFC-海马环路过度兴奋。因此,了解信息是如何交换并调控空间工作记忆的 PFC-丘脑-海马环路机制,可能有助于理解认知功能障碍相关精神疾病,也有

助于发展这些精神疾病新的预防、诊断和干预措施。实现这一目标的重要基础就是建立准确的空间记忆评价动物模型。

理想的学习记忆障碍动物模型应具备：①能反映学习记忆能力受损的行为表型，表型一致性评价结果应显示具有显著的临床相关性（即表面效度）；②与疾病相同或相似的神经机制（即结构效度）；③药物治疗预见性，证明药物治疗对疾病模型也有效（即预测效度）。

虽然学习记忆障碍的确切致病机制仍然不完全清楚，但常见精神疾病，如 AD、PD、抑郁障碍、精神分裂症、ASD、注意缺陷多动障碍等均普遍存在学习记忆障碍，可能归咎于神经可塑性缺陷，使得疾病难以自动康复。致病机制研究提示，这些精神疾病和学习记忆障碍与应激、血管病变、神经递质和调质紊乱、氧化应激、自噬和凋亡、淀粉样蛋白沉积和 tau 蛋白异常磷酸化、基因突变等均密切相关，可能均与诸多精神疾病共同存在的学习记忆障碍表型相关。

国内外常用的学习记忆障碍动物模型有：应激或糖皮质激素、慢性血管病变或脑缺血、D-半乳糖、东莨菪碱、β淀粉样蛋白、脂多糖（lipopolysaccharide，LPS）等诱导的学习记忆障碍模型。其中发现了与 PFC-海马-丘脑环路密切相关的空间记忆障碍。

三、常用的啮齿类动物空间学习记忆评价模型

测量啮齿类动物的空间工作记忆和空间参考记忆采用的主要范式有：八臂迷宫、巴恩斯迷宫、莫里斯水迷宫、T 或 Y 迷宫实验和新物体识别空间任务。除了几乎只用于测量工作记忆的 T 或 Y 迷宫实验外，其他测试可以根据所使用的条件和训练程序来评估不同类型的空间记忆。

对不同类型空间记忆的测试可分为形成和提取阶段，将决定使用的行为学范式和实验条件。下面将概述测试啮齿类动物空间学习和记忆最常见的行为学范式，着重介绍迷宫的布局和使用的方案。此外，还应当注意那些可能易受影响的常见行为，如多动、新奇环境探究或偏好诱发的行为、奖赏动机行为、危机逃避行为、焦虑样行为等往往受到应激及外界因素影响。

事实上，在一些行为测试中，动物在应对策略上表现出高度的品系和个体差异。基因敲除或突变通常会影响小鼠的主动或被动应对策略。因此，在评估小鼠的认知功能时，应当考虑应对策略。例如，在衰老相关的海马依赖性记忆障碍小鼠模型中，小鼠的表现不佳可能不归咎于记忆障碍，而是小鼠无法使用被动应对策略。在以食物奖赏为驱动力的行为学范式中，训练有慢性应激参与的动物模型时，必须注意区分同一实验结果究竟是空间记忆受损，还是奖赏动机或逃生动机受损。此外，还需要注意对于限定径向类迷宫的操作，如对径向臂、八臂、T 或 Y 迷宫，以对称的方式在八臂迷宫的臂放置奖励物可能会无意中允许非空间链式反应。例如，即使其他臂都有奖励物，失明大鼠可以学会从一个方向进入特定臂（如只记住始终向右转）。另一方面，当在臂中不对称性放置奖励物时，慢性应激仍然会损害习得工作记忆。另一种减少连锁反应的方法是在大鼠获得奖励（T 迷宫实验）或多个奖励（八臂迷宫实验）后将其移除，然后重新将大鼠引入迷宫。由于移除大鼠后可以清除迷宫里的气味，使得大鼠必须依靠空间策略来记住哪些臂有食物。然而，即使实施了这些程序，慢性应激仍会影响食物的获得，即工作记忆的表现，这说明慢性应激可损害食欲驱动任务的空间工作记忆。

1. 莫里斯水迷宫　空间参考记忆可以指导动物在环境中逃生、获得食物等，是所有动物生存的关键机制。这种能力在大脑中可能由两个编码系统构成：一个是使用生物体外部为中心的线索（远端线索），即异心导航，简单来讲就是东西南北定向；另一个是使用自我为中心的线索，即自我导航，简单来讲就是自身的前后左右。异心导航涉及海马、内嗅皮层及其周围结构（如海马下托区）。

人类的异心导航编码系统与陈述性记忆（异心性、语义性和情景性，即对人、地点、事物和事件的记忆）密切相关。这种形式的记忆是典型的空间参考记忆，可以通过许多方法进行评估，其中莫里斯水迷宫是最常用的行为学方法。

莫里斯水迷宫是一项对啮齿类动物进行的空间学习记忆测试，测试中动物依靠远端线索从开放的游泳池周边开始位置导航。空间学习记忆是通过重复测试来进行评估的，以使动物能够确定隐藏在水下的逃生平台位置（在重复过程中，平台位置、外部空间参照物恒定不变，只是动物的起始位置随机改变）。随着训练次数的增加动物逃向隐藏平台的方向更加趋于准确，每次到达隐藏平台的时间（又称逃避潜伏期）和游泳距离逐渐缩短。这些数据即可定量地评价动物的空间学习能力。对于空间记忆能力，则是在移去隐藏平台后，根据动物对平台区域的偏好程度来评估。还可把隐藏平台放置在对侧象限（反转），可增强对空间记忆障碍的检测。也可检测实验依赖学习、潜在学习和鉴别学习，可以通过修改基本实验范式进行评估，如随机设置隐藏平台位置，可以评价受试动物的空间工作记忆；把隐藏平台变为"可视平台"，可获得更多潜在影响空间记忆测试的信息。动物搜索平台时，可采用空间策略与非空间策略，这也决定了空间记忆测试成绩的好坏。莫里斯水迷宫的最大优势在于，可免除气味对动物行为的影响，其逃生行为受到动物游泳速度、体重等的影响也相对较小。大量实验证据表明，莫里斯水迷宫可测试海马依赖的空间学习记忆，还与 NMDA 受体和突触可塑性密切相关。莫里斯水迷宫可用于对 AD 早期症状的研究，因为 AD 患者早期表现为找不到回家的路。

2. 巴恩斯迷宫　在评估啮齿类动物空间学习记忆的方法中，巴恩斯迷宫值得特别关注。它是基于这样的假设：在厌恶的环境中，动物应该学会并记住逃生箱或食物箱的位置，它们位于平台表面无数个完全相同的孔洞下。不同的范式可测量空间学习、空间记忆提取和认知灵活性。

巴恩斯迷宫在空间学习记忆评估方面有着广泛的应用，包括评估精神疾病动物模型以及不同药理学特征的药物或特定饮食方案的有效性。由于巴恩斯迷宫的敏感性相对较弱，研究者应该尽可能获得可靠或可重复的数据，确保测试空间学习、空间记忆、认知灵活性损伤的实验结果真实可靠。在选择实验方案和计划时，应当注意以下几个方面：①实验目的（如测试空间学习、工作/参考记忆、短期/长期记忆、认知灵活性）；②实验动物（小鼠/大鼠、品系、遗传背景）；③行为学范式的标准化（如厌恶刺激条件）；④实验条件的稳定性因素（如环境、操作人员、实验时间等）；⑤减少干扰因素（如气味、自主活动、焦虑样状态）；⑥尽可能获取更多的数据（如动物体重、年龄、实验当天的气候环境等）；以期充分、详实地反映实验过程。

1979 年，Carol Barnes 首次描述了巴恩斯迷宫模型，其实际应用在近二十年后才得到业界的重视。目前使用的方案与文献中描述的方案相比有一些变化，但均可评估空间工作记忆、空间参考记忆[短期和（或）长期]和认知灵活性。巴恩斯迷宫实验在相对较短时间内，使用同一组动物对空间学习和记忆的各个方面进行综合评估，可以反映认知灵活性。相对于其他类型的迷宫，如莫里斯水迷宫或放射型迷宫，巴恩斯迷宫实验的操作更简单，耗费的时间更短。巴恩斯迷宫的优点是其利用了啮齿类动物喜欢探究新颖环境和孔洞的特点；而其他迷宫，如八臂迷宫、T 迷宫或 Y 迷宫，则利用食物或饮水奖励的驱动，因此测试前需要一定程度的禁水和节食，实际操作时难以很好把握。此外，啮齿类动物对水迷宫本身可产生强烈的应激反应，成为驱动动物逃生的动机，但应激可影响动物的学习记忆能力。再者，巴恩斯迷宫对啮齿类动物的体能消耗远没有莫里斯水迷宫大。然而，巴恩斯迷宫的缺点是其敏感性不如莫里斯水迷宫。例如，Stewart 等人报道，使用巴恩斯迷宫不太容易发现 Tg2576AD 小鼠（AD 小鼠模型）的空间记忆障碍；而其他迷宫，如 T 迷宫或莫里斯水迷宫则更容易发现其障碍。Vorhees 等人发现，在检测 3,4-亚甲基二氧甲基安非他命暴露对

SD 大鼠空间学习和记忆的影响上,巴恩斯迷宫没有莫里斯水迷宫敏感。然而,据推测,优化巴恩斯迷宫的实验流程可能会弥补这种缺点。值得注意的是,有比较研究表明,不同小鼠和大鼠品系存在巴恩斯迷宫有效性的差异。与此观点一致的是,Attar 等人指出,当使用 Tg2576 AD 小鼠品系时,使用的方案应该为短期而不是长期,因为只有在对该 AD 小鼠品系进行较低强度的训练时,才能看到记忆能力的差异,表明可能是过度训练掩盖了其敏感性,也就是啮齿类动物更容易学会巴恩斯迷宫。此外,基于巴恩斯迷宫的研究发现,小鼠可能比大鼠更容易学会,可能是因为小鼠比大鼠有更多好奇心驱使的探究行为。

3. 八臂水迷宫　八臂水迷宫,又称放射型水迷宫,可用于评估空间记忆能力。径向臂水迷宫是一种空间工作记忆相关的任务,它整合了八臂迷宫的迷宫成分和水迷宫的逃生动机,以尽量控制动物可使用的决定策略或动机。此外,还可以在相对较短的时间内(不超过两天)测量空间学习、工作记忆和参考记忆。此外,值得一提的是,此模型特别适合应激损伤相关研究和海马功能的研究,能更敏感和有效地削弱受试动物执行八臂水迷宫任务的能力。各种慢性社会心理应激程序可导致动物脑功能某些方面产生缺陷,而八臂水迷宫就可以检测出这些行为缺陷。尤其在延迟 30 分钟后,参考记忆也可出现缺陷。在其他几项慢性心理应激的研究中,也发现了类似的认识损伤模式。在最初的测试中,慢性心理应激组和对照组的结果在统计上无差异。但是,当训练后测试间隔延长至 15~30 分钟,参考记忆的损伤就变得明显。这些结果表明,在此行为范式中,短期空间参考记忆可能比空间学习对慢性心理应激更加敏感。

4. 八臂迷宫　八臂迷宫虽没有莫里斯水迷宫应用广泛,但它更适合应用于空间工作记忆研究。David Olton 在 20 世纪 70 年代中期首次报道了八臂迷宫最常见的行为学范式。顾名思义,该行为学设备是由呈放射状的八个臂围绕一个中心枢纽组成的。通常情况下,每只臂都有一个奖励杯,里面可以装食物颗粒或水,是这项任务的主要奖赏动机。这是利用了动物的自然觅食行为。八臂迷宫可以有多种不同的实验流程。八臂迷宫最典型和最常见的流程是,所有的臂都有奖励。把动物放在中心枢纽,让动物自由觅食,直到动物获取了所有的奖励。这种形式通常用于检查空间工作记忆,其基本假设是,大鼠或小鼠不会回到它们之前已经获取过奖励的臂。因此,如果动物返回到已访问过的臂可被认为是工作记忆错误。或者,在训练过程中,可以固定地在一些臂里放置奖励物。此行为范式工作记忆错误的评估与上述相同。此外,如果动物进入了从未放置过奖励物的臂,表明存在空间参考记忆障碍。已有证据表明,这两种记忆类型(空间工作记忆和空间参考记忆)均依赖于海马功能。

八臂迷宫的优点是动物的行为表现更自然,利用了觅食行为,而莫里斯水迷宫则是逃生行为。其次,八臂迷宫的结果分析更加简单,基本不需要轨迹跟踪视频及软件;它还可以采用多种奖励物配置方式,无需改变设备和检测标准,即可调整实验难度。例如,在空间参考记忆任务中,可以使用更少的臂来配置奖励物,使动物能够更快获得相关空间记忆。在八臂迷宫实验中,某些任务需要进行比莫里斯水迷宫多 2 倍(次数)的实验才能达到学会标准。八臂迷宫的一个潜在缺点是,在大多数情况下,需要一定程度的节食或禁水,以确保动物的觅食奖赏动机。因此,不可否认的是,八臂迷宫应当不太适合用于评价慢性心理应激损伤空间记忆的实验,因为难以区分慢性心理应激是直接损伤空间工作记忆或空间参考记忆,还是通过影响觅食奖赏动机间接损伤记忆。

5. T 迷宫或 Y 迷宫　T 迷宫实验是一种用于评估空间工作记忆的简单的行为学范式。由于该迷宫设备仅有两个臂,因此该行为学范式是一个二选一的命题。在 T 迷宫实验中,动物可以自由地探索设备的两个臂,所需记录的数据是动物访问臂的次数和顺序。T 迷宫实验基于交替原则,即动物更喜欢探索最近未探索过的臂,这意味着它需要记住哪个臂是刚访问过。该实验可通过自由探索或强制测试两种方式进行。选择强制测试的方式进行实验时,需要关闭动物刚访问过的臂,更有利于交替行为的建立;但该测试没有提供反馈,动物对不同的臂进行选择探索时,无法判断其行为的对错,理论上是不可靠的。另一种方式是,在正确的臂中放置奖励物,动物进入正确的臂就能得到奖励。例如,在第一次测试(样本测试)中,动物被强制只能进入一个臂(该臂的末端放置奖励物);在第二次测试(选择测试)中,允许动物进入两个臂,但奖励物仅出现在正确的臂的末端。这种方式更为可靠,是奖励物驱动的空间工作记忆测试。

T迷宫最重要的优点是简单,不需要自动录像和轨迹跟踪系统,重复性好。它的主要缺点是仅有两个选择,正确率为50％时表明完全未学会,正确率达到90％才可确信其学会。此外,动物也有可能使用非空间策略来完成此任务,如奖励物的气味,因此需要选择无气味的奖励物。T迷宫可以用来评估空间工作记忆,其延缓期就是每次测试之间的间隔,难以评估空间参考记忆*。为使操作更简单,可利用自动化控制,让动物不能进入刚访问过的臂,可增加交替原则的训练效率。用于交替任务的Y迷宫由三个完全相同的臂组成。每个臂尽头有食物提供装置,根据分析动物取食的策略,即进入各臂的次数、时间、正确次数、错误次数、路线等参数,可以反映出实验动物的空间记忆能力。实验对象被放入迷宫的一个臂,并在设定的时间内让其自由探索迷宫。Y迷宫与T迷宫实验原理相似。唯一不同的是,与T迷宫中的急转弯相比,Y迷宫有一个渐进的转弯。Y迷宫主要应用于动物的辨别学习、工作记忆及参考记忆测试。相对于八臂迷宫来说,Y迷宫或T迷宫更简便、实用,利用了啮齿类动物对新异环境天然的探究习性来研究啮齿类动物的空间识别能力。

此外,还有一些不太常用的迷宫:①多重T迷宫:顾名思义,就是把几个T迷宫放在一起形成一个更复杂的迷宫;②奶酪板迷宫(cheeseboard maze):为避免小鼠莫里斯水迷宫的相关问题而开发的一种复杂的迷宫,这个迷宫涉及的任务的复杂性与莫里斯水迷宫相当;③复杂小巷迷宫(complex alley maze),其优点在于它是干燥的,利用了小鼠穿过隧道的自然习性,不需要禁水或节食,由于该路径(从一个测试到另一个测试)是稳定的,所以它是衡量长时程参考记忆的一个很好的指标。

6. 孔板辨别实验　孔板辨别实验设备包括带有16个孔的地板,允许同时评估空间工作记忆和空间参考记忆。在测试中,动物必须记住16个孔洞中的4个孔洞。像其他迷宫一样,需要对动物进行节食处理,以加强食物的奖励效应。然后让小鼠自由探究,收集每个孔洞里的食物颗粒(每个洞一个颗粒)进行环境适应。在学习测试中,每次测试都在4个孔洞放置食物颗粒,小鼠取食4个孔洞的食物后或每次测试开始后3分钟,开始另一次测试。每次测试让小鼠的起始位置随机改变。如果每天进行6次测试,小鼠很容易在4天内准确地找到4个孔洞里的食物颗粒。如果每天只进行4次测试,小鼠则会在8天内完成该任务。每次测试均需要用酒精清洗孔板,以抹除气味痕迹。在一些实验中,反转训练在与习得训练相同的测试条件下进行,但放置食物颗粒的4个孔洞的位置不同。动物每天每次测试的平均错误数可用来衡量其空间认知成绩。错误包括进入一个从未放置过食物颗粒的孔洞(参考记忆错误),重复进入已经取食的孔洞(工作记忆错误)或未取食所有(4个)孔洞中的食物(遗漏错误)。在适当的时候,还可以分析取食的完成时间和路径等。

---

* 当经历反复训练,动物能够很好地完成任务时,就表明其空间参考记忆已形成,并且可维持一定时间。根据训练的次数,可间接判断其空间参考记忆。

四、小结

上述各类迷宫通常用于探索空间学习记忆,涉及衰老生物学、药理学、毒理学或神经发育等领域的关键问题。然而,在所有的迷宫实验中,小鼠都有可能使用非空间策略来解决难题,如连续探索和嗅觉线索,而这不是研究者的目的。此外,研究者还需仔细判断实验难度,以减少动物表现为无法学会和拒绝探索的可能性。因此,需要仔细地设计实验方案,避免得到错误结论。设计实验方案时,应注意以下几点。

为了训练动物正确地使用空间记忆策略,奖励物可强化动物的学习能力,但需要进行一定程度的禁水和节食处理。需要注意的是,通过动物的体重可衡量禁水或节食的标准,通常可使动物体重降至正常体重的85%。体重下降过多可能危及动物生命,下降过少则可能达不到效果。

已有证据表明,应激相关焦虑样情绪或抑郁样情绪可能影响多种类型的迷宫测试。奖励因素、强迫游泳产生的应激都会影响学习记忆能力的测试。一个基本的观点是,任务不相关的应激会损伤学习记忆;任务相关的应激则会增强学习记忆。因此,需要仔细分析实验结果,才能得到正确可靠的结论。小鼠不同于大鼠,它不是天生会游泳。小鼠的体表面积高于大鼠,不仅药物代谢快,受冷热环境的影响还更快、更大。小鼠在不涉及厌恶或应激的测试中可能表现得更好,在无水环境的行为学测试中的表现可能与大鼠相当。另一个需要考虑的重要因素是动物的性别。雌激素参与了学习记忆和情感等调控。此外,有证据表明,雌性小鼠年龄相关的空间记忆衰退比雄性小鼠开始得更早,这可能与发情周期的停止有关。一项荟萃分析显示,水迷宫中雌性小鼠不具有优势;但在八臂迷宫中雄性小鼠不具有优势。

动物的年龄在这些测试中也起着重要作用。普遍认为,人类的学习能力会随着年龄的增长而下降,与动物的迷宫研究结果高度一致。但是,随着年龄的增长,探索行为和自主活动行为会逐渐减少,也就是动物的好奇心会衰退。这可能反映了衰老的特性,而不是疾病或模型的独特表型。因此,选择两种以上空间记忆的行为学范式时,需要考虑到年龄因素。

要做出空间记忆正常与否的行为学判断,应当至少应用两种行为学范式或两种动物品系。当研究药物的功效时,这种严谨性尤为重要,还需要至少两种给药途径。大量的证据表明,最有效的方法是使用一组序贯测试,即小鼠完成了一种测试后,休息一定时间(如1周),以排除行为学测试的潜在影响,再进行下一种测试。关于行为学测试的顺序,要先进行基于自然探究行为或奖励的行为学测试;后进行与应激相关的行为学测试,应激越强,越放到最后进行,减少应激对结果的干扰。此外,仅一次测试结果可能会存在偶然性,从而导致错误的结论。因此,每种行为学实验均需要进行至少三次,才能得到客观的、具有说服力的结果。无论得到什么结果,必须要先说服研究人员,才具有潜在的可靠性。

(林斯慧,杨跃雄,徐林)

第二节 · 恐惧记忆模型

恐惧记忆基于恐惧情绪体验,该记忆的提取又称为恐惧情绪再次体验。以恐惧记忆为主体的情绪记忆是最受关注的记忆类型之一。一方面,恐惧本身具有强烈的生存价值,缺乏形成恐惧的能力,对于个体的生存而言具有潜在的致命性,与进化的趋利避害特性背道而驰。另一方面,伴随社会经济发展出现的不安定因素和个人生活压力持续地增加引发的焦虑障碍、抑郁障碍、PTSD、药物成瘾、神经性厌食症等精神疾病，都与恐惧记忆或类似的负性情绪记忆密切相关。恐惧分为先天性恐惧和习得性恐惧，前者又被称为本能恐惧，后者也被称为条件性恐惧。研究表明，人类和啮齿类动物的恐惧记忆涉及的神经机制可能高度保守，其脑影像学数据具有很高的重叠度。因此，恐惧记忆相关的动物模型常用于 PTSD 等精神疾病的机制研究，以期从分子、突触、细胞、神经环路、神经网络和整体行为水平理解其致病机制和研发预防、干预的新措施。

一、简介

（一）恐惧记忆

恐惧是指生物体在面临某种危险情境时，企图摆脱而又无能为力的情况下产生的一种强烈情绪体验。暴露于真实或想象的威胁均可产生恐惧。恐惧是一种意识状态，由联合型（associative）和非联合型（non-associative）组分构成。恐惧产生时，常伴随着一系列生理变化，如心跳加速、呼吸短促、血压升高等。恐惧具有普遍性，生物体因感受外界环境变化或内在精神活动，常产生恐惧的情绪体验；此外，恐惧情绪会影响生物体的认知思维和判断决策，以保证个体在遭受同样或相似危险情境时，做出正确判断和快速应对。

恐惧记忆（fear memory）是编码和储存恐惧情绪及其相关事件的一种情景记忆，是神经科学领域最受关注的记忆类型之一。在过去 60 年里，经典条件反射和操作式条件反射广泛应用于学习记忆研究。经典条件反射，即巴甫洛夫条件反射，是指中性的 CS 和具有正性（奖赏）或负性（惩罚）的 US 进行配对训练，使 CS 能够触发条件反应（conditioned response，CR）。根据条件性刺激的不同，可分为场景恐惧条件学习（contextual fear conditioning）和线索恐惧条件学习（cued fear conditioning）。区别于本能行为，这种习得性行为是在机体意识控制下的"自主"行为，行为反应得到奖励或惩罚时，机体能有意识地控制这种行为，又称为强化或回避学习。

记忆信息随时间处于一种动态变化过程中。恐惧记忆可分为编码或获取（acquisition）、储存或巩固（consolidation）、提取三个必要阶段，还伴随着后加工系列过程包括连接、泛化、遗忘、消退、再巩固（reconsolidation）、自发恢复（spontaneous recovery）、重现（renewal）等。正是这些后加工过程赋予了记忆灵活多样性。

漫长的生命系统演化过程可能赋予了动物和人类共享的趋利避害神经机制，其中恐惧记忆起着关键作用。CS 和惩罚性的 US（如足底电击），在一定时间窗口内可形成联合型的恐惧记忆。随后仅暴露于 CS 就足以诱发条件性恐惧反应。这种恐惧记忆具有持续难以消退的特点。但是，长时间或反复暴露于 CS，将会导致恐惧记忆的消退。这是否能够导致恐惧记忆发生真正的消退还未有答案。通常认为，暴露于 CS 进行恐惧记忆提取，会导致恐惧记忆本身处于不稳定状态，需要再巩固才能使恐惧记忆变得稳定。尽管这一假说得到广泛认可，但消退后的恐惧记忆常会发生自发恢复或在相似的新场景里重现（一种泛化现象）。也有观点认为，恐惧记忆的消退实际上是一种新学习，是 CS 不再与 US 联合的反转学习，对 CS 与 US 联合型记忆产生了暂时性的遗忘现象。这一观点强调的是，消退学习并不能把旧记忆彻底抹除或遗忘，是新旧记忆之间的相互干扰。因此，很好地解释了为什么在一定条件下会出现恐惧记忆消退后的自发恢复和重现。

这些观点并不矛盾，再巩固（即新学习）、自发恢复和重现，均可能一起发生，从而赋予了记忆系统灵活多样性。恐惧记忆是一种情景记忆，与海马、杏仁核、PFC 等密切相关。迄今，得到认可的假说是，这些脑区及其神经环路参与了恐惧记忆的形成和提取过程，但恐惧记忆的储存可能经过恐惧记忆信息的连接和复制，广泛分布于皮层区域，因而赋予了恐惧记忆的泛化。通常还会存在过度的泛化现象，使得干预任何少数脑区，几乎都难以触及恐惧记忆及其泛化的消退或遗忘。

（二）恐惧记忆模型原理

1. 经典的恐惧条件反射　经典的恐惧条件反射让中性的 CS 与伤害性的 US 在一定时间窗口内同时或先后出现（配对），反复数次后即可形成仅 CS 就能诱发恐惧反应的情况，用以衡量恐惧记忆。衡量恐惧反应的指标一般是 CS 诱导的动物僵直不动（freezing）的水平，即除了用于呼吸的肌肉运动外，动物处于全身静止不动的状态。这种状态可能反映了动物的一种防御本能。CS 可以是场景，也可以是声、光等线索。

（1）场景恐惧条件反射：广义来讲，场景涉及个体的心理状态、环境信息、物体、声音和气味等构成的复杂的外部和内部世界。当场景与厌恶性刺激关联时，便会形成持久的场景恐惧记忆。场景的组成部分可显著影响病理性恐惧记忆的可治疗性。PTSD 患者的症状得以很好控制后，再次暴露于相似或相同的创伤场景中会诱发 PTSD 症状的再次复发。基于上述事实，场景恐惧条件反射的动物模型也应运而生。在啮齿类动物中，通常将具有伤害性的足底电刺激（US）与中性的场景（CS）相配对，使动物产生与这一特定场景相关联的恐惧记忆。再次暴露于该场景或相似场景时，可提取场景恐惧记忆，进而诱发恐惧反应（如啮齿类动物的僵直行为）。这是一种情景记忆，海马在场景恐惧记忆的编码和提取过程中发挥着关键作用，但海马是否储存场景恐惧记忆还不完全清楚。

（2）线索恐惧条件反射：线索恐惧条件反射中，不同的线索（如气味、声音、闪光等）均可作为 CS，足底电击为 US。已有证据表明，气味是情绪相关记忆最具弹性（resilient）的触发器（trigger）。嗅觉是自传体记忆（autobiographical memories）不可或缺的组成部分，可以让我们重温一段经历或事件，并且气味与记忆之间的联系似乎在高级情感价值经历中更为强烈。当猎物察觉到捕食者的气味时，一系列与恐惧相关的自主神经、内分泌和行为反应会迅速发生，以类似于"狗急跳墙"的方式促进生存。当无法从视觉上获取威胁来源时，化学感知线索或捕食者的气味便成了可靠的信息来源，尤其是视觉系统不太发达的啮齿类动物。在局部空间内，暴露于捕食者气味下的啮齿类动物，通常会表现出探索性活动减少，以及僵直不动、躲避或躲藏等行为增加。此外，捕食者气味，如猫的味道，能够有效诱发条件性恐惧，即嗅觉恐惧条件反射（olfactory fear conditioning）。尽管这些观点似乎均非常有道理，但试想实验室封闭培育的大鼠、小鼠如何知道"猫的味道"？至少捕食者或猫味道的解释太过于主观。如果把这类现象解释为某种气味物质，可导致厌恶相关的本能行为，如俗称的狐臭导致的厌恶反应，似乎更加贴近客观事实一些。

在听觉恐惧条件反射（auditory fear conditioning）以及视觉恐惧条件反射（visual fear conditioning）中，音调和闪光分别作为 CS，足底电击为 US，形成两者的联合型记忆。经过多次配对学习后，单纯给予 CS 就会诱发条件性恐惧反应，如僵直行为。这些类型的线索恐惧记忆与场景恐惧记忆存在显著的神经机制方面的区别，与听觉或视觉皮层、听觉或视觉丘脑以及杏仁核密切相关，与海马无显著的相关性。然而，某些类型的线索恐惧记忆也会与海马有关。例如，当你采用痕迹恐惧条件反射（trace fear conditioning）的策略，即 CS 结束后，有一定延迟窗口才开始 US，此时形成的线索恐惧记忆就需要海马的参与。换言之，海马在处理时序相关记忆信息时，可能是必要的且具有独特之处。

2. 操作式恐惧条件反射　抑制性回避（inhibitory avoidance）是最广泛使用的操作式恐惧条件反射。操作式恐惧条反射常被称为被动回避，与主动回避相对。在主动回避任务中，动物必须执行一些动作来避免足底电击；在被动回避任务中，动物学会了受到足底电击时的回避行为。所谓操作式,是指动物需要做出行为反应,既可增加(当 US 是令人愉悦的,如食物、水和性)US,也可减少(当 US 是令人不悦或是危险的)US 的可能性行为。关于主动和被动的定义,也存在一定的主观性。一般讲主动时,存在很好的预测性,即 CS 预测 US,因此动物在 CS 期间做出特定的行为反应,就可以增强或减弱 US,为主动行为。相对应的是,被动行为就是在 US 提示下,才做出相应的增强或减弱 US 呈现的行为。除了抑制性回避范式外,研究人员还开发了许多类型的 CR,以发展对多种 CS 的回避,如动物跑步、攀爬到柱子上、越过障碍、进入或离开隔间、避免进行特定动作、冻结反应、按下关闭足底电击设备的杠杆等。

3. 恐惧增强惊跳反射　另一种易于获得恐惧记忆的行为学范式是恐惧增强惊跳反射(fear-potentiated startle),它是人类和动物对各种惊吓情况的标准反应。惊跳反射可与中性的 CS(如噪声、音调或光纤)形成关联,导致条件性恐惧行为。在临床上,惊跳反射已成为恐惧相关焦虑的标准测试,在患有恐惧症(包括 PTSD)或其他恐惧相关疾病的患者中,该反射特征性地增加。啮齿类动物的相关研究表明,惊跳反射是一种恐惧条件反射,以一组快速痉挛的身体动作而非僵直行为水平作为 CR 的衡量标准。惊跳反射是瞬时的,它反映的恐惧程度,可能比防御性的僵直行为低一些。

4. 社交恐惧条件反射　恐惧系统的激活,会导致一系列的行为和生理反应,包括逃跑、回避、僵直、防御性的威胁或攻击和风险评估等,使动物主动逃离和避免潜在的危险。当这些行为反应是由社交对象所诱发时,则为社交恐惧。在啮齿类动物中,通常以量化实验动物与特定对象互动或探索的时间作为标准,来评价其社交恐惧的水平。鉴于社交探索行为与社交动机密切相关,社交动机的减少,并不一定能反映社交恐惧。因此,社交回避一般指社交探索的减少,而社交恐惧则表示伴随着逃跑、僵直、惊叫和(或)风险评估相关的社交探索减少。评估啮齿类动物的社交测试都是基于动物倾向于与其他动物共处的本能偏好,或偏好探索社交。社交恐惧条件反射是评估社交恐惧最常用的检测方法,其方案如下:将受试动物放置在一个透明隔板后或铁丝笼中,然后放置入侵者动物。确保受试动物的接近或回避行为都是由入侵动物诱发的。限制受试动物的行动,防止潜在的攻击行为或性行为,而同种动物之间的嗅、视和听觉交流则被保留。

(三) 恐惧记忆相关疾病

1. 创伤后应激障碍　PTSD 是一种由精神创伤诱发的精神疾病。在 PTSD 患者中,恐惧症状反复出现,并以再体验、闪回(flashback)为唤起形式。PTSD 患者,对类似于 CS 的刺激极为敏感或过度警觉,能辨别出精神创伤的要素或组成部分,从而产生恐惧反应。例如,在几个街区外看到恐怖袭击事件的人,会感到自己正在经历袭击事件;一个退伍军人可能会回忆起一些可怕的战斗经历,或者一个前囚犯可能会在每次进入电梯时闪现出曾经被带入刑讯室的情景。因此,过度的泛化,即将恐惧泛化到未经历过的新场景,是 PTSD 的一个主要特征。

暴露疗法(exposure therapy)是经历恐惧记忆的提取,从而使恐惧记忆变得不稳定,试图消除恐惧记忆的一种行为学方法,常常应用于治疗 PTSD 或涉及异常牢固记忆的物质使用障碍。动物模型研究发现,暴露疗法可能是这类疾病的有效可靠的治疗方法。暴露疗法的目的是通过人为地使受试者重新体验创伤事件的要素(除了创伤或令人恐惧的 US 本身),通过回忆该事件和接触创伤刺激,达到尽可能完全消除创伤性恐惧记忆、依据记忆提取适应相关的恐惧或将恐惧记忆的泛化降低到最低程度等。不幸的是,临床上暴露疗法的表现令人失望,因为已经消退的恐惧记忆会发生自发恢复,且在相似的新场景下仍然会发生泛化。

2. 焦虑障碍　焦虑障碍,也称焦虑症,是一种精神疾病,表现为没有事实根据也无明确客观对象和具体观念内容的提心吊胆和恐惧不安,还伴有一些自主神经功能紊乱的症状,如感受到心跳加快、呼吸急促,甚至会出现出汗、尿频、腹泻等。恐惧涉及已经发生的场景,而焦虑涉及未发生的场景,后者是一种预期应对负面事件产生的情绪反应。焦虑反应通过引导个体发现可能的威胁并协调一系列心理学、行为学和生物学反应来做好应对的准备,因而具有适应性或习惯化(适应性、习惯化等是特殊类型的记忆)。虽然短暂的焦虑体验是人类情感体验的正常组成部分,但当它变得更加独立、过度和难以调节时,就会变成一种病态。

恐惧由实际发生过的感官输入引起,而焦虑由潜在和预期的威胁引起。因此,检测、评估和处理焦虑刺激的神经环路比只针对恐惧刺激的神经环路更为复杂。然而,研究表明,引起恐惧和焦虑的大脑解剖学结构和神经调节系统具有明显的重叠,恐惧和焦虑在很大程度上共享最终的行为输出环路。此外,脑影像学研究也表明,恐惧和焦虑可能有一些相同的神经基础。

3. 社交焦虑障碍　社交焦虑障碍,也称为社交恐惧症,是焦虑障碍的一个亚型,表现为对社交场合的持续恐惧和回避。社交焦虑障碍包含两种亚型:特异性社交焦虑障碍和广泛性社交焦虑障碍,前者涉及对特定社交场合的恐惧和回避,其特点为表现焦虑(如害怕公开演讲、在公共场合饮食)、互动焦虑(如害怕社会互动场合)和害怕表现出焦虑(害怕别人注意到自己的焦虑)。广泛性社交焦虑障碍无特定社交场合的恐惧和回避。回避行为阻止了暴露于社交场合条件下的恐惧,因而在社交焦虑障碍维持中起着关键作用。研究表明,PFC 与恐惧调节过程有关,如 PFC 过度激活与社交焦虑障碍患者的过度和持久恐惧状态密切相关。

4. 抑郁障碍　抑郁障碍是一种常见的精神疾病,是现代人类社会面临的主要公共卫生问题之一。每年有近 80 万人因抑郁障碍自杀死亡。抑郁障碍的临床症状主要有心境低落、快感缺失、认知障碍、丧失自我价值感等,严重者多有自残、自杀念头或行为。恐惧、焦虑等与抑郁障碍密切相关,应用于恐惧和焦虑等的研究方法也可应用到抑郁障碍的研究,如针对动物的慢性轻度应激模型、社交失败应激模型和习得性无助模型等。

二、恐惧记忆行为范式

条件性恐惧学习是一种基本的联合型学习,在这一过程中,动物学会了预测令人恐惧的事件的发生,因而做出适当的反应。在过去的 60 年中,研究人员主要采用三种范式进行研究,其中两种涉及经典的条件反射,一种涉及操作式条件反射。在这三种范式中,US 为足底电击。

(一)经典的恐惧条件反射

1. 场景恐惧记忆行为学范式　第 1 天:在恐惧学习前,先让动物在环境 A(如黑白格壁纸,电击底板,75% 乙醇)中进行自由探索,即适应(20 分钟)。适应的目的是让动物产生关于环境 A 的场景记忆。第 2 天:让动物在环境 A 中形成恐惧记忆,即在动物进入训练箱 3 分钟后,给予足底电击 5 次(0.8 mA, 2 秒);每次电击之间间隔 20~180 秒,避免固定的时间间隔导致动物可预测到下次电击。最后一次电击结束后,让动物在环境 A 中停留 60 秒后放回饲养笼。在开始另一只动物实验之前,用 75% 乙醇擦拭箱体,避免气味带来的干扰。第 3 天(即恐惧学习后 24 小时):把动物放置回环境 A 中,检测动物在该场景中的恐惧记忆,测试时长通常为 10 分钟,测试指标为动物僵直行为的时间。第 4~5 天:使动物在环境 A 中进行消退学习(即不给予足底电击),以产生环境 A 不再与足底电击偶联的新学习。与环境 A 相似又不同的环境 B,也可以提取恐惧记忆,称为泛化提取。因此,在环境 A 中提取恐惧记忆,又称为恐惧记忆的精准提取。

2. 声音线索恐惧记忆行为学范式　第 1 天:在恐惧学习前,先让动物在环境 A(如黑白格壁纸,电击底板,75%乙醇)中进行自由探索,即适应(20分钟),让动物产生关于环境A的场景记忆。第2天:让动物在环境A中形成恐惧记忆,即在动物进入训练箱3分钟后,给予声音刺激(如4 000 Hz,30秒,80 dB),在声音结束前2秒或声音结束后立即给予足底电击(0.5 mA,2秒;5次)。每次声音与足底电击之间的联合学习为一个试次,试次之间的时间间隔随机,为20~180秒,以避免动物产生预期干扰学习。最后一个试次结束后,让动物停留在环境A中60秒后,再将其放回饲养笼。每一轮恐惧学习后,用75%乙醇擦拭箱子。第3天(即24小时后):把动物放置到新环境B(如灰色壁纸,光滑底板,4%乙酸)中进行3分钟的自由探索。环境B是新测试箱,动物未在该箱中经历过恐惧学习。随后给予条件性声音刺激(4 000 Hz,30秒,80 dB),检测动物的僵直水平来衡量声音恐惧记忆。第4~5天:小鼠在环境B中接受连续12次CS来进行消除学习,每次CS时间间隔为20~180秒。最后一次CS结束后,让小鼠在箱子中停留1分钟,然后放回饲养笼。第6天:把经过条件恐惧学习后的小鼠放在环境B中进行消退后的恐惧记忆测试,给予4次CS(无足底电击),每次CS之间的时间间隔是20~180秒。最后一次CS结束后,让小鼠在实验笼中停留30秒,然后转移至饲养笼中。在开始其他动物测试前,用4%乙酸擦拭测试箱体。小鼠的僵直行为反映了恐惧程度。对于线索依赖的恐惧反应,以CS期间僵直行为时间占CS持续时间的百分比来反映恐惧程度。在消退学习后,若将小鼠再次放回至环境A中并给予CS,小鼠的恐惧水平将显著升高,即恐惧记忆的重现。

　　3. 嗅觉线索恐惧记忆行为学范式　啮齿类动物中的M71气味受体(odorant receptor)能被乙酰苯(acetophenone)气味特异性激活。M71-IRES-tauLacZ转基因小鼠的出现为可视化特定嗅觉受体神经元(olfactory sensory neuron)在嗅觉暴露以及嗅觉学习过程中的变化提供了强大的技术支持,因而在嗅觉条件性恐惧中,常采用这一工具鼠进行深入研究。以乙酰苯作为CS,足底电击作为US。在恐惧学习之前,首先使动物在训练箱中连续适应2天(10分钟/天)。恐惧学习包含连续3天的气味-足底电击配对刺激,每天进行5次;其中,每次气味持续10秒,在最后0.25秒给予0.8 mA的足底电击,每次CS-US的平均时间间隔为120秒(90~150秒)。除足底电击之外,捕食者气味是动物模型中研究恐惧的神经生物学机制的另一重要手段。研究表明,猫的气味和三甲基噻唑啉(2,5-Dihydro-2,4,5-trimethylthiazoline,TMT),即一种从狐狸粪便中分离出来的化合物,能够导致啮齿类动物表现出恐惧反应,这一特殊气味诱导的非CR与特定的场景或声音线索偶联后可作为条件性恐惧的一种范式。捕食者气味恐惧条件反射可分为以下两种。

　　(1) 捕食者气味场景恐惧条件反射:早期对大鼠的研究表明,25 cm×25 cm含有猫气味的布能够有效地使其形成捕食者气味记忆。在红光照明下,将单笼饲养的大鼠置于矩形的恐惧训练装置(100 cm×12 cm×50 cm)中,共进行5次(每次6分钟)场景条件性恐惧训练。训练的最初3分钟,将一块干净的白色毛巾布(25 cm×25 cm)放在装置顶部;随后,替换为相同尺寸的含有成年雄性家猫气味(测试当天用此布在家猫身上摩擦5分钟)的白色毛巾布,同样放置3分钟,这就完成了一次训练(6分钟)。每次训练结束后,将动物放回饲养笼中。每次训练间隔2分钟,每次训练后用10%乙醇擦拭装置。训练的最初3分钟,对照组进行相同的操作;随后(后3分钟),依旧提供干净的白色毛巾布而非含有家猫气味的毛巾布。

　　训练结束48小时后,将动物放回上述恐惧训练装置中,不再提供捕食者气味,测试15分钟内其僵直行为、回避行为以及接近行为。僵直被定义为一种静止的姿势,其特征为身体停止运动(除了呼吸所需的运动)。当大鼠的四只爪子处于含有家猫气味的布正对面的33.3 cm的装置隐藏部分时,被认为是回避行为。当大鼠的四只爪子在含有家猫气味的布的正下方时,被认为是接近行为。简要的实验步骤见●图7-2-1。

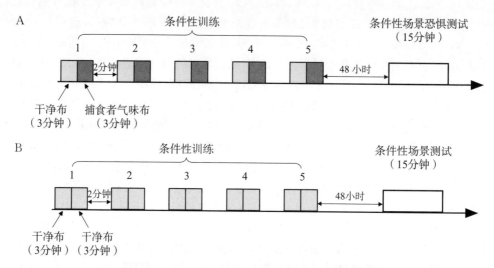

● 图 7-2-1　捕食者气味场景恐惧条件反射模型

A. 条件性场景恐惧测试模型(CS+US 组)；B. CS 对照组

（2）捕食者气味听觉恐惧条件反射：选用单笼饲养的大鼠，进行 3 次听觉条件性恐惧训练。每次训练前，先将动物放置在透明的干净箱子(48 cm×27 cm×20 cm)中，并立即在箱子顶部固定一块干净的布(25 cm×25 cm)。1 分钟后，使用手动点击器连续点击 10 次，给予听觉刺激(2 毫秒，70 dB)，每次间隔约 1 秒。其中，后 5 次点击时箱子顶部干净的布被替换为 25 cm×25 cm 含有家猫气味的布(US)。最后一次点击后，让大鼠在有捕食者气味布的箱子中停留 1 分钟，然后放回饲养笼。每次训练间隔 2 分钟，每次训练结束后用 10％乙醇擦拭装置。3 次条件性训练后，分析每一次训练的第一分钟动物的条件性僵直行为，以及最后一分钟捕食者气味存在时的非条件性僵直行为。

训练结束 48 小时后，对大鼠进行听觉条件性恐惧保留测试，将其置于一个新箱子中(25.3 cm×20.3 cm×22.6 cm)。3 分钟后，每隔 1 秒进行 10 次连续的 CS(即点击)。最后一次 CS 后，让大鼠在实验箱中停留 3 分钟。记录最后一次点击前后 3 分钟大鼠的僵直时间。训练阶段，除在 10 次点击前后只给干净的布，CS 对照组与实验组的操作相同；在每次训练中 US 对照组均暴露于干净的布和含有猫气味的布，但不给予 CS。训练结束 48 小时后，对 CS 对照组和 US 对照组大鼠进行与实验组大鼠同样的测试。简要的实验步骤见 ● 图 7-2-2。

4. 视觉线索恐惧记忆行为学范式　在视觉线索恐惧记忆行为学范式中，以光线刺激作为 CS。第一阶段：在恐惧学习前，让动物先后在条件性恐惧学习环境(环境 A)以及恐惧记忆测试环境(环境 B)中连续适应 3 天，每天 30 分钟，以期形成牢固的场景 A 和场景 B 记忆。环境 A 与环境 B 中嗅觉、视觉、触觉均显著不同。第二阶段：在第四天(训练当天)，首先使动物在训练箱中自由探索 3 分钟；之后，给予两次视觉 CS(开 0.5 秒+关 0.5 秒，20 秒，35 lx)，CS 最后结束时给予温和的足底电击(0.6 mA，500 毫秒)；平均时间间隔为 120 秒。最后一次足底电击结束后 60 秒，将动物放回饲养笼。第三阶段，即学习后 24 小时，把动物放入环境 B，让其自由探索 3 分钟。随后给予三次视觉 CS，检测动物在 CS 期间的僵直行为时间，判断恐惧记忆水平。

5. 恐惧增强惊跳反射行为学范式　惊跳反射与条件反射联合应用时，可增强惊跳反射的强度。例如，打开灯光后 3～4 秒对被试动物给予声音刺激，可引起一般强度的惊跳反射。当短时间

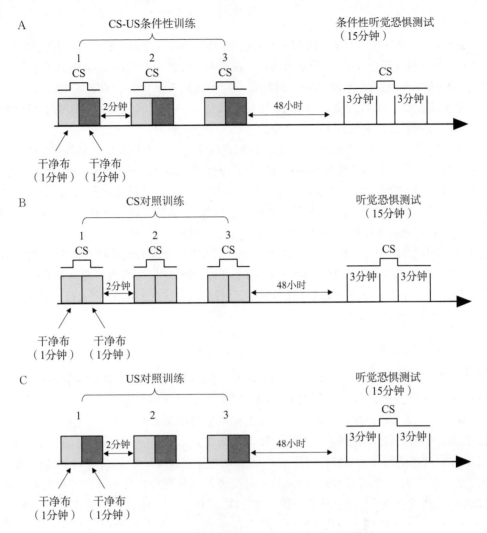

■图7-2-2 捕食者气味听觉恐惧条件反射模型

A. 条件性听觉恐惧反射模型；B. CS 对照组；C. US 对照组

内先后给予被试动物几次灯光刺激与足部电击后，可产生联合型记忆，此时引起惊跳反射的强度会明显增加。

训练阶段，给予小鼠10次持续时间固定的强光照射作为CS，然后间隔相同的时间给予几次US(持续时间固定，一定电流强度的足底电击，如0.8mA)。每次训练之间的间隔时间控制在3～5分钟。五天的光照线索与足底电击偶联的恐惧记忆训练之后，第六天，首先对小鼠进行光照线索恐惧记忆测试；5分钟后，分两组给予小鼠三次单独的声音刺激(即在暗室或弱光条件下进行声音刺激)和三次伴随强光刺激的声音刺激(每次声音刺激出现在强光刺激后几秒内)。经历上述训练之后，对小鼠进行给予声音刺激的惊跳反射测试。可以发现小鼠在有光照的情况下表现出的恐惧程度强于在暗室中(无光照或弱光照)的恐惧程度。

（二）操作式恐惧条件反射

在抑制性回避范式中，动物学会不进入经历过足底电击的隔间(通常为黑暗环境)。啮齿类动物的抑制性回避范式有两种基本模型。

（1）跳台模型：动物从起始平台跳到通电的金属网格上时，将受到足底电击。开阔的方形空间内，动物的大部分时间都会在边缘、角落里活动。在其中心设置一个平台，将动物放于平台上，动物通常会立即跳下平台，对方形空间四周进行探索。若动物跳下平台时受到足底电击，正常反应是跳回平台以躲避电击。随后的测试环节中，使用录像记录一定时间内动物首次跳下平台的潜伏期、受到电击的次数（错误次数），来衡量动物的恐惧相关记忆能力。

（2）穿梭箱模型：实验装置包括一个金属墙壁、光线充足的明室和通过一扇开放的门连通的相似的暗室。穿梭箱模型利用啮齿类动物趋暗避明的习性进行设计。动物倾向于待在暗室内，但由于暗室里会受到足底电击，所以动物将学会不进入暗室。首先将单只动物放入暗室一段时间，使其适应测试环境。训练阶段，最初3秒给予光或声音信号，给动物3秒的时间使其到达明室中以终止足底电击。若动物未前往明室，在光/声音信号结束后，动物会受到持续时间固定、一定电流强度的足底电击。测试阶段中，共进行30试次，记录每个试次中信号起始到动物到达明室的时间（逃避时间）。每个试次平均时间间隔为60秒，总逃避时间大于光/声信号刺激时间与足底电击时间之和，视为逃避失败，类似于习得性无助。还可观察下列指标：首次受到电击（进入暗室）的潜伏期、一定时间内受电击的次数（错误次数）。

（三）社交恐惧条件反射

社交恐惧条件反射，是指实验动物对同种动物的恐惧反应。社交恐惧的动物在社交室/区域中的时间减少，社交指数下降，社交探索减少，探索平均持续时间缩短等。

实验前单笼饲养实验小鼠。为避免长期社会隔离造成的潜在焦虑，建议先群养实验动物，直至实验开始前几天再开始单笼饲养。适应阶段大概为5天，其间实验者每天与动物相处3~5分钟，使实验动物熟悉实验者。实验开始前一天，允许动物探索训练环境10分钟，排除环境特异性恐惧对社交恐惧的影响。训练阶段的目的是建立社交恐惧与足部电击之间的关联记忆。正式实验时，先将实验动物置于训练环境适应5分钟。此后，将装有另一同种动物的笼引入训练环境，允许实验动物自由探索陌生的同种动物2分钟。此后20分钟内，在实验动物探索陌生动物时，给予实验动物轻微的足部电击（1秒，0.6 mA）。当满足以下两个标准时，录制分析系统判定动物进行"社交探索"：①实验动物鼻部与陌生动物中心的距离小于4.5 cm；②实验动物头部方向与两动物中心点连线夹角为30°~45°。实验动物需在训练阶段后单独饲养，以避免群养带来的潜在影响。

最后，值得注意的是，神经科学领域普遍认为僵直行为是啮齿类动物的本能防御行为，代表着动物的恐惧状态。用僵直行为水平衡量动物的恐惧记忆是间接的，有时候甚至是错误的。

（李伟广，徐天乐）

第三节·工作记忆模型

一、定义

工作记忆是指大脑在短时间内（秒级）存储和操纵（manipulation）信息的能力。工作记忆是人类大脑众多认知功能的根本基础，如语言交流、阅读、理解等。在阅读时，大脑会短暂地记忆（即存储)前几句的内容,进而利用这些信息帮助理解(即操纵)正在阅读的后几句语义;当前阅读的语句随之又短暂地存储在工作记忆中,继续推进对后续内容的理解,这就是工作记忆。随着年龄的不断增长,人类的工作记忆能力(尤其是在相对复杂的情景下)随之出现衰减。大量临床观察发现,许多神经和精神疾病患者(PD、AD、抑郁障碍、精神分裂症等)可表现出显著的工作记忆能力受损。基于以上事实,在动物模型中设计并开发关于工作记忆的行为学范式,不仅有利于解析大脑工作记忆的神经基础,还可以为提高或改善患者的工作记忆能力提供理论指导。

在工作记忆中,大脑可以暂时存储各种不同的信息,如感觉信息、价值信息、情绪信息、类别信息、序列信息、规则信息、抉择或运动准备信息等。根据存储信息的差异,工作记忆任务可以分为感觉工作记忆、运动或抉择工作记忆、规则工作记忆、序列工作记忆等不同的行为范式。根据存储信息量的不同,工作记忆任务又可以分为单信息或多信息行为范式。根据任务数目的差异,还可以分为单任务或多任务的工作记忆行为学范式。早期关于工作记忆的研究主要使用猕猴作为实验对象。近10年来,越来越多的实验室利用大鼠或小鼠成功地开发出了各种不同的工作记忆行为学范式,为深入研究其分子、细胞、神经环路和系统基础提供了便利。同时,也为探究病理条件下工作记忆衰退的大脑机制创造了可能性。

二、大、小鼠工作记忆行为学范式

1. 气味介导的连续性延迟样本不匹配任务　在气味介导的连续性延迟样本不匹配任务(odor-guided continuous delayed-nonmatching-to-sample task)中,研究人员训练大鼠依据前后两个气味是否相同,做出适当的决策,从而获得饮水奖励。把大鼠置于一个 30 cm×30 cm×30 cm 的亚克力箱子里,在箱子一面墙离地面 5 cm 的位置设置了一个用于喷气味的圆形开口,开口正上方的适当位置有一个出水口,出水口上方距离地面 13 cm 处安置了两个闪光灯。在上述出气口或出水口,用两个独立的红外装置分别监测出气和出水行为。在一次测试当中,首先打开灯光,指示本次测试的开始。当大鼠把鼻子伸进出气口 500 毫秒之后,随机给大鼠闻一种气味(从 16 种气味之中任选一种),闻到气味 5 秒之内,大鼠需要做出正确的行为反应,即决定是否把鼻子伸入出水口。所谓正确的反应,是指当此气味与前一个气味不一样时,大鼠需要将鼻子伸入出水口,以获得奖励;或者当与前一个气味一样时,不做任何反应,也没有奖励。错误的反应则是当此气味与前一个气味不一样时,没有及时地将鼻子伸入出水口;或当两个气味一样时,鼻子伸入了出水口。错误的反应没有奖励,且在下一个测试中,两个气味之间的时间间隔加长为 7 秒(正确情况下为 3 秒),该反馈可间接地告诉动物上一次操作的错误。在一天的实验中,有一半的测试气味与前一个气味是不相同的,另一半则相同。

若要正确地执行任务以获取奖励,在两个气味之间的间隔期大鼠要准确地记住第一个气味,从而将后面的气味与之进行比较进而做出正确的行为反应。在两个气味之间的间隔期记住前一个气味即模拟了人类在交谈时短暂地记住前几句话从而帮助理解后面的内容这一认知过程,即工作记忆。人类工作记忆的一个特点是随着时间间隔的加长,记忆的准确度随之降低。在这个任务中,研究人员可以通过调节两个气味之间的时间间隔从而观测时间长度对于工作记忆准确度的影响。该范式是基于嗅觉信息的工作记忆任务,可简称为嗅觉工作记忆。

2. 嗅觉延迟配对偶联任务　在嗅觉延迟配对偶联任务(olfactory delayed paired association task)中,研究人员训练大鼠、小鼠根据气味的配对关系做出正确的反应以获取奖励。该任务可以在自由运动的大鼠,或者头部固定的小鼠上实现。实验中,研究人员给实验动物闻两种不同的气味(分别称为样本气味和测试气味),两个气味之间间隔一段时间(数秒),称为延迟期(没有任何刺激)。实验动物需要根据两个气味的配对关系决定选择左侧还是右侧出水口(大鼠),或者决定是否舔舐出水口(小鼠)。

实验中,部分气味组合是有奖励的(比如 A‐C,B‐D),部分气味组合则没有(比如 A‐D,B‐C)。为了做出正确的行为反应,实验动物需要在两个气味之间的延迟期记住第一个气味,再与第二个气味进行配对偶联,并依据长期记忆(即哪些配对有奖励,哪些没有)做出正确的反应。在两个气味之间的延迟期,即是工作记忆发挥作用的时间段。同样地,研究人员可以通过设置延迟期的长短模拟不同时间跨度的工作记忆。该范式是基于嗅觉信息的工作记忆任务。

3. 延迟性空间交替任务　在延迟性空间交替任务(delayed spatial alternation task)中,研究人员训练大鼠在迷宫中交替选择不同的空间位置从而获得奖励。该任务在一个 8 字形迷宫中完成。8 字形迷宫的中间为起始位点,大鼠被放置在起始位点后,首先到达迷宫上方的路径交叉点(T 字形路口),然后可以向左或者向右拐弯。当本次拐弯的方向与上一次相反时,大鼠需沿着 8 字形迷宫的下方绕回起点以获得奖励。相反,如果前后两次拐弯的方向一样,则没有奖励。实验人员通过调节大鼠在起始位点的时间长短,控制前后两次拐弯之间的时间间隔,即工作记忆发挥作用的时间跨度。该范式是基于空间信息的工作记忆任务。

4. 气味‐位置匹配任务　在气味‐位置匹配任务(odor-place matching task)中,研究人员训练大鼠依据不同的气味(巧克力气味或奶酪气味)选择不同的位置从而获得相应的奖励(巧克力或奶酪)。该任务在一个 M 字形的迷宫中完成。M 字形迷宫的中间臂为起始部位。当大鼠将鼻子伸进起始位点的给气口时,系统随机喷出两个气味中的一个,然后大鼠需要根据气味选择去左边或者右边的侧臂,以获取奖励。从中间臂的底部跑至顶部,直至做出向左或向右的选择之前,大鼠需要准确地记住气味,以做出正确的选择从而获得奖励。这个时间段即模拟了工作记忆发挥作用的过程。该范式是嗅觉和空间信息相结合的工作记忆任务。

5. 记忆介导的方向选择任务　在记忆介导的方向选择任务(memory-guided orienting task)中,研究人员训练大鼠依据声音震动的频率做出正确的选择以获取奖励。该任务在一个隔音和避光的训练箱内完成。在箱子的一面墙上,并排设置了三个开孔。当中间开孔的 LED 灯亮起时,指示一次测试的开始。此时大鼠需要将鼻子深入中间开孔,并保持一段时间(0.9~1.5 秒),这段时间称为关注期(fixation period)。在大鼠将鼻子伸入中间开孔 150 毫秒之后,系统会发出一个特定频率(20~150 Hz)的滴答声,持续 300 毫秒。当中间的 LED 熄灭时,标志着关注期的结束,大鼠需要根据滴答声的频率做出向左或向右的选择。当频率大于 50 Hz 时需选择左侧开孔,反之则选择右侧开孔,以获得水的奖励。从声音刺激结束到关注期结束这段时间(450~1050 毫秒),大鼠需要准确地记住声音的频率,或者将要选择的方向,以做出正确的抉择从而获得奖励。这段时间即为工作记忆发挥作用的时间。该范式是基于相结合的听觉和空间信息的工作记忆任务。

6. 延迟性空间位置非匹配任务　在延迟性空间位置非匹配任务(delayed-nonmatch-to-place task)中,研究人员训练自由运动的小鼠在 T 迷宫中选择不同的空间位置以获取奖励。该任务的每个测试需要小鼠跑两次 T 迷宫。第一次称为采样跑(sample run)。小鼠从 T 迷宫长臂的一端开始跑,当跑至 T 迷宫的横臂时,进入打开的那个横臂,称为 T1(另外一个横臂被一块挡板挡住,称为 T2)。然后把小鼠放回到起始位点。在起始位点等待一段时间之后(这段时间称为延迟期,通过挡板可人为调节其长短),开始测试跑(test run)。在测试跑中,左右两个 T 形横臂都处于打开的状态,小鼠需要选择与采样跑相反的那侧横臂,即 T2,才能够得到奖励。如果两次都选择了同样的横臂,则没有奖励。

为了在测试跑时选择正确的横臂,小鼠需要在延迟期牢牢地记住采样跑时已经选择的是哪个横臂,利用工作记忆做出正确选择。该范式是基于空间信息的工作记忆任务。

7. 基于虚拟现实系统的 T 迷宫记忆导向任务　在基于虚拟现实系统的 T 迷宫记忆导向任务(virtual-reality system based t-maze memory-guided task)中,研究人员训练头部固定的小鼠根据不同的视觉刺激在虚拟的 T 迷宫中做出正确的方向选择以获取奖励。这是首次利用头部固定的小鼠成功开发出来的工作记忆行为学范式。实验中,头部固定的小鼠可以在一个悬空的泡沫球上(通过在装载泡沫球的容器底部持续吹气)自由跑动,跑动的方向可以通过移动鼠标进行监测。在小鼠正前方放置一个环形显示器,用于呈现虚拟的 T 迷宫。T 迷宫的长臂(大约 2 m)分为上下两部分,下半部分用于呈现不同的视觉刺激,指示小鼠在 T 迷宫顶端交叉口该向左还是向右转。而T 形长臂的上半部分则呈现相同的图形。为了在 T 形交叉口选择正确的横向臂,当在 T 形长臂上半部分运动时,小鼠需要准确记住在 T 形长臂下半部分呈现的视觉刺激,或者将要选择的横向臂。这个时间段,大脑需要调用工作记忆才能正确做出选择。该范式是基于视觉信息的工作记忆任务。

8. 基于触须辨别物体空间位置的任务　在基于触须辨别物体空间位置的任务(vibrissa-based object localization task)中,研究人员训练头部固定的小鼠利用触须去辨别物体的空间位置以获取奖励。实验前,研究人员剪去小鼠的多余触须,仅留下编号为 C2 的单侧单根触须。把头部固定的小鼠安置在一个圆柱形管子里,在 C2 触须可触及的范围内一前一后设置了两个可调节高度的金属杆。在非任务情况下,金属杆的位置较低,触须无法触碰到。在行为训练的过程中,通过电机随机地将其中一根金属杆上调,小鼠听到电机的声音会前后摆动触须去触碰金属杆(样本期),进而判断其前后位置。如果是前部金属杆,小鼠需要舔舐左侧出水口以获得水的奖励;如果是后部的金属杆,则需要舔舐右侧出水口才有奖励。如果上调前部金属杆,小鼠舔舐了右侧出水口;或者上调后部金属杆,小鼠舔舐了左侧出水口,则记为错误反应,没有奖励。一次测试中,样本期持续 1.3秒;样本期后,调节金属杆至触须无法触及的范围(称为延迟期),持续 1.3 秒。延迟期结束后,通过一个 100 毫秒的听觉刺激提示小鼠可以做出舔舐左侧或者右侧出水口的选择。在延迟期,如果小鼠出现舔舐的行为,会有一个高分贝的噪声警示其停止反应。

从样本期结束到听觉刺激出现之前的延迟期(1.3 秒),小鼠需要记住样本期出现的金属杆的前后位置,或者记住到底应该舔舐左侧还是右侧出水口的抉择,直至在声音出现之后做出正确的反应。这个时间段即属于工作记忆发挥作用的过程。该范式是基于触觉信息的工作记忆任务。

9. 气味延迟样本非匹配任务　在气味延迟样本非匹配任务(olfactory delayed-non-match-to-sample task)中,研究人员训练头部固定的小鼠利用前后两个气味的关系来做出恰当的反应以获取奖励。实验人员先后给头部固定的小鼠闻两个气味,如果两个气味不相同,则舔舐出水口以获得饮水奖励;反之,如果相同,则需要抑制舔舐出水口的内在冲动。该任务通过调节两个气味之间的时间间隔来控制对于工作记忆需求的高低程度,进而模拟人类在不同时间尺度下的工作记忆情况。该范式是基于嗅觉信息的工作记忆任务。

10. 多感觉模态的基于规则的工作记忆任务　在多感觉模态的基于规则的工作记忆任务(cross-modal rule-based working memory task)当中,研究人员训练自由运动的小鼠根据不同的规则和不同模态的感觉刺激做出正确的行为选择以获取奖励。研究人员通过使用两种不同的声音刺激来指示接下来到底是使用视觉刺激还是听觉刺激来做抉择(即规则信息)。在短暂地给出指示规则的声音刺激之后,有一个 500～700 毫秒的延迟期(此时没有任何刺激),然后同时给出一个具有方位信息的刺激,如视觉刺激代表左侧,听觉刺激代表右侧。小鼠需要结合规则信息和感觉刺激的方位信息做出正确的反应。如果当前规则指示使用视觉刺激做判断,那么根据视觉刺激的方位,小鼠就应该选择左侧出水口;相反,如果当前规则使用听觉刺激做判断,那么小鼠应该选择右侧出水口。正确的选择会使小鼠得到饮水奖励,错误的选择则会有一个反馈的警示噪声。

为了正确地执行这个任务,小鼠需要在规则信息之后的延迟期记住当前的规则,用于指示接下来到底该使用哪种信息来做行为选择。在这个时间段,大脑需要调用工作记忆才能完成正确选择。该范式是基于规则信息的工作记忆任务。

11. 延迟性听觉刺激辨别任务 在延迟性听觉刺激辨别任务(delayed go-no-go auditory discrimination task)中,研究人员训练头部固定的小鼠根据不同的声音刺激做出不同的反应以获取奖励。研究人员首先给小鼠听一个持续 2 秒的声音(8 kHz 或 2 kHz)。在 5 秒的延迟期之后,电机带动出水口到达小鼠的舌头能够触及的范围,小鼠根据声音的类型决定是否舔舐出水口。如果是 8 kHz 的声音,小鼠需要舔舐出水口以获得水的奖励;如果是 2 kHz 的声音,小鼠不能舔舐出水口,也没有奖励。从声音结束到小鼠做出反应之前这段时间,即延迟期内,小鼠需要利用工作记忆来记住前面的声音刺激,或者记住接下来的抉择,从而做出正确的行为反应以获得奖励。该范式是基于听觉信息的工作记忆任务。

12. 延迟性声音比对任务 在延迟性声音比对任务(auditory delayed comparison task)中,研究人员训练自由运动的大鼠通过判断前后两个声音的音量大小来做出正确的选择以获取奖励。该任务在一个隔音的训练箱内进行,且由电脑自动化控制。在箱子的一面墙上,并排设置了三个开口,在左、右两个开口上方分别放置一个播音器,中间的开口上方安置一个 LED 光源。当 LED 灯亮起时,指示一次测试的开始。大鼠此时需要将鼻子深入中间的开口(鼻子进入后 LED 灯熄灭),并保持一段时间,直至一个提示音出现。这个时间段称为关注期(fixation period)。在关注期内,系统会一前一后地随机给出两个具有不同音量大小的合成音(A1 和 A2,400 毫秒),两个声音之间插入一段随机长度的延迟期(2~12 秒,此时期无任何刺激)。当提示音出现之后,大鼠需要判断前后两个声音哪个音量更高,从而做出不同的行为反应。具体而言,当 A1>A2 时,选择右侧开口以获得奖励;当 A1<A2 时,选择左侧开口以获得奖励。为了正确地完成这个任务,获取奖励,大鼠需要在两个合成音之间的延迟期记住第一个声音的音量大小,并与随后的第二个声音进行比对,从而做出正确的选择。延迟期的时间长短决定了对于工作记忆功能需求的高低。该范式是基于听觉信息的工作记忆任务。

13. 嗅觉双任务 在嗅觉双任务(olfactory dual task)中,研究人员训练头部固定的小鼠根据气味的关系做出合适的反应以获取奖励。该任务通过将一个简单的 GNG 的任务插入一个延迟配对偶联任务的延迟期构成。上文已经介绍过延迟配对偶联任务(任务 2)。而所谓的 GNG 任务,是指训练小鼠辨别两种不同的气味,气味一(O1)指示 0.5 秒之后有水,气味二(O2)则没有。小鼠需要在 O1 之后舔舐出水口,在 O2 之后抑制舔舐出水口的冲动。对于延迟配对偶联任务而言,GNG 任务属于一个干扰项,因为整个 GNG 任务被安排在了延迟配对偶联任务的延迟期,而为了正确地完成延迟配对偶联任务,小鼠需要在延迟期记住样本气味(即工作记忆)。

对于小鼠而言,它需要在有干扰的情况下,利用工作记忆准确地存储样本气味的信息,这模拟了人类在与人交谈时突然有第三者插入之后又回过头去和原来的人进行交流的情景,是一种对于工作记忆有更高需求的条件。实验表明,老年人或精神疾病患者,在做这类任务时会比年轻人或者健康人群表现更差。该范式是基于有环境干扰刺激的嗅觉信息的工作记忆任务。

14. 气味延迟非匹配二选一任务 在气味延迟非匹配二选一任务(olfactory delayed-non-match-to-sample 2-alternative forces choice task)中,研究人员训练头部固定的小鼠根据气味的配对关系做出正确的选择以获取奖励。该任务基于上文介绍过的延迟样本非匹配任务(任务 9),其差别主要体现在行为反应上。在延迟样本非匹配任务中,当两个气味不一样时,小鼠需要舔舐出水口以获得水的奖励;当两个气味相同时,不做任何反应即可。在气味延迟非匹配二选一任务中,当两个气味不一样时,小鼠需要舔舐右侧出水口以获得奖励;当气味相同时则舔舐左侧出水口。该范式是基于嗅觉信息的工作记忆任务。

15. 基于触须的延迟非匹配任务　在基于触须的延迟非匹配任务(whisker-based delayed nonmatch to sample task)当中,研究人员训练头部固定的小鼠利用触须去辨别移动转子的运动方向从而做出正确的反应以获取奖励。研究人员在小鼠的一侧(触须可及的范围)安装一个可以前后运动的转子。实验中,研究人员连续两次使转子发生运动,两次运动间隔1.5秒。小鼠需要根据这两次转子运动的方向决定是否舔舐出水口。具体而言,如果这两次转动的方向不同(前-后或后-前),小鼠舔舐出水口以获得奖励。相反,如果相同,则需要抑制舔舐出水口的冲动。在两次运动之间的延迟期,小鼠需要记住转子第一次运动的方向,以便与第二次的运动方向进行比对从而做出正确的反应。延迟期即工作记忆发挥作用的时间段。该范式是基于触觉信息的工作记忆任务。

(李澄宇)

第四节 · 社交记忆模型

社交行为主要包括社交接近/回避(social approach/avoid)、密切交往(closed interaction)、辨识/区分(recognition/discrimination)、社交优势等级(social dominance)和社交交流(social communication)等几个组成部分。社交过程主要通过文字语言和肢体语言体现。社交行为是人类及其他群居性哺乳动物社会活动的基础,对个体和社会的稳定发展具有重要意义。社会行为是生物在演化过程中形成的基本生命现象,高度发达的社会行为是人类区别于其他动物的标志性特征之一。其中,社交辨识记忆(social recognition memory)是一种特殊类型的记忆,例如,有的人善于记住别人的姓名而另一些善于记住别人的面孔。社交辨识记忆是正常社交行为的重要组成部分,有助于辨别熟悉和陌生的社交对象,对于维持社交群体、人际交流、社交决策等过程有重要作用。在正常人群中,面孔辨识记忆是长期记忆,是从青春期到成年期不断提高的技能;而在老年期,随着神经退行性变化,该记忆能力逐渐下降。社交辨识能力受损或社交记忆障碍往往会影响群居动物对同伴的有效识别,导致其社交行为异常,常见于孤独症、精神分裂症等精神疾病。在啮齿类动物社交行为的评价中,可以基于相应的社交模型来对社交能力、社交新颖性辨识能力和社交再识别记忆进行评价。

一、简介

社交是指由特定的神经和心理活动过程负责个体之间相互往来、互动、语言和非语言交流等活动的行为。社交是群居性哺乳动物(如大多数啮齿类动物)的本能和内在需求,这些动物通常会花更多的时间和同伴一起生活和活动,并形成社交记忆,以此来辨识和区分熟悉和陌生的同类个体,且对不熟悉的同类个体具有更高的社交探索、好奇或警惕性。社交互动对促进幼年哺乳动物的神经生长和正常发育至关重要,并有助于其发展社交技能,获得认知能力和行为灵活性。

广义上,社交障碍可被定义为受试个体整合行为、认知和情感以灵活适应不同社会环境和需求的能力发生障碍。社交障碍是孤独症和精神分裂症等的临床表现之一。孤独症的核心症状是社交行为和社交沟通受损。患儿可能表现出以下症状：①缺乏对父母声音的反应或对父母的声音反应微弱；②不使用声音来吸引他人注意、表达情感或建立联系；③缺乏非语言交流的尝试。此外，他们可能对社交相关的刺激没有反应或反应微弱，互动形式通常是被动的、刻板的和僵化的；甚至专注于一个物体，长时间拒绝与他人互动。由于参与社交互动对于学习适当的社交和认知技能至关重要，因此缺乏社交互动的孤独症患儿在自我意识、解决问题和行为灵活性方面存在缺陷。

此外，其他精神疾病中也会出现社交障碍。例如，精神分裂症患者具有社交面孔辨识和社交记忆的障碍；AD 和其他痴呆症、重度抑郁障碍、焦虑障碍、边缘性和反社会性人格障碍等患者，也存在不同类型的社交障碍。在某些疾病中，社交障碍的部分原因可能是社交情感障碍，如难以理解和控制社交情感，或共情障碍等。

啮齿类动物在不同的社交环境中可能会发出超声波进行交流。例如，因与母亲和兄弟姐妹分离或受到捕食者攻击产生的痛苦交流中，或因交配或嬉戏互动产生的快乐交流中，或是向其他群体成员传达食物位置信息等的交流中，发出超声波是一个普遍的现象。通过超声波传输不同类型的信息依赖于特定频率和时间属性的声音信号。例如在大鼠中，低频的超声波与负面的社会体验（如暴露于捕食者的气味，雄性间的战斗等）有关；高频的超声波主要出现在涉及潜在奖励的社会环境中（如性接触等）。子代幼崽发放的超声波与亲代互动行为相关，对幼崽的生存至关重要。由于 ASD 患者早在婴儿期就出现社交障碍，行为学实验中常用啮齿类动物幼崽与母亲分离时发出的超声波来评价社交能力。

二、社交障碍动物模型

社交障碍动物模型目前主要可以分为基因修饰动物模型、环境因素诱导动物模型和特发性动物模型三大类。孤独症等疾病中社交障碍的病因和致病机制不明，针对该类疾病患者脑组织的研究受到伦理、样品来源和研究手段的限制。动物模型具有许多与人类疾病相似的症状，从而为理解孤独症等疾病中社交异常行为的神经机制提供了有价值的实验体系，并有助于为该疾病的早期遗传诊断和个体化精准治疗提供依据。

1. 基因修饰动物模型　传统的基因修饰技术主要依赖于同源重组。随着锌指核酸酶（Zinc-finger nuclease，ZFN）、类转录激活因子效应物核酸酶以及规律间隔成簇短回文重复序列（clustered regularly interspaced short palindromic repeats，CRISPR）/Cas9 等基因编辑新技术的出现，基因修饰动物模型发展迅速。社交障碍的转基因动物模型主要基于孤独症、精神分裂症等社交障碍相关疾病的遗传学线索构建。在孤独症等其他神经发育障碍研究中，鉴于其特有的优势，转基因动物模型已在国内外被广泛应用，如 *NLGN4*、*NRXN1*、*CNTNAP2*、*SHANK3*、*MECP2*、*FMR1*、*TSC1/2*、*CHD8* 和 *SCN2A* 等孤独症易感基因修饰小鼠模型。

2. 环境因素诱导动物模型

（1）化学因素诱导模型：一些毒素、杀虫剂和药物等化学因素，可能通过诱发表观遗传改变而导致小鼠出现社交障碍。其中，应用较为广泛的是抗癫痫药物丙戊酸（valproic acid）诱导的小鼠模型。临床研究表明，孕期服用丙戊酸会增加神经管缺陷发生率、发育迟缓和认知障碍，并可能诱发子代鼠出现社交障碍，与子代个体大脑中组蛋白的高乙酰化修饰有关。此外，在大脑发育阶段接触丙戊酸也可能导致个体出现社交障碍。

（2）孕期母体免疫激活诱导模型：大样本的流行病学资料显示，孕早期感染与孤独症的发病密切相关。目前常用的方法是在大鼠或小鼠孕早期注射多聚胞苷糖（polyinosinic-polycytidylic acid，poly I：C）和 LPS 来诱导母体免疫激活（maternal immune activation，MIA）状态。研究表明 poly I：C 和 LPS 会影响母体通过胎盘的细胞因子信号，进而影响胎儿大脑的发育过程，从而诱导出具有社交障碍的动物模型。此外，在研究孤独症致病因素的过程中，发现部分患儿母亲的血清中存在一种抗胎儿脑部蛋白的特异抗体。动物实验表明，孕期母体存在这类抗体与子代出现社交障碍表型密切相关，这可能与子宫内暴露于母体自身抗体的实验小鼠在胎儿脑发育期间出现免疫激活，从而表现出皮层神经元增殖过度以及在出生后脑发育期内大脑神经元和脑体积的异常快速生长有关。

（3）应激诱导模型：应激诱导社交障碍模型，是利用各种应激源引起动物个体出现社交障碍以制作相关动物模型的一系列技术方法。社交挫败（social defeat）以种群内个体的社交竞争为基础。利用社会等级高和处于支配地位的个体作为应激源，对入侵动物进行攻击，使挫败动物产生情感和心理应激的一种模型。入侵者自主活动和探索行为显著降低，表现出社交回避、绝望状态等抑郁障碍相关行为表现。最初的社会挫败模型是由 Tornatzky 和 Miczek 于 1993 年利用大鼠建立的。在社交挫败后，入侵者通常会被放入有铁丝的隔板或笼子中，而与居住者无直接身体接触，从而允许其心理暴露在攻击性威胁下，而不会造成身体伤害。该模型已广泛应用于研究与人类 PTSD、抑郁障碍和其他应激相关疾病。

条件性社交恐惧是一种特异性的社交恐惧障碍模型，最初由 Toth 等人于 2012 年建立。基于操作式恐惧条件反射的原理，将社交探索和物理惩罚（电击）配对。把陌生的性别相同的同种小鼠放入铁丝网笼，作为社交刺激小鼠，每次实验小鼠接近并探索社交刺激小鼠时，实验小鼠会受到电击。在条件反射建立后，受试小鼠对不熟悉的同种小鼠的社交探索时间显著减少，出现社交障碍表型。

3. 特发性动物模型　目前国际上通过行为学等手段长期筛选后获得 BTBR-T+tf/J 小鼠和 BALB/cByJ 小鼠等几种小鼠品系，能够较好地模拟孤独症、精神分裂症核心症状之一的社交障碍。有研究者认为，这些小鼠品系是一类特发性孤独症小鼠模型，但是其行为表型是由多个未知的基因突变造成的，具有病因未知的特点。在行为学实验中，BTBR-T+tf/J 小鼠主要表现出社交互动行为减少、发放超声能力降低、重复刻板的理毛行为增多，这与孤独症的核心症状极为相似。BALB/cByJ 小鼠是另一种近交小鼠品系，与具有较高社交性的近交小鼠品系，如 C57BL/6J 小鼠和 FVB/NJ 小鼠相比，表现出显著的社交障碍和刻板行为。

三、社交行为测量范式

(一) 社交实验

1. 社交互动实验　1980 年由 File 等人建立的社交互动实验（social play test），是研究成年啮齿类动物社交互动的行为学范式，主要用于评价小鼠近距离密切接触状态下的社交行为，即更接近于自然状态下同类个体间社交的行为。该实验可以使用标准鼠笼（46 cm×23.5 cm×20 cm）或其他可详细观察小鼠互动情况的实验箱（如旷场装置等）来进行。根据实验目的，可以使用 3～10 周龄小鼠作为测试对象。在孤独症等精神疾病相关社交能力的评价中，通常将同年龄、同性别、同基因型的两只陌生小鼠两两匹配后进行观察。观察 10 分钟内两只小鼠的密切接触社交行为，如鼻对鼻嗅闻（嗅对方鼻子和鼻周区域）、对向运动（正面朝向另一只小鼠运动，间距小于其体长的一半）、跟随(跟在另一只小鼠后面,保持步调一致)、鼻子嗅肛门生殖区、爬背行为(部分身体在另一只小鼠的身体上方)等。此外,也可把其中一只小鼠当作受试小鼠(通常为疾病模型小鼠或其对照小鼠),而把另一只小鼠当作对照小鼠(通常用受试小鼠未接触过的野生型小鼠),观察受试小鼠对对照小鼠的上述主动社交行为。社交互动行为的评价指标包括上述行为发生的次数和持续时间等。后来,Goorden 等人(2007 年)、Jamain 等人(2008 年)、McFarlane 等人(2008 年)、Kaidanovich-Beilin 等人(2011 年)和 Banerjee 等人(2014 年)利用该模型或改良后的该行为范式,在一些 ASD 的啮齿类动物模型中观察到社交互动行为障碍。

2. 三箱社交实验 由 Nadler 等人于 2004 年首次报道,后广泛用于评价小鼠的社交能力。实验在三箱(40 cm×60 cm×23 cm)中进行。三箱由三个相连的无盖箱体(40 cm×20 cm×23 cm)连接而成,在左、右箱体的两端角落对称放置带栅栏的圆柱形笼子。实验时把受试小鼠放入三箱的中间箱,随后,小鼠可以通过连接左、右箱体的通道在三箱中自由穿梭和探究。该实验主要分为三个阶段,第一个阶段常称为位置偏好性测试,两侧的笼子中均不放置小鼠,让受试小鼠自由探索,把严重偏好一侧的受试小鼠剔除,以保证受试小鼠对左、右笼子无显著偏好。第二个阶段常称为社交新颖性测试,即一侧放置空笼子,另一侧的笼子罩住一个陌生小鼠,观察受试小鼠是否偏好探究陌生小鼠,表现为受试小鼠进入陌生小鼠一侧箱子的次数和时间更多,以及其鼻尖位置进入装有陌生小鼠的圆柱形笼子周围 2 cm 区域内的时间更长;相反,则反映出小鼠的社交新颖性受损(如社交障碍疾病模型小鼠)。间隔一定时间(如 5 分钟)后,进行第三个阶段测试,称为社交再识别。向之前空置(或放置无生命体征的相似物体)的笼子中放入另一只新的陌生小鼠,观察受试小鼠与新的和旧的陌生小鼠的社交互动时间。假如受试小鼠仍然记得已经社交过的旧陌生小鼠,那么就会用更多时间探索新陌生小鼠。假如不记得的话,那么受试小鼠探究新、旧陌生小鼠时就不存在偏好。

3. 分区社交接触实验 分区社交接触实验(social partition test)最早由 Kudriavtseva 等人在 1987 年建立和报道。该实验中,利用一个带孔透明隔板或者网状物将标准鼠笼分割成两个区域,一侧放置陌生小鼠,另一侧放置受试小鼠。受试小鼠可以通过隔板间隙与陌生小鼠进行接触,包括嗅觉、视觉、听觉和触觉接触。受试小鼠在隔板附近活动的时间和次数可以表征其对陌生小鼠的社交兴趣程度。可以按顺序放置陌生鼠来评估实验鼠的社交偏好和社交记忆。

(二) 社交记忆评定

1. 短期社交辨识记忆的评定

(1) 在基于社交互动进行的短期社交记忆(适应和去适应)评价实验中,受试小鼠首先与陌生小鼠 1 进行一定时间(5 分钟)的密切接触和互动;1 分钟后,受试小鼠再次与熟悉的陌生小鼠 1 进行两次社交互动(每次 5 分钟,间隔 1 分钟),测定受试小鼠与对照小鼠的主动社交互动总时间(包括鼻对鼻嗅闻、对向运动、跟随、鼻子嗅肛门生殖区和爬背行为等行为时间的总和),并观察后续两次社交中社交互动总时间与第一次相比是否存在递减(适应)的现象。这是一种快速适应类型的记忆。随后(间隔 1 分钟),陌生小鼠 1 被替换为新的陌生小鼠 2,受试小鼠与新的陌生小鼠 2 进行 5 分钟的社交互动,测定受试小鼠与陌生小鼠的社交互动时间是否增加(去适应)。客观地讲,由于目标小鼠被更换为陌生小鼠 2,对于受试小鼠来说,是未探究过的新颖小鼠,很难说其反映了去适应的过程。

(2) 基于三箱社交实验和分区社交接触实验进行的短期社交记忆(适应和去适应)评价范式:基于三箱社交实验的评定范式中,目标小鼠被放置于其中一侧箱体的圆柱形笼子中,由于受试小鼠与目标小鼠的接触距离受到限制,每次进行社交互动的时间应适当延长(一般为 10 分钟),社交互动的评价指标与在三箱社交实验中的社交互动指标一致,即测定受试小鼠鼻尖位置进入圆柱形笼子周围 2 cm 区域内的时间。而在基于分区社交接触实验的评定范式中,可以按顺序放置不同的陌生小鼠来评估受试小鼠的短期社交辨识记忆(陌生小鼠再次放入时受试小鼠的社交参数与其初次接触陌生小鼠时的参数相比的差异)。

2. 长期社交记忆的评定　利用三箱社交实验评定长期社交记忆主要有两种实验范式。

第一种范式为将同窝同性别的另一只小鼠放置于其中一侧箱体的圆柱形笼子中,将另一只陌生小鼠放置于另一侧箱体的笼子中,记录一定时间(一般为 10~15 分钟)内受试小鼠在左、右两个箱体中的时间,以及与两只小鼠近距离社交的时间,来评价受试小鼠对同窝小鼠的长期社交记忆是否正常。若受试小鼠的长期社交记忆正常,则该受试小鼠表现出与陌生小鼠社交互动的时间更多。

第二种范式主要用于对陌生小鼠长期记忆的评定,将陌生小鼠放置于一侧箱体的圆柱形笼子中,另一侧笼空置。受试小鼠与陌生小鼠在一定时间(一般为 30 分钟)内进行社交互动,测定社交互动的时间,结束后将小鼠暂放回其原饲养笼中。在 24 小时后,将与受试小鼠社交过的陌生小鼠放置在一侧箱体的圆柱形笼中,而另一侧箱体的圆柱形笼中放入一只新的陌生小鼠,记录一定时间(一般为 10~15 分钟)内受试小鼠在左、右两个箱体中的时间,以及与两只小鼠近距离社交的时间。若小鼠仍保留对前一天社交过对象的社交记忆,则其与新放入的陌生小鼠的社交互动时间会更多;反之,若其长期社交记忆缺失,则与两只小鼠的社交时间就会没有差别。在此范式中,第一天的社交实验也可利用社交互动或者分区社交接触实验来进行,这样由于第一天记忆的形成阶段和第二天记忆的提取阶段的实验场景不同,可以避免空间或场景线索对评价社交记忆的影响。若利用社交互动实验进行,则社交互动的时间可以相应缩短一些(一般为 15 分钟)。

3. 社交相关信息的辨识和记忆评定

(1) 非社交和社交相关气味的嗅觉适应/去适应实验:小鼠尿液中的信息素可以被视为一种领地标志物。因此,可以认为小鼠尿液气味是一种社会气味,因为小鼠倾向于嗅闻陌生小鼠的肛门生殖区寻找鼠笼中的尿液气味痕迹,主动嗅闻浸泡过尿液的棉签等。嗅觉习惯或适应社会气味实验的场所为清洁标准小鼠笼,通过笼盖上的供水小孔插入棉签。在实验中,可使用分别经香料(非社交)和陌生小鼠尿液(社交相关)浸泡的棉签评估受试小鼠对社交相关信息的辨识和记忆。每根棉签放置 2 分钟,每种气味重复给予 3 次,每只小鼠实验 30 分钟,观察实验小鼠嗅闻不同棉签的次数以及持续的时间,通过对小鼠嗅闻时间的分析可以反映小鼠对社交相关信息的辨识和记忆能力。由于小鼠倾向于嗅闻一种新气味,然后迅速适应这种新气味。如果把含有相同气味的棉签以相同的间隔时间让小鼠嗅闻,小鼠嗅闻的时间将会递减,也就是说小鼠逐步适应了这种气味;如果更换一个含新气味的棉签,小鼠嗅闻时间又再次延长,即去适应。此外,正常小鼠对社交相关气味的倾向性比对非社交性气味(如杏仁提取物或香蕉香精)的倾向性更高。

(2) 食物偏好转变实验:该实验可用于评价小鼠社交互动介导的嗅觉相关记忆。在这个实验中,当小鼠与另一只吃了日常食谱之外食物的小鼠接触以后,会表现出更喜欢此类食物而不是另外一种新的食物。这种接触可以是嗅闻另一只小鼠的鼻子、胡须或者呼出的气体。观察参数为嗅闻不同食物的时间和次数。研究认为这个接触过程是一种社交信息传递的过程,因此这一测试也可以用于评估小鼠获得社交相关信息的能力。

(李俊)

第五节 · 新物体识别记忆模型

一、简介

NOR 实验是由 Ennaceur 和 Delacour 于 1988 年提出的一种检测记忆的行为学范式。新颖性识别通常是指通过对物体识别的视觉行为，来测试啮齿类动物对物体识别的记忆或对物体是否曾出现过的判断，包括 NOR 实验和新位置识别实验。可设计不同的时间顺序、间隔、延迟等的实验方案。该实验对理解哺乳动物记忆的本质及其神经生物学基础至关重要。

1. 新物体识别实验的原理　比起熟悉的物体，大鼠和小鼠更倾向于探究新物体。识别新物体与旧物体对指导未来行为具有重要意义，因为识别新的环境线索会影响生存、进食、交配和其他关键功能。对于这类研究，一个流行的范式是新物体/事物识别任务。把动物放置在一个装置中，允许动物探索一个物体 A；在规定的时间间隔后，把动物放置回该装置中，让动物自由探究熟悉的物体 A 和新的物体 B。正常情况下，小鼠会花更多的时间探究新的物体 B。虽然这种"识别记忆"的神经机制还不完全清楚，但这种行为学范式已经广泛用于突变小鼠、早期发育、衰老和药物等领域的研究。

2. 新物体识别实验的优势　该模型与迷宫实验需要剥夺动物饮水、食物或需水淹提供逃生动机不同，也与被动回避测试需要给予动物足底电击等负性强化刺激不同，具有不需要训练、食物限制或厌恶刺激的额外优势。因此，该模型最大的优点就是可以让动物在自然状态下进行学习记忆，可以更好地模拟人类和高级灵长类的学习记忆行为，适用于从婴儿到老年的各种年龄人群学习记忆行为的机制研究。该模型已经越来越多地应用于评估药物对记忆的影响及其机制，以及探究学习记忆的神经机制。

3. 新物体识别实验的劣势　目前这些研究大多在实验设计、啮齿类动物品系、场地或物体类型、行为分析方面存在差异，难以取得任何给定任务的共识。

二、物体识别记忆

物体识别记忆属于陈述性记忆（人类），或外显记忆（啮齿类），是回忆个人过往、事实和事件的能力，依赖于海马以及大脑皮层的多个记忆中枢。识别是陈述性记忆的一个子类型，反映人、物和经历的关系。设想你碰巧遇到一个看起来很熟悉的人，确信自己曾经遇到过这个人，却不记得在何时何地及怎样的场景见过他。在互动交谈后，你收集信息，唤起了记忆："哦！是你啊！"这一例子说明了在信息检索测试中，通常经历的两种陈述性记忆形式，即熟悉性和回忆性。熟悉感是对以前遇到过的事件、人或物品的直接感觉，又称为认知经验，并不包括从先前经验中有意识地回忆细节。另一方面，回忆或记忆涉及一个较慢的过程，在此过程中，对当前刺激的充分关注（如果有的话）会诱发对先前事件或经历场景细节的有意识地回忆，想起关于最初经历发生的时间和地点的具体信息。

已有的研究显示，回忆和熟悉是功能分离的系统，这些独立的过程与区域特异性激活模式相关。许多研究声称，熟悉性在结构上与回忆性不同，熟悉性归因于周围皮层，而回忆性归因于海马。

不难理解,在回忆过程中,提取出的记忆与"是什么"和"在哪里"关联。只有经过海马把这些信息关联起来,才能得到回忆。目前人们将这两种陈述性记忆形式,都视为识别记忆的两个组成部分。不管这些记忆形式如何运作,从熟悉和回忆的区别中衍生出来的基本概念,有助于提高对人类和实验动物的物体识别记忆机制的理解。海马参与陈述性记忆。海马周围皮层、海马旁皮层和内嗅皮层都是海马感觉信息汇聚的重要组成部分。在不同物种中,海马的不同子区域均在记忆中发挥重要作用。然而,海马是否直接参与记忆的编码和储存还存在争议。海马被一致认为参与了长期记忆和远期记忆的提取。

一般来说,记忆经历三个必要阶段:编码、储存和提取。编码是指对记忆的初始获取。在巩固阶段,记忆被保存下来,以备日后回忆。提取是先前储存的记忆被重新激活的过程。已经发展出许多不同的任务用于研究记忆的不同的阶段及其神经基础。然而,值得注意的是,所有的方法都有局限性,在分析结果时应考虑到这一点。人类的识别记忆通常在视觉配对比较任务中进行测试,对啮齿类动物则开发了该测试的修改版本。在人类的功能成像研究中,已经确定了与回忆和熟悉相关的区域特异性神经激活模式。动物模型又使研究识别记忆的神经环路及其分子细胞机制成为可能,这在人类实验中是不可能实现的。

三、物体识别记忆任务评价精神疾病伴发的认知障碍

NOR 模型记忆任务广泛应用于神经退行性疾病啮齿类动物模型的认知功能研究,因为认知功能损伤是大多数神经发育和精神疾病的早期症状之一,用此记忆任务评价精神疾病动物模型的认知障碍,可以更好地理解疾病的神经机制,将为改进诊断和确定新的干预策略提供重要的基础。

NOR 模型广泛运用于研究各种精神疾病动物模型中的认知缺陷。这项在 25 年前被开发出来应用于大鼠的认知任务,现已被修改,也可应用于小鼠的认知研究。参与这项任务的关键大脑区域是 PFC 和海马,众多对临床健忘症患者的研究及基础研究表明,内侧颞叶在人类、非人灵长类、啮齿类动物的学习记忆过程中起着重要作用,主要涉及陈述性记忆;结构上主要涉及海马、内嗅皮层、内嗅皮层周围皮层和海马旁皮层。同时,边缘皮层和相关外周皮层损伤是造成严重认知障碍的一个至关重要的因素。即便海马是完整的,内侧颞叶病变也会引起物体识别记忆严重缺陷。此外,颞叶周围皮层的功能障碍同样会导致最严重的物体识别障碍。甚至有研究表明,即使海马损伤到已破坏了物体识别的程度,这种损伤还是比颞叶周围皮层损伤造成的缺陷要轻得多。许多精神疾病,如 AD、精神分裂症、抑郁障碍等动物模型的认知障碍几乎都涉及内侧颞叶、颞叶周围皮层的功能障碍。

因此,啮齿类动物的 NOR 任务模型广泛应用于研究 AD 和精神分裂症的认知记忆缺陷,也可应用于研究抑郁障碍、PD 和 ASD 等的认知缺陷。此外,NOR 还适合用于研究由创伤性脑损伤和癌症化疗引起的认知缺陷。这些疾病的认知缺陷会显著降低患者生活质量。在所有这些动物模型中,NOR 测试对于观察到的认知缺陷及其神经基础,以及测试新型治疗药物的功效都是非常有用的。这些任务评价对所有学科的认知研究人员都有相当大的价值。由于它的多功能性和优点,NOR 的使用范围将继续扩大。

四、新物体识别实验范式

识别记忆任务涉及内容、地点、时间和空间。主要包含四个自发识别任务:NOR、物体空间位

置定位(object location，OL)、时间顺序识别(temporal order recognition，TOR)和物体位置识别(object place，OP)。选择这些任务是因为它们在啮齿类动物研究中的广泛应用。在本节中，将讨论这些任务的起始时间和它们的意义，旨在建立识别记忆研究中不同任务出现的时间表，同时确定未来研究的重点领域。建立啮齿类动物自发识别记忆任务的个体遗传学特征图谱，将为神经发育和精神障碍动物模型的认知评估创造必要的蓝图，这是精神类疾病的改善效果评估、疾病早期诊断以及对新的干预策略探究的第一步。同时，这些任务涉及的记忆可分为三大类，即瞬时记忆、短期记忆和长期记忆，并可在必要时进一步划分，以反映不同记忆保持产生的负荷和任务难度。最后需要注意的是，所有涉及大脑和行为评价的研究中，不同年龄段动物的大脑可能在功能上并不相同，此类模型或许还具有显著的年龄依赖性。

1. 实验设计　　NOR 记忆研究的一个主要挑战是其使用的实验参数具有可变性，从实验设计(如采样或测试次数、留存延迟和习惯程序)到实验装置(如物体相似度和场景类型、大小)，关键组成部分各不相同。本节提到的识别记忆测试是最常见的实验设计，包括两个由特定的保留间隔(retention interval，RI)分隔的过程。第一阶段通常被称为样本或训练阶段。在这一阶段，动物暴露于一个识别对象，从而使其熟悉该对象。经过一段特定的延迟时间(RI)后，动物将经历一个测试阶段。在这个阶段中，上一阶段中出现的一个或多个元素将被改变，即当新元素被引入时，新颖性可以以多种方式呈现。根据 NOR、OL、OP 或 TOR 这些任务测量的动物探索熟悉的和新的物体(不更换物体位置或物体和位置同时更换)的时间，评估识别记忆的"What(NOR)、Where(OL)、What-Where(OP)和 When(TOR)"等方面。NOR 和 OL 的标准实验设计中包括一个适应学习阶段，在这个阶段，动物暴露于两个相同物体(▣图 7-5-1A、B)。在 RI 之后，动物回到室内进行测试，其中一个物体被一个新的物体替换(NOR，▣图 7-5-1A)或被移动到一个新的位置(OL，▣图 7-5-1B)。OP 任务与此设计略有不同，因为在样品阶段，动物经常暴露于三个或更多不同的物体(▣图 7-5-1C)。在测试阶段，两个物体转换位置(▣图 7-5-1C)，这样动物就能识别物体的身份和它在测试箱中的位置之间及两者的关联。OP 任务也可以仅使用两个物体。在此类任务中，动物在样本阶段暴露于两个不同的物体(▣图 7-5-1D)，在测试阶段暴露于一个与熟悉物体完全相同的两个物体(▣图 7-5-1D)。与四个物体的 OP 任务一样，期望动物能识别物体身份和它在测试箱中的位置及两者的关系，从而显示出对熟悉物体的替代品的偏好。TOR 的标准实验设计与前三个任务(NOR、OL、OP)不同，包括两个样本阶段，中间有一个实验间隔(intertrial interval，ITI)和一个测试阶段。在 TOR 中，动物在整个样品阶段先后暴露于两组形状不同的物体中，同时暴露的物体大小、形状完全相同，前后两组物体形状不同(▣图 7-5-1E)，然后是一个测试阶段，动物与每个样品阶段的一个物体相互作用(▣图 7-5-1E)。如果动物能够识别它们与每个物体的关系，就应该对首先探索的物体更感兴趣。在这四项任务中，动物在测试阶段识别新颖性的能力通常是通过对新元素的探索程度衡量，无论是对象类型、位置及两者的关系，还是学习记忆的先后顺序都会影响新颖性。

此外，还有不太常用的实验设计，如动物在样本阶段要熟悉四种不同的物体，在随后的测试阶段，将进行两项修改。将其中一个对象移动到新的位置(与 OL 评估一致)，而另一个对象将占据其原来的位置(与 OP 评估一致)。考虑到作者没有区分每一个被转移的物体，不能简单将结论归因于 OL 和 OP 记忆，要注意这种定义上的混淆。最后，也有学者为 NOR 设计了更自然的实验流程，即先在大鼠饲养笼中放入一个物体，让其自由探索 48 小时；然后，拿走物体；30 分钟后，在饲养笼中加入一个新物体，再对大鼠进行测试。

2. 记忆保持的间隔　　当需要比较任何自发识别记忆的数据时，训练和测试阶段之间的间隔是

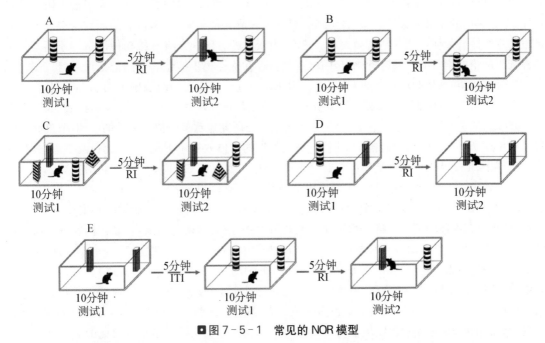

■图 7 - 5 - 1　常见的 NOR 模型

A,NOR;B,OL;C,OP,四个物体位置;D,OP,两个物体位置;E,TOR。RI 根据实验需要而定,
如 5 分钟、10 分钟、24 小时等;ITI 根据实验需要而定,如 5 分钟、10 分钟、24 小时等

至关重要的,因为它定义了任务测试的记忆类型和神经基础。为了便于比较,通常识别记忆研究
有三个 RI:①即时 RI,持续 1～5 分钟;②短期 RI,持续 5～240 分钟;③长期 RI,持续 24 小时或更
长时间。这些 RI 的分组似乎有些武断,但是通过比较不同 RI 的实验结果,并详细地进行 RI 分类,
或许能解释记忆任务实验中的结果差异。NOR 任务和 OL 任务的研究包括上述三种类型,但所有
TOR 任务都使用了即时 RI 或短期 RI,而 OP 任务多数只使用即时 RI。

　　3. 识别对象物体的类型特征　物体的特征对自发识别记忆任务中动物探索行为的影响不同。
此外,物体之间的相似程度(特征模糊)也被认为会影响行为表现和潜在的神经环路招募。物体的
大小也可能影响探索,特别是幼龄动物。不能让动物攀爬或咀嚼实验时使用的物体,因为这可能
会影响探索行为。尽管有这些共同的特征,在这些研究中使用的物品类型仍然有很大的不同,从
装满彩色岩石或沙子的空罐子、小塑料玩具/零件,到易拉罐甚至乐高/mega 等,但必须要理解所使
用的对象之间的特征差异程度。因为大多数研究都没有提供对物体本身的彻底描述,实验室用物
体类型的标准化将显著改善研究结果的可靠性和可比性。此外,为了使不同年龄段的动物都能进
行最大限度的探索,应当根据动物的年龄来衡量物体的大小。少数研究建议使用同等大小和复杂
性的物体。总体而言,在年轻啮齿类动物自发识别记忆的研究中,物体类型的选择并没有太多的
相似之处,这种可变性对不同年龄动物表现的作用程度仍有待探索。

　　4. 测试箱类型和物体放置　与物体大小相似,实验场所类型和大小可能也会影响自发识别记
忆,特别是幼年动物的 NOR 表现。目前多数研究使用两种上面不封顶的测试箱,即圆形或正方形
箱体。Heyser 发现,幼龄大鼠通常只在圆形的测试箱中表现 NOR 记忆,表明箱体类型可能会以特
定的方式影响识别记忆。这可以解释为,年轻的啮齿类动物倾向于待在角落,导致其在方形测试
箱中探索物体的次数减少。然而,目前还是以方形测试箱为主,至少在对小鼠的研究中是这样的。

关于色彩,以黑白为主基调的测试箱是最常见的,也有蓝色或透明的测试箱。为了最大限度地进行探索,并尽量减少早期意外非探索性接触物品,一些研究按年龄分组,也有的研究会根据每个年龄段动物的体型或体重调整测试箱大小。然而,由于这种方法并没有直接与使用适用于所有年龄的标准测试箱的实验的结果进行比较,因此其是否存在优点仍不清楚。空间记忆线索可以通过加强物体-位置关联来帮助建立早期 OP 记忆。因此,一些研究使用场地墙壁上的局部空间线索,如一个大的黑色 X 或黑白条纹可实现类似空间参考或工作记忆的评价范式。然而,这些线索的存在似乎并没有加速 OL 记忆的发生,因为缺乏空间线索的研究显示了类似或更早的空间记忆时间线。研究对象在测试室内的位置也各不相同,三种最常见的物体放置位置是:①放置在两个象限[即东北(NE)和西北(NW),西南(SW)和东南(SE),NE 和 SE 或 NW 和 SE];②放置在中心区域,彼此和墙壁等距离;③放置在两个相反象限(即 SW 和 NE 或 NW 和 SE)。

5. 适应阶段 抚摸(即通过让动物在实验操作者的手中自由地漫游而暴露在实验者面前)和习惯(即在没有物体的情况下将动物暴露在测试箱中)能使动物熟悉测试室和实验者,减少潜在应激对行为的影响。具体做法通常有:①在测试前 24 小时内进行 1～3 次持续 5～15 分钟的训练;②在拟测试日期之前连续 2～4 天每天进行 3～10 分钟的训练;③在检测当天进行一次 2～3 分钟的单次训练。许多研究已经表明,更多的习惯化(如更长时间的适应或抚摸)增加了总物体探索时间,但对 NOR 或 OL 测试阶段的表现没有影响。有趣的是,在整个测试过程中,习惯化的增加导致了更持久的偏好,而习惯化程度较低的组只在前一两分钟出现偏好。当然习惯化的影响会表现出年龄差异,因为啮齿类动物在一生中会表现出不同的焦虑样水平。

6. 受试动物暴露于物体的持续时间和次数 训练阶段的持续时间决定了动物对物体和室内暴露的程度,影响记忆的巩固,因此可能会影响测试阶段的识别。类似地,由于探索可能不会在整个测试中均匀地发生,测试阶段的持续时间也可能改变行为输出。事实上,啮齿类动物只在测试阶段的前 60～120 秒内表现出更高的新颖性偏好,表明较长的测试阶段持续时间可能会稀释原有的行为效应。在现有研究报道中,NOR 任务的样品阶段持续时间变化最大,为 2～10 分钟,最常见的是 3 分钟。与 NOR 任务相比,OL 任务和 TOR 任务通常有较长的样本暴露阶段,OL 任务的样本阶段持续时间为 4～10 分钟,最常见的是 5 分钟;TOR 任务的样本阶段持续时间通常是 7 分钟或 10 分钟。相比之下,OP 任务的样本阶段最短,为 2～5 分钟,最常见的是 4 分钟。此外,一些研究进行了多个样本物体暴露或多次测试的程序,导致对物体的暴露增加。如前所述,使用顺序实验设计的研究可能利用额外的测试阶段来检查多个自发识别任务。例如,动物 OL 测试结束后,将其中一个物体替换为另一个物体(新颖物体),再进行一次测试(两次测试间应有足够的间隔时间)。

7. 数据分析 在这些研究中,很少使用量化标准来衡量物体识别。到目前为止,最常见的指标是识别指数,它是用受试动物探索新对象的时间除以总的对象探索时间来计算的,有关指数也可以用百分数表示。另一个常见的指标是差值比,是通过探索新奇和熟悉对象时间的差值除以总的对象探索时间来计算的。除了这两个指标,一些研究还通过分析每个对象/位置的探索时间直接显示出新颖性偏好。虽然大多数研究只使用上述指标中的一种来显示数据,但除了上述指标,还可加上原始对象探索时间,可以增加研究的可信度并简化解释。使用成年和年轻啮齿类动物进行的自发识别研究表明,新颖性偏好在测试阶段的开始最显著。因此,一些个体遗传学研究只使用实验的前 1～4 分钟来计算新颖性偏好。最后,一些研究设计了基于动物的对象探索时间的排除标准,如在 NOR 和 OL 任务中排除了对象探索时间小于 10 秒的实验个体。

最后,有必要提出的是,几乎与所有行为学研究碰到的问题一样,成年啮齿类动物的自发识别记忆任务中,包括 NOR、OP、OL、TOR 等行为学范式,都存在显著的性别差异。一般认为这主要是卵巢激素的作用。有趣的是,成年雄鼠和雌鼠在辨别非常相似物体的能力上也存在差异,与人类也存在显著的特定记忆类型的性别差异(如空间记忆)一样。由于早期的性别差异未得到充分研究,而现在人们对早期识别记忆中可能存在的性别差异越来越感兴趣。总之,需要更多的研究工作,才能最终认识到啮齿类动物早期自发识别记忆能力的测试中,是否存在物种、品系、年龄和性别带来的差异。

(谭娅红,杨跃雄)

(绘图:谭娅红)

参考文献

[1] Akirav I, Maroun M. Stress modulation of reconsolidation [J]. Psychopharmacology, 2013, 226(4):747 - 761.

[2] Akrami A, Kopec C D, Diamond M E, et al. Posterior parietal cortex represents sensory history and mediates its effects on behaviour [J]. Nature, 2018, 554(7692):368 - 372.

[3] Anagnostaras S G, Gale G D, Fanselow M S. Hippocampus and contextual fear conditioning: recent controversies and advances [J]. Hippocampus, 2001, 11(1):8 - 17.

[4] Anguera J A, Boccanfuso J, Rintoul J L, et al. Video game training enhances cognitive control in older adults [J]. Nature, 2013, 501(7465):975101.

[5] Baddeley A. Working memory: looking back and looking forward [J]. Nature Reviews Neuroscience, 2003, 4(10):829 - 839.

[6] Baeg E H, Kim Y B, Huh K, et al. Dynamics of population code for working memory in the prefrontal cortex [J]. Neuron, 2003, 40(1):177 - 188.

[7] Barak B, Feng G. Neurobiology of social behavior abnormalities in autism and Williams syndrome [J]. Nature neuroscience, 2016, 19(6):647 - 655.

[8] Beckett W S. Post-traumatic stress disorder [J]. The New England Journal of Medicine, 2002, 346(19):1495 - 1498.

[9] Bergstrom H C, Johnson L R. An organization of visual and auditory fear conditioning in the lateral amygdala [J]. Neurobiology of Learning and Memory, 2014, 116:1 - 13.

[10] Berton O, McClung C A, DiLeone R J, et al. Essential role of BDNF in the mesolimbic dopamine pathway in social defeat stress [J]. Science, 2006, 311(5762):864 - 868.

[11] Blanchard D C, Griebel G, Blanchard R J. Conditioning and residual emotionality effects of predator stimuli: some reflections on stress and emotion [J]. Progress in Neuro-Psychopharmacology & Biological Psychiatry, 2003, 27(8):1177 - 1185.

[12] Blanchard R J, Blanchard D C, Weiss S M, et al. The effects of ethanol and diazepam on reactions to predatory odors [J]. Pharmacology, Biochemistry, and Behavior, 1990, 35(4):775 - 780.

[13] Bogels S M, Alden L, Beidel D C, et al. Social anxiety disorder: questions and answers for the DSM-V [J]. Depression and Anxiety, 2010, 27(2):168 - 189.

[14] Boschen M J, Neumann D L, Waters A M. Relapse of successfully treated anxiety and fear: theoretical issues and recommendations for clinical practice [J]. The Australian and New Zealand Journal of Psychiatry, 2009, 43(2):89 - 100.

[15] Bouton M E. Context and behavioral processes in extinction [J]. Learning & Memory, 2004, 11(5):485 - 494.

[16] Bouton M E, Maren S, McNally G P. Behavioral and neurobiological mechanisms of pavlovian and instrumental extinction learning [J]. Physiological Reviews, 2021, 101(2):611 - 681.

[17] Bozza T, Feinstein P, Zheng C, et al. Odorant receptor expression defines functional units in the mouse olfactory system [J]. The Journal of Neuroscience: the Official Journal of the Society for Neuroscience, 2002, 22(8):3033 - 3043.

[18] Briscione M A, Jovanovic T, Norrholm S D. Conditioned fear associated phenotypes as robust, translational indices of trauma-, stressor-, and anxiety-related behaviors [J]. Frontiers in Psychiatry, 2014, 5:88.

[19] Buff C, Brinkmann L, Neumeister P, et al. Specifically altered brain responses to threat in generalized anxiety disorder relative to social anxiety disorder and panic disorder [J]. Neuroimage Clinical, 2016,12:698 – 706.

[20] Bunsey M, Eichenbaum H. Critical role of the parahippocampal region for paired-associate learning in rats [J]. Behavioral Neuroscience, 1993,107(5):740 – 747.

[21] Burgos-Robles A, Vidal-Gonzalez I, Quirk G J. Sustained conditioned responses in prelimbic prefrontal neurons are correlated with fear expression and extinction failure [J]. The Journal of Neuroscience: the Official Journal of the Society for Neuroscience, 2009,29(26):8474 – 8482.

[22] Campeau S, Davis M. Involvement of subcortical and cortical afferents to the lateral nucleus of the amygdala in fear conditioning measured with fear-potentiated startle in rats trained concurrently with auditory and visual conditioned stimuli [J]. The Journal of Neuroscience: the Official Journal of the Society for Neuroscience, 1995,15:2312 – 2327.

[23] Condylis C, Lowet E, Ni J, et al. Context-dependent sensory processing across primary and secondary somatosensory cortex [J]. Neuron, 2020,106(3):515 – 525.

[24] Costanzi M, Cannas S, Saraulli D, et al. Extinction after retrieval: effects on the associative and nonassociative components of remote contextual fear memory [J]. Learning & Memory, 2011,18(8):508 – 518.

[25] Daumas S, Halley H, Frances B, et al. Encoding, consolidation, and retrieval of contextual memory: differential involvement of dorsal CA3 and CA1 hippocampal subregions [J]. Learning & Memory, 2005, 12 (4):375 – 382.

[26] Davis M. NMDA receptors and fear extinction: implications for cognitive behavioral therapy [J]. Dialogues in Clinical Neuroscience, 2011,13(4):463 – 474.

[27] de Carvalho Myskiw J, Furini C R, Benetti F, et al. Hippocampal molecular mechanisms involved in the enhancement of fear extinction caused by exposure to novelty [J]. Proceedings of the National Academy of Sciences of the United States of America, 2014,111(12):4572 – 4577.

[28] Dielenberg R A, McGregor I S. Defensive behavior in rats towards predatory odors: A review [J]. Neuroscience and Biobehavioral Reviews, 2001,25(7 – 8):597 – 609.

[29] Driscoll L N, Pettit N L, Minderer M, et al. Dynamic reorganization of neuronal activity patterns in parietal cortex [J]. Cell, 2017,170(5):986 – 999.

[30] Eftekhari A, Ruzek J I, Crowley J J, et al. Effectiveness of national implementation of prolonged exposure therapy in Veterans Affairs care [J]. JAMA Psychiatry, 2013,70(9):949 – 955.

[31] Erlich J C, Bialek M, Brody C D. A cortical substrate for memory-guided orienting in the rat [J]. Neuron, 2011,72(2):330 – 343.

[32] Etkin A, Egner T, Kalisch R. Emotional processing in anterior cingulate and medial prefrontal cortex [J]. Trends in Cognitive Sciences, 2011,15(2):85 – 93.

[33] Falls W A, Davis M. Lesions of the central nucleus of the amygdala block conditioned excitation, but not conditioned inhibition of fear as measured with the fear-potentiated startle effect [J]. Behavioral Neuroscience, 1995,109(3):379 – 387.

[34] Falls W A, Miserendino M J D, Davis M. Extinction of fear-potentiated startle: blockade by infusion of an NMDA antagonist into the amygdala [J]. The Journal of Neuroscience, 1992,12(3):854 – 863.

[35] Fanselow M S, LeDoux J E. Why we think plasticity underlying pavlovian fear conditioning occurs in the basolateral amygdala [J]. Neuron, 1999,23(2):229 – 232.

[36] Fanselow M S. Neural organization of the defensive behavior system responsible for fear [J]. Psychonomic Bulletin & Review, 1994,1(4):429 – 438.

[37] Fendt M, Fanselow M S. The neuroanatomical and neurochemical basis of conditioned fear [J]. Neuroscience and Biobehavioral Reviews, 1999,23(5):743 – 760.

[38] File S E, Hyde J R G. Can social interaction be used to measure anxiety [J]. British Journal of Pharmacology, 1978,62(1):19 – 24.

[39] Fiorenza N G, Rosa J, Izquierdo I, et al. Modulation of the extinction of two different fear-motivated tasks in

three distinct brain areas [J]. Behavioural Brain Research, 2012,232(1):210-216.

[40] Fujisawa S, Amarasingham A, Harrison M T, et al. Behavior-dependent short-term assembly dynamics in the medial prefrontal cortex [J]. Nature Neuroscience, 2008,11:823-833.

[41] Furini C, Myskiw J, Izquierdo I. The learning of fear extinction [J]. Neuroscience and Biobehavioral Reviews, 2014,47:670-683.

[42] Giacobbe P, Flint A. Diagnosis and management of anxiety disorders [J]. Continuum, 2018,24(3):893-919.

[43] Gold P E. The use of avoidance training in studies of modulation of memory storage [J]. Behavioral and Neural Biology, 1986,46(1):87-98.

[44] Grillon C. D-cycloserine facilitation of fear extinction and exposure-based therapy might rely on lower-level, automatic mechanisms [J]. Biological Psychiatry, 2009,66(7):636-641.

[45] Guo Z V, Inagaki H K, Daie K, et al. Maintenance of persistent activity in a frontal thalamocortical loop [J]. Nature, 2017,545(7653):181-186.

[46] Guo Z V, Li N, Huber D, et al. Flow of cortical activity underlying a tactile decision in mice [J]. Neuron, 2014,81(1):179-194.

[47] Hague C, Uberti M A, Chen Z, et al. Olfactory receptor surface expression is driven by association with the β2-adrenergic receptor [J]. Proceedings of the National Academy of Sciences of the United States of America, 2004,101(37):13672-13676.

[48] Hao Y Z, Ge H X, Sun M Y, et al. Selecting an appropriate animal model of depression [J]. International Journal of Molecular Sciences, 2019,20(19):4827.

[49] Harvey C D, Coen P, Tank D W. Choice-specific sequences in parietal cortex during a virtual-navigation decision task [J]. Nature, 2012,484:62-68.

[50] Hitti F L, Siegelbaum S A. The hippocampal CA2 region is essential for social memory [J]. Nature, 2014,508 (7494):88-92.

[51] Huntley J D, Howard R J. Working memory in early Alzheimer's disease: A neuropsychological review [J]. International Journal of Geriatric Psychiatry, 2010,25(2):121-132.

[52] Izquierdo I, Bevilaqua L R M, Rossat J I, et al. Different molecular cascades in different sites of the brain control memory consolidation [J]. Trends in Neurosciences, 2006,29(9):496-505.

[53] Izquierdo I, Dias R D. Memory as a state dependent phenomenon: role of ACTH and epinephrine [J]. Behavioral and Neural Biology, 1983,38(1):144-149.

[54] Izquierdo I, Medina J H. Memory formation: The sequence of biochemical events in the hippocampus and its connection to activity in other brain structures [J]. Neurobiology of Learning and Memory, 1997,68(3):285-316.

[55] Jarvik M E, Kopp R. An improved one-trial passive avoidance learning situation [J]. Psychological Reports, 1967,21(1):221-224.

[56] Jovanovic T, Nylocks K M, Gamwell K L, et al. Development of fear acquisition and extinction in children: effects of age and anxiety [J]. Neurobiology of Learning and Memory, 2014,113:135-142.

[57] Jung M W, Qin Y, McNaughton B L, et al. Firing characteristics of deep layer neurons in prefrontal cortex in rats performing spatial working memory tasks [J]. Cerebral Cortex, 1998,8(5):437-450.

[58] Kamigaki T, Dan Y. Delay activity of specific prefrontal interneuron subtypes modulates memory-guided behavior [J]. Nature Neuroscience, 2017,20(6):854-863.

[59] Karalis N, Dejean C, Chaudun F, et al. 4-Hz oscillations synchronize prefrontal-amygdala circuits during fear behavior [J]. Nature Neuroscience, 2016,19:605-612.

[60] Kawashima C, Tanaka Y, Inoue A, et al. Hyperfunction of left lateral prefrontal cortex and automatic thoughts in social anxiety disorder: A near-infrared spectroscopy study [J]. Journal of Affective Disorders, 2016,206:256-260.

[61] Kim D, Jeong H, Lee J, et al. Distinct roles of parvalbumin- and somatostatin-expressing interneurons in working memory [J]. Neuron, 2016,92(4):902-915.

[62] Kogan J H, Frankland P W, Silva A J. Long-term memory underlying hippocampus-dependent social recognition in mice [J]. Hippocampus, 2000,10(1):47-56.

[63] Kopec C D, Erlich J C, Brunton B W, et al. Cortical and subcortical contributions to short-term memory for orienting movements [J]. Neuron, 2015,88(2):367-377.

[64] Kopp R, Bohdanecky Z, Jarvik M E. Long temporal gradient of retrograde amnesia for a well-discriminated stimulus [J]. Science, 2016,153:1547-1549.

[65] Lett T A, Voineskos A N, Kennedy J L, et al. Treating working memory deficits in schizophrenia: A review of the neurobiology [J]. Biological Psychiatry, 2014,75(5):361-370.

[66] Li J, Chai A, Wang L, et al. Synaptic P-Rex1 signaling regulates hippocampal long-term depression and autism-like social behavior [J]. Proceedings of the National Academy of Sciences of the United States of America, 2015,112(50):E6964-E6972.

[67] Li N, Chen T W, Guo Z V, et al. A motor cortex circuit for motor planning and movement [J]. Nature, 2015, 519(7541):51-56.

[68] Liu D, Gu X, Zhu J, et al. Medial prefrontal activity during delay period contributes to learning of a working memory task [J]. Science, 2014,346(6208):458-463.

[69] Li W G, Wu Y J, Gu X, et al. Input associativity underlies fear memory renewal [J]. National Science Review, 2021,8(9):nwab004.

[70] Maniglia M R, Souza A S. Age differences in the efficiency of filtering and ignoring distraction in visual working memory [J]. Brain Sciences, 2020,10(8):556.

[71] Maren S. Neurobiology of Pavlovian fear conditioning [J]. Annual Review of Neuroscience, 2001,24:897-931.

[72] Maren S, Phan K L, Liberzon I. The contextual brain: implications for fear conditioning, extinction and psychopathology [J]. Nature Reviews Neuroscience, 2013,14:417-428.

[73] Maren S. Seeking a spotless mind: extinction, deconsolidation, and erasure of fear memory [J]. Neuron, 2011, 70(5):830-845.

[74] McGaugh J L. Time-dependent processes in memory storage [J]. Science, 1966,153(3742):1351-1358.

[75] Menezes J, Alves N, Borges S, et al. Facilitation of fear extinction by novelty depends on dopamine acting on D1-subtype dopamine receptors in hippocampus [J]. Proceedings of the National Academy of Sciences of the United States of America, 112(13):E1652-E1658.

[76] Milad M R, Quirk G J. Fear extinction as a model for translational neuroscience: ten years of progress [J]. Annual Review of Psychology, 2012,63:129-151.

[77] Miserendino M J, Davis M. NMDA and non-NMDA antagonists infused into the nucleus reticularis pontis caudalis depress the acoustic startle reflex [J]. Brain Research, 1993,623(2):215-222.

[78] Myers K M, Davis M. Mechanisms of fear extinction [J]. Molecular Psychiatry, 2007,12(2):120-150.

[79] Netto C A, Izquierdo I. On how passive is inhibitory avoidance [J]. Behavioral and Neural Biology, 1985, 43 (3):327-330.

[80] Nikolin S, Tan Y Y, Schwaab A, et al. An investigation of working memory deficits in depression using the n-back task: A systematic review and meta-analysis [J]. Journal of Affective Disorders, 2021,284:1-8.

[81] Norrholm S D, Jovanovic T, Briscione M A, et al. Generalization of fear-potentiated startle in the presence of auditory cues: A parametric analysis [J]. Frontiers in Behavioral Neuroscience, 2014,8:361.

[82] Otto T, Eichenbaum H. Complementary roles of the orbital prefrontal cortex and the perirhinal-entorhinal cortices in an odor-guided delayed-nonmatching-to-sample task [J]. Behavioral Neuroscience, 1992,106(5):762-775.

[83] Otto T, Eichenbaum H. Neuronal activity in the hippocampus during delayed non-match to sample performance in rats: evidence for hippocampal processing in recognition memory [J]. Hippocampus, 1992,2(3):323-334.

[84] Pavlov I P. Conditioned reflexes: An investigation of the physiological activity of the cerebral cortex [M]. United Kindom: Oxford University Press, 1927.

［85］ PerrotSinal T S, Heale V R, Ossenkopp K P, et al. Sexually dimorphic aspects of spontaneous activity in meadow voles (Microtus pennsylvanicus): effects of exposure to fox odor ［J］. Behavioral Neuroscience, 1996, 110(5):1126 – 1132.

［86］ Pole N, Neylan T C, Otte C, et al. Prospective prediction of posttraumatic stress disorder symptoms using fear potentiated auditory startle responses ［J］. Biological Psychiatry, 2009, 65(3):235 – 240.

［87］ Rajji T, Chapman D, Eichenbaum H, et al. The role of CA3 hippocampal NMDA receptors in paired associate learning ［J］. The Journal of Neuroscience: the Official Journal of the Society for Neuroscience, 2006, 26(3):908 – 915.

［88］ Ramus S J, Eichenbaum H. Neural correlates of olfactory recognition memory in the rat orbitofrontal cortex ［J］. The Journal of Neuroscience: the Official Journal of the Society for Neuroscience, 2000, 20(21):8199 – 8208.

［89］ Rikhye R V, Gilra A, Halassa M M. Thalamic regulation of switching between cortical representations enables cognitive flexibility ［J］. Nature Neuroscience, 2018, 21(12):1753 – 1763.

［90］ Rizzo A, Hartholt A, Rothbaum B, et al. Expansion of a VR exposure therapy system for combat-related PTSD to medics/corpsman and persons following military sexual trauma ［J］. Studies in Health Technology and Informatics, 2014, 196:332 – 338.

［91］ Schmitt L I, Wimmer R D, Nakajima M, et al. Thalamic amplification of cortical connectivity sustains attentional control ［J］. Nature, 2017, 545(7653):219 – 223.

［92］ Sher L. Neurobiology of suicidal behavior in post-traumatic stress disorder ［J］. Expert Review of Neurotherapeutics, 2010, 10(8):1233 – 1235.

［93］ Silverman J L, Yang M, Lord C, et al. Behavioural phenotyping assays for mouse models of autism ［J］. Nature Reviews Neuroscience, 2010, 11(7):490 – 502.

［94］ Spellman T, Rigotti M, Ahmari S E, et al. Hippocampal-prefrontal input supports spatial encoding in working memory ［J］. Nature, 2015, 522(7556):309 – 314.

［95］ Stangier U, Esser F, Leber S, et al. Interpersonal problems in social phobia versus unipolar depression ［J］. Depression and Anxiety, 2006, 23(7):418 – 421.

［96］ Suh J, Rivest A J, Nakashiba T, et al. Entorhinal cortex layer III input to the hippocampus is crucial for temporal association memory ［J］. Science, 2011, 334(606):1415 – 1420.

［97］ Takahashi L K, Chan M M, Pilar M L. Predator odor fear conditioning: current perspectives and new directions ［J］. Neuroscience and Biobehavioral Reviews, 2008, 32(7):1218 – 1227.

［98］ Takahashi L K, Nakashima B R, Hong H C, et al. The smell of danger: A behavioral and neural analysis of predator odor-induced fear ［J］. Neuroscience and Biobehavioral Reviews, 29(8):1157 – 1167.

［99］ Thompson R S, Strong P V, Fleshner M. Physiological consequences of repeated exposures to conditioned fear ［J］. Behavioral Sciences, 2012, 2(2):57 – 78.

［100］ Toth I, Neumann I D, Slattery D A. Social fear conditioning: A novel and specific animal model to study social anxiety disorder ［J］. Neuropsychopharmacology: Official Publication of the American College of Neuropsychopharmacology, 2012, 37(6):1433 – 1443.

［101］ Tovote P, Fadok J P, Luthi A. Neuronal circuits for fear and anxiety ［J］. Nature Reviews Neuroscience, 2015, 16:317 – 331.

［102］ Vassalli A, Rothman A, Feinstein P, et al. Minigenes impart odorant receptor-specific axon guidance in the olfactory bulb ［J］. Neuron, 2002, 35:681 – 696.

［103］ Vervliet B, Craske M G, Hermans D. Fear extinction and relapse: state of the art ［J］. Annual Review of Clinical Psychology, 2013, 9:215 – 248.

［104］ Wallace K J, Rosen J B. Predator odor as an unconditioned fear stimulus in rats: elicitation of freezing by trimethylthiazoline, a component of fox feces ［J］. Behavioral Neuroscience, 2000, 114(5):912 – 922.

［105］ West R. Visual distraction, working memory, and aging ［J］. Memory & Cognition, 1999, 27(6):1064 – 1072.

［106］ Williams L M. Defining biotypes for depression and anxiety based on large-scale circuit dysfunction: A theoretical review of the evidence and future directions for clinical translation ［J］. Depression and Anxiety,

2017,34(1):9-24.

[107] Wimmer R D, Schmitt L I, Davidson T J, et al. Thalamic control of sensory selection in divided attention [J]. Nature, 2015,526(7575):705-709.

[108] Won H, Lee H R, Gee H Y, et al. Autistic-like social behaviour in Shank2-mutant mice improved by restoring NMDA receptor function [J]. Nature, 2012,486(7402):261-265.

[109] Wu Z, Litwin-Kumar A, Shamash P, et al. Context-dependent decision making in a premotor circuit [J]. Neuron, 2020,106(2):316-328.

[110] Xu C, Krabbe S, Grundemann J, et al. Distinct hippocampal pathways mediate dissociable roles of context in memory retrieval [J]. Cell, 2016,167(4):961-972.

[111] Xu H, Liu L, Tian Y, et al. A disinhibitory microcircuit mediates conditioned social fear in the prefrontal cortex [J]. Neuron, 2019,102(3):668-682.

[112] Yamamoto J, Suh J, Takeuchi D, et al. Successful execution of working memory linked to synchronized high-frequency gamma oscillations [J]. Cell, 2017,157(4):845-857.

[113] Ye Z, Zhang G, Zhang Y, et al. The role of the subthalamic nucleus in sequential working memory in de novo Parkinson's disease [J]. Movement Disorders: Official Journal of the Movement Disorder Society, 2021,36 (1):87-95.

[114] Zangrossi H, File S E. Behavioral consequences in animal tests of anxiety and exploration of exposure to cat odor [J]. Brain Research Bulletin, 1992,29(3-4):381-388.

[115] Zhang X, Yan W, Wang W, et al. Active information maintenance in working memory by a sensory cortex [J]. eLife, 2019,8:e43191.

[116] Zheng J, Tian Y, Xu H, et al. A standardized protocol for the induction of specific social fear in mice [J]. Neuroscience Bulletin, 2021,37(12):1708-1712.

[117] Zhu J, Cheng Q, Chen Y, et al. Transient delay-period activity of agranular insular cortex controls working memory maintenance in learning novel tasks [J]. Neuron, 2020,105(5):934-946.

第八章
精神疾病动物模型

精神疾病动物模型对于认识精神疾病的致病机制和研发新型治疗方法具有重要意义。然而，由于精神疾病症状极其复杂多样，又缺乏生物标志物和客观的诊断标准，因此，构建精神疾病动物模型具有挑战性。尽管如此，研究者仍然开发出了很多模拟人类精神疾病不同侧面的动物模型。评价这些疾病模型多大程度上模拟了人类疾病，通常采用表面效度、结构效度和预测效度三个标准。表面效度指人类疾病动物模型对人类疾病表现的模拟程度；结构效度指人类疾病动物模型对人类疾病病理机制的解释程度；预测效度指人类疾病动物模型对人类疾病治疗方法的反应效果。本章将介绍精神分裂症、抑郁障碍、双相情感障碍、ASD、焦虑障碍、OCD、物质依赖障碍、PTSD、AD和PD等精神疾病动物模型的构建方法、特点及评价方法。

第一节 · 精神分裂症动物模型

根据模型的诱导策略可将精神分裂症动物模型分为神经发育模型、药物诱导模型和转基因动物模型三大类。

一、神经发育模型

根据精神分裂症的经典神经发育假说及二次打击假说（two-hit hypothesis），普遍认为参与大脑发育的相关基因容易受到基因-环境相互作用的影响（主要是在妊娠早期），基因异常则会导致大脑发育轨迹中断或迟滞、边缘组织紊乱和神经化学（如单胺能）失衡。神经发育模型是通过损毁新生动物的脑组织（尤其是破坏海马的发育）、胎儿期病毒感染或者破坏正常的动物神经元发育来实现的。这些动物会在成年后出现精神分裂症样的行为学和神经生物学特征。目前一个广泛认同的假说是，具有遗传易感性的个体暴露在早期不良事件中，可能会触发神经元发育和连接模式的改变，从而导致精神分裂症表型。虽然早期不良事件的种类可能并不关键，但发生这种情况的时间是关键的。精神分裂症的神经发育模型利用对环境的操纵或在母孕期给药，干扰中枢神经系统发育，甚至使中枢神经系统产生对日后不良环境刺激的易感性。此类模型根据给药种类被分为甲基氧化偶氮甲醇（methylazoxymethanol，MAM）模型和产前免疫刺激（prenatal immune challenge，PIC）模型。

(一) MAM 模型

(1) 模型特点：MAM 是一种天然存在于苏铁植物种子中的抗有丝分裂、抗增殖药物，它可诱导 DNA 甲基化，并特异性地使中枢神经系统中的神经母细胞增殖引起致畸效应，而不影响胶质细胞或其他外周器官。大鼠皮层神经发育在孕鼠怀孕 15 天 (gestation day, GD15) 达到顶峰，这一过程的中断会导致神经细胞数量显著减少。因此，当在 GD15 给药时，MAM 使大鼠全脑、小脑和海马的体积减小，并引起大体形态变化，包括小头畸形和严重的皮质发育不良 (皮质质量减少 70%)。

(2) 实验动物选择：C57BL6 小鼠或 SD 大鼠。

(3) 给药方式：于 GD15 或 GD17 给予 MAM (20 mg/kg)，腹腔注射，对照组给予生理盐水。

(二) PIC 模型

PIC 模型主要包括：①病毒暴露的实验模型，如人类流感病毒和博尔纳病毒；②细胞因子释放剂诱导的动物模型，如病毒模拟颗粒 poly I:C 或细菌内毒素 LPS。

1. 多聚胞苷糖模型

(1) 模型特点：利用 poly I:C 诱导孕期啮齿类动物的 MIA，使动物出现行为异常。孕期注射 poly I:C 可引起类似于精神分裂症的行为：①大鼠成年后感觉运动门控缺陷；②仅在成年期出现潜在的抑制障碍；③青春期后出现对 MK801 和安非他明诱导的过度运动的敏感性增强；④海马和内皮层的形态和功能改变。

(2) 实验动物选择：Wistar 大鼠、SD 大鼠或 C57BL/6J 小鼠。

(3) 给药方式：GD12.5 或 GD15 给药，予 poly I:C (20 mg/kg) 腹腔注射处理。

2. 脂多糖模型

(1) 模型特点：产前 LPS 处理后的大鼠在成年后代表现出 PPI 缺陷、安非他明诱导的活动增强、皮质酮的血浆水平升高，以及海马糖皮质激素受体水平降低、PFC 的 FKBP51 蛋白浓度降低，这些变化大多被非典型抗精神病药物氯氮平逆转，减弱了安非他明所致的活动增加，使海马中的糖皮质激素受体水平恢复正常。

(2) 实验动物选择：Wistar 大鼠或 SD 大鼠。

(3) 给药方式：从确定怀孕开始，隔天予 LPS (1 mg/kg) 皮下注射处理。

二、药物诱导模型

根据作用靶点不同，目前用于构建精神分裂症药理学诱导模型的药物主要有：多巴胺、谷氨酸、5 - HT、内源性大麻素、GABA、胆碱和 κ 型阿片类受体激动剂。

1. 多巴胺能药物模型

(1) 模型原理：多巴胺能假说认为，精神分裂症患者存在多巴胺能功能异常，中脑边缘系统多巴胺能神经元过度活跃为精神分裂症的妄想、幻觉等阳性症状提供了解释；相反，额叶皮质多巴胺系统激活不足则可能是阴性症状的病理基础。精神活性物质苯丙胺 (amphetamine) 和可卡因可引起突触多巴胺水平升高，增加精神分裂症患者精神病性症状的发作。安非他明 (属于苯丙胺类药物) 可引起多巴胺释放增加、突触多巴胺增加，以及 6 -[^{18}F]FDOPA 摄取增加。健康志愿者服用安非他明的实验表明，口服大剂量安非他明会导致急性精神病。如果口服低剂量安非他明，只有在反复服用时，才会出现妄想等精神病性症状；这种症状也只在部分健康人群中出现，说明安非他明在易感人群中更容易诱发精神障碍。

（2）模型特点：给啮齿类动物多巴胺能兴奋剂可诱导出刻板行为，如运动、嗅闻和咀嚼等精神分裂症阳性症状及 PPI 受损。延长给药时间，PPI 和刻板行为出现的频率和持续的时间也会增加，这种现象被称为敏化。这些异常行为可能与多巴胺 D3 受体功能抑制、伏隔核中多巴胺传递改变、和总 D2 受体二聚体增加有关。苯丙胺诱导的敏化通常被用来作为精神分裂症阳性症状的模型，但这种模型模拟精神分裂症认知和阴性症状的能力较差。

（3）实验动物选择：C57BL/6J 小鼠。

（4）给药方式：苯丙胺，腹腔注射给药。通常需连续给药 1 周以上。

2. 谷氨酸能药物模型

（1）模型原理：谷氨酸信号通路在大脑的突触可塑性和皮层神经信号处理中起着重要作用，遗传学研究表明谷氨酸系统异常可能是精神分裂症发病的驱动因素。一项使用单光子发射断层（single photon emission tomography，SPECT）扫描示踪成像技术研究 NMDA 受体的实验提示，未经治疗的精神分裂症患者的 NMDA 受体结合减少。NMDA 受体拮抗剂可以诱导动物运动和认知行为改变，长期给药也可引起与精神分裂症患者大脑相似的神经生物学改变。非竞争性 NMDA 受体拮抗剂 PCP、MK - 801 和氯胺酮是构建精神分裂症动物模型常用的药物。

（2）模型特点：在谷氨酸能药物模型中，啮齿类动物在运动、工作记忆和刻板印象方面会出现缺陷，这些症状可以用抗精神病药物缓解，但不能完全消除。慢性 PCP 给药还会诱导大鼠出现皮层神经变性，该病理改变可以被 AMPA 受体拮抗剂阻断，因此这可能是过量的谷氨酸释放造成的神经毒性。接受慢性 PCP 给药的啮齿类动物可出现中脑边缘和额叶-皮质多巴胺系统的变化（如 PPI 出现异常，额叶的多巴胺能传递减少），这与精神分裂症的病理改变类似。精神分裂症的 NMDA 受体拮抗剂模型在针对该疾病认知和阴性症状的研究中具有重要价值。

（3）实验动物选择：Wistar 大鼠、SD 大鼠、C57BL/6J 小鼠。

（4）给药方式：常用药物包括 PCP、MK - 801 和氯胺酮，通常为腹腔注射。通常需连续给药 1～2 周。

3. 5 - HT 能模型

（1）模型特点：5 - HT 能模型的应用不及多巴胺或谷氨酸能模型广泛。麦角酰二乙胺（lysergic acid diethylamide，LSD）和裸盖菇素（psilocybin）属于 5 - HT2A 受体激动剂，可以使人产生幻觉，也可导致 PPI 受损，常用于构建 5 - HT 能模型。研究表明，人类和啮齿类动物可以对致幻剂产生耐受性，因此，这类模型在用于研究大脑长期的神经生物学改变方面会受到限制。长期小剂量 LSD 给药会诱导出异常行为，包括过度活动和高应激性、运动增加、快感缺失以及社交功能障碍。这些异常行为在 LSD 给药停止后至少持续 3 个月，不是由 LSD 戒断引起，而是长期服用 LSD 导致大脑发生神经适应性变化的结果。这些持续性精神病样行为可被氟哌啶醇和奥氮平短暂逆转。基因表达数据显示，慢性 LSD 给药诱导 5 - HT 和多巴胺等多种神经调质系统相关基因的显著变化。因此，小剂量 LSD 慢性给药处理的大鼠可以作为一种新的精神病动物模型，可以模拟精神分裂症的发展。

（2）实验动物选择：Wistar 大鼠、SD 大鼠。

（3）给药方式：常用长期小剂量给药（给药时间持续大于 3 个月），隔日予 LSD 腹腔注射（0.16 mg/kg）。

4. 内源性大麻素模型

（1）模型特点：调控内源性大麻素通路提供了另一种可模拟精神分裂症样症状的方法。大麻

的主要活性成分 δ-9 四氢大麻酚(δ-9 tyros hydrogen cannabidiol，THC)是大麻素受体 CB1 的激动剂。内源性大麻素系统在注意、学习和记忆中起作用，因此这一系统功能失调可能是导致精神分裂症发病的另一个因素。大麻或 THC 的急性服用可能会使健康人产生类似精神分裂症阳性和阴性症状以及认知障碍，也可能加剧精神分裂症患者的症状。研究显示，THC 还可导致啮齿类动物出现记忆障碍、PPI 受损以及青春期暴露后潜在的神经生物学变化导致的持续行为变化，这些效应可以通过给成年大鼠服用抗精神病药物来控制。

（2）实验动物选择：Wistar 大鼠、SD 大鼠。

（3）给药方式：啮齿类动物(2.5 mg/kg，出生后 35～37 天；5 mg/kg，出生后 38～41 天；10 mg/kg 出生后 42～45 天)。

5. GABA 能模型

（1）模型特点：利用印防己毒素(picrotoxin)阻断内侧 PFC 的 GABA 受体可通过多巴胺通路导致 PPI 受损，这种作用可以被阻断多巴胺 D2 受体的抗精神病药物逆转。对 MAM 给药模型的大鼠予阻断 GABA 处理，结果显示大鼠海马 GABA 能神经元减少而海马谷氨酸能产量增加，从而推动纹状体多巴胺活性增加。在这个模型中，GABA-A 受体 α-5 亚单位的一种新的正变构调节剂减少了过度活跃的运动反应和自发激活的 VTA 多巴胺神经元。

（2）实验动物选择：Wistar 大鼠、SD 大鼠。

（3）给药方式：麻醉后，局部脑区注射印防己毒素(0～10 ng/0.5 μL)。

三、转基因动物模型

1. *DISC-1* 基因敲除模型　*DISC-1* 转基因小鼠出现侧脑室增大，皮质厚度和脑体积减小，海马树突的复杂性、结构和密度降低，内侧 PFC 和海马中的小清蛋白免疫反应性降低，这与精神分裂症患者的脑结构和功能变化类似。部分 *DISC-1* 转基因小鼠出现运动增多、社交能力降低以及工作记忆和执行功能存在缺陷等精神分裂症样行为。而在莫里斯水迷宫任务、NOR 任务和恐惧条件反射中的表现基本上是正常的。

2. *NRG1-ErbB4* 条件性敲除模型　神经调节蛋白 1(neuregulin-1，NRG1)是一种多效性生长因子，含有表皮生长因子(epidermal growth factor，EGF)样结构域，与神经系统的发育和功能密切相关。NRG1 不仅参与成熟大脑的兴奋性和抑制性神经传递，还参与发育中大脑的突触发生、神经元迁移、髓鞘形成、神经元-胶质细胞相互作用和胶质细胞形成。NRG1 与酪氨酸激酶受体相互作用，ErbB4 是其主要配体。*NRG1* 基因产生许多不同的蛋白(Ⅰ～Ⅵ)和不同的神经调节蛋白亚型(共 31 种)，它们都有不同的表达模式和功能。

纯合子 *NRG1* 基因敲除对小鼠的发育是致命的。目前采用 NRG1-ErbB4 信号条件性敲除方法开发的动物模型具有明显的精神分裂症样改变，如①EGF 样域杂合缺失[NRG1(DEGF)$^{+/-}$]、②NRG1 跨膜域杂合缺失[NRG1(DTM)$^{+/-}$]、③免疫球蛋白结构域缺失[NRG1(DIG)$^{+/-}$]、④NRG1 裂解酶 BACE 纯合缺失[NRG1(BACE)$^{-/-}$]和⑤NRG1 主要受体 ErbB4 的纯合缺失(ErbB4$^{-/-}$)小鼠都显示出精神分裂症样改变。NRG1(DTM)$^{+/-}$ 小鼠在旷场和交替的 Y 迷宫任务中高度活跃，氯氮平可逆转该效应。与野生型小鼠相比，NRG1 转基因小鼠在自发改变任务中表现出更强的攻击性，社交积极性受损，社交互动和工作记忆受损。与野生型小鼠相比，NRG1(BACE)$^{-/-}$ 小鼠表现出自发和精神刺激剂诱导的运动增多、PPI 受损、对新奇事物的反应减少，前两种反应可被氯氮平逆转。与 NRG1 基因敲除小鼠模型相比，ErbB4 纯合基因敲除小鼠在运动活动方面有细微的提高；但与野生型相比，PPI没有变化，而出现显著的社交互动减少。由于NRG1 (BACE)$^{-/-}$小鼠模型诱导的改变多样和缺乏一致性，再加上缺乏药理学研究，未来需要做更多的研究加以验证。

3. *DTNBP1* 基因突变模型　精神分裂症相关蛋白(dysbindin)是一种突触蛋白，被认为可调节兴奋性突触神经传递中的胞吐作用、囊泡生物发生和受体运输。一种自然产生的突变体(sdy小鼠)在*DTNBP1*基因的第二外显子上具有纯合的、自发的缺失，导致异常结合蛋白表达受阻。自发的异常结合蛋白突变体与C57BL/6J品系的回交产生的同型和杂合型突变体，显示出一些与精神分裂症相似的病理特征。这些突变体显示出海马CA1区兴奋性不对称突触的树突的变化，兴奋性连接中的突触裂隙更窄、突触后密度更宽、突触前谷氨酸能小泡数量进一步减少。DTNBP1$^{-/-}$和(或) DTNBP1$^{+/-}$小鼠的表型尚未完全确定，研究表明它们在旷场中高度活跃，并且对苯丙胺诱导的运动具有高反应性。DTNBP1$^{-/-}$小鼠表现出与其他突变小鼠不同的基础惊跳反射强度且PPI反应增加。此外，这些效应可被多巴胺D2受体激动剂奎吡罗逆转，但不能被其拮抗剂依替必利逆转。

4. *RELN* 基因突变模型　络丝蛋白(reelin)与中枢神经系统内突触的形成和可塑性有关。*RELN* 基因纯合敲除小鼠有严重的行为异常，如异常步态，远比精神分裂症样行为改变更严重。相反，自发突变(*RELN*基因的一个等位基因的缺失)可得到杂合突变小鼠。除了表现出精神分裂症样病理改变，包括额叶皮质和海马区神经元堆积增加和树突密度减少，*RELN*基因突变小鼠的行为表型与精神分裂症患者的症状也有一定的相关性。通过启动子超甲基化调节野生型小鼠的络丝蛋白表达确实减少了其在新环境中的社交互动。考虑到络丝蛋白表达的减少发生在与认知有关的区域，如海马和PFC，但*RELN*基因突变小鼠表现出相对较少的PFC相关认知缺陷，其在反转学习和抑制控制任务、莫里斯水迷宫(空间参考记忆的正常获取和保持)、在三个选择的系列反应时间任务和在延迟匹配位置任务中，显示出正常的行为灵活性。因此，该转基因模型无法复制精神分裂症中出现的认知障碍。尽管络丝蛋白可能与精神分裂症发展有关，但使用*RELN*基因突变小鼠作为精神分裂症的遗传模型来研究精神分裂症神经生物学基础的可行性，还需要进一步的验证。

四、行为学评价

(1) 旷场实验、NOR实验、三箱社交实验等。

(2) 高架十字迷宫实验：评估焦虑样行为。

(3) Y迷宫实验：评价工作记忆。

(4) 莫里斯水迷宫实验：评价空间学习记忆。

(5) 前脉冲抑制：评价感觉门控障碍，是评价精神分裂症模型的特异性指标。

(汪也微，张晨)

第二节 · 抑郁障碍动物模型

一、简介

常用的抑郁障碍动物模型包括强迫游泳模型、悬尾模型、习得性无助模型、嗅球切除(olfactory

bulbectomy)模型、母婴分离（maternal deprivation）模型、慢性不可预期温和应激（chronic unpredictable mild stress，CUMS)模型、慢性社交挫败（chronic social defeat）模型等。根据造模方式不同可将抑郁障碍动物模型分为应激模型、药物诱导模型、手术模型和遗传操作模型。这些模型是研究抑郁障碍机制的重要工具，可以从不同的侧面来解释抑郁障碍的发生，如神经调质及其受体和转运蛋白、神经营养因子、神经内分泌系统、炎症等方面。构建抑郁障碍常用的动物品系有C57BL/6 小鼠、BALB/c 小鼠、Flinder Sensitive Line(FSL)大鼠和 Wistar-Kyoto 大鼠等。

二、抑郁障碍的分子机制

抑郁障碍的致病机制涉及遗传、生理及社会生活环境等多个方面，可单独发病也可与其他疾病共同发病。目前抑郁障碍的分子机制涉及以下几个方面。

1. 单胺神经调质及其受体　20 世纪，研究者在抑郁障碍患者中观察到某些神经调质失调，可引起神经生物学上的紊乱，如人体 5 - HT 水平降低，可导致抑郁障碍的发生。此外，一些抗抑郁药物通过阻止突触前膜对 5 - HT 和去甲肾上腺素再回收，改变肾上腺素受体和 5 - HT 受体敏感性，提高突触间 5 - HT 或去甲肾上腺素的含量，使抑郁症状得到改善。

2. 神经营养因子　神经营养因子在外周、中枢神经系统的发生发展和功能维持中起到了非常重要的作用，为神经元提供营养支持，如脑源性神经营养因子（brain-derived neurotrophic factor，BDNF)，作为一种最为常见的神经营养因子，在突触可塑性和学习记忆过程中发挥重要的作用。

3. 神经可塑性　神经可塑性是指机体神经系统具有改变其形态结构和功能的性质，从而可随时改变信息处理进程。抑郁障碍与神经结构可塑性和神经功能可塑性损伤密切相关，具体可表现为神经元萎缩、突触减少、大脑中情绪调节相关脑区（如海马和内侧 PFC 等）体积缩小和神经递质传递功能异常等，影响情绪调控相关神经环路及神经网络的功能，进而促进抑郁的发生、发展。

4. 神经免疫炎症　近年来关于抑郁障碍神经免疫炎症机制的研究越来越多，许多证据支持促炎因子与抑郁障碍的相关性，如抑郁障碍患者外周血 IL - 1β、IL - 6、TNF - α 和 C 反应蛋白水平升高，且这些炎症因子可经抗抑郁药物治疗后降低。抑郁障碍患者的精神病性症状也可能与免疫调节异常、促炎因子升高和小胶质细胞活化有关。机体免疫系统功能（如外周单核细胞、中枢小胶质细胞等）可因反复应激暴露而活化，诱导促炎因子释放。长此以往，免疫系统功能失衡，引起机体炎症水平升高，进而导致神经内分泌失调、神经元和突触功能或结构异常，影响昼夜节律、情绪、行为。

三、应激模型

（一）慢性不可预期温和应激模型

CUMS 模型是一种常用的抑郁障碍动物模型。最早 Katz 等人（1981 年）首次使用大鼠建立了该模型，其后经 Willner 等人改良。该模型是利用慢性温和应激（如冷、热刺激，震荡夹尾，昼夜颠倒，禁食禁水等），以模拟多种多样的应激生活事件。慢性的、不可预知的应激，可导致不可逃避或不可控的心理应激（常用应激操作见 ◨ 表 8 - 2 - 1）。目前研究表明，CUMS 会导致动物出现兴趣减退、活动减少、好奇心降低等抑郁样症状。该模型在大鼠中的重复性较好，在小鼠中较差，与动物对温和应激的反应有关。抑郁样行为表型可持续数月，还可模拟单胺类抗抑郁药物缓慢起效的特点。因此，CUMS 对于研究抗抑郁药物的作用机制及相关脑疾病机制可能具有重要的应用价值。

该模型的造模耗时长、工作量大，对造模环境有一定要求。

▣ 表 8 - 2 - 1　CUMS 常用应激操作

应激	方　　法
水剥夺	CUMS 组移除水瓶（24 小时）
食物剥夺	CUMS 组移除饲料（24 小时）
昼夜颠倒	关灯（07:00～19:00）；开灯（19:00～07:00）
冷刺激	CUMS 组暴露于 4 ℃环境（5 分钟）
强迫游泳	每只老鼠放入圆柱形玻璃桶（18 cm×22 cm，直径×高度）中，水深 10～15 cm[（25±1）℃，10 分钟]
空笼	将老鼠从饲养笼转移到空笼中（24 小时）
夹尾	镊子捏住尾尖内侧 1 cm（1 分钟）
斜笼	将笼子倾斜 45°靠墙（2 小时）
束缚	将老鼠放在干净的束缚容器中（2 小时）
潮湿垫料	将（24±1）℃的水倒入饲养笼至垫料适度湿润（12 小时）
足底电击	15 次间歇性足部电击，强度为 0.8 mA，持续时间为 10 秒，电击间隔为 10 秒（总时长 5 分钟）
无应激	无应激

（二）习得性无助模型

习得性无助模型是将动物暴露在不可逃避的应激（如足底电击）条件下，经过多次尝试仍不能逃离应激情境，开始绝望，被动接受，主要模拟抑郁障碍的绝望症状。习得性无助造模常给予动物足底电击，实验箱中间有门可以穿梭，训练时动物暴露于足底电击（60 次，平均每次持续 2 秒）且不可逃避。检测时，电击开始 4 秒后穿梭门打开，成功穿梭到另外一个箱子或者 30 秒后停止电击，检测 25 次，每次间歇 30～60 秒，逃避失败 15 次则认为造模成功。习得性无助模型可以使实验动物意识到刺激的不可控并因此产生消极情绪，模拟人类的消极心境。

（三）慢性社交挫败模型

慢性社交挫败模型是指在动物活动范围内多次引入攻击性和侵略性更强的同一动物，使其对原有动物造成一定精神压力而表现出情绪低落的现象，即小鼠暴露于社交挫败应激，诱导小鼠的抑郁样表型（▣ 图 8 - 2 - 1）。慢性社交挫败模型模拟人类对于社交应激的不良反应，研究社交挫败敏感小鼠和不敏感小鼠的差异，有助于揭示应激易感及应激抵抗之间的差异。

（四）行为绝望模型

行为绝望（behavioural despair）模型是指将动物置于特定环境，诱导动物出现绝望状态，主要包括强迫游泳模型和悬尾模型（属于急性应激模型），两者均为经典的抗抑郁药物筛选、药效评价模型，具有敏感度高、操作简单、时间相对较短的特点。

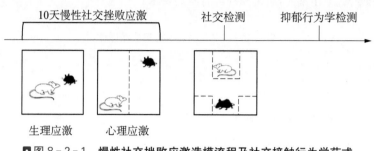

● 图 8-2-1　慢性社交挫败应激造模流程及社交接触行为学范式

1. 强迫游泳模型　大鼠强迫游泳模型最初由 Porsolt 等人于 1977 年建立,主要是通过将大鼠置于装有 25 ℃水的圆桶中(高 10～15 cm),用摄像机记录第一天(15 分钟)的强迫游泳过程中,前 5 分钟内大鼠的活动轨迹,包括挣扎游泳、放弃挣扎(以不动的方式漂浮在水面)。第二天进行 5 分钟的大鼠强迫游泳,用不动时间代表其绝望程度。随后在小鼠中也建立了强迫游泳模型,检测小鼠在 6 分钟的强迫游泳过程中后 4 分钟的不动时间,来代表其绝望程度。主要模拟人类无法逃避的压抑状态,经过一段时间的重复强化实验后,动物会表现出典型的"行为绝望"(● 图 8-2-2A)。多数抗抑郁药物能减少动物的不动时间。强迫游泳实验也是一种行为学范式,可用于评价其他抑郁模型成功与否。然而,目前对强迫游泳实验中啮齿类动物"不动"的判定仍有少数争议,因为动物的游泳能力受浮力影响,而毛色脏乱可增加浮力而影响"不动"时间。

2. 小鼠悬尾模型　悬尾模型对于筛选抗抑郁药物活性具有较高灵敏度,又因其操作快速、方便。自 1985 年提出至今一直广被接受和应用。与强迫游泳实验类似,悬尾实验也是评价抑郁模型成功与否的常用行为学范式,但由于大鼠体重较大,悬尾实验仅适用于小鼠。通过将动物尾部固定(距尾巴尖约 1 cm),悬挂在固定支架上,摄像系统记录单位时间内的小鼠活动轨迹,其不动时间代表绝望程度(● 图 8-2-2B)。

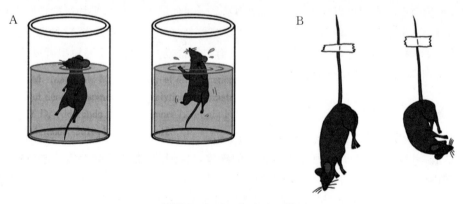

● 图 8-2-2　行为绝望模型

A. 强迫游泳实验;B. 悬尾实验

(五) 慢性束缚应激模型

慢性束缚应激是将实验动物置于透明材料制成的可调节束缚管或束缚袋内,限制其自由行动;束缚管或束缚袋有若干小孔以便动物呼吸;每日束缚 2 小时,连续 28 天。束缚应激时,啮齿类动物最初会产生焦虑样情绪、易怒并尝试逃脱。随束缚时间延长,实验动物会产生类似于人类的快感缺失、体重减轻、饮食减少等抑郁样行为,且可经抗抑郁药物治疗改善。

(六) 母婴分离模型

出生早期与母亲分离会增加子代罹患抑郁障碍的风险。基于此原理,可在出生后一定时间内将幼鼠与母鼠分离,监测子代成长过程中的抑郁样行为。早期生活应激可能会改变啮齿类动物的生理学和行为学表型,增加其成年后产生抑郁样表型的风险。母婴分离分为短时间分离(1~3 周)和长时间分离(整个哺乳期)。不同分离时间和不同性别对造模的效果影响很大,比如雌性更敏感和易感,造模时需要综合考虑这些影响因素。

四、药物诱导模型

1. 糖皮质激素/皮质酮诱导模型　正常情况下,应激诱导 HPA 轴激活,最终引起皮质激素释放,过量的皮质激素(如糖皮质激素)使海马神经元细胞发生退行性改变,引起学习记忆和其他认知功能障碍,同时伴有情绪低落等行为表型。基于这一原理,通过持续皮下注射(21 天)外源性皮质酮(灵长类动物中为皮质醇),可诱导啮齿类动物产生抑郁样行为。

2. 脂多糖诱导模型　神经、内分泌和免疫系统存在交互作用,精神疾病存在免疫系统异常激活。LPS 为革兰阴性菌细胞壁成分之一,是一种免疫激活剂。经单次或多次外源性注射 LPS 可诱导啮齿类动物产生抑郁样行为,如连续 5 天腹腔注射 LPS(1 mg/g)可导致啮齿类动物产生快感缺失、睡眠紊乱等症状,神经营养因子等分子表达也发生改变。

3. 利血平诱导模型　利血平是一种吲哚类生物碱,是首个用于构建抑郁障碍模型的药物。利血平通过耗竭中枢单胺类神经递质引起抑郁状态。连续 3 周通过腹腔注射利血平(1 mg/g)(◘图 8 - 2 - 3),可诱导啮齿类动物抑郁样行为,经抗抑郁药物治疗后可缓解其症状(◘图 8 - 2 - 3)。该模型造模时间短、操作简单、动物痛苦较轻,常用来筛选中药有效治疗成分、评价药物疗效,也用于探讨青春期女性抑郁与饮酒之间的关系(◘图 8 - 2 - 3)。

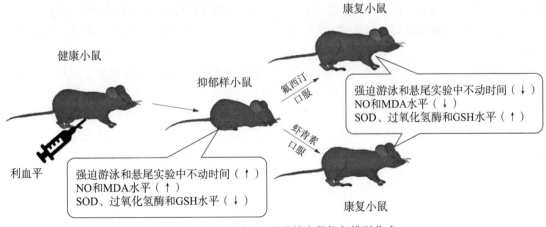

◘ 图 8 - 2 - 3　利血平诱导的小鼠抑郁模型范式

NO,一氧化氮;MDA,丙二醛;SOD,超氧化物歧化酶;GSH,还原型谷胱甘肽

五、手术造模/嗅球切除模型

嗅球,作为大脑边缘系统的一部分,与情绪和其他认知功能等相关。去除大鼠双侧嗅球会使其产生行为、神经化学、神经内分泌和免疫系统的改变,主要表现为被动回避学习能力下降,应激反应和攻击行为增强,强迫游泳实验不动时间延长,可模拟人类抑郁症状。但该模型较为耗时,对手术操作要求高,同无创应激造模相比,动物死亡率高。动物模型与临床症状之间存在差异。因此,在抗抑郁药的筛选以及作用机制的研究中,该模型并非首选。

六、转基因动物模型

抑郁障碍是一种多基因且与环境因素相互作用的疾病,故单个基因突变的抑郁模型无法完全揭示抑郁障碍的病理机制。这类模型耗时、费力、成本高,非抑郁造模首选。目前研究已发现抑郁障碍有多个潜在遗传位点。因此,利用转基因技术(对靶基因进行敲入或敲除)及利用自然筛选方式建立的动物模型,对于研究遗传与抑郁障碍的关系具有重要意义。目前较为认可的啮齿类抑郁障碍转基因动物模型主要有:FH 大鼠模型、Wistar-Kyoto 大鼠模型、Tryon Maze Dull 大鼠模型、FSL 大鼠模型、Swim Low-active Model 大鼠模型和糖皮质激素受体基因突变小鼠模型等。

1. FH 大鼠模型 该模型中动物大脑皮质 5 - HT 含量较高,海马周围脑神经肽含量较低,且其具有嗜酒特性,故可根据此特点研究与嗜酒相关的抑郁障碍。

2. Wistar-Kyoto 大鼠模型 该模型本用于构建原发性高血压动物模型,但由于其在造模期间表现出一些抑郁样行为学表现、与抑郁障碍患者相似的神经内分泌变化等受到关注。其先天对应激刺激敏感,表现为精神活动异常、反应能力减退、自主活动减少及快感缺失;这与人类在黑暗条件下活动度减少、对光线敏感度下降相似,可用于抑郁障碍基因方面的研究。该模型动物在强迫游泳实验中的不动时间延长,活动减少,HPA 轴功能亢进,血清皮质醇含量增多,PFC 及中缝背核的 5 - HT 水平异常,脑与血清的 BDNF 含量较低等现象,可较好模拟人类抑郁障碍表现。

3. FSL 大鼠模型 该模型中动物的胆碱能受体敏感,其抑郁症状具有遗传效应,表现为 REM 睡眠增强、强迫游泳实验不动时间延长、食欲减退、活动能力下降等,且这些行为可以被抗抑郁药物逆转。FSL 大鼠很显著的一个特征是对很多种药理机制不同的抗抑郁药物都非常敏感。因此,FSL 大鼠可以作为抑郁障碍动物模型,用于探究抑郁障碍的病理机制,尤其是胆碱能神经调质对抑郁障碍的影响。

4. 编码糖皮质激素受体基因突变动物模型 HPA 轴的功能障碍在抑郁发生发展中发挥突出作用。糖皮质激素受体基因突变动物模型的神经内分泌应激反应个体稳定性高且高度可遗传,所产生的编码糖皮质激素受体的基因突变的小鼠品系是一个有效的应激反应改变的动物模型,显示出与特定抑郁亚型的症状相似的特征。因此,该抑郁障碍小鼠模型在遗传学、神经生物学和行为学研究中具有独特优势。

七、行为学评价

抑郁行为学评价主要为对实验动物快感缺乏、绝望行为、焦虑样行为、其他认知缺陷等抑郁样表现的评价。常用方法有旷场实验、糖水偏好实验、强迫游泳实验、悬尾实验、高架十字迷宫实验、新奇抑制摄食实验、休克逃避实验、条件性恐惧实验等。下面介绍一些评价方法的常用评价指标，具体的行为学测试方法见第五章。

（1）旷场实验：主要用于评估实验动物探索新环境的能力及在新环境中的焦虑样水平和活动情况。将动物置于陌生的开放场地中使其探索新的环境，然后分析动物在中央区域和周围区域的停留时间和运动路程，是一种比较理想的评价抑郁情绪的方法。应激大鼠或小鼠在中央开阔区域活动较少，刻板行为增加，喜欢停留在角落或外周，即趋触性（thigmotaxis），这是啮齿类动物焦虑样或抑郁样行为的表现。

（2）糖水偏好实验：是适用于抑郁障碍核心症状——快感缺失的评估方法，但稳定性差。摄入蔗糖几乎可以给所有动物带来愉悦的情绪，蔗糖消耗率的下降反映动物对奖励性刺激的敏感性降低或缺乏。造模组糖水消耗量及糖水偏好率较对照组显著下降代表抑郁造模成功。

（3）高架十字迷宫实验：用于评估动物模型的焦虑样行为。由于啮齿类动物的嗜暗性，其会倾向于在闭合臂活动，但出于好奇心又会向开放臂区域探索。焦虑样状态时，啮齿类动物出入开放臂区域的次数明显减少。正常小鼠表现为正常地穿梭于闭合臂和开放臂之间，而焦虑样状态小鼠的这种穿梭活动减少且几乎不去开放臂。因此，记录并分析动物进入两个区域的次数以及停留时间（以动物四肢全部进入或身体80%进入为准）可以反映其焦虑样水平。

（4）其他：上文提到，强迫游泳实验、悬尾实验既是应激造模范式，也是抑郁样型评估的行为学范式。新奇抑制摄食实验中，暴露于新奇环境可使动物摄取食物的驱动力减弱，表现为动物摄食的延迟时间增加，既可以作为抑郁造模方法，也可以用于评价其他抑郁模型。NOR实验、水迷宫实验等学习记忆行为学范式，可用于评估啮齿类动物抑郁模型中记忆及其他认知功能状况。

（彭代辉）

（绘图：丁如一，叶巾眉）

第三节 · 双相情感障碍动物模型

近年来，一系列啮齿类动物模型逐渐运用于双相情感障碍研究。双相情感障碍是一种自发循环的精神疾病，主要体现为抑郁和躁狂两种状态的循环转换。但是同时在同一种动物模型上实现两种情绪状态的转换较为困难。一个策略是把出现躁狂样表型的动物模型认为是双相情感障碍躁狂期的动物模型。而仅存在双相情感障碍抑郁样表型的动物模型的抑郁表型难以与单向抑郁症模型的抑郁表型相区分，并且缺乏抑郁相与躁狂相的相互转换，不足以代表双相情感障碍动物模型。双相情感障碍动物模型主要包括转基因动物模型、反复睡眠剥夺模型以及药物诱导躁狂模型、多巴胺受体修饰模型。

一、转基因动物模型

遗传因素在双相情感障碍中起着重要作用。双相情感障碍患者的一级亲属患病风险显著增加，其终生患病风险约为1%。这些结果表明，尽管环境因素在双相情感障碍的发展中起着重要作用，但该疾病很大程度上是由基因决定的。然而决定双相情感障碍发展的相关基因尚未确定。原因之一是存在复杂的遗传异质性，即一些易感基因与环境相互作用可产生类似的临床症状。到目前为止，基因连锁研究已经在各个染色体上发现了候选区域。在双相情感障碍患者中也有一些表观遗传修饰的报道,表明在双相情感障碍的发病过程中环境和基因存在着相互作用。

小鼠的基因操作技术已经有近 50 年历史,该技术广泛应用于制作包括双相情感障碍在内的多种人类疾病的动物模型。最新的方法允许在动物模型中进行条件性敲入或敲除基因以及对特定细胞或区域进行操作。最近发明的 CRISPR/Cas-9 基因编辑技术更有利于对动物模型的遗传操作。此外,病毒载体也已广泛用于基因编辑。

1. *CLOCK* 基因突变模型　几乎所有双相情感障碍患者都存在严重的昼夜节律紊乱。使用心境稳定剂治疗可以恢复双相情感障碍患者的昼夜节律,与患者的康复密切相关。然而,仍然不确定生物节律异常是否是双相情感障碍的病因,或者这些节律紊乱是否是其他通路改变的最终结果。此外,生物钟影响情绪的机制尚不清楚。随着生物钟基因的克隆和鉴定以及分子生物学的最新进展,人们开始了解生物节律和双相情感障碍之间的密切联系。最近的人类基因和小鼠行为研究表明,生物钟基因与这种疾病相关的情绪紊乱有密切相关性。

心境障碍可能是由不正常的昼夜节律改变引起的。众所周知,在抑郁障碍和双相情感障碍患者中,血浆皮质醇、去甲肾上腺素、促甲状腺激素、褪黑素等激素分泌异常以及体温、血压、脉搏等生理功能迟钝,或者昼夜节律异常改变都很常见。有趣的是,随着抗抑郁药物或心境稳定剂的应用以及患者的康复,这些生理功能通常会恢复正常。鉴于双相情感障碍的周期性特点,许多研究人员推测,昼夜节律异常是其发展的基础。在许多双相情感障碍患者中,躁狂或抑郁发作可能是由睡眠/觉醒周期的中断引起的。几乎所有成功治疗情绪障碍的方法都会改变昼夜节律,而且这些节律变化对评价治疗效果很重要。锂盐和丙戊酸钠常用于治疗双相情感障碍,这两种药物都能改变昼夜节律周期。此外,丙戊酸钠可以改变杏仁核数个昼夜节律基因的表达。抗抑郁药物氟西汀长期治疗增加海马 *CLOCK* 基因和 *BMAL1* 基因表达(两种关键的昼夜节律基因)。总之,这些发现支持了大脑多个区域昼夜节律基因在双相情感障碍的发展和治疗中起着重要作用的观点。此外,季节性症状也很常见,因为患者在冬季更容易出现抑郁症状,在夏季更容易出现躁狂症状。几项人类遗传学研究表明,与心境障碍表现相关的生物钟基因,如 *Npas2* 基因、*Per2* 基因和 *BMAL1* 基因的遗传变异与季节性情绪失调的发生有关。而双相情感障碍与 *CLOCK* 基因和 *BMAL1* 基因变异密切相关。其中,*CLOCK* 基因 3′非编码区单核苷酸多态性(single-nucleotide polymorphism SNP)位点 T3111C 与双相情感障碍复发率有关。这种 SNP 还与双相情感障碍患者的失眠加重和睡眠需求减少有关。这些遗传学研究表明,CLOCK-BMAL1 复合体与双相情感障碍的某些方面存在关联。

CLOCK 基因编码的蛋白质在调节昼夜节律中起核心作用。CLOCK 蛋白是碱性-螺旋-环-螺旋(Basic/Helix-Loop-Helix, bHLH)家族的转录因子,具有组蛋白乙酰转移酶活性。视交叉上核中的 CLOCK-BMAL1,以及钟控基因(*Per* 基因)和 *Cry* 基因的蛋白产物 Per-Cry 蛋白复合物形成转录激活和抑制的反馈环。对昼夜节律相关基因的遗传操作(如 *CLOCK* 基因突变、敲除 *CLOCK* 基因)会诱发小鼠躁狂样行为。携带 *CLOCK* 基因突变的小鼠表现出与人类躁狂惊人相似的整体行为特征,包括多动、睡眠减少、抑郁样行为降低、焦虑样行为降低,以及可卡因、蔗糖的奖励值增加。而长期服用心境稳定剂(锂)会使小鼠的许多躁狂样行为反应恢复到野生型水平。此外,*CLOCK* 基因突变小鼠腹侧被盖区的多巴胺能活性增加,通过病毒介导在腹侧被盖区特异性表达功能性 CLOCK 蛋白可逆转 *CLOCK* 基因突变小鼠的行为异常。这些发现表明,*CLOCK* 基因突变小鼠较可靠地模拟了双相情感障碍的躁狂相行为,并揭示了 *CLOCK* 基因可通过调控多巴胺能系统影响行为节律。

通常采用行为学测试来判断 *CLOCK* 基因突变小鼠的行为。有研究发现,*CLOCK* 基因突变小鼠对新奇事物的反应以及在明暗箱穿梭实验中都表现为极度活跃。也有结果表明,*CLOCK* 基因突变小鼠对精神刺激剂的奖赏效应更为敏感，如对可卡因的行为反应增强，这与躁狂患者对精神类药物反应增加的表现一致，提示 CLOCK 基因突变小鼠在奖赏效应这一行为上表现出与双相躁狂患者相似的症状。为了探索 CLOCK 基因突变小鼠对自然奖赏的反应，通过糖水偏好实验（也是检测奖赏与愉悦状态的一个敏感指标），发现 CLOCK 基因突变小鼠的糖水偏好显著提升，而抗躁狂治疗会使之恢复到野生型小鼠水平。CLOCK 基因突变小鼠对蔗糖的偏好增加，而总摄入量没有差异。另外，通过强迫游泳实验和习得性无助实验，发现小鼠的不动时间减少，提示 CLOCK 基因突变小鼠具有较低的抑郁样行为，这可能也与糖水偏好增加有关。采用旷场实验和高架十字迷宫实验评价小鼠的焦虑样水平，发现 CLOCK 基因突变小鼠表现出较低的焦虑样行为。综上所述，CLOCK 基因突变小鼠表现为高快感、低焦虑样、低抑郁样的状态，可能类似于双相情感障碍患者的躁狂发作期。H. Le-Niculescu 等人报道，CLOCK 基因 D-box 结合蛋白的缺失可能导致小鼠的情绪障碍。缺失 D-box 结合蛋白的小鼠表现出运动活性降低的抑郁样行为，但暴露于应激或睡眠剥夺时表现出运动活性增加的躁狂样行为。

综上所述，CLOCK 基因突变小鼠表型近似于人类双相患者的躁狂发作期症状，它们的行为特征在几个维度上与躁狂状态下的双相情感障碍患者的表现惊人地相似，并且锂治疗对该模型小鼠行为也有明确的改善。此外，这些小鼠可能对研究躁狂和成瘾的病理生理学机制有较大的应用前景。到目前为止，还没有迹象表明 CLOCK 基因突变小鼠可以在躁狂相和抑郁相之间转换。未来的研究需要确定这种小鼠在经历一段时间的应激或睡眠剥夺后是否会出现躁狂样症状向抑郁样症状的转换。

2. ERK1 基因敲除模型　细胞外信号调节激酶（extracellular signal-regulated kinase，ERK）与神经可塑性密切相关。ERK 信号通路是一个主要的细胞内级联信号通路，介导神经营养因子的生物效应。心境稳定剂，如锂盐和丙戊酸钠，可激活 ERK 信号通路，进而使突触可塑性增强、神经突起生长和神经元新生。ERK1 基因敲除小鼠存在 PFC、纹状体、海马、小脑等中 ERK 依赖的 RSK1 磷酸化降低，多动、奖赏效应增高等躁狂样行为。但是，强迫游泳实验中其表现出不动时间增加，旷场实验和高架十字迷宫实验中表现出低焦虑样行为。这些数据表明 ERK 信号通路中的 ERK1 基因在双相情感障碍的发生发展中起着重要作用。

3. GSK3 过表达模型　GSK3 是一种高度保守的丝氨酸/苏氨酸蛋白激酶。GSK3 亚型 GSK3α 和 GSK3β 具有 84% 的序列同源性，但由不同的基因编码而成。GSK3 丝氨酸磷酸化缺失介导情绪障碍易感性增加。心境稳定剂（锂盐）可能是 GSK3 的选择性抑制剂，抑制了 GSK3 丝氨酸的磷酸化。一些研究发现动物或临床患者的 GSK3 与双相情感障碍躁狂或抑郁行为之间存在联系。GSK3β 过度表达的转基因小鼠表现出的多动障碍和安非他明诱导的多动障碍，均能用锂盐和选择性 GSK3 抑制剂挽救。

GSK3 丝氨酸磷酸化的降低会导致小鼠行为改变。多动障碍是一种经常用来评估的躁狂样行为，GSK3 丝氨酸磷酸化受损增加了小鼠的多动障碍易感性。在旷场实验中，GSK3 丝氨酸磷酸化受损小鼠比野生型小鼠的多动样行为更多；重复测试后，逐渐与野生型小鼠的活动趋于一致，表明 GSK3 丝氨酸磷酸化可导致小鼠对新环境的反应增强。此外，该模型小鼠还对应激诱导的抑郁样行为具有更高的敏感性。可利用习得性无助实验测试 GSK3 丝氨酸磷酸化受损小鼠是否具有抑郁样行为。即使在较低水平的电击时（产生轻微的疼痛），91% 的 GSK3 丝氨酸磷酸化受损小鼠仍然表现出了习得性无助，不能在 CS 时触发逃避行为。在强迫游泳实验中不动时间减少、惊跳反射增强、自主活动异常增多等表型，似乎与人类的躁狂行为相似。GSK3 丝氨酸磷酸化受损小鼠还表现出自主活动增多。此外，GSK3β 可使多个昼夜节律基因磷酸化，这证明其参与了昼夜节律系统。

在哺乳动物中，GSK3β 在下丘脑视交叉上核中表达，并且其在该区域的磷酸化活性随昼夜节律变化。其中，GSK3β 可以磷酸化 PER2、CRY2 和 Rev – erbα 等昼夜节律关键蛋白，从而调节昼夜节律相关行为。

重要的是，在躁狂样和抑郁样状态下，双相情感障碍患者的外周血单核细胞中也发现了 GSK3 丝氨酸磷酸化降低，表明 GSK3 丝氨酸磷酸化不足可能是双相情感障碍的一个基本生物学规律，也许可用于生物学诊断。

4. 其他基因修饰模型　　在海马中高度表达的两个基因，*BDNF* 基因及 *TrkB* 基因，与双相情感障碍存在相关性，并且也与昼夜节律相关。

二、反复睡眠剥夺模型

昼夜节律异常是双相情感障碍的一个显著特点。一些抑郁患者表现出早醒、REM 睡眠潜伏期缩短、内分泌谱改变。睡眠剥夺改善约 50％ 的抑郁症状。相反，睡眠剥夺可导致 5％～25％ 双相情感障碍患者的躁狂发作。对人类患者的观察和实验表明，白昼时间的延长与焦虑和抑郁行为相关；当白昼时间减少时，则观察到相反的情况。双相情感障碍受到遗传和昼夜节律调控。采用平台法睡眠剥夺可导致大鼠产生躁狂样行为，与双相情感障碍患者的躁狂发作十分类似。睡眠剥夺后大鼠表现出失眠、多动、易怒，以及具有攻击性、过度性行为和刻板行为，并且会增加探索性行为等躁狂样行为表型。改变啮齿类动物的光照/昼夜节律，也可以诱发类似的躁狂样行为。

睡眠剥夺模型主要采用平台法。以 Plexiglas 有机玻璃制作睡眠剥夺设备，内设一个小平台，向箱内注水，使水平面低于平台面约 1 cm。将大鼠置于平台上，在大鼠进入 REM 睡眠时，全身骨骼肌张力明显降低，颈部肌张力下降，导致节律性低头、触水。大鼠在水中无法进入睡眠状态，从而可选择性剥夺大鼠的 REM 睡眠。在动物休息期间（即白天）剥夺睡眠，并在活动期间（即夜间）进行行为评估。REM 睡眠剥夺的行为学效应，可通过自主活动和攻击性行为衡量。自主活动的测量主要采用旷场实验。攻击性行为的测量，是将动物成对放入笼子（40 cm×40 cm）内 10 分钟，观察攻击性行为、尾巴快速抖动、咬伤的次数或时间。然而，该模型仍存在几个问题。睡眠剥夺的持续时间通常为 72 小时，目前尚不清楚是否可以通过较短的睡眠限制（更类似于在人类患者身上观察到的睡眠限制）来诱发出更加类似人类患者的行为。因此，将该模型应用于双相情感障碍造模还需要更多证据。

三、药物诱导躁狂模型

1. 安非他明诱导模型　　心境稳定剂治疗急性躁狂发作和预防躁狂发作的效果很好，但也有副作用，包括体重增加、震颤等。有必要开发更有效、副作用更少的药物。然而，在过去的几十年里，药物研发机构并未提供更有效的治疗方法。缺乏良好的动物模型和行为测试可能是一个重要因素。频繁地使用安非他明，可导致类似双相情感障碍中的躁狂症状，如多动、冒险性增加、异常高动力和情绪增强。神经调质系统的不平衡也可诱发类似行为。因此，长期以来，安非他明和可卡因等精神活性物质一直被用于诱发啮齿类动物的躁狂相关行为表型。

反复安非他明诱导是一种常见的躁狂动物模型造模方式。然而，其可诱导的多动行为只代表了躁狂的一个方面，不仅见于双相情感障碍，也常见于其他精神疾病。在双相情感障碍的躁狂期，经常可以观察到冒险行为的增加。反复服用安非他明不仅可以增加大鼠的运动能力，而且也能增加大鼠的冒险行为。慢性锂盐治疗可以抑制安非他明增加的冒险行为。冒险行为通常通过动物的旷场实验、高架十字迷宫实验、线桥梁实验进行分析。这些实验也可以用于研究动物的焦虑样水平。在旷场实验中,鼠类动物倾向于在周围区域活动,此为应激反应导致的趋边行为。动物在中心区域的活动和探索增加可被认为是一种冒险行为。在旷场实验中,安非他明干预组的大鼠比健康对照组大鼠的活动度更高、中心区域的探索更多。在高架十字迷宫实验中,反复使用安非他明可增加大鼠的伸展姿势次数、开放臂进入频率和处于开放臂的时间,提示动物的冒险行为增加。而慢性锂盐治疗可抑制使用安非他明后增加的伸展姿势次数。线桥梁实验是大鼠通过离地 30 cm 的桥梁达到食物奖励目标的行为学范式。对照组大鼠在跨越桥梁时更加犹豫和迟缓,而安非他明干预组的大鼠进入桥梁的试探期显著减少,通过桥梁达到食物奖赏的时间缩短。结果表明,安非他明干预组的大鼠具有更明显的冒险行为。慢性锂盐治疗显著抑制安非他明的作用,减少了大鼠进入桥梁获得食物奖励的冒险行为。

有报道显示,反复安非他明暴露可导致躁狂样行为,而药物戒断可导致抑郁样行为,提示中脑多巴胺系统与躁狂和抑郁样行为存在密切关系。

2. 药物导致的多巴胺转运体功能抑制模型　通过选择性多巴胺转运体(dopaminergic transporter,DAT)抑制剂 GBR12909 可建立躁狂模型。值得注意的是,精神活性物质可卡因就是 DAT 抑制剂。

3. 其他　给予动物乙酰胆碱酯酶抑制剂毒扁豆碱可诱发抑郁样行为。

四、多巴胺受体修饰模型

双相情感障碍的症状包括冒险行为加剧、决策能力受损和享乐主义(奖励导向)行为增加。双相情感障碍患者表现出认知功能受损,如爱荷华州赌博任务的决策受损。这些功能失调的行为会对患者的生活质量产生负面影响,并且还未有任何获批准的药物用于治疗这些症状。

多巴胺能稳态的改变可能会导致躁狂症状。DAT 调节突触间隙的多巴胺水平,DAT 基因的多态性可能导致 DAT 水平降低,与双相障碍的躁狂相关。DAT 功能降低的小鼠表现出与躁狂患者类似的异常探索特征。内侧 PFC 高表达多巴胺 D1 受体可诱发躁狂样行为。相反,终止多巴胺 D1 受体的过表达可导致抑郁样行为。使用 GBR12909 或敲除 DAT 基因,均导致小鼠表现出多动障碍、特异性探索增加和空间直线运动,与双相情感障碍患者的症状类似。对敲除 DAT 基因和使用 DAT 抑制剂的小鼠长期给予丙戊酸钠和锂盐治疗,可减轻小鼠的多动症状,但不影响探索或直线运动。这些药物效应与对双相情感障碍患者的效应高度一致。DAT 基因敲除小鼠出现对兴奋剂敏感和对食物奖励动机增加,可能与双相情感障碍患者的享乐主义行为类似。总之,使用 GBR12909 诱导或 DAT 基因敲除这两种造模方式可模拟和研究小鼠躁狂样行为,提示 DAT 可能是躁狂发作的重要机制。

五、其他动物模型

越来越多的证据表明,肠道微生物群与脑功能之间存在某种关系,其也可能与双相情感障碍相关。有证据表明,一些精神疾病模型可通过粪菌移植的方法构建,例如精神分裂症、ADHD 等。将双相情感障碍患者的粪便微生物群移植到无特定病原体的小鼠体内,也可能导致双相情感障碍的躁狂样和抑郁样行为。值得追问的是,某种疾病患者的粪菌移植为什么会使接受者表现出这种疾病的类似行为症状? 如果不能回答具体的生物学机制,如粪菌移植带来的某种类似于精神活性物质发挥的作用的机制,那么需要小心求证,因为很可能得到的是假阳性的结果。

六、行为学评价

由于双相情感障碍的躁狂状态主要包括精力旺盛、活动增加、极端易怒、睡眠减少、攻击性和冒险性行为增强、性欲提升、药物滥用或成瘾易感、注意力不集中等,可采用以下行为学范式评估动物的躁狂样行为。

(1) 旷场实验:用于分析啮齿类动物的自主活动、梳毛、排便,以及其他刻板行为。该测试主要记录实验动物在旷场周围及中心区域的活动距离和时间。

(2) 强迫游泳实验:用于评估啮齿类动物的绝望样或抑郁样行为。躁狂样动物模型在该实验中常表现为不动时间减少。

(3) 高架十字迷宫实验:用于测试啮齿类动物的焦虑样行为。躁狂样动物模型在该实验中常表现为进入开放臂的次数和时间增加,类似于冒险行为增加或抗焦虑样行为。

(4) 明暗箱穿梭实验:用于测试啮齿类动物的焦虑样行为。动物进入明箱的次数和停留在明箱的持续时间可评价抗焦虑样行为或冒险行为。

(5) 运动活动测试:主要用于分析啮齿类动物的运动水平,可反映实验动物的活力水平。通常采用跑步机实验来检测动物的运动水平。跑步机实验主要分为两个阶段:适应性训练阶段和测试阶段。在适应性训练中,动物可选择匀速平坡训练模式、匀速多坡度训练模式和多阶速度训练模式。在训练后 24 小时内进行测试,考察老鼠的运动能力。躁狂样表型的动物运动活动水平与正常动物相比显著增加。

(6) 糖水偏好实验:快感缺乏是指无法从奖励或愉快活动中体会到快乐,是人类抑郁障碍的主要症状。普遍认为蔗糖偏好比可反映啮齿类动物的快感缺乏,可模拟在人类躁狂状态中,可卡因、酒精等精神活性物质带来的情绪提升和快感增加。在躁狂样动物模型中,与对照组小鼠相比,实验组小鼠蔗糖偏好比增加,表明可能存在快感增加。

近年来,利用现代分子生物学,如遗传学和表观遗传学;以及成像技术,如正电子发射断层扫描(positron emission tomography, PET)和功能性磁共振成像(functional magnetic resonance imaging, fMRI),研究双相情感障碍已经取得诸多成果。目前,已有几种方法试图用啮齿类动物模拟人类双相情感障碍的某一或某些方面。大多数模型仅能实现模拟躁狂样或抑郁样行为。还未有模型能模拟躁狂和抑郁发作之间的自发转换。未来的新技术、新方法也许能更好地模拟人类双相情感障碍。

(胡少华)

第四节 · 孤独症谱系障碍动物模型

一、简介

依据 ASD 的三大临床特征,其啮齿类动物模型的行为学研究主要涉及以下五点。①社交障碍:用三箱社交实验、社交互动实验评价小鼠的社交能力、社交新颖性和再识别能力等。②语言交流障碍:用新生鼠与母鼠的隔离、成年鼠求偶或交配、受到足底电刺激等条件下发放的超声波,也许可评定小鼠的语言交流能力。③重复刻板行为:用自主活动状态下的刻板行为,如重复性理毛、跳跃和挖掘行为,或利用孔板实验、埋珠实验来评价自主活动状态下的重复、刻板行为。④焦虑样行为:相当比例的 ASD 患儿同时还存在焦虑症状;可利用高架十字迷宫实验、明暗箱穿梭实验以及旷场实验中的趋边行为等,评价 ASD 啮齿类动物模型的焦虑样行为。⑤感知觉:ASD 患儿可能同时存在感知觉异常(基本的认知功能);可利用热板实验、惊跳反射实验、von Frey 实验、Hargreaves实验和福尔马林致痛觉敏感性测试等,评价模型小鼠的感知觉功能。此外,可利用莫里斯水迷宫或巴恩斯迷宫评价反转学习能力(认知功能),利用 T 迷宫评价工作记忆能力。

1943 年,LeoKanner 医生第一次定义了孤独症。1964 年,Rimland 博士首次提出孤独症的生物学病因。2006 年,Zoghbi 研究组将人 *MeCP2* 基因敲入小鼠,发现携带人类 *MeCP2* 基因的转基因小鼠表现出焦虑样水平上升和社交行为缺陷等类似 ASD 的表型。这些研究推动了 ASD 临床和基础领域的发展。通过研究过表达 *MeCP2* 基因如何影响大脑发育,以及 ASD 相关基因突变如何导致社交障碍等问题,逐步揭示 ASD 的病因和致病机制。Thomas C. Südhof 发现编码神经配蛋白-神经连接蛋白(neuroligin-neurexin)家族蛋白的基因在 ASD 患者中存在突变,随后围绕这两个基因的功能进行了大量研究。其中最著名的发现是在 2007 年,将 ASD 患者的一个突变基因 *Nlgn3(R451C)* 敲入小鼠,观察到这个突变小鼠表现出与 ASD 患者非常相似的行为表型,包括与其他小鼠进行社交的能力下降、过度的重复刻板行为等。这项研究首次成功地在小鼠中展示了与 ASD 患者类似的行为表型,也提示用基因工程的方法,可以在动物模型中模拟人类 ASD,由此可深入探讨其病因和神经生物学机制,并可筛选或研发 ASD 的新药或新干预途径。2007 年,P. Patterson 教授研究组首次发现对怀孕母鼠腹腔注射 IL-6,可以诱导子代小鼠出现明显的 ASD 样和精神分裂症样的行为表型,开启了环境因素诱导 ASD 动物模型的研究。这种方法后来被称为 MIA。

二、主要类型和特点

随着基因修饰技术和 ASD 研究理论框架不断完善,ASD 动物模型得到了进一步的发展和不断丰富。目前,主要的 ASD 动物模型包括遗传学模型、特发性模型和环境因素诱导模型三大类。遗传学模型包括单基因修饰模型(*NLGN3*、*NLGN4*、*NRXN1*、*CNTNAP2*、*SHANK3*、*MECP2*、*FMR1*、*TSC1/2*),新发突变修饰模型(*CHD8*、*SCN2A*、*ARID1B*、*GRIN2B*、*DSCAM*、*TBR1*、*TRIO*)和拷贝数变异模型(15q11~q13 缺失、15q13.3 微缺失、15q11~13 重复、16p11.2 缺失和重复、22q11.2 缺失)等。特发性模型包括人工筛选在自然环境下产生突变的具有 ASD 样行为表现的近交系(BTBR-T+tf/J 小鼠和 BALB/cByJ 小鼠等)小鼠。环境因素诱导模型包括药物诱导(如孕期暴露于丙戊酸钠)、母体自身抗体暴露和 MIA 等。

遗传学模型多依据疾病相关的单个基因的过表达、缺失或点突变制作,模型的病因学较为清楚,其神经发育结构、功能异常或行为缺陷的潜在分子信号通路和神经生物学机制研究相对透彻,但并非所有单一基因突变的遗传学模型都能完全模拟 ASD 的所有病理特征,每个遗传学模型无论是在行为学表型还是在神经发育表型方面都具有相对特异性,这些模型对各种药物的治疗反应也不相同。此外,遗传学模型通常需要通过特定的基因修饰策略来构建,制作周期相对较长。

特发性动物模型大多能够较好地模拟 ASD 的核心症状,表现出比较显著的社交障碍和刻板行为等。但这类模型是在自然环境下产生的基因突变或修饰,其 ASD 相关的行为学表型并非由已知的易感基因突变引起,因此具有病因学未知的特点。

环境因素诱导模型可以模拟 ASD 相关的神经发育障碍及行为学异常,该类模型制作流程相对简单,具有周期短、易获得的特点,包括化学(药物)诱导模型和免疫诱导模型等。该模型的病因复杂,且与不同诱导因素的特点有关。

三、遗传学模型

传统的遗传学模型主要通过依赖于 DNA 同源重组的基因打靶手段,构建打靶载体。在其中插入一个与靶基因同源的 DNA 片段(同源重组指导序列),通过转染胚胎干细胞,将同源重组外源基因导入固定位点,从而有目的地突变内源基因或导入人类突变基因片段。随后将打靶胚胎干细胞导入囊胚,并将囊胚植入假孕母鼠子宫发育。由于传统的基因敲除打靶技术具有周期长、工作量大、费用相对较高的局限性,随着 ZFN、类转录激活因子效应物核酸酶以及 CRISPR/Cas9 等新型基因编辑技术的出现,为模型的构建策略提供了更多和更好的选择。依靠基因修饰技术,可以构建全基因敲除、基因敲入(插入、取代、人源化、点突变等)、条件性基因敲除以及诱导性基因敲除等各种类型的小鼠模型。

四、特发性模型

ASD 是一种多基因复杂疾病,多种遗传因素均可能导致 ASD 的发病,单个基因的缺失或变异很难完全解释疾病的表型,因此利用单个基因修饰的遗传学模型并不能全面地模拟 ASD 的所有病理特征。因此,学者通过对多种品系的啮齿类动物进行人工筛选,得到了几种能够较好地模拟 ASD 核心症状的品系,被认为是特发性 ASD 的模型,常用的模型有 BTBR - T+ tf/J 小鼠和 BALB/cByJ 小鼠等。

五、环境因素诱导模型

1. 化学因素(药物)暴露诱导模型 丙戊酸是临床上常用的抗癫痫药及心境稳定剂,主要通过调节 GABA 的浓度降低神经元的兴奋性而发挥药效。临床试验表明,孕期服用丙戊酸的母亲子代罹患 ASD 的风险较正常人高。在动物模型构建中,通过使母鼠在孕期暴露于丙戊酸,其子代鼠可以模拟出典型的 ASD 表型。除此之外,也有报道表明,特布他林(terbutaline)、丙酸(propionic acid)等药物诱导动物模型的造模方法及行为特征与丙戊酸模型类似,而应用普遍性上不及丙戊酸模型。

2. 孕期母体免疫激活模型 越来越多的流行病学研究表明,免疫因素在 ASD 的发病中起到重要作用。目前认为,孕期母体自身抗体紊乱和 MIA 是 ASD 发病的重要环境因素。孕期母体自身抗体紊乱会导致自身抗体经胎盘影响胎儿脑发育。动物模型研究表明,孕期母体自身抗体紊乱与子代 ASD 相关行为表现有显著关联。在子宫内暴露于母体自身抗体的实验小鼠在胎脑发育期间表现出皮质神经元过度增殖和出生后神经元异常快速生长的现象。母体在怀孕期间感染病原体(病毒、细菌、寄生虫等),对入侵体内的病原体进行免疫应答,产生大量的细胞因子和抗体,从而对胎儿脑发育产生影响。流行病学调查研究表明,孕期(尤其是孕早期)宫内感染与 ASD 的发病密切相关。学者将孕期母鼠暴露于 poly I:C、LPS 等,模拟病毒、细菌感染等以诱导免疫反应,发现 MIA 模型的子代具有与临床上孤独症患儿类似的行为学表型,主要表现为社交障碍及重复刻板行为增多。

六、孤独症谱系障碍动物模型脑结构和功能变化概述

前脑兴奋性投射神经元占皮层神经元数量的 80%,是主要的神经元类型,其在学习、记忆等多种脑高级认知中发挥重要作用。在哺乳动物大脑发育过程中,皮层兴奋性神经元由位于前脑背侧室管膜区或室管膜下区的神经干(前体)细胞不对称分裂和分化而来,沿放射状胶质细胞的放射状突起迁移至皮层预定位置。早期研究发现 ASD 患儿大脑皮层以及海马、齿状回发育异常,如 ASD 患者皮质六层结构紊乱,齿状回颗粒细胞带形态异常弯曲和颗粒细胞异位分布等。目前报道提示 ASD 易感基因修饰小鼠模型也具有包括神经干细胞/前体细胞增殖、前体细胞分化,以及神经元迁移、轴树突发育等过程在内的兴奋性神经元发育障碍表型。D'Arcangelo 等人发现,*RELN* 基因敲除小鼠出现大脑皮质板层结构倒置、锥体神经元定位异常和轴树突的定向紊乱等神经发育异常表型,与 ASD 患儿脑内发现的病理改变高度一致。Kensuke 等人报道 *Pogz* 基因敲除影响小鼠皮层神经元前体细胞的分化和放射状迁移等发育过程。Kwon 等人报道 *Pten* 基因敲除后可以观察到敲除小鼠整脑的体积变大,脑切片观察表明敲除小鼠皮层变厚,齿状回体积增加,颗粒细胞树突分支增多、变长,树突棘密度增加等。此外,其他易感基因,如 *Tsc1* 基因、*Syngap1* 基因等的敲除也会导致神经元突触修剪异常。在 MIA 模型中,子代小鼠皮层锥体神经元和齿状回颗粒细胞树突棘密度减小,树突棘的正常动态特性受损以及突触修剪异常。与正常组比较,丙戊酸模型大鼠 PFC 兴奋性神经元密度增加、突起紊乱、树突棘数目减少,提示 ASD 患儿脑部兴奋性神经元前体细胞迁移、皮层板层形成、树突发育以及兴奋性神经网络的建立可能存在异常。

抑制性中间神经元数量约占皮质神经元的 20%,但仍然是神经环路的重要组成部分,其在调节皮层神经元兴奋性和整合其输出过程中发挥重要作用。胚胎期抑制性中间神经元由前脑腹侧神经节隆起区域的神经干(前体)细胞分裂和分化而来,并沿着多个切线方向迁移,进入大脑皮层、海马等区域。ASD 患者的神经病理学检测及影像学检查结果均发现其 PFC 的 PV 阳性细胞数量显著减少,GABA 受体亚单位密度、GABA 合成酶 GAD65 和 GAD67 表达量、GABA 浓度显著降低。此外,海马及齿状回中 GABA 受体及合成酶 GAD 的表达量在 ASD 患儿中也显著降低。对 ASD 易感基因修饰小鼠模型的研究表明,特定脑区 GABA 能神经元的发育异常可能导致类似 ASD 的行为学表型。例如,*En2* 基因敲除小鼠存在皮层和海马不同类型中间神经元的选择性缺失,*Cntnap2* 基因缺失小鼠皮层、海马中多种中间神经元数量减少,*Trio* 基因敲除或突变影响胚胎期中间神经元的切向迁移过程,而 *Arid1b* 基因杂合敲除小鼠出现前脑中间神经元增殖减少、凋亡增加等表型。在 ASD 的 MIA 小鼠模型中,也可观察到小脑浦肯野细胞以及皮层、海马 PV 阳性和 Reelin 阳性 GABA 能神经元的密度降低。

2003 年,Rubenstein 和 Merzenich 两位学者提出神经发育异常导致的兴奋性/抑制性失衡可能是 ASD 发病的关键因素之一。到目前为止,这一假说得到了大量研究证据的支持。除上述抑制性神经元增殖、迁移异常导致的数量减少外,抑制性神经递质受体改变等因素造成的抑制性神经元的功能障碍也会导致兴奋性/抑制性失衡。例如,染色体 15q11~q13 区域是 ASD 染色体基因微缺失/微重复的常见区域之一,该区域包含编码 GABAA 受体的一些特殊亚基的基因,如 *GABRB3* 基因、*GABRA5* 基因和 *GABRG3* 基因,分别编码 β3、α5 和 γ3 亚基。基因修饰小鼠研究表明,*GABRB3* 基因

和 *GABRA5* 基因敲除小鼠出现抑制性神经信号传导异常和 ASD 样行为表型。此外,其他 ASD 易感基因,如 *Cntnap2* 基因、*Scn1a* 基因和 *Tsc1* 基因敲除小鼠模型中也观察到神经发育障碍和(或)突触传递,以及兴奋性/抑制性平衡异常的表型。通过光遗传学或药理学手段调节前脑兴奋性/抑制性平衡可挽救 ASD 小鼠的行为异常。流行病学调查也发现,大约 30% 的 ASD 患儿同时患有癫痫。上述小鼠除出现社交障碍等 ASD 样行为表型外,也观察到脑电图中出现癫痫样尖波发放。使用苯二氮䓬类药物可以挽救相应的异常行为表型。通过记录 MIA 模型小鼠皮层和海马锥体细胞突触后微小电流也发现,其 mEPSC 和 mIPSC 的频率、振幅异常,提示 MIA 模型可能存在兴奋性/抑制性平衡异常。与正常组比较,丙戊酸模型大鼠 PFC 的 PV 阳性神经元胞体较小,突起减少且紊乱。这些结果提示皮层抑制性神经系统异常可以通过调控兴奋性/抑制性平衡参与 ASD 的发病。但是,值得注意的是,无论是神经发育障碍假说还是兴奋性/抑制性平衡假说等,虽可以解释脑功能损伤,但还不能解释为什么存在 ASD 特异性。实际上,这些假说也可用于解释精神分裂症、双相情感障碍,不具备疾病特异性。

七、行为学评价

(一)孤独症谱系障碍相关行为

1. 社交障碍　社交是认知功能的一个重要维度。社交障碍是 ASD 最核心的行为学表型。在 ASD 啮齿类动物模型中,通常用三箱社交实验、社交互动实验评价小鼠的社交能力、社交新颖性辨别能力等。

(1)三箱社交实验:三箱社交实验是一种常见的啮齿类动物行为学范式,评价 ASD 等精神疾病的社交障碍。先将小鼠放入三箱中适应性自由跑动 5 分钟(两侧箱体角落放置圆柱形笼子)。随后随机在左侧或右侧圆柱形笼子中放入一只陌生小鼠 S1,另一侧笼子空置或放置一个无生命体征的相似物体,记录 10~15 分钟,分别统计受试小鼠在两侧箱体的时间及其与圆柱形笼子中小鼠近距离社交的时间(鼻尖点在距笼子 2 cm 的区域内),以及进入左、右两个箱体的次数。通常情况下,出于对社交个体的好奇以及社交带来的奖赏效应促使正常小鼠与陌生小鼠 S1 的社交时间多于与空置笼子(或放置无生命体征的相似物体笼子)的社交时间,以此来评价小鼠的社交能力。在间隔 1 分钟后,在之前空置(或放置无生命体征的相似物体)的一侧笼子中放入一只新的陌生小鼠 S2,并录像和统计数据(指标同前)。通常情况下小鼠与陌生小鼠 S2 的社交时间更多。通过社交时间来评定其社交新颖性辨别能力。值得注意的是,这种辨别能力是基于对已经交往过的陌生小鼠 S1 具有短时程的社交记忆来实现的。更准确地讲,这是一种特殊的记忆类型,称为社交再识别记忆,即测试受试小鼠是否能再次识别已交往过的陌生小鼠 S1,从而驱使受试小鼠与全新陌生小鼠 S2 有更多社交活动。

(2)社交互动实验:小鼠社交互动实验用于评估小鼠社交互动行为有无受损。测试对象为 3~4 周龄的小鼠,实验场所可以使用标准鼠笼(46 cm×23.5 cm×20 cm)或其他可以详细观察小鼠互动情况的场所,如旷场等。将不同窝但同性别、同年龄、同基因型的小鼠两两匹配后同时放入观察场所。视频录制 10 分钟后分析以下参数:鼻对鼻嗅闻(嗅对方鼻子和鼻周区域)、对向运动(正面朝向另一只小鼠运动,间距小于其体长的一半)、跟随(跟在另一只小鼠后面,保持步调一致)、鼻子嗅肛门生殖区、爬背行为(部分身体在另一只小鼠的身体上方)等的次数和持续时间。

2. 语言交流障碍　超声发声(25~120 kHz)是啮齿类动物重要的沟通手段之一。小鼠在其一生中都可以发出超声。例如,当新生小鼠被隔离出巢穴时、雄性小鼠遇到雌性小鼠时、受到性信息素刺激时、受到足底电刺激时,均会发出高频段的声波。超声的发动频率是一种情感指标,发声的数量、频率和声波形状等特征与情绪和社交互动关联。例如,当遇到发情期雌性小鼠时,雄性小鼠的发声频率会增加;当雌性小鼠离开时,雄性小鼠的发声频率降低。ASD 患儿在临床上表现出语言发育障碍。可以记录 10～180 kHz 超声,检测小鼠超声波的发放特征,评价 ASD 小鼠模型的语言发育情况,以此反映 ASD 患儿的语言发育障碍机制。

(1) 新生鼠隔离的超声波记录:在出生后一定时间点(如第 3、6、9 天)将小鼠从正在哺乳的母鼠处取出,放入超声波记录箱中进行隔离。记录 5 分钟内新生鼠发放的超声波次数、频率和声波特征等参数。

(2) 成年雄鼠求偶的超声波记录:将成年雄鼠单独隔离饲养 1 周后,与处于发情期的雌鼠合笼。记录 5 分钟内雄鼠发放的超声波次数、频率等。或者在鼠笼中放入沾有雄鼠分泌物的物品(雄鼠与测试雌鼠没有事先接触),检测(单只)雌鼠超声发放的次数、频率和声波特征等。

3. 重复刻板兴趣和行为

(1) 刻板重复的自主活动:ASD 小鼠模型经常表现出自发的重复活动,包括自发旋转、挖掘、跳跃、理毛等。

1) 自我理毛行为:理毛行为是最常用的评价自发重复刻板行为的实验范式之一。重复的自我理毛行为可能造成病理性损伤,如皮肤和毛发的损伤等。理毛行为的观测可以在标准鼠笼或旷场内进行,先让小鼠熟悉鼠笼环境 10 分钟,随后视频记录 10～15 分钟(或者连续记录 30 分钟或 2 小时)理毛行为发生次数或者持续时间,可用于评估 ASD 小鼠的刻板重复自主活动。不同的观察参数、小鼠性别以及环境因素等对理毛行为的观察结果可能存在一定的影响。此外,在观察理毛行为的同时,还可以记录小鼠的自发旋转、挖掘和跳跃等的时间,以完善对重复刻板行为的评价。

2) 埋珠实验:基于小鼠在更换有垫料的新鼠笼中出现较多挖掘垫料的行为,以及啮齿类动物埋藏物品的天性而设计的实验范式。将小鼠放入一个标准鼠笼(46 cm×23.5 cm×20 cm),其中填充 5 cm 高的垫料,并放入 20 颗直径 1.5 cm 的玻璃珠子(5 排,每排 4 颗)。从其中一个角落放入小鼠,在相对较暗的环境中(光照强度约 30 lx)测试 30 分钟,统计掩埋的玻璃珠颗数(以超过 50% 的体积被埋于垫料下方为该玻璃珠被埋入的判断标准)。通过对比实验组和对照组动物埋藏珠子的数量,评价动物的重复刻板行为。一般认为埋藏的珠子数量越多,其重复刻板行为程度越高。

(2) 狭隘的兴趣活动:当小鼠进入一个新的环境后,倾向于探索新环境的各个方向,会嗅探新的接触物,或者发现洞穴以后用鼻进行嗅闻和探索等。利用这些天生习性,可使用旷场评估 ASD 模型中小鼠的行为改变。ASD 小鼠可能更倾向于探索某一固定象限,表现出狭隘的兴趣活动。可通过小鼠进入固定象限的次数、停留持续时间,或者对其中放置的物体表现出固执的偏好,以及接触物体的次数、接触的时间等评价该行为。在孔板实验中,由于小鼠具有探洞的天性,可评价其对新环境的探索能力以及重复刻板的兴趣活动。将啮齿类动物放于孔板(4×4 排列,共 16 个孔)中心,记录实验动物在 5 分钟内将头深入孔洞中的次数。总的探洞次数可以反映实验动物基本探索能力,而反复进入某个孔洞的次数可用于评价狭隘兴趣活动类型的重复刻板行为。

(3) 固定模式—反转学习测试:ASD 小鼠模型表现的重复刻板行为可以通过日常行为进行评价,相对较直观。持续存在的、习得性刻板和固执的认识模式则需要通过特定任务来评定。反转学习任务测试可以评估小鼠的认知灵活性,即 ASD 小鼠模型是否存在刻板认知表现。要实现反转学习,小鼠需要抑制已经形成的旧记忆,才能表现出用新记忆来指导相反行为。

1) 基于自主活动 T 迷宫的灵活性测试:无需提前适应或饥饿处理,将小鼠放置于 T 迷宫起始处,依靠其自主活动对两个开放臂进行选择。每只小鼠进行 10 次实验,每次间隔 30 秒,连续两次进入同一个臂记为一次错误,计算其错误率。

2) 基于 T 迷宫的反转学习测试:首先为小鼠建立空间记忆,如在 T 迷宫右臂放置食物奖励诱导小鼠偏好向右臂运动(记录进入右臂的次数、进入右臂前的停留时间等,以此确定空间记忆建立)。然后把食物奖励改放在 T 迷宫左臂,观察记录小鼠是否改向左臂运动(记录进入左臂的次数、进入左臂前的停留时间、速度的改变等)。

3) 基于莫里斯水迷宫或巴恩斯迷宫的反转学习测试:反转学习范式也可以使用莫里斯水迷宫(圆形池,直径 120 cm)或巴恩斯迷宫(圆形平台,直径 100 cm)测试。在水迷宫(或巴恩斯迷宫)的固定象限里放置逃生平台(或孔洞),训练小鼠能够找到并习惯平台(或孔洞)的存在。然后将逃生平台放在另一个象限,观察小鼠能否再次找到平台或孔洞的位置(记录找到平台或孔洞的时间,游泳或跑动距离、速度的变化等)。水迷宫的具体操作范式如下,实验共需 14 天。第 1 天,将平台放置在其中一个象限,水面低于平台 1 cm,进行可视平台的学习,排除视力受损的 ASD 小鼠。第 2～8 天,将平台放置在邻近象限,水面高于平台 1 cm,进行固定位置的隐藏平台学习,记录小鼠的逃避潜伏期和平均游泳速度。第 9 天,撤除平台,用探索测试检测记忆能力,记录小鼠在四个象限的时间。第 10～13 天,将平台放置在之前的对侧象限并隐藏于水面下,进行固定平台的反转学习,记录小鼠的逃避潜伏期和平均游泳速度。第 14 天,撤除平台,进行探索测试,记录小鼠在四个象限游泳的时间。

4) 基于嗅觉的反转学习:在训练过程中,当小鼠闻到第一种气味(如丁香味)后,如果其在一定时间内能做出反馈——舔舐出水口,则能得到饮水奖赏;而闻到另外一种气味(如柠檬味),小鼠舔舐出水口不会得到奖赏。经过一定时间的训练后,小鼠习得闻到丁香味而非柠檬味气体可以获得饮水奖励。随后进行反转学习,将丁香和柠檬两种气味与奖赏间的关系调换,小鼠获得饮水奖赏的条件不再是闻到丁香的气味后做出反应,而是闻到柠檬的气味后做出反应,观察小鼠形成新的正确反应模式所需的时间或训练次数,可用于评价小鼠的反转学习能力。

4. 焦虑样行为　相当比例的 ASD 患儿同时存在焦虑行为。因此,可利用高架十字迷宫实验、明暗箱穿梭实验以及旷场实验中的趋边行为等来评价 ASD 小鼠的焦虑样行为。

(1) 高架十字迷宫实验:高架十字迷宫具有一对开放臂和一对闭合臂。啮齿类动物由于恐高会倾向于在闭合臂中活动,但出于好奇心和探究性又会在开放臂中活动。面对新奇刺激时产生的探究与回避组成的冲突行为,可使小鼠产生焦虑样情绪。观察 5 分钟内小鼠在开放臂中的时间,评价其焦虑样行为。

(2) 明暗箱穿梭实验:啮齿类动物天生倾向于在暗箱中活动,但出于好奇心和探究性又会在明箱中活动,故形成探究与回避组成的冲突行为,产生焦虑样情绪。可以通过观察 5 分钟内小鼠在明箱中的时间,评价其焦虑样行为。

(3) 旷场实验:利用小鼠的趋边性(畏惧开阔、陌生的环境,趋向于贴墙活动),即喜在旷场的外周区域活动,和小鼠喜探索新环境的天性(在中央区域探索),形成探究与回避组成的冲突行为,产生焦虑样情绪。

(二) 感觉刺激的反应性

ASD 患儿可同时存在感知觉(最常见的认知功能)异常,因此可利用热板实验、惊跳反射实验、von Frey 实验、Hargreaves 实验和福尔马林敏感性测试等评价感觉刺激反应性的实验来评价其感觉异常。

（1）热板实验：将小鼠置于一定温度的热板上，热刺激小鼠足部产生痛反应，即舔足反应。以小鼠出现舔足的时间作用为痛反应指标。

（2）惊跳反射实验：听觉刺激可以引起小鼠的惊跳反射，通过给予不同强度的听觉刺激，测定小鼠对听觉刺激的惊跳反射程度，评价其对听觉的敏感性。

（3）von Frey 实验：由生理学家 Maximilian von Frey 开发，是针对机械刺激中的针刺痛觉评估小鼠机械痛的标准方法。将小鼠放置在 12 cm×5 cm×5 cm 的透明笼盒中，置于 36 cm 高的栅格上。将小鼠连续两天放置于行为学测试房间中 60 分钟，并在第三天测试前适应 45 分钟。von Frey 细丝垂直于小鼠后爪的足底表面对鼠爪施力，直到细丝弯曲，表明它的预设力正在施加到爪子上。有反应定义为针刺时或之后立即撤回后爪、舔爪或摇爪的时间。

（4）Hargreaves 实验：在实验前两天，将小鼠放置在升高的玻璃表面上的透明盒中适应 45 分钟。在测试当天，经过 30 分钟的适应期后，将辐射热源移至玻璃表面下方并瞄准动物的后爪。在爪子从热源撤回时，辐射热传递终止，记录撤回潜伏期，最长刺激 20 秒。

（5）福尔马林敏感性测试：实验前两天将小鼠放置在测试室中适应 1 小时。在开始测试之前，先让小鼠在房间中适应 30 分钟，然后将其从房间中单独取出并用异氟醚麻醉。每只小鼠的右后爪接受 20 μL 的 2% 福尔马林皮内注射。对注射部位施加轻微压力以防止回流，并在放回测试室之前观察小鼠的呼吸频率 15～30 秒。注射后 1 小时，记录小鼠舔和抬起注射侧爪子的时间。

（李俊）

第五节 · 焦虑障碍动物模型

一、简介

焦虑是个体在遇到威胁时所呈现出的一种适应性但不愉快的情绪反应，是一种生物体在进化过程中高度保守的基本情绪。当个体处于焦虑状态的时候，会出现生理性躯体反应和情绪反应，往往伴随着内分泌系统和自主神经系统激活。这种反应有利于个体应对当时的应激，但也会使得个体对于未来产生不切实际的担心。病理性焦虑或焦虑障碍严重妨碍患者的日常生活和工作。广泛性焦虑障碍和惊恐障碍是典型的病理性焦虑。罹患广泛性焦虑障碍的患者对日常生活状况有不切实际的担忧且在一定时间内长期存在。惊恐障碍患者主要表现为短暂的极度担心和恐惧，伴有心悸和出汗等。病理性焦虑患者自主神经系统功能紊乱，主要是因为应激引起的肾上腺素和皮质醇分泌异常。未经治疗的焦虑障碍会引起心悸、呼吸急促、胸痛、血压升高、肌肉紧张、恶心、腹泻、出汗增多、易怒、噩梦等。

焦虑障碍动物模型可以帮助人们理解焦虑障碍的病理机制，从而使得我们能够更好地预防或治疗焦虑障碍。研究者常通过制造一个冲突的情景，引发动物产生相反的动机（如让动物既想趋近，又想回避），来构建焦虑障碍动物模型。值得注意的是，焦虑障碍动物模型不可能完全复制某种焦虑障碍所有的临床特征和症状，只能模拟某一种或某一些焦虑障碍相关特征。

理想的焦虑障碍动物模型应满足：①如果某种药物能够有效治疗焦虑障碍，该药物应该能够在动物模型中产生相似疗效，减少焦虑样行为（预测效度）；②实验动物面临威胁时表现出的行为，应与焦虑障碍患者的症状相似（表面效度）；③焦虑障碍患者的病理学机制，应该和实验动物一样

（结构效度）。同时满足上述三个条件的理想焦虑障碍动物模型其实未必存在。

焦虑障碍动物模型至少有两个不同的作用：①可作为抗焦虑新药的行为学测试工具；②可研究焦虑障碍的发生发展过程和病理学机制。通过对实验动物开展神经解剖学和神经化学研究，可为探索治疗焦虑障碍新药及其靶点提供重要线索。但是，动物和人类的神经系统存在极其显著的差异，实践中会见到新药在动物模型中有效，但在临床试验中无效的现象。

焦虑障碍动物模型可分为：①表型相关模型，即焦虑障碍行为学模型；②经历应激相关事件的模型；③培育出的特定种系的实验动物；④基因改造模型。本节主要介绍表型相关模型，对后三类动物模型仅做简单介绍。

焦虑障碍表型相关动物模型的建立，是基于人类焦虑行为和动物焦虑样行为可能具有相似性的假设。研究者通过评定实验动物的行为，间接评定动物的焦虑样水平。主要可分为两类：CR行为学模型和非CR行为学模型。CR行为学模型，建立在条件反射的理论基础上，是基于习得性惩罚反应的焦虑障碍动物模型。通过给予某种形式的刺激，让动物产生焦虑样行为。动物的行为是一种对环境的反应，可以通过操作式条件反射产生正性强化和负性强化。例如，通过压杆行为，动物可以获得食物或饮水奖励，就是正性强化；给予大鼠电击，让大鼠产生厌恶行为，就是负性强化。如盖勒-西弗特冲突实验、沃格尔冲突实验。非CR行为学模型基于非习得性恐惧和回避行为，通常利用动物的天性，如高架十字迷宫实验、明暗箱穿梭实验、旷场实验、新奇抑制进食实验和捕食者暴露实验等。这些行为学范式的共同点在于，让实验动物接触新环境，让动物同时产生恐惧反应和好奇反应，造成典型的趋近-回避冲突。CR行为学模型和非CR行为学模型的分类见 ▣ 表8-5-1。

▣ 表8-5-1　焦虑障碍动物行为学模型分类

非CR行为学模型	CR行为学模型
探索行为模型	操作式CR
- 高架十字迷宫实验	- 盖勒-西弗特冲突实验
- 高架T迷宫实验	- 沃格尔冲突实验
- 高架零迷宫实验	经典CR
- 旷场实验	- 条件性情绪反应实验
- 改良孔板实验	- 超声波CR发声实验
- 明暗箱穿梭实验	- 恐惧强化惊跳反射实验
- 社会互动实验	其他
- 新奇抑制进食	- 主动/被动回避实验
捕食者线索模型	- 脑电刺激
- 猫气味暴露实验	

二、非条件性反应焦虑障碍动物模型

1. 高架十字迷宫实验　可能是应用最广泛的焦虑障碍啮齿类动物模型。开发之初是以大鼠作为实验对象，之后推广到小鼠、豚鼠、田鼠、仓鼠和沙鼠，主要用来研究抗焦虑药物的活性。将大鼠（200～250 g）置于迷宫平台上，头朝开放臂，观察者距离迷宫中心至少1 m。实验房间使用微弱的红色光作为照明光源。研究者记录5分钟内大鼠进入开放臂和闭合臂的次数及在两臂的停留时间（以四肢全部入臂或两只前爪出臂为进、出标准）。在5分钟的观察期间记录：①大鼠首先选择进入开放臂还是闭合臂；②进入开放臂或者闭合臂的次数；③在开放臂或者闭合臂的停留时间（平均时间＝停留时间/进入次数)。录像记录实验大鼠的行为,其中以大鼠在开放臂的停留时间作为评价焦虑样行为的指标。在开放臂的停留时间缩短,提示大鼠焦虑样行为增多(具体实验步骤见第五章)。

高架十字迷宫是基于啮齿类动物好奇心和恐惧之间的冲突,给实验动物制造应激的三个要素:高度、陌生感和开放性。经典的抗焦虑药物可增加大鼠在开放臂的探索行为,但不影响大鼠在闭合臂的停留时间。高架十字迷宫实验的优势:不但可以用于研究药物的抗焦虑活性,还可以研究药物是否具有致焦虑活性,为理解相应的神经机制提供实验模型。高架十字迷宫实验的劣势主要有:①大鼠再次暴露于开放臂时,在开放臂的探索行为会减少,还会导致抗焦虑药物的行为学效应消失;这种现象通常被称为一次性习惯化记忆,是新颖性丧失和学习记忆等因素导致的;②实验者在房间里会影响实验结果,因此建议实验者远程录像观察,开展实验的地方最好较为安静且没有噪声。

2. 高架T迷宫实验 在高架十字迷宫的基础上发展而来,由三个大小相等的臂(一只闭合臂,两只开放臂)组成。在给药30分钟后,将实验动物放置在高架T迷宫闭合臂的远端,头朝着三个臂的汇合点。实验动物四爪离开闭合臂所需的时间,被称为基线延迟时间。之后每间隔30秒,重复上述过程,连续测量3次(回避1、回避2和回避3)并记录基线延迟时间。回避测试结束之后30秒,把实验动物放置在高架T迷宫的右侧开放臂。记录动物四爪离开此臂的所需要的时间,连续重复3次(逃脱1、逃脱2和逃脱3),每次间隔30秒。主要记录两个数据:①开放臂抑制回避(CR);②逃脱行为(非CR)。上述两种反应分别对应广泛性焦虑障碍和惊恐障碍。

3. 高架零迷宫实验 一种基于啮齿类动物(大鼠和小鼠)天性而建立的一种模型,是在高架十字迷宫基础上改进而形成的,能够有效地评估抗焦虑药物活性。迷宫由一个黑色有机玻璃平台组成(10.5 cm×10 cm),平均分成四个虚拟象限,距地面65 cm以上;其中有一对象限被高27 cm的黑色有机玻璃墙围住,分别位于平台的内外边缘,而剩余的两个象限只是被1 cm高的有机玻璃边缘围住。有机玻璃边缘,是实验动物在这些开放区域的触觉向导。通常将实验动物(大鼠)放在其中一个封闭的象限,进行5分钟的测试。之后,用70%的乙醇将迷宫擦拭干净,并且保持。

与高架十字迷宫实验类似,5分钟内大鼠在空旷区域停留的时间和进入开放区域的次数,可作为衡量焦虑样行为的指标。抗焦虑药物,如地西泮,可以增加大鼠在开放区域的停留时间。记录以下指标:①实验动物在开放象限的停留时间;②动物的头伸出平台边缘的次数;③从闭合臂到开放臂的伸展姿势次数。高架零迷宫的优势为,避免了高架十字迷宫实验中对动物是否处于中心区域的模糊界定。但为了避免实验者对于大鼠行为的干扰,建议研究者不出现在实验现场,而是使用摄像机记录实验动物的行为,之后进行数据分析。

4. 旷场实验 基于大、小鼠在露天环境中出现的行为,可将其分为一般性活动、探索性行为和焦虑样行为。原则上,如果大、小鼠焦虑样水平较高,进入开放区域的次数会减少。以大鼠为例,给药45分钟后,每只大鼠被单独放置在旷场装置的中心位置,并记录大鼠在5分钟内的行为活动。通过观察大鼠在给药后的行为变化,评价药物是否具有抗焦虑活性。研究者具体评定内容包括:①进入中心区域的次数和在中心区域停留的时间;②进入外周和角落的停留时间和次数;③穿过正方形交叉的次数(只有当动物的四只爪子完全进入下一个格子的时候,才考虑算作是一次交叉穿越活动);④累计经过的距离;⑤用后腿站立的次数;⑥前爪触碰和整理毛发的次数或时间。

旷场实验的优势:①不需要将大鼠置于噪声或其他刺激中,主要通过观察大鼠的行为评估焦虑样水平;②观察并记录动物梳理毛发行为、站立行为的次数,作为评估中枢神经紊乱的依据。

5. 改良孔板实验 基于动物对孔洞探究的行为,该行为会受到焦虑样情绪的影响。该设备由不透明的灰色聚氯乙烯板制成（60 cm×20 cm×2 cm），在 3 条线上依次打孔，共计 23 个孔（1.5 cm×5 cm）。板上所有的孔都用相同材料制成的可移动盖子覆盖。孔板放置在聚氯乙烯制成的盒子的中心区域（100 cm×50 cm）。用记号笔将外部区域划分为 12 个方型区域（20 cm×6 cm）以及一个隔间（50 cm×50 cm×50 cm），用于测试期间放置实验动物。在给实验动物干预后 30 分钟，将其单独放置在孔交叉装置的中心，让动物活动 5 分钟。用摄像机录制动物的活动，以统计实验动物探洞的次数，不动、伸展姿势的次数，梳理行为的次数，以及大鼠在不同区域的活动情况。

改良孔板实验的优势：①简单易开展，研究者可以很容易地观察到几种行为并在测试中进行量化；②通过使用改良的孔板装置，可以区分动物的高水平焦虑样状态和低水平焦虑样状态；③改良的孔板使实验动物之间可以保持视觉和嗅觉联系，有助于减轻社会隔离带来的压力。劣势：①低剂量抗焦虑药可以增加大鼠或者小鼠点头、探头的行为，但是高剂量抗焦虑药反而会抑制这种行为；②当大鼠在实验之前经历过这个场景，对实验环境比较熟悉的时候，抗焦虑药物有可能不增加大鼠或者小鼠的点头、探头行为。

6. 明暗箱穿梭实验　基于啮齿类动物天生的对于明亮区域的厌恶。实验装置让大鼠产生对明亮箱的探索和回避的冲突，通常抗焦虑药物可以增加大鼠探索明亮箱的时间，以及在明暗箱之间的穿梭行为。实验装置由一个木箱（60 cm×40 cm×35 cm）组成。该木箱被一块木板分成两个相等的隔间，隔板和木箱底部中央连接处有一个 10 cm×10 cm 的开口。一个隔间被漆成黑色，上面盖着一个木制的盖子。另一个隔间（透明的玻璃盖子）被涂成白色，配有一个 60 W 的灯泡，位于隔间上方 30 cm 处。在实验开始时，把大鼠单独放在有光照隔间的中心，面对开口的方向，并远离黑暗的隔间。实验者观察动物的行为并录像 5 分钟。实验者观察大鼠的行为，主要得到以下参数：①实验开始至进入暗隔间的时间；②进入两个隔间（明和暗）的次数；③实验动物在每个隔间的停留时间。

明暗箱穿梭实验的优势：①相对简单，对动物没有痛苦的刺激；②有助于评价药物的抗焦虑效果，与药物的临床疗效相关。该实验的劣势为，安非他命可以造成大鼠的行为活动增加，从而可产生假阳性结果，即抗焦虑。

7. 社会互动实验　该实验基于动物的一种基本适应能力测量实验动物在隔间内的停留时间，以及与其他实验动物（不熟悉的大鼠或小鼠）间接接触的时间。让配对的大鼠或者小鼠，在实验场地内自由地互动。研究者观察并且记录大鼠或者小鼠交互作用的时间，记录配对大鼠的行为。通过比较给药后，大鼠交互作用的时间的变化，评价抗焦虑药物的活性。如果大鼠或者小鼠交互作用的时间增加，其他的行为时间不增加，间接地提示药物具有抗焦虑效果。反之，如果交互作用时间减少，间接说明药物具有导致焦虑的效果。社会互动实验的优势：①死亡率为零（因为没有使用有害刺激）；②可用于研究焦虑障碍的神经机制。实验过程如下。

（1）把动物放置在铺垫了干净的松树须的有机玻璃制成的隔间内。实验隔间的大小可根据实验对象调整，如未成年大鼠，30 cm×20 cm×20 cm；成年大鼠，45 cm×30 cm×20 cm。测试的隔间沿长轴排列，分为两个大小相等的有机玻璃隔间，上面有一个开口（未成年大鼠，7 cm×5 cm；成年大鼠，9 cm×7 cm）。动物可通过隔间之间的孔，在不同的隔间之间来回走动，但是一次只能有一只动物通过孔走动。

（2）在实验开始前，用颜色标记实验动物的背部，让动物在笼中停留 30 分钟。在 30 分钟的预实验阶段之后，把动物单独放置在实验的隔间内；将年龄和性别相同的测试动物放入另一个隔间（测试间）。

（3）开展实验的第一天，在大鼠接受药物治疗后，给其随机分配一只不熟悉的伙伴（体重差异<15 g)。一共 12 只实验动物,分成 6 组。然后将这些大鼠再次放入饲养笼,直至开始实验。经过适当的药物干预后,把彼此不熟悉的大鼠放置在实验场地相对的角落,然后观察 10 分钟内实验动物之间的社会互动行为和整体运动行为。实验结束后,把大鼠从实验场地拿出来,清除排泄物,并且使用 75% 酒精擦拭场地。

(4)评估每对大鼠的社会互动时间(秒),包括闻或者嗅对方、互相梳理毛发、相邻躺着、从对方身上爬过去、匍匐在同伴下面或接近并跟随的时间。攻击性行为包括踢、攻击性梳理毛发、咬、踢打、跳到对方身上等。

(5)完成第一次测试后,把大鼠送回饲养笼。在第二天和第三天,把大鼠单独放置在实验装置中,每天 10 分钟。不给予药物干预,使其熟悉实验场地。在第四天,将相同配对的大鼠再次放置在测试场地中 10 分钟,测试方法同前。

8. 新奇抑制进食实验 一种趋避冲突实验,基于动物既想吃东西,又害怕去中央区觅食(食物放在中央区)产生的趋近-回避矛盾焦虑会抑制动物进食/觅食的行为。把开始进食的延迟时间作为衡量焦虑样水平的一个指标,因为经典的抗焦虑药物会缩短这个潜伏时间。如果动物呈现出焦虑样状态,它会避开食物,并表现出有限的探究行为。如果动物不那么焦虑,就会很快靠近食物,开始吃东西。

实验用的盒子大小为 50 cm×50 cm,底部垫有木屑,配有 70 W 灯照明。实验前让大鼠禁食 24 小时。在透明隔间的中央平台上放置食物,设置照明。记录大鼠从隔间内开始找平台上食物到开始吃的时间,并把这一过程作为潜伏期。潜伏期的长短与大鼠的焦虑样水平显著相关。往往在大鼠经历了 CUMS 后(可以增加焦虑样行为),使用新奇抑制进食测试,可测试药物是否缩短潜伏时间,从而判断其是否具有抗焦虑活性。该实验的优点为慢性温和应激可增加摄食潜伏期,而服用抗焦虑药物后,可以缩短摄食潜伏期。此外,还可研究抗焦虑药物的起效机制。其缺点是实验人员需确保受试药物不能影响大鼠的进食行为或自主活动,否则会产生假阳性结果。

9. 猫气味暴露实验 一般来说,当环境中出现威胁线索时,如捕食者线索,所有哺乳动物都会出现防御性行为。猫气味属于捕食者线索,可导致大鼠出现防御行为。这些防御行为,通常与恐惧和焦虑样情绪相关,类似于高架十字迷宫。大鼠的防御行为通常为打架、僵直、回避行为,伴随着普通运动活动和非防御行为的减少,如梳理毛发和繁殖行为等。尽管猫气味都会引起防御反应,引入猫会引起比暴露于其气味更强烈的反应。该模型的优势是其可以用来研究不同大脑区域与恐惧、焦虑情绪之间的关系;缺点是慢性给予苯二氮䓬类药物可减少动物的回避行为,而急性给药却不能减少动物的回避行为。

实验室用一个 40 W 灯泡照明。将大鼠单独放置在实验室的食品室对面。大鼠被分成三组:对照组(无气味),中性组(建模黏土)和捕食者气味组(猫粪便)。猫粪便来自于至少 2 岁的家养公猫,通常在公猫排便后不久被收集。中性组建模黏土的大小和猫粪便大小一样,气味是黏土本身的气味。建模黏土和猫粪便放置在实验室地面的木屑上面,置于放置食物的隔间的对面。对照组的实验过程和气味组(中性组和捕食者气味组)一致。为了避免不同组之间气味造成的干扰和混乱,对照组小鼠/大鼠总是首先进行测试,然后是中性组和捕食者气味。记录并观察 5 分钟内大鼠的行为。也可以用一块湿布(20 cm×20 cm)紧贴实验室饲养的雄性家猫皮毛摩擦 5 分钟获得猫气味。有猫气味的布被保留在密封塑料袋中,每块布只能使用四次。研究者需要记录如下参数:①在气味刺激源对面地点的停留时间;②进入笼子两个部分的次数(食物隔间或刺激源隔间);③与气味刺激源接触的次数;④实验动物出现拉伸、伸展姿势的次数;⑤在气味刺激源出现的大鼠挖出的洞穴的数量。

三、条件性反应焦虑障碍动物模型

1. 盖勒-西弗特冲突实验 该实验对于抗焦虑药物比较敏感,剥夺实验动物的饮水24小时,训练动物通过按压杆获得饮水奖励。在实验的测试部分,给动物一个信号刺激(如光刺激),提示按压杆可以获得饮水奖励,但是同时会受到一个电击,这样就会产生奖励与惩罚的冲突;而抗焦虑药物会产生抗焦虑效应,增加大鼠按压杆行为。盖勒-西弗特冲突测试可用于评价地西泮、甲丙氨酸、苯巴比妥和戊巴比妥的抗焦虑活性,但需要长时间的训练(一周到数周),才能让实验动物达到一个能够开展实验的基线状态。有时,动物可能会死于足部电击。

采用体重180~250 g的Wistar大鼠,单独饲养。大鼠在一个实验盒子里面,可以通过压杆获得奖励。以声音作为CS,让大鼠形成条件反射,认为声音意味着压杆可获得食物;同时给予动物足底电击,意味着声音还可伴随惩罚。测试过程包括四个15分钟的不同阶段,用来分析药物的抗焦虑效果。

2. 沃格尔冲突实验 又称沃格尔惩罚性饮水实验,是上述盖勒-西弗特冲突测试的修改版本。盖勒-西弗特冲突测试耗时较长,沃格尔冲突实验耗时短且易操作。抗焦虑药物可以增加大鼠在该模型中的饮水行为。与盖勒-西弗特冲突实验相比,沃格尔冲突实验所需时间更少,能够有效测评药物是否具有抗焦虑活性。该实验的主要局限是缺乏药物对于非冲突行为影响的系统分析。尽管苯二氮䓬类药物可以产生效果,但是与抗抑郁药产生的效果不一致,如三环类药可以增加大鼠的饮水行为,但是SSRIs类药物不可以。丁螺环酮可以增加大鼠的饮水行为,但是不能增加小鼠的饮水行为。某些抗焦虑药物可能会产生假阴性结果。

(1) 实验装置:在实验开始前2小时,把大鼠放置在一个透明的有机玻璃盒子(38 cm×38 cm)中,该透明的有机玻璃盒子里面有一个黑色有机玻璃隔间(10 cm×10.5 cm),黑色隔间和透明盒子附壁相连,并且开口到人的有机玻璃隔盒了,整个装置配有不锈钢网格地板。一个装有金属饮管的水瓶放置在黑色有机玻璃隔离室的外面,饮水管子大约在不锈钢网格底板上方3 cm处。通常,大鼠以相对恒定(每秒7次)的速度连续舔水。饮水装置和网格地板是被电子回路连接起来的,大鼠每次舔水管喝水的时候,连接整个环路,就形成了闭合电路。

(2) 实验过程:采用体重180~250 g的雄性Wistar大鼠,禁止饮水48小时之后,放入上述实验装置里,允许动物找到饮水管并完成舔饮水20次。当大鼠从饮水管离开,就可以予以电击。在3分钟内,当大鼠舔水20次,进行一次电击。

(3) 记录指标:3分钟(饮水过程)中,每只大鼠被电击的次数;以及当大鼠接受某种干预后,受到的电击次数(电流强度1 mA),比较药物或者干预措施处理前后大鼠接受电击的次数。

3. 条件性情绪反应实验 是目前最简单的用于测试抗焦虑药物疗效的方法。在这个模型中,给予动物食物奖励的同时,给予动物电击;也可以在不同的时间间隔内对动物进行电击和食物奖励。优势:①实验动物在条件性情绪反应中,获得了预测厌恶事件的能力;②通过不同的CS,可以评价抗焦虑药物疗效。劣势:①刺激会导致实验动物感到痛苦,也会使动物产生恐惧;②对操作人员的技术水平要求较高,实验的不同阶段,电击的时间间隔不同。

实验装置由四个安装了操作杆的箱子组成,地板是可通电的金属板,侧墙旁边装了一个杆子,下面有一个食物托盘。在初级训练阶段,每次测试间隔1分钟,给每个箱子配备45 mg的食物丸,称为弹匣培训。在完成预训练后,继续进行强化训练,即一次性给予120粒食物丸。每天进行6次压杆训练,每次间隔2~5分钟,使大鼠学会通过压杆行为获取食物。在第6天,记录每只大鼠在3

分钟内压杆次数,作为 US 组的结果。CS 为 80 dB 的噪声(3 分钟)。噪声由置于实验地板下方的扬声器发出。在此之后,予以电击训练(CS 0.5 秒,电流强度 2 mA),分别间隔 14 分钟、48 分钟、72 分钟和 79 分钟。上述过程连续重复 3 天,通过"抑制比"来衡量条件性情绪刺激的强度。

4. 超声波条件性反应发声实验 该方法是一种实用且可靠的检测方法,判定药物是否具有抗焦虑活性。大鼠超声波发声可作为判断情绪状态的指标,而且这些指标可以使用苯二氮草类药物或 5 - HT1A 受体激动剂或选择性 5 - HT 再摄取抑制剂抑制。是一种适合于快速、重复评价抗焦虑药物活性的动物模型,也可用于检测成瘾大鼠的状态。缺点:①耗时比较长(至少需要 5 天);②并不是所有动物的发声频率都相同(频率的不同也提示动物情绪状态的不同)。

实验过程大致如下。该实验设备由有机玻璃箱(30 cm×30 cm×50 cm)组成,箱体上方有两个孔洞。在开始实验训练之前,让动物适应实验装置 15 分钟,记录大鼠的基线数据,包括操作式的鼻触次数和持续时间。为了让动物顺利进入,每个孔洞的直径为 3.1 cm,离对面的墙壁 5 cm。在实验过程中,通过计算机自动计数每次鼻触的频率和持续时间。在主动活动孔中,在操作箱的顶部放置前置放大器和扬声器,记录鼻触的行为。动物位于距离扬声器 50 cm 的地方,只要动物继续在活动的洞里进行鼻触,就可以持续记录超声波发声的情况。

5. 恐惧强化惊跳反射实验 动物的焦虑样行为和人类的焦虑行为具有可比性,因为让实验动物暴露于创伤相关的刺激会增强惊跳反射。在恐惧惊跳反射测试中,实验动物在受到刺激后,出现了恐惧反应(可以通过测量眨眼频率和脉搏/心率进行评估)。虽然可把大鼠受到的刺激类比为人类受到的应激,但是有时恐惧似乎不能引起动物的焦虑样症状,很难把大鼠的行为和人类的焦虑行为对应起来。

实验过程大致如下。大鼠接受三天惊跳反射适应阶段,包括一天经典恐惧条件反射,两天恐惧强化惊跳测试。大鼠每天有 5 分钟的适应期,在此之后,噪声爆发惊跳刺激的声强分别为 95 dB、105 dB 或 115 dB,以预定的伪随机顺序出现。每次惊跳测试有 15 秒的间隔。研究者计算大鼠三天内平均恐惧分数(平均惊跳幅度)。根据分组给予动物不同剂量的药物。给药后,所有的大鼠都经历四天的经典恐惧条件反射。在 5 分钟的适应期,足部电击和光刺激配对出现。给予 3 秒的光照,同时予以持续 500 毫秒,电流强度 0.6 mA 的足部电击,每试次间隔 60~180 秒。通过比较治疗前和治疗后大鼠上述表现的差异,衡量药物的抗焦虑疗效。

6. 主动/被动回避实验 主动回避实验中,动物需学会在某种特定情况下,预测电击发生。实验动物为了避免电击,会主动逃避到对侧箱体内。建立该模型耗时少。实验装置为三个相等的箱体构成的一个 Y 字形迷宫。在实验之前,大鼠或小鼠在迷宫中接受每天至少 30 次训练,持续 4 天。用 12 W 的电灯泡对动物进行 CS;用 1 mA 电流电击大鼠足部,作为 US。试次之间间隔和刺激间间隔分别为 60 秒和 5 秒。受过训练的动物会在刺激的作用下进入另一箱体。如果这种回避行为发生在刺激间隔内,算作成功逃避。

被动回避实验中,动物要学会通过抑制某种行为来避免有害事件的发生,可以用来筛选具有潜在抗焦虑活性的药物。是一种简便、快速的评价精神药物和抗焦虑药物的方法,已被用来作为研究学习记忆的行为测试。实验装置由两个相邻的大小相同的有机玻璃箱组成,尺寸为 27 cm×14.5 cm×14 cm,配备金属网格地板。两个箱体的地板覆盖了间隔 1 cm 的不锈钢条(直径 2 mm),可通电给予电击。在明箱里,配备 5 W 照明灯。当动物进入无照明的暗箱时,关闭明暗箱之间的通道门,给予实验动物 1.2 mA 电流的电击 3 秒。20 秒后,把实验动物从暗箱中移出,放回饲养笼。打开通道门,让实验动物再次进入明箱,记录其进入暗箱的潜伏时间。潜伏时间增加表明动物具有习得性焦虑样症状,减少则表明具有抗焦虑效果。

7. 脑电刺激实验　中脑导水管周围灰质(periaqueductal gray matter，PAG)与恐惧相关的防御功能有关。电刺激侧 PAG(电流由正弦波刺激器产生)，会唤起强烈的恐惧反应，并伴随局部疼痛和自主神经系统的改变等，被认为是一种"惊恐发作"类型的焦虑障碍动物模型。在进行电流刺激的时候，电流强度需要逐步增加，从而让实验动物产生预警，然后出现僵直行为，最后可出现以奔跑、逃跑和跳跃等反应为特征的类似于惊恐发作的行为。优势：电刺激背侧 PAG，能区分慢性焦虑和惊恐发作，是用来区分抗惊恐发作药物(氯丙咪嗪、氟西汀)和致惊恐发作药物(戊四唑)的最佳模型。

实验过程大致如下。把动物置于有机玻璃制成的圆形场地，直径 40 cm，高 40 cm。使用一定强度的电刺激(60 Hz，持续 10 秒)，获取导致动物出现逃跑行为的阈值。电刺激间隔为 10 秒。电流强度最初为 20 μA，每次递增 4 μA。电刺激实验动物，直到动物开始绕着圆形场地奔跑(出现了逃跑行为)。有时动物也会表现出垂直跳跃行为，被视为强烈反应。基础逃逸阈值定义为：电击实验中诱发大鼠连续三次出现逃跑行为的最低电流强度。基线阈值大于 152 μA 的实验动物的研究数据可剔除。

四、其他焦虑障碍动物模型

用于筛选具有潜在的抗焦虑活性药物的动物模型还包括应激模型(母婴隔离应激、约束应激、CUMS、噪声应激、昼夜节律改变应激等)、特定品系实验动物(莫兹利品系大鼠、罗马高回避/低回避品系大鼠)、基因工程小鼠(5 - HT2C 受体基因敲除小鼠、GABA 受体基因突变转基因小鼠)，以及药物导致的焦虑障碍动物模型(在猴子体内使用 6β - 卡波林诱发的综合征、戊四唑致惊厥等)。由于篇幅限制，在这里不再一一介绍，有兴趣的读者可以检索相关文献进一步了解。

五、小结

焦虑障碍动物模型的研究，需要重视两点。第一，动物模型是否具有较好的预测效度、表面效度和结构效度。第二，有没有可靠的测试手段，可以评价动物的焦虑样水平。研究者经过多年不懈努力，已开发了很多焦虑障碍动物模型，用来定量评估动物的焦虑样水平。但目前存在的问题是，这些动物模型往往缺乏标准化，如不同实验室使用这些动物模型进行研究的时候，实验装置未必相同，观察记录的时间长短不一等。另外，这些动物模型实际上评估的是大鼠或小鼠在特定场所的焦虑样水平；而我们更期望能够评估不随着时间发生变化的表型，这些表型才能代表焦虑障碍的慢性特质。因此，培育特定种系的大鼠或者小鼠，通过 DNA 测序和焦虑样行为评定，可帮助理解焦虑障碍的病理机制，如易感基因、细胞分子基础等，是一个值得发展和探索的研究方向。

(杨福中)

第六节 · 强迫症动物模型

OCD 是一种慢性难治性精神疾病，核心临床表现为反复、持续、侵入性的思维及重复性动作。目前研究者们已开展相关临床研究，从认知心理、遗传、神经生化及脑影像等多个角度探索其病因学机制,但致病机制尚未完全清楚。由于人体研究需要满足非侵入性等特点,很大程度上限制了对 OCD 致病机制的深入研究。动物模型的构建有助于解决上述临床难题。研究者使用基因编辑技术、药理学和行为学等手段构建 OCD 动物模型,模拟 OCD 核心临床症状,已经广泛应用于病理生理、药物作用机制和新药研发等研究。本节对现有 OCD 动物模型进行总结与归纳,期望可为研究者今后开展 OCD 病因学及诊治相关研究提供参考。

一、简介

目前,OCD 动物模型主要使用啮齿类动物。非人灵长类动物的相关研究可能会具有独特优势,但受限于动物伦理、资源、操作性、专业人才缺乏等。在过去 30 年里,基于 OCD 病因学理论假说(如遗传、神经递质系统、神经环路及发育异常等),研究者已构建了几种与 OCD 临床表型相似的动物模型。根据诱导策略的不同,大致可分为基因模型、药理学模型、行为学模型、神经发育模型四类。

随着全基因组关联研究(genome wide association study,GWAS)等技术的发展,OCD 遗传学机制得到广泛深入的研究。OCD 的遗传学动物模型也越来越受到重视。例如,*HoxB8*、*Sapap3* 及 *Slitrk5* 等基因敲除小鼠,表现出过度理毛的特性,甚至会导致严重的皮炎或皮肤损伤,较好地模拟了人类的拔毛癖(trichotillomania)、囤积障碍以及揭皮症等 OCD 相关障碍的核心表型,对于阐明 OCD 的神经生物学、病理生理学机制具有重要意义,并且为今后开发基因治疗提供重要的科学依据。

根据神经调质假说建立的药物 OCD 动物模型,可模拟 OCD 的某些临床特征,并且可评估药物干预的疗效。5-HT 假说是 OCD 致病机制中最受关注的假说。证据之一是 5-HT 再摄取抑制剂能在一定程度上改善 OCD 症状,逆推 5-HT 系统功能低下导致 OCD 易感。由此,研究者针对 5-HT 神经调质系统,建立了药理学诱发的 OCD 动物模型。5-HT 受体激动剂如 8-OH-DPAT 及间氯苯哌嗪(MCPP)可诱发动物的异常行为,可模拟 OCD 的某些临床特征。多巴胺假说也是目前 OCD 致病机制中较为主流的假说之一。临床研究发现 OCD 与抽动秽语综合征关系紧密,而抽动秽语综合征的发病主要是由多巴胺系统功能紊乱所引起。喹吡罗是多巴胺 D2/D3 受体激动剂。给予大鼠喹吡罗是经典的药理学 OCD 动物模型造模方式,常用于 OCD 病理生理学机制的探索。

OCD 行为并非人类独有,在啮齿类动物的日常活动中也可常常观察到类似于 OCD 样的行为表现,如过度的挖掘、梳理毛发、模式奔跑、埋珠等。基于上述自发行为,研究者建立了埋珠模型、理毛模型、筑巢模型、鹿鼠模型等。此外,基于条件反射原理,通过人为训练也可以诱导动物的 OCD 样行为,如延迟奖励条件反射就是这类模型的一个典型代表。

神经发育模型是通过对新生动物进行药理学干预、脑部毁损破坏关键脑区、胎儿期病毒感染等方式,干扰神经元正常发育来实现的。成年后,动物的神经环路功能紊乱,从而表现出 OCD 样行为。目前,OCD 神经发育模型中较为成熟的是早期氯米帕明诱导模型。该模型基于神经发育假说:生命早期是大脑发育的高度敏感期,涉及认知、情感和行为模式建立和发展,如早年的不良事件(产前、围产期和产后),会引起持久的神经发育异常及行为异常。这类模型也可用于新药筛选。

目前常见用于 OCD 研究的实验动物有大鼠、小鼠、猴、狗等,其中以大鼠、小鼠为主。根据诱导策略的不同,OCD 啮齿类动物模型可以大致归纳为:①转基因动物模型;②药物诱导模型;③行为学模型;④神经发育模型。

二、转基因动物模型

近年来，随着 OCD 遗传学机制的广泛深入研究，遗传学动物模型也越来越受到重视。小鼠基因与人类的同源性较高；小鼠也具有易于维护和操纵处理、繁殖率高等优点，所以大部分基因操作都选择小鼠。目前 OCD 相关的基因模型与模拟拔毛行为紧密相关，如 *Hoxb8*、*Sapap3* 及 *Slitrk5* 等基因敲除小鼠。拔毛癖的特征是在不同部位反复拔毛，导致明显的脱发。拔毛癖在 DSM‑Ⅳ 中被归类为冲动控制障碍，但在 DSM‑5 中被归类到 OCD 相关障碍。因此，此类模型为进一步阐明 OCD 样表型的病理生理学机制提供了有力工具。

1. *Hoxb8* 基因敲除小鼠　*Hoxb8* 基因是哺乳动物 Hox 复合体的成员，其编码的蛋白质作为转录因子参与神经发育。研究者发现，*Hoxb8* 基因敲除小鼠表现出持续性的理毛行为，几乎是对照小鼠的两倍，导致毛发缺失，甚至出现严重的皮肤损伤。与雄性相比，雌性花费更多时间梳理毛发，表现出更严重的皮毛脱落及更显著的焦虑样行为。*Hoxb8* 基因敲除小鼠这种过度的理毛行为与人类拔毛癖和 OCD 的重复性行为非常相似，具有较明显的表面效度。*Hoxb8* 基因敲除小鼠经氟西汀治疗后，过度理毛及焦虑样行为均有所减轻。此外，*Hoxb8* 基因敲除小鼠大脑中皮质纹状体神经环路异常，突触结构和功能紊乱，表现为树突棘增多、突触前和突触后结构缺陷、长时程增强和微小突触后电流缺陷。综上，*Hoxb8* 基因敲除小鼠是近年来比较热门的 OCD 动物模型。此模型不仅很好地模拟 OCD 患者的过度重复性行为，而且在预测效度和结构效度上与 OCD 有一定的相似性。

2. *Sapap3* 基因敲除小鼠　Sapap3 蛋白是 SAPAP 家族中唯一在纹状体内高表达的成员。纹状体作为皮层‑纹状体‑丘脑‑皮层环路中的关键脑区，与 OCD 病理生理学机制紧密相关。Sapap3 蛋白是兴奋性突触后致密区（postsynaptic density, PSD）成分之一，与突触后支架蛋白 PSD95 和 Shank 家族的蛋白相互作用，共同形成突触后支架蛋白复合体，调节神经递质受体和信号分子，以及兴奋性突触后膜的运输和传递。2007 年 Welch 等人首次发现，与对照组相比，无论雄性还是雌性，*Sapap3* 基因敲除小鼠显示出更长时间、更为频繁的理毛行为，甚至导致严重的面部皮肤损伤。此外，*Sapap3* 基因敲除小鼠在旷场、高架十字迷宫等检测中还表现出焦虑样行为。这些行为学表型与 OCD 患者的重复行为及焦虑等极为相似。*Sapap3* 基因敲除小鼠在巴甫洛夫反转学习任务中存在认知灵活性缺陷。因此，*Sapap3* 基因敲除小鼠不仅表现出 OCD 样和焦虑样行为，还表现出认知缺陷，拓展了该模型的表面效度。因为在 OCD 患者中，认知功能障碍是该类患者的重要临床特征。上述异常行为可通过服用氟西汀得到缓解，提示 *Sapap3* 基因敲除小鼠具有良好的表面效度、预测效度。在结构效度上，*Sapap3* 基因敲除小鼠出现皮质‑纹状体兴奋性突触的异常，表现为 NMDA 受体组成发生变化，GluNR1 和 GluNR2B 亚基的水平增加，GluNR2A 亚基表达水平降低；提示皮质‑纹状体谷氨酸的功能异常，可能参与 OCD 样行为的发生发展。这些受体和突触结构的异常和 OCD 样行为，均可通过向纹状体注射慢病毒表达 Sapap3 蛋白得到挽救。与临床上采用脑影像技术观察到的 OCD 患者皮质‑纹状体环路异常可能存在某种一致性。

3. *Slitrk5* 基因敲除小鼠　Slitrk 蛋白家族是一类在发育过程中调控神经突生长的跨膜蛋白。Slitrk5 蛋白在中枢神经系统主要表达在皮层和纹状体。*Slitrk5* 基因敲除小鼠中，眶额叶皮层 FosB 的表达增加，神经元兴奋性升高，纹状体体积减小，神经元树突复杂性降低，谷氨酸受体（GluNR2A、GluNR2B、GluR1 和 GluR2）表达异常。在行为学方面，*Slitrk5* 基因敲除小鼠表现为过度的理毛、埋珠及挖掘等行为指标增加。在旷场和高架十字迷宫实验中表现出明显的焦虑样行为,无明显的运动障碍。此外,该模型还具有良好的预测效度,连续 21 天的氟西汀治疗可缓解过度的理毛行为。

4. EAAT3 基因过表达小鼠　2002 年,为了探索与早发 OCD 相关的易感基因,研究者开展了 OCD 的 GWAS。结果发现编码神经元谷氨酸转运体 EAAT3 的 SLC1A1 基因可能是 OCD 的潜在候选基因。EAAT3 蛋白属于兴奋性氨基酸转运蛋白家族,调节细胞外谷氨酸水平。1997 年,Peghini 等人首次报道,EAAT3 基因敲除小鼠自主活动量减少,但较为遗憾的是,他们没有观察到 OCD 相关行为表现或其他神经功能障碍。后来,研究者采用转基因小鼠模型(EAAT3^{glo}),以 Cre 重组酶依赖策略实现了 EAAT3 基因过表达。结果发现 CaMKIIα 启动子驱动的 EAAT3 基因过表达小鼠(EAAT3^{glo}/CMKII)表现出焦虑样水平的增加和重复行为,这些行为在氟西汀或氯米帕明慢性(而非急性)治疗后可得到恢复。此外,分子学实验及电生理数据分析提示,EAAT3^{glo}/CMKII 小鼠存在皮质、纹状体脑区 NMDA 受体亚基组成及其突触可塑性的改变。

5. 其他转基因小鼠　D1CT-7 基因敲除小鼠表现出 OCD 样行为,包括部分行为片段的重复、重复跳跃以及对同笼同伴的重复非侵略性撕咬,并且该小鼠还会表现出类似于抽搐的行为。这些行为特征与 OCD 及抽动秽语综合征患者相似。在临床上,OCD 患者身上也会经常出现抽动秽语综合征的行为表现。以上证据提示 D1CT-7 基因敲除小鼠可作为 OCD 的动物模型。5-HT2C 受体基因的缺失表现出过多咀嚼不能食用的物体(如黏土、塑料制品)等刻板样行为,并且是以一种整洁的方式咀嚼,类似 OCD 患者表现出的排序、修匀等临床症状,提示该小鼠有相似的表面效度,但其结构效度以及预测效度尚待深入研究。Grin2b 基因敲除小鼠在行为学上表现出焦虑样水平的增加,回顾记忆缺陷。在结构效度上,海马功能异常,长时程增强部分缺陷、长时程抑制缺失。Grin2b 基因敲除模型对于 OCD 的特异性还不明确,与其他基因敲除小鼠模型相比,其表面效度、结构效度以及预测效度与 OCD 的相似性甚小。总之,现有 OCD 基因动物模型主要表现出过度理毛,具有重复性、持续性的特点。但上述动物模型复制人类 OCD 均有不同程度的局限性,需要根据研究目的选择合适的动物模型。今后应进一步努力,构建出与人类 OCD 核心症状更加接近的动物模型。

三、药物诱导模型

药物诱导模型通过药物干预引起动物行为学改变,进而模拟人类特定的 OCD 症状,如优柔寡断、强迫性检查以及焦虑样水平增加等。药物诱导模型基于 OCD 的 5-HT 及多巴胺系统异常假说。研究者通过注射药物选择性干扰上述神经调质系统,来构建 OCD 动物模型。因为大鼠的行为学较小鼠更稳定,为了模型的可重复性,研究者更倾向选用大鼠作为研究对象。目前研究者常用喹吡罗诱导大鼠 OCD 样行为,用 8-OH-DPAT 诱导大鼠自主交替行为减少,以期模拟人类 OCD 行为。

1. 喹吡罗诱导强迫症大鼠模型　慢性注射喹吡罗是一种建立 OCD 大鼠模型的经典手段之一。喹吡罗是多巴胺 D2/D3 受体激动剂。给大鼠慢性注射喹吡罗,剂量范围 0.2~6 mg/kg,平均剂量 2~3 mg/kg。一周注射两次,持续 4~5 周,可延长至 8~10 周,其中注射 4 周是研究者最常用的方案。通常选择在颈背部皮下注射,也可选择腹腔注射。与此同时,研究者还建立了一些行为学范式来检测喹吡罗诱导 OCD 大鼠模型的行为表型,如检查行为、异常奖赏行为。

(1) 强迫症样检查行为:注射喹吡罗后立即用摄像机记录大鼠行为(50 分钟)。用镜面玻璃台子作为开放场地(160 cm×160 cm×60 cm),将大鼠放在台子上,将平台等分成 25 个方格。大鼠三个爪进入方格视为在这一方格内。实验开始前将 4 个小玻璃盒子放在平台的固定位置,2 个在角上,2 个在中心附近。其中,实验过程中累计停留时间最长的一个小玻璃盒子视为大鼠"家"。每次实验完成后用 75%酒精擦拭平台及盒子。比较并分析喹吡罗组和生理盐水对照组大鼠与"家"有关的主要行为指标:①返"家"频率:在观测时间内返"家"的次数;②平均返回时间:指连续两次返"家"间隔的时间;③参观序列:指大鼠两次返"家"时途中经过的地点。与生理盐水对照组大鼠相比,喹吡罗组大鼠返"家"的次数与速度显著增加。这些行为表现类似于 OCD 患者的检查行为,并且具有一定程度的仪式特征。

(2) 异常奖赏相关的强迫症样行为:在这个范式中,首先是执行阶段,禁水后大鼠通过压杠杆来获取饮水奖励;随后是选择的阶段,即大鼠获得饮水奖励的方式既可以是通过压杠杆来获取,也可以是直接饮用水瓶里的水。相比于注射生理盐水的大鼠,注射喹吡罗的大鼠选择获取水的方式主要是通过按压杠杆。有趣的是,喹吡罗组大鼠的饮水量却明显低于对照组,提示压杠杆次数的增加并不是因为饥渴,而是一种类似于 OCD 患者的持续性重复样行为。

2. 8-OH-DPAT 诱导的自发性交替减少模型　由于啮齿类动物具有喜爱探索的天性,在 T 迷宫实验中的两个选择臂中,很少重复进入迷宫的同一臂,表现为以左右交替进入的方式来探究周围环境。药物干预的方法可使这种交替探索行为下降,可能有助于模拟 OCD 患者犹豫不决、重复样行为,其中最常用的药物是 8-OH-DPAT。

具体做法是,将禁食后的大鼠置于 T 迷宫中,以黑、白两色区分两个选择臂(约 50 cm×15 cm),两臂内放入少许食物作为诱饵。大鼠在 T 迷宫里往返于黑、白两臂之间去获取少量食物,隔天进行一次,直到大鼠出现交替往返于两臂间为止。接着给大鼠皮下注射 5-HT 受体激动剂 8-OH-DPAT,干扰 5-HT 神经调质系统,表现为大鼠在 T 迷宫中交替进入左、右臂的行为减少。该模型具有较好的预测效度,其 OCD 样行为能够用氟西汀缓解。

3. MCPP 诱导的持续错误选择模型　MCPP 是一种非特异性 5-HT 受体激动剂,主要作用于 5-HT2C、5-HT1D 和 5-HT1A 受体。该模型表现为在 T 迷宫延迟交替任务中,持久重复进入同一侧臂(工作记忆错误的一种表现形式,表现为缺乏即刻纠错能力)。此模型的持续错误选择能够通过氟西汀缓解,预测效度良好。该模型与 8-OH-DPAT 诱导的自发性交替减少模型相似,均为 5-HT 系统激活导致的行为持续性增加。但与 8-OH-DPAT 诱导的模型不同,MCPP 诱导的持续错误选择模型运行非常耗时,因为在基线阶段就需要数百个实验来进行训练。因此,虽然该模型具有良好的预测效度,但因其耗时较长不推荐作为抗 OCD 药物的筛选实验。

四、行为学模型

OCD 样行为并不是人类独有的,啮齿类动物中常观察到类似行为,都表现为毫无必要地、似乎无意义地重复行为。基于啮齿类动物的自发行为,研究者建立了埋珠及挖掘行为、理毛行为、筑巢行为、鹿鼠行为等检测范式,用于研究 OCD 样行为。上述行为活动显著增多的个体可被筛选出来作为自发 OCD 小鼠模型。此外,还可基于条件反射原理诱导小鼠出现 OCD 样行为,如延迟奖励条件反射模型。

1. 埋珠及挖掘模型　埋珠及挖掘模型可能是最简单易行且有效的动物模型,因为其不需要行为训练,也不需要药理学工具干预。挖掘和掩埋是啮齿类动物的一种典型行为,用于评估动物的焦虑样行为和抗焦虑药物的药效。后续研究中研究者更偏向于利用它们测量 OCD 样重复和挖掘行为。埋珠及挖掘行为通过以下实验评估，大致步骤如下（以小鼠为例）：在小鼠笼子里铺上 5 cm 的玉米芯垫料，放置 12 颗弹珠，3×4 排列，间距为 4 cm。打开摄像机，记录 30 分钟内小鼠的运动情况，分析埋入 2/3 深度弹珠的数量。然后，同样在小鼠笼子里铺上 5 cm 玉米芯垫料，轻轻夯实使其平整，记录 3 分钟；分析开始挖掘的时间、挖掘的次数和挖掘的总持续时间。挖掘被定义为使垫料移位的前肢或后肢的协调运动。埋藏弹珠数量越多，挖掘次数越多，持续时间越长，提示动物的 OCD 样行为越严重。

2. 理毛模型　在啮齿类动物中，梳理毛发的行为是较常见的一种自发行为。过度的理毛行为（严重者可导致大片毛发脱落、皮肤受伤），可被认为是一种 OCD 样行为。如果从普通大鼠或小鼠中将过度理毛的个体筛选出来，可组成一种自发的 OCD 模型。该模型的优势是其建立在自然形成行为的基础上，常常用来研究拔毛癖等相关 OCD 致病机制。

啮齿类动物的理毛行为包括擦脸，全身理毛以及头、耳朵的刮擦。一次理毛动作至少持续 3 秒。暂停时间超过 3 秒后再开始的理毛动作，可视为新的一次理毛。近年来，结合外界环境因素对动物理毛行为的影响，研究者对其基础理毛与喷雾诱导理毛进行记录和分析。具体做法如下：在 08:00 到 17:00 之间，让测试动物在行为学房间适应 30 分钟，然后将其暴露在小喷水瓶之下，在不喷水的条件下记录 5 分钟。随后，立即用相同的喷雾瓶对实验动物头部喷水 4 次，以诱导梳理行为，并再次用摄像机记录 5 分钟。该方法可快速定量，可以将基础理毛行为与喷雾诱导后理毛行为进行比较。理毛行为的持续时间越长、频率越高，提示 OCD 样行为越严重。

3. 筑巢行为模型　在自然情况下，啮齿类动物会通过筑巢行为来保温及抵御外界极端环境。目前，部分研究者常用筑巢行为来反映啮齿类动物的重复性或持续性行为。实验中常用棉纸板（2～3 g）作为筑巢的材料，实验第一天 18:00 将其放入小鼠笼具中 12 小时，并给予充足的食物与水。第二天 7:00，观察筑巢结果。称量筑巢前后棉纸板的重量，根据巢穴评分系统（nestingscore system，NSS），对巢穴进行评分。筑巢质量以 0～5 个等级衡量，0 表示小鼠未使用筑巢材料，绵纸板筑巢前后重量无变化；5 表示筑巢材料已聚集形成完整的圆顶巢穴，巢体四周或顶部只存在一个可容纳一只动物进出的出入口。对于尚未完成的巢穴，根据巢体的高度评分为 1 分、2 分、3 分、4 分。在筑巢行为中，评分越高，提示筑巢行为越明显，OCD 样行为越严重。选择性 5 - HT 再摄取抑制剂可以减轻这种行为，提示此种模型有望成为 OCD 新药筛选的潜在动物模型。

4. 鹿鼠模型　鹿鼠是北美大陆最常见的哺乳动物。鹿鼠模型基于鹿鼠自发表现出的重复、刻板行为，如跳跃、后空翻和模式奔跑。根据这些行为的频率，可将鹿鼠分为高刻板组、低刻板组和无刻板组。在鹿鼠身上表现出的不同形式和强度的，看似没有目的和耗时的刻板行为，被认为是类似于 OCD 患者的重复、刻板行为。研究者发现慢性腹腔内注射高剂量氟西汀（每天 20 mg/kg）21 天后，鹿鼠的重复、刻板样行为显著减少，但不影响其正常运动。近年来越来越多的证据表明，皮质-纹状体通路参与鹿鼠的重复刻板行为。通过选择性阻断纹状体 D1 受体和 NMDA 受体，鹿鼠 OCD 样行为显著减少，正常的运动行为模式没有显著变化。研究发现，鹿鼠的重复刻板行为与 5 - HT 能信号紊乱有关。因此，该模型为研究者开展 OCD 病因学研究提供了一个可供选择的动物模型。

5. 延迟奖励条件反射模型　延迟奖励条件反射模型是基于条件反射的基本原理，通过延迟奖励条件反射实验建立的 OCD 小鼠模型。在这项实验中，根据实验进程分阶段对小鼠进行刺激。快速回馈的食物回馈量小，延迟回馈的食物回馈量大，由此产生的行为即延迟奖励条件反射模型。首先训练实验组小鼠学会用鼻子按压杆得到牛奶回报。随着实验的进行，这种回报的延迟时间逐渐增加，但得到的奖励的体积逐渐加大。在实验开始的时候，延迟时间很短，小鼠每次按压都会立即得到少量牛奶。随后,小鼠按压一次可获得牛奶的时间开始逐渐变长,但会提供更多的牛奶。在这个过程中,出现了 OCD 样行为的实验鼠会逐渐出现反复按压杆以及检查有没有牛奶流出的焦虑样表现。因此随着实验的进行,可筛选出具有 OCD 样行为的小鼠。此方法可应用于 OCD 行为的遗传变异筛选研究。

6. 信号衰减模型　近年来,利用操作式条件反射可诱导动物产生 OCD 样行为,其中信号衰减模型就是其典型代表。该模型最初由 Joel 等人在 2006 年建立,是一个理论假说驱动的动物模型,即认为对目标导向行为的反馈不足可导致 OCD 行为。在这个模型中,首先训练大鼠按压杠杆获取食物,同时伴随声、光刺激。大鼠的目标导向行为是以获取食物为目标而出现的压杆行为。反馈线索是按压杠杆获取食物时伴随出现的声、光刺激信号,表明通过按压杠杆获取食物是有效的。当重复地呈现声、光刺激而没有食物奖励时,这种刺激与奖励之间的联合型记忆会逐渐衰弱。最后评估信号衰减(即按压杠杆导致刺激呈现,但没有食物传递)对大鼠按压杠杆行为的影响。正常动物重复压杠杆而没有获取食物后,压杠杆的行为会逐渐减少直至消失,因为它们会根据接收到的反馈信息进而调整自己的行为。然而,异常小鼠尽管没有获取食物奖励,仍然会表现为重复压杠杆。这种 OCD 样行为可以用 5 - HT 再摄取抑制剂缓解,表明该模型具有较好的预测效度。

五、神经发育模型

2010 年,Andersen 等人在大鼠中建立了一种 OCD 模型,即早期氯米帕明诱导模型。构建模型的方法如下。给出生后 9～16 天的大鼠连续 16 次腹腔注射氯米帕明(15 mg/kg),在大鼠成年后对其行为进行检测。结果发现,相对于生理盐水对照组大鼠,氯米帕明处理大鼠在高架十字迷宫实验中表现出焦虑样水平增加,在埋珠实验中掩埋更多数量的弹珠,在反转学习任务中观察到反转学习缺陷,提示大鼠出现 OCD 样行为。除上述行为学变化外,氯米帕明处理大鼠的 PFC 中 5 - HT2C 受体和纹状体中 D2 受体的 mRNA 表达增加。值得注意的是,当对成年大鼠给予氯米帕明处理时,均未检测到上述变化。因此,大脑发育早期对药物极其敏感,会留下长期效应影响成年后的行为。因此,早期神经发育模型有望成为筛选新药的工具,也为研究药物的长期毒副作用提供了新思路。

六、有效性评估

研究者常用表面效度、预测效度以及结构效度来评估所建立动物模型的优劣性。首先观察模型的表面效度,也称为表型相似性,这是评价动物模型有效性的最低要求。表面效度指动物模型的行为与人类临床症状之间的相似性,主要集中于观察啮齿类动物的重复性、强迫性行为,如病理性理毛、埋珠、挖掘,强迫性检查等行为,也可以扩展到刻板机械行为等表型。第二步,也是最重要的一步,评估模型的预测效度,即该模型对药物、物理等治疗手段等的反应和 OCD 患者的相似性。主要指使用选择性 5 - HT 再摄取抑制剂等药物以及物理刺激(电、磁刺激等)治疗动物模型可获得症状改善。最后评价模型的结构效度,包括与 OCD 发病相关的脑区及其病理生理学机制的相似性,如皮层-纹状体-丘脑-皮层环路功能异常、神经调质系统(5 - HT、多巴胺)和神经递质系统(谷氨酸)紊乱。

七、小结

在过去 30 年里,基于 OCD 病因学理论假说(如遗传学、5-HT 系统、多巴胺系统、神经环路功能及发育异常等假说),研究者已建立了相应的 OCD 啮齿类动物模型。但部分研究者对是否能构建出真正的 OCD 动物模型持怀疑态度。主要质疑以下方面:①OCD 是以反复、持续的侵入性思维和重复性动作为核心表现的疾病,给患者带来明显的焦虑或痛苦,妨碍了患者的正常生活和工作;而侵入性的强迫性想法(如强迫怀疑、强迫回忆等强迫性思维)是人类独有的表现形式,难以在动物模型中获得直接证据,仅能间接推论;②啮齿类动物和人类在脑功能和脑疾病方面存在明显的系统差异,可能会使转化医学面临更复杂的挑战,即动物模型中的预测效度与实际的临床有效性还存在巨大的鸿沟。

值得注意的是,尽管现有啮齿类动物模型难以很好地复制人类 OCD 症状,但其行为学表现已能较好地模拟拔毛癖、囤积障碍以及揭皮症等 OCD 相关障碍的核心表型,进而为揭示病理生理学机制提供有价值的工具。重要的是 OCD 动物模型大多建立在已知的病因学基础上,还可持续跟踪 OCD 的发生发展,这些在临床研究中是难以做到的。OCD 行为是指没有意义的、过度的显性或隐性行为,包括强迫清洗、强迫检查、强迫性仪式等。在啮齿类动物中,也可以观察到过度理毛、挖掘或沿着相对固定的路径运动等 OCD 样行为。

此外,OCD 与其他精神疾病类似,具有高度异质性,是由诸多症状的不同组合构成的一类疾病;而且,其病因也复杂、多样。因此,任何一种 OCD 动物模型,均难以模拟 OCD 的复杂异质性。而评估一个动物模型的有效性最重要的是要看其是否达到了建立该模型的目的。例如,动物模型的结构效度对神经生物学机制研究很重要,而具有预测效度的动物模型可作为一种研究工具筛选新药。动物模型的行为学数据是探索疾病致病机制及研发新药的基石,也是寻找生物学标准诊断 OCD 的重要工具。OCD 动物模型主要包括基因模型、药物诱导模型、行为学模型和神经发育模型,各自具有优、缺点。为保证后续研究结果的一致性,模型建立方法还需要进一步标准化、自动化和客观化。还需进一步深入研究,开发模拟 OCD 复杂临床症状的模型。在基于动物自发行为的模型中,符合标准的动物数量少,今后此类模型也需要进一步优化。

总体而言,研究者对 OCD 动物模型进行了很多探索,已构建了诸多相关动物模型,应用于 OCD 新药筛选和病理生理学研究。迄今为止,OCD 动物模型仍然存在诸多欠缺,尚不成熟、不够理想。这很大程度上归咎于人类 OCD 缺乏客观的生物学诊断标准,把相似症状的不同组合视为 OCD;同样,也归咎于已有动物模型均缺乏普适性,难以同时模拟复杂多样的 OCD 症状群。因此,在未来研究中,研究者要根据研究目的,权衡不同类型动物模型的优、缺点,进而选择最优的动物模型组合,来深度探索 OCD 的病理生理学机制。

(张瀛丹,王振)

第七节·物质使用障碍动物模型

物质使用障碍,俗称成瘾,既涉及重大的社会问题,又涉及重要的神经科学问题。为解决这一问题,则"必先利其器"。动物模型是最基础且必不可少的工具,能良好地模拟人类成瘾行为。成瘾患者表现出一系列独特且复杂的成瘾行为,单一动物模型很难模拟人类成瘾的全部症状,也很难具备足够的预测效度。因此,开发一系列动物模型用于模拟寻药(drug seeking)、服药(drug taking)、药物强化(reinforcement)、戒断(withdrawal)、自然戒断(abstinence)及复发(relapse)等成瘾各阶段的行为表型,是必要且重要的。

一、自身给药模型

没有一个动物模型可以全面地反映人类疾病的复杂多样性。SA 模型可以很好地模拟人类成瘾的核心症状,即主动摄取、强迫用药。根据所摄取的药物种类,可以通过口服、静脉注射、呼吸道蒸汽给药或脑区注射给药。

依据操作式条件反射和强化学习理论建立的 SA 模型的基本假设是,药物作为正性强化因子(reinforcer),可使动物为获得药物趋于做出重复行为(如按杆、鼻触);戒断作为负性强化因子,可使动物为避免戒断趋于做出重复行为(如按杆、鼻触)。除了操作式条件反射,训练程序的设计中还会利用经典的巴甫洛夫条件反射,如动物压杆(强化行为)获得药物(强化因子,US),与此同时会伴随声音或灯光等 CS。经过反复的训练之后,动物会形成牢固的药物奖励与 CS 的联合型记忆。常用 SA 箱体如■图 8-7-1 所示。在 SA 模型建立过程中引入条件反射拥有两个优点。其一,CS 可以作为强化因子,使动物可以更快、更好地学会压杆或鼻触等操作行为,从而获得奖励。其二,药

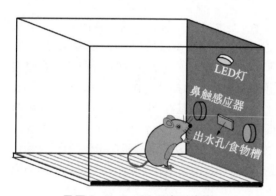

■图 8-7-1　SA 设备示意图

物奖励与 CS 的联合型记忆形成后,可以在无药物的环境中利用 CS 诱发动物对药物的渴求。总之,SA 模型将经典的操作式条件反射和巴甫洛夫条件反射整合在一起,通过反复地训练动物压杆或鼻触(同时给予声音或灯光刺激),使其获得药物奖励。在连续训练中压杆/鼻触次数的变化曲线可以反映药物的强化效应(不具有强化效应的药物,行为次数不会随训练次数上升);动物对药物的动机可以通过为得到一定量药物所愿意付出的最大努力(最大压杆或鼻触次数)反映;对药物的渴求可以通过仅 CS 下的压杆或鼻触次数反映。

操作式条件反射的一个基本问题是,压杆/鼻触多少次才给予一次药物奖赏?根据行为与奖赏之间的比例,SA 有多种多样的训练程序。其中最常用、最简单的强化模式为连续性强化(continuous reinforcement),即每次正确的行为都可以获得一次奖励。在这种模式下,动物 SA 的频率与药物浓度高度相关;药物浓度越高,动物 SA 的频率越低。然而在自然环境下,这种连续性强化是极为罕见的情况,通常几次行为之后才能获得奖赏,或者做出行为后需要等待一段时间才能获得奖赏。因此为了更好地模拟这些情况,另一个常用的模式是间断强化(intermittent reinforcement),即数次正确的行为或操作行为完成之后,要等待一段时间才能获得一次奖赏。其中,又根据在一次训练中比率或等待时间是否变化,将其分为 FR 强化、固定间隔(fixed-interval)强化、可变比率(variable-ratio)强化、可变间隔(variable-interval)强化。同时,这些基本的强化训练模式可以作为模块,构建更为复杂的强化训练模式。渐进比率(progressive-ratio)强化是 SA 模型中常用来评估药物强化效果或评估动物动机的常用检测模式。在这个训练模式下,动物每次获得同样剂量的药物所需要付出的努力(操作行为,如鼻触、压杆等)以指数形式递增,直到某个

比例下,动物停止获取药物的鼻触或压杆行为。

二、条件性位置偏好模型

CPP 模型主要采用啮齿类动物(小鼠、大鼠)来研究物体(如食物、新玩具等)或特定经历(如药物暴露、药物戒断、特定脑区刺激、足部电击等)的正性或负性强化作用。当某种刺激具有正性强化效应或奖赏效应时,在特定环境下给予动物这种刺激,动物会将刺激产生的奖赏效应与该环境对应起来,从而对某一特定环境产生偏好,这种偏好称为 CPP。虽然很多事物都可以作为 CPP 模型的有效刺激,但检测药物(尤其是成瘾药物)的奖赏效应是该模型最主要的用途。

CPP 模型的建立基于经典的巴甫洛夫条件反射,将一个可辨识的环境(CS)与一个具有强化效果的事物(US,如能引起欣快感的药物)进行反复关联配对训练,常用 CPP 设备如■图 8-7-2 所示。关联的结果是 CS 单独存在即可诱发 CR(与 US 相似的效果)。如果 US 具有奖赏效果,则动物会对与之匹配的环境产生偏好,最终可以通过比较动物对相应环境的偏好程度来反映药物的奖赏效应和联合型记忆水平。

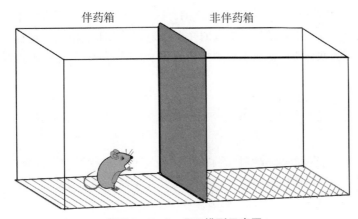

伴药箱　　　　　　非伴药箱

■图 8-7-2　CPP 模型示意图

模型构建的流程分为前测、训练及后测。前测的主要目的是检测动物对箱子两侧的自然偏好及偏好程度,以及使动物适应训练环境。在前测过程中,去除两侧箱子中间的隔板,使动物能在箱子两侧自由穿梭。用软件采集并记录动物在两侧箱子中的停留时间。在训练阶段,放入箱体之间的隔板,动物注射药物后放入伴药箱,在伴药箱内停留 30 分钟或 40 分钟后放回饲养笼。根据训练阶段动物对箱子的偏好差异,在选择伴药箱时,可以选择有偏侧 CPP 设计或无偏侧 CPP 设计。有偏侧 CPP 设计即选择前测阶段的非偏好箱作为伴药箱。无偏 CPP 设计即所有动物在前测阶段无明显偏好侧(剔除明显偏好一侧箱子的动物),随机选择一侧箱子作为伴药箱。连续训练 3～7 天,动物状态稳定后进行后测。同前测一样,不经药物处理,拿掉中间隔板,把动物放入箱子内让其自由探索,分别统计动物在伴药箱与非伴药箱的停留时间。如果药物具有奖赏效应,则动物会在没有药物刺激的情况下,依然表现出对伴药箱的偏好,即停留时间更长。

CPP 模型作为成瘾领域广泛应用的模型,具有以下优势:①方法简单,设备便宜;②实验周期较短,通常 1～2 周;③可以在药物不存在的情况下检测药物的奖赏/厌恶效果;④可以同时检测药物反复暴露引起的运动能力改变。

三、行为敏化模型

敏化(sensitivity)指反复接触药物后,药物诱导的反应逐渐增强的现象,在学习记忆领域又称为程序性记忆。在成瘾动物模型中,这种敏化现象可以通过测量动物自主活动能力来反映,称为行为敏化。行为敏化的基本假设是,中脑多巴胺系统介导的运动可间接反映药物奖赏效应。目前已经有大量实验表明多数精神刺激药物,如吗啡、可卡因、甲基苯丙胺、酒精、尼古丁等,在重复间隔给药情况下均可引起行为敏化。行为敏化是一个检测简单但敏感的表型,药物剂量、暴露次数、动物性别、年龄等均可影响行为敏化的强度。行为敏化模型的构建通常需要动物被动接受重复给药,但动物的 SA 也可引起类似的行为敏化。因此,行为敏化不仅可以单独造模,也可与 CPP 或 SA 模型联合使用。

行为敏化的一大特点是其持续性,一旦行为敏化形成后,其症状可以持续数周甚至数月,并且行为敏化效果在药物长时间戒断之后还有所增强,间接反映动物对药物的渴求症状。另一个重要特点是,行为敏化并不是连续药物暴露后的必然结果,敏化的表现与 CPP 一样,均是环境线索依赖的。重复药物暴露与测试过程应在相同的环境里进行,如果测试阶段将动物放在一个新环境中,行为敏化的效果在多数情况下是不能显现出来的。这些特点也表明,行为敏化不仅是药物诱导的刻板行为,也是药物诱导的场景记忆与奖赏的联合型记忆。由于该模型通过自主活动量的递增来反映行为敏化,故这类联合型记忆属于运动相关的程序性记忆。非药理学因素对这一行为有很强的调节作用。

四、双瓶选择模型

双瓶选择(two-bottle choice)是啮齿类动物中广泛应用的一种行为学范式,用来确定动物对两种不同液体的偏好,如抑郁样行为测试常用糖水偏好实验测试动物是否存在快感缺失(经典的双瓶选择)。在药物成瘾领域的研究中,双瓶选择常用在啮齿类动物的酒精偏好动物模型中,即给单笼饲养的动物一瓶水与一瓶酒,通过比较动物对水和酒的摄取量及其比例,确定动物对酒精的偏好程度。双瓶选择可单独用于造模,经过一段时间的训练后,区分出对酒精具有不同程度偏好的动物;或者也可作为酒精 SA 模型建立前的训练模型,先建立动物对酒精的适应和偏好,就可降低后续 SA 模型建立的难度。

(赵敏,袁逖飞)

(绘图:张冰倩)

第八节 · 创伤后应激障碍动物模型

一、简介

PTSD 是一种应激相关障碍,表现为个体遭受威胁生命或其他严重精神创伤事件后,出现的一系列长期持续的精神症状,显著影响患者的社会功能与生活质量。PTSD 患者的主要表现为以下几项典型的行为特征,其中①~③为PTSD的三大核心症状:①重新体验(患者反复、不自主、闯入性地回忆创伤事件,主要表现为噩梦和记忆回闪);②回避(患者努力回避创伤有关的事件或与之高度相关的痛苦记忆、思想或感受等);③高唤醒、高警觉(患者可表现为对他人或物体的言语、身体攻击,轻率、莽撞或自我伤害的行为,过分的惊跳反应,睡眠障碍等);④认知和情绪的负面变化(患者可表现为快感缺乏、对自我和世界的负面认知等)。

在20世纪60年代晚期,基于巴甫洛夫经典条件反射,Seligman和Maier制作了狗的习得性无助模型,即当狗反复经历无法逃避的电击后,即使在可以逃避电击的情境下也依然不能做出逃避反应而一味被动地忍受电击,这种现象称为行为绝望。尽管习得性无助在一定程度上代表了抑郁障碍的核心症状,但它在其他方面的特点(如回避行为、麻木表现,以及遭受强烈且无法逃避的应激)与PTSD密切联系在一起。习得性无助模型很快扩展到其他物种,特别是大鼠和小鼠。例如,Van der Kolk等人将其作为"无法逃避的电击-习得性无助"的PTSD造模范式加以重新介绍。该范式随后得到了一些实验结果的支持,但在20世纪80~90年代也引发了不小的争议,如它并不能诱导出持久的行为改变(PTSD诊断的重要条件之一)。因此,过去的几十年间涌现出很多PTSD模型,每一种都通过不同的方法来诱导特定的PTSD症状。

大多数研究提示,在应激强度和PTSD发生之间存在"剂量-效应"关系。PTSD动物模型主要是给予动物严重的创伤应激来检测其行为和生理变化,这些变化可能长期存在或者随时间而逐渐增强或减弱。研究往往聚焦于联合型学习的条件性恐惧或者非联合型学习的敏化现象。前者与创伤性记忆,包括创伤线索提示或诱导的病理性体验、回避和高警觉相关联;后者则主要与高度唤醒、易激惹、惊跳反应增强、情感麻木和社会性退缩相联系。基础研究中,研究人员通常利用动物模型探索某个单一症状的神经生物学机制。

几十年来,一系列以大、小鼠为代表的PTSD啮齿类动物模型的建立,为研究人员探究PTSD提供了便利,并已经取得了不少进展。虽然目前仍没有理想的PTSD动物模型,但已有的动物模型已经能部分地模拟PTSD患者的症状,对于理解PTSD致病机制以及评估新治疗方法的有效性具有重要价值。

二、主要类型和特点

关于PTSD动物模型,目前普遍使用的做法是,将动物暴露于已被充分验证的创伤事件进行造模,包括电击、束缚、捕食者应激、社交挫败等。

1. 单程长时间连续应激模型 单程长时间连续应激(single prolonged stress,SPS)模型使用啮齿类动物为主要造模对象,有良好的拟合度,其中大鼠模型最为常见。Liberzon于1997年初次描述了SPS模型的三个步骤:①将动物束缚2小时;②将动物放入24℃水中进行强迫游泳20分钟,继而让动物休息15分钟,接着使用乙醚气体麻醉直至让动物失去意识;③最后将动物置于安静环境下7~14天。SPS模型是第一个可模拟PTSD患者HPA轴异常改变的模型。有研究发现,大鼠多在经历SPS后第7天而非第1天出现焦虑样水平、唤醒程度和恐惧记忆的增强,以及睡眠、空间和再认记忆、社会互动与恐惧消退的受损等症状,提示SPS诱导的行为学及生理学变化具有时间依赖性。但值得一提的是,仅采用SPS的部分步骤建立模型并不会使有关恐惧记忆的消退能力受损。此外,SPS模型大鼠的背侧海马中糖皮质激素受体表达及其对糖皮质激素快速反馈的敏感性均明显增加,NMDA受体密度降低而导致抑制性GABA通路的功能失调;同时其皮层、海马等脑区中的5-HT利用率增加而不同于且滞后于这些变化的是,其杏仁核中的5-HT利用率下降。

因此,SPS模型可用于研究应激后不同的PTSD样症状,而且不同实验使用的SPS模型实验方法基本一致。例如,尽管多数研究者对SPS的步骤进行了不同程度的改进,但研究结果相对一致。

2. 束缚/制动应激模型 该模型将动物长时间限制在一个狭小空间内。束缚应激通常将动物放置于一个树脂玻璃管子或金属丝网制作的管子之中。通过将动物放置于制动袋(常使用商用的DecapiCones小动物固定袋)内,或者俯卧位将其四肢和头部固定在木板上实现制动应激。虽然束缚和制动在限制动物活动方面具有相似性,但两者间也存在一定的区别,因为束缚并不是阻止而仅仅是限制动物四肢、躯体和头部的运动,故相对于束缚应激,制动应激的限制性更强,可诱发更加强烈的应激反应。根据束缚时间不同(其中单次应激时间为15分钟到6小时),大致可分为急性应激模型和慢性应激模型。研究发现,急性束缚应激可显著提高大鼠促肾上腺激素释放激素的分泌,导致肾上腺功能紊乱、焦虑样水平提高、血浆皮质酮水平上升。而持续的急性束缚应激能够部分破坏小鼠的生理节律,如诱导更高频率的排尿行为。连续13天(6小时/天)的束缚应激能够诱导机体适应,对大鼠的认知和记忆功能产生积极影响。连续21天(6小时/天)的慢性束缚应激,可导致有性别差异的大鼠空间记忆受损、体重减轻和海马CA3区神经元顶树突萎缩。慢性束缚应激大鼠还会出现痛觉过敏现象。当大鼠第二次接受束缚应激时,HPA轴可出现慢性脱敏现象,并且部分脑区c-fos的mRNA和蛋白表达发生变化,使其对同型应激源的生理反应降低。

完全制动可能是最严厉的束缚。经历2小时完全制动应激后,动物可出现行为、学习/记忆和睡眠结构的异常,如焦虑样和强迫样行为增加、恐惧学习增强、陈述性记忆受损以及REM睡眠增加。而且,制动应激后,动物回避行为和组织形态学变化可表现出显著的延迟效应(例如,这些变化在制动应激结束后10天出现)。同时,与PTSD患者中常见的内分泌变化特点一致,制动应激后1天、7天或13天时给予动物20分钟束缚,可诱导出显著的HPA轴功能低下,表现为ACTH和皮质酮浓度的降低。

3. 足底电击模型 足底电击也是制作某些精神疾病,如焦虑障碍、抑郁障碍和PTSD动物模型的有效方法之一。其制备方法通常是将受试动物放入电击箱中,对其足底施以无法逃避的电击,电击强度一般为1.0~1.5 mA,时间一般为2秒。例如,有研究发现,强度为1.5 mA,持续时间为2秒的足底电击能够使小鼠产生PTSD的核心症状(条件性恐惧记忆),并能对雄性B6N小鼠的社交行为产生持久(可长达28天)的影响。同样的足底电击范式也能够持久地改变小鼠的行为、认知和睡眠模式,如小鼠可普遍出现回避行为增强、认知能力受损、觉醒增多以及REM睡眠减少。足底电击同样适用于大鼠,如给予大鼠单次电击,随后3周内每隔1周重复暴露于创伤情境以诱导PTSD样症状和病理生理改变,结果显示大鼠可有长达1个月以上的社交能力下降和皮质酮分泌节律钝化的表型。对大鼠分别使用高强度电击和低强度电击的研究表明,两组大鼠皆出现社交障碍,其中高强度电击组有持久且相对稳定的行为改变,而低强度电击组的行为改变则表现出时间依赖性(在第28天时达到高峰)。此外,足底电击也经常和其他应激源(如SPS)结合使用,来共同诱导PTSD症状,可持续增强大鼠的条件性恐惧行为。

足底电击导致疼痛以及不可逃避的认知感受,既有生理上又有心理上的影响。依据足底电击建立的条件反射,可诱发持续性的回避、僵直等焦虑样行为,也导致惊跳反应增强和睡眠异常等表型,从而与PTSD临床症状有一定的相似性。足底电击动物模型也对应PTSD的两类典型症状:"触景生情"式症状,涉及创伤情景记忆的再体验、回避和对创伤线索的过度反应等;"过度泛化"式症状,涉及暴露于相似的中性线索,导致烦躁、警惕、情绪低落、社交失败等。这些特征可用于探索不同类型PTSD症状的生物学基础。足底电击动物模型建立后,还可让动物再次暴露于创伤刺激或相似刺激,常用于研究恐惧记忆的提取、再巩固和消除过程,以及相应的治疗等神经机制。由于足底电击动物模型在行为表现和病因学上与 PTSD 存在很好的一致性,已被广泛认为是一个较好的 PTSD 动物模型。此外,简单的实验操作使得该模型已得到广泛应用,尤其适用于探索 PTSD 相关学习记忆功能障碍的病理生理机制和相关治疗研究。但该模型的缺点在于电击不是制备 PTSD 模型的特异性方法,而且所使用的电击条件在不同实验室之间也缺乏统一的标准。

4. 淹溺创伤模型　淹溺创伤(underwater trauma,UWT)模型中,先使动物经历强迫游泳 1 分钟,继而迫使其全身浸没于水中 30 秒。与对照组大鼠(仅给予 1 分钟的强迫游泳)相比,UWT 组大鼠表现出长期的觉醒水平和焦虑样行为增加(长达 7~30 天)。在创伤应激后 3 周进行的莫里斯水迷宫记忆任务测试中,UWT 组动物可表现出学习能力的受损,表明该应激对其认知产生持久的不良影响。虽然,这种解释可能会被再次的水暴露(UWT 经历的提示物)所混淆,但以下的研究发现提示,UWT 很可能模拟了 PTSD 认知方面长期的负性改变:①UWT 组动物的 HPA 轴存在持久的抑制,如创伤应激后 7 天的检测中发现其基础血浆皮质酮浓度降低;②UWT 可引起海马 CA1 区促炎性环氧合酶 2 长期过度表达,损伤齿状回的长时程增强以及腹侧海马回和基底外侧杏仁核的ERK-2 激活;③UWT 模型中动物的背景恐惧伴边缘脑区的活动改变可持续一个月以上。

创伤暴露后,一些个体可能表现为急性应激障碍,少数个体才发展为 PTSD。基于连续的相关行为学测试结果,采用行为划界标准对遭受 UWT 的 SD 大鼠进行分析。结果显示行为适应不良率可由急性期(第 1 天)的 91.6% 下降至稳定期的 41.6%(第 7 天到第 30 天)。此外,从创伤后 1 天至创伤后 30 天期间,行为适应良好率由 0% 提升至 25%。这种随时间而变化的行为模式亦进一步反映了创伤动物的个体差异与人类的相似性,即创伤暴露群体中最初受到影响的个体占比高,但这随着许多受到影响的个体逐渐恢复而最终下降。行为分析表明,创伤暴露群体有三类不同的应激反应:基于恐惧的焦虑样表型(38%),恐惧-快感缺失共病表型(15%)以及不受创伤暴露影响的表型(47%)。与创伤后抑郁模型的高焦虑特质相符合,恐惧-快感缺失表型大鼠在创伤暴露前就存在僵直行为的增强,也与创伤后的糖水偏好有关,并可预测创伤暴露 1 个月后的快感缺失。由于其强度可控,与动物野外应激具有相关性以及其背景可复制,UWT 模型作为一种 PTSD 动物模型有一定的优势。

5. 时间依赖的敏化模型　自然环境下,动物对威胁性事件或刺激会产生敏化反应,既可以增强逃生反应,又有助于回避未来危险,从而有利于个体的生存和种族繁衍。但过度的敏化则具有病理意义。PTSD 的敏化反映了生物有机体对防御反应的加强,即个体不但在重复暴露于不可控的相同应激时会出现行为-神经内分泌反应的增强,而且在面临与创伤无关的类似刺激情况下也会做出过度的生理和行为反应,是一种记忆的过度泛化现象。时间依赖的敏化(time-dependent sensitization,TDS)模型一方面反映了 PTSD 患者对厌恶性刺激形成新的条件性联系的加强,另一方面也模拟了 PTSD 患者对创伤线索惊跳反应增强、对冗余信息无法习惯化适应以及对新异信息反应过度的症状。基于此,个体得以在创伤性应激时完成一种以敏化为特征表现的内在学习。

除了个别时候也会使用束缚应激、母婴隔离应激或 UWT 外,常用的 TDS 方案是单程短暂电击、社会应激(包括捕食者应激、捕食者气味应激和暴露于攻击性同类个体的社会失败应激)以及 SPS。TDS 范式可以表现在行为、神经调质与内分泌、免疫反应以及药物敏感性等多个方面。由于 TDS 模型的 PTSD 样症状起因明确,具有时间依赖的敏化增强特点,并可以用抗焦虑药和抗抑郁药改善,故该模型可能是一种良好的 PTSD 动物模型。

6. 早期生活应激模型　与 PTSD 相似,早期生活应激(early life stress,ELS)模型,如儿童时期遭受虐待或忽视,可能通过影响神经环路和 HPA 轴发育,进而影响成年后个体的大脑功能和情绪,使成年后遭受创伤的个体发生 PTSD 的风险显著增加。许多研究表明,母婴分离是主要的 ELS

模型。制备母婴分离模型时，一般是将动物幼仔与母亲每天分开数小时（出生后第 1 天到第 10 天），然后在幼仔成年期间使其再次暴露于某种应激情境，观察其行为学等方面的改变。ELS 可引起焦虑样和恐惧反应增强、空间记忆受损、HPA 轴功能持续性异常以及成年期中枢神经系统内 CRFR1 表达的改变。此外，ELS 对个体的影响似乎受性别的影响，如 ELS 雄性动物模型在成年后表现出更显著的僵直行为和认知障碍（特别是海马依赖的认知障碍），以及 ELS 雄性成年小鼠中血浆皮质酮水平较高而 ELS 雌性小鼠中血浆皮质酮水平较低。

作为 PTSD 发生的重要风险因素，ELS 对脑功能长期影响的生物学分子基础尚未完全阐明，仍需要进一步的探索。ELS 模型主要是基于幼儿时期的不良生活事件来研究成年期个体发生 PTSD 的易感性，也是研究青少年创伤对后续 PTSD 产生影响的重要模型之一。考虑到现实生活中幼儿期典型的生活心理应激导致的长期行为异常，近年来研究者们进一步在大、小鼠中开发了基于母婴互动关系的慢性早期生活应激新模型。通过持续性地限制饲养笼中的垫料/筑巢材料，该模型模拟了母鼠抚育行为的缺失，以及母鼠抚育行为的片断化和反复无常化的异常模式。结果表明模型鼠出现急性期及随后长期的神经内分泌、认知与情绪相关的改变，提示该模型对于研究个体早期不良生活经历对其应激相关的认知或情绪障碍的易感性、韧性方面具有重要的意义。

7. 社交挫败模型　小鼠和大鼠均可用于建立社交挫败模型，广泛用于反复应激暴露个体的行为反应及其生理机制的研究。通常以同种雄性鼠来建立社交挫败模型，一方为侵略性或攻击性强的"定居者"，另一方为"入侵者"。双方反复相逢于"定居者"占领的区域并交战打斗，"入侵者"往往每次都处于劣势而投降或屈服。高水平的社交回避是社交挫败模型鼠的一致性表现，即它们更少地与同种动物接触。社交挫败模型鼠的其他表现包括警觉水平增高和快感缺乏（对蔗糖的偏好下降，自我颅内刺激奖赏的阈值增加）以及奖赏行为和奖赏回路的损害。由于传统社交挫败模型涉及躯体的伤害，近年来发展出间接社交挫败应激模型，即未直接经历社交挫败应激但目睹同类个体慢性社交挫败应激的小鼠可表现出显著的行为异常（社会回避行为、抑郁样行为和焦虑样行为）以及血清皮质酮水平升高。一个月后，再次对其进行社交行为实验测试，此小鼠在社交回避行为和血清皮质酮水平方面仍显著地增加。

在 PTSD 有关的其他表型方面，社交挫败模型动物表现出混杂性影响。社交挫败对小鼠痛觉的影响与 PTSD 不一致，如存在热刺激痛觉减退和机械刺激痛觉增强；对恐惧学习的影响也不一致，包括易感小鼠在背景和线索恐惧学习方面分别表现出增强和减退，在有韧性的动物中表现出恐惧学习的增强，或者对应激动物与对照动物的恐惧学习没有影响。社交挫败小鼠与非应激小鼠相比，在消退学习方面轻度受损，而青春期社交挫败大鼠成年时消退学习方面发生易化。另外，有一些（但并非完全一致的）证据支持海马依赖的认知损害。在 PTSD 有关的生物表型方面存在类似的情况：①社交挫败可通过抑制 PFC 而增加杏仁核活动，也可显著地诱导持久的外周和中枢炎症；②与 PTSD 不同的是，动物应激后 1~3 周，社交挫败抑制其 HPA 轴的负反馈活动（地塞米松抑制实验），这种糖皮质激素受体抑制而不是敏感性增强可能是慢性可预测性应激的特征，因为社交挫败模型建立过程中虽然每日社交挫败的持续时间和程度具有不可预测性，但其应激类型却是可以预测的；③社交挫败损害睡眠，可导致 REM 睡眠减少和 NREM 慢波睡眠增加。关于社交挫败动物模型，Corbett 等人依据居住者的社交挫败潜伏期把受试动物分为"易感"和"非易感"的动物，以探究个体的适应能力及其应对应激的机制，结果支持社交挫败动物模型可以体现 PTSD 易感性。鉴于此，并考虑到人际暴力对 PTSD 发生的重要意义，在社交挫败动物模型中筛查出更多表现接近 PTSD 的动物，可模拟人类 PTSD 症状，而其中适应良好的社交挫败动物可能代表了创伤适应良好的人类个体以用于研究后者免于 PTSD 的机制。

8. 社会隔离模型 社会隔离也称社交孤立,是一种可引起个体内分泌和行为改变的社会心理压力。该模型又分为成年后社会隔离和青春期社会隔离。将建模鼠单独饲养 3～4 周或更长的时间,使之失去与同龄鼠社交接触的机会,可导致其行为、生理功能以及分子机制发生改变,包括使其血浆促肾上腺皮质激素和皮质酮水平降低,使其对急性应激的反应增强,使其垂体对外源性促肾上腺皮质激素释放激素的敏感性增加,以及使其 HPA 轴的负反馈受损。而且,有研究发现社会隔离在某种条件下可减少大鼠脑中去甲肾上腺素浓度以及去甲肾上腺素转运体在蓝斑中的表达,且使血液中 3-甲氧基-4-羟基苯基乙二醇(中枢神经系统去甲肾上腺素活性标记)浓度也显著降低。更具体的研究显示,社会隔离可增强青春期小鼠海马内 BDNF 的表达,继而通过 BDNF/TrkB 通路促进长期记忆,使其无法忘记隔离期间的恐惧经历而最终发生情绪和行为障碍。也有少数研究探索了成年后社会隔离动物模型的认知功能是否存在异常,但结果表明社会隔离对成年动物空间学习、工作记忆和条件性恐惧方面的影响并不一致(原因在很大程度上是未知的)。尽管如此,也确有研究认为社会隔离模型可以很好地模拟 PTSD 患者的恐惧记忆难以消除以及对应激相关刺激的回避行为(表现为恐惧反应增强)。

9. 捕食者应激 捕食者应激模型是使啮齿类动物与猫等自然捕食者直接或间接接触,进而导致啮齿类动物长期表现出强烈的恐惧、焦虑样等行为和内分泌改变。其中最典型的做法是将动物暴露在捕食者或装有捕食者相关的刺激物(如污染的猫砂)的笼子里 5～10 分钟,随后对其进行行为学评估。捕食者应激的范式一般为单一的应激暴露,如无保护地暴露于天敌、在护栏保护下暴露于天敌或者暴露于天敌的气味。模型鼠会在 3 个月内出现行为或生理上的变化,包括回避行为增加、恐惧反应增强、警觉性增高和痛觉过敏等。其中,捕食者应激模型鼠表现出强烈的恐惧记忆,对创伤线索的回避行为可通过长时间服用 SSRIs(主要是舍曲林和阿米替林)而获得较好的改善。捕食者应激可造成模型动物 HPA 轴负反馈增强,肾上腺皮质激素水平与其回避行为呈负相关关系,提示减少 HPA 轴对应激的负反馈应答可能会对该模型长期的焦虑样行为产生影响。捕食者应激可使模型大鼠 PFC 和海马中 5-HT 水平降低,编码去甲肾上腺素和 BDNF 基因的 DNA 甲基化增加,以及使纹状体中的 CRFR1 表达持续升高和 CRFR2 的表达长期下调。捕食者应激动物也会在其大脑、肾上腺和体循环中表现出氧化应激与炎症反应的增加,且有研究表明捕食者应激诱导出现的持续性脑部炎症对抗炎治疗敏感,这与 PTSD 的炎症机制假说一致。Cohen 等人则发现,捕食者应激后 7～90 天,大鼠的探索行为极端减少、警觉性提高。基于此,他们提出了天敌应激后区分"易感"和"非易感"亚群的行为学标准(包括解决个体反应差异的相应标准)。

捕食者暴露创伤是危及生命的潜在性境遇,因此较利用其他类型的应激源制作的 PTSD 模型更为"自然"。但也有研究发现,单纯暴露于捕食者应激的大鼠并不会表现出明显的行为异常。值得注意的是,暴露于天敌气味的方案存在一定的问题,因为实验室培育的大鼠或小鼠并不具备这种"知识"或"技能",这也可能是研究结果高度不一致的主要原因。此外,Zoladz 等人修改了单纯的捕食者应激模型,将短暂的捕食者暴露与不稳定的居住环境(即随机入住不同的鼠笼)结合起来,发现不稳定的居住环境作为一种慢性心理应激会强化造模效果,所引起的 PTSD 样症状至少会持续 4 个月,从而在相当的程度上与缺乏社会支持的创伤幸存者容易罹患慢性 PTSD 的实际情况高度一致。故这种联合不稳定社会因素的捕食者应激模型在研究长期创伤记忆和慢性 PTSD 中可能具有更大的优势。

10. 不可预测多重应激/慢性应激模型 尽管常常作为抑郁障碍动物模型,但不可预测多重应激(unpredictable variable stress,UVS)范式也可以产生与 PTSD 有关的行为表型,而且长期抗抑郁药物和快速起效的抗抑郁药物(如氯胺酮)治疗可减轻这些行为表型,故 UVS 至少对某些 PTSD

而言是比较有效的动物模型。UVS通过使用数种不同的应激源,引起模型鼠的行为和生理异常。所使用的主要应激源包括:垫料潮湿、无垫料、笼子倾斜、居住条件拥挤、悬尾、束缚应激、食物或饮水剥夺、天敌气味暴露、热刺激、不可逃避的电击、强烈的声音或光刺激、社交情境应激、强迫游泳和昼夜颠倒等。每天使动物随机地接受其中一种应激源刺激,持续1~8周。有学者认为,连续几周对啮齿类动物进行不可预测的应激暴露,可模拟军人战争期间所经历的长期和不可预测的应激。由于长期而不可预测,可产生不可控制或不可逃避的心理应激效应。在生物学改变方面,除了回避创伤相关的特异性线索刺激外,UVS动物可表现出大多数PTSD相关的行为。动物经历UVS后其脑中的恐惧回路出现异常(杏仁核及其亚区域的c-Fos水平更高),其中易感动物和适应良好的韧性动物在海马和皮质功能活动方面存在明显差异。UVS动物在后续应激或者地塞米松抑制实验中也表现出HPA轴负反馈的增强。在PTSD发生的风险因素方面,创伤前风险行为标志物包括创伤前新异寻求行为和逃避行为,可利用它们预测动物应激后会出现的反应。

由上可见,UVS在病因学方面可潜在有效地模拟反复的、无法控制和无法预测的创伤事件;在症状方面可诱导长期的行为学和生理学改变(类似于PTSD患者);在方法上可识别出易感性和韧性动物,有助于识别应激易感性的生物学标志物。然而,仍不清楚在使用多种应激源的情况下如何确定创伤相关回避行为的强度,以及哪些因素能可靠地诱导出长期的具有共同机制的改变。

三、创伤后应激障碍动物模型的发展

目前,不同的PTSD动物模型有其各自的优势和不足。国内外学术界就如何选择和制备PTSD动物模型尚未达成统一的标准,当前面对的挑战主要有以下几点。第一,PTSD致病机制仍不清楚,普遍认为基因、早期生活环境、个体易感性三者共同决定了是否发病,简称为"三击理论"(three-hit concept),这三点难以在一个动物模型中同时体现。更为广泛接受的理论仍然是基因与环境交互作用,因为个体易感性很大程度上也受遗传因素影响。第二,影响PTSD发生的因素太多且涉及复杂的相互作用,在应激强度和时间、个体易感性和韧性(适应及恢复能力)等诸多方面仍然缺乏统一的评估标准。另外,有研究显示,相较于大鼠模型,需要更强的刺激才能可靠地引起小鼠的焦虑样或抑郁样行为。因此,也应注意同一物种(甚至不同个体)在应激方面的差异。第三,PTSD有不同的亚型且常常合并其他精神疾病,难以用动物模型对其进行精准区分。此外,PTSD患者伴发躯体疾病的风险亦明显增加,研究需涉及更广泛的应激事件如何影响躯体疾病,包括心血管疾病(如高血压、中风,心肌梗塞)、代谢性疾病、癌症、艾滋病等。第四,对于人类,可通过创伤事件有关的临床表现和量表做出PTSD的诊断,但动物模型研究成果如何应用于PTSD的临床诊断仍未达成共识;同时,PTSD特异性的系列生物标志物尚不清楚,使PTSD动物模型在生物表型评估方面难以突破。

面对这些缺陷和不足,Richter-Levin等人在2019年就PTSD动物造模实践提出以下看法:①创伤应激后出现的症状以及症状发生的时间、地点可能反映不同的神经生物学机制;②不同创伤经历的动物模型可丰富PSTD的致病机制,以研究PTSD的不同亚型;③在模型中增加关于PTSD危险因素、性别差异以及开展其他精神疾病的研究;④建立PTSD动物模型时应考虑动物的敏感性/韧性,以探索个体差异并为其治疗寻找新的靶点。国内研究者也认为,今后PTSD动物模型的重要发展方向是如何进一步改善,使其能够更好地满足研究需求,如研究者一方面应根据自己的研究目的选择适合的动物模型,另一方面应尽可能使动物模型满足更多的建模标准。关于动物模型的开发,研究者要尽可能满足决定PTSD发病的"三击理论"或基因与环境交互理论,在考虑性别及个体差异等影响因素的基础上寻找有效的基因、分子生物学、神经影像等标志物以及新的治疗靶点，为 PTSD 的临床诊断和治疗提供指导。与这些观点一致，遗传学-表观遗传学的相关研究将可能成为进一步探索 PTSD 致病机制和治疗干预措施的关键领域，例如，在应激反应的神经生物学方面，包括 *FKBP5* 基因敲除小鼠在内的遗传学动物模型已经提供了新的理解。此外，慢性应激动物研究中有关 HPA 轴调节、FKBP5 信号传导和 SSRIs 效应相互作用的发现，也为后续进一步研究提供了新的思路。

四、创伤后应激障碍动物模型评估

(一) 评估工具

如前所述，DSM-5 将 PTSD 的主要症状归纳为四大类，即闯入性再体验症状群（B 标准）、回避症状群（C 标准）、认知和心境的负性改变症状群（D 标准）以及觉醒和反应改变的症状群（E 标准）。PTSD 动物模型主要是通过创伤暴露（与 PTSD 的 A 标准相对应）来直接或间接诱导出 B~E 标准的"类似症状"。这些表现在创伤暴露后不久即有可能出现，一般需在创伤暴露后至少 1 个月进行相应的评估（与 PTSD 的 F 标准相对应）。

在啮齿类动物中，一些行为学测试常常用于评估个体创伤敏感性/韧性，或者用于筛查新的治疗药物，可利用它们对模型动物中的 PTSD 样症状或特征进行"操作性定义"。尽管在 PTSD 动物模型中评估闯入性创伤再体验症状群（B 标准）是不可能的，但通过测量动物面临创伤相关刺激物或信号时的生理反应，可实现对其恐惧记忆过程的"操作性定义"而间接反映动物具有创伤再体验症状。高架十字迷宫实验、高架零迷宫实验、旷场实验以及明暗箱穿梭实验等接近-回避式冲突测试，可用于测量动物的回避症状群（C 标准），还常常用以评估个体在不同场所中的广泛性焦虑样症状/行为，已广泛用于临床前研究。创伤特异性的回避行为症状群，还可以通过使动物接触创伤相关的刺激物来进行测量，如将捕食者应激模型动物、社交挫败模型动物和主动/被动回避模型动物分别暴露于捕食者的气味、同种的陌生动物和训练箱环境（如明暗箱，在暗箱中曾遭受电击）来记录行为反应。心境的负性改变，如抑郁症状（D 症状群），常常通过行为绝望范式来进行测量，典型的实验包括：①强迫游泳实验和悬尾实验，测试动物不动时间来衡量绝望行为；②蔗糖偏好实验，测试动物对蔗糖水的偏好程度，衡量是否存在快感缺失；③颅内自我刺激实验，测试动物压杆或鼻触诱发设备给予大脑奖赏系统电刺激的行为，可衡量奖赏效应改变。抗抑郁药物对这些动物行为绝望或快感缺乏的异常表现有治疗作用，支持了行为绝望或快感缺乏指标的预测效度。在 PTSD 负性认知障碍（D 标准）方面，由于患者所表现出的对自我和环境的歪曲理解，难以在动物中进行模拟或检测，因此在动物中常只对一般性认知缺陷进行测量，包括注意、空间学习、物体识别和社交识别。对于空间学习和记忆的测量，莫里斯水迷宫是测试海马功能的一种金标准，但该测试也会导致较强的应激。其他广泛使用的迷宫实验，如巴恩斯迷宫、T 迷宫和放射型迷宫实验，由于本身的应激较弱，故在某些实验中可能更具有优势。对于复杂的注意和学习改变，有研究表明将来可以使用 5-CSRT 范式进行更可靠的评估，该任务要求啮齿类动物对于在五个位置随机出现的一个简短的视觉刺激做出选择，以决定它们是否能获得食物奖励。该任务与 PFC 和海马网络结构和功能的改变（这些脑区在 PTSD 中也存在结构和功能的改变）有关。创伤所诱导的高觉醒和反应性症状（E 标准）可根据惊跳反射的强度、惊跳反射的习惯化以及 PPI 评估。其中，高警觉性可使用物品掩埋范式或活动改变实验进行测量。既往的 PTSD 动物模型中尚未对易激惹-冲动症状进行评估，以后可考虑使用居住者-入侵者实验（resident-intruder test）和延迟折扣范式（delayed discounting paradigm）对其进行大致评估，也可使用 GNG 工作记忆范式评价其冲动性。对于 PTSD 患者的睡眠障碍，SPS 创伤暴露后，动物个体的 REM 睡眠增加与条件性恐惧僵直行为呈正相关，表明可以通过脑电信号分析睡眠结构或各阶段睡眠的定量变化来测量或预测动物的 PTSD 样行为。

（二）评价标准

Willner 在 1984 年提出了评估动物模型的三个标准，即表观效度、结构效度和预测效度。根据以上三个方面对 PTSD 动物模型的有效性进行评估，已在精神疾病的研究中广泛应用。将动物暴露于创伤事件进行造模是目前最常用的模型构建方法，然后通过行为学实验来检测表面效度、结构效度和预测效度，以构建满足标准的 PTSD 动物模型。但由于表面效度的部分性、结构效度的局限性以及预测效度的有限性，制备理想的 PTSD 动物模型仍然任重道远。

1. 表观效度　在表观效度方面，PTSD 动物模型应在表现上与人类 PTSD 的 DSM-5 诊断标准相似，具体包括以下条目。①诊断标准 A：动物模型必须经历创伤事件，创伤事件的种类、数量、严重程度、持续时间等可能会有差异，但其强度可决定 PTSD 样症状的严重程度。②诊断标准 H：动物模型所表现的症状并非由药物或者其他情况所致。③诊断标准 B～G：动物模型会表现出一系列有意义的、持续的躯体和心理上的 PTSD 样症状（如僵直和回避行为等），这些症状可持续数周且随时间加重；可表现为对创伤记忆的过度反应及回避现象；可在个体间有明显差异而用于个体易感性研究。

2. 结构效度　在复制出 PTSD 样行为特征的基础上，PTSD 动物模型的理想结构效度是指在动物中重现与人类 PTSD 相同的致病机制，如两者表现出相同的神经内分泌及影像学变化。从更大的范畴来看，由于大型流行病学研究数据显示，并非所有创伤暴露者都会发生 PTSD（如仅有小于 20% 的创伤暴露者会罹患 PTSD），认为 PTSD 是由基因和环境因素共同作用导致的复杂疾病。因此，2013 年就有研究者提出基因、早期生活环境和个体易感性共同导致 PTSD 发病，即"三击理论"，这三者必须同时得到模拟才能真正满足 PTSD 动物模型的结构效度。然而，由于 PTSD 产生的病理生理学机制仍未明确，而很难确定结构效度的确切条件，故构建完美的 PTSD 动物模型仍困难重重。

3. 预测效度　如果 PTSD 动物模型具有预测效度，使用常用治疗 PTSD 药物干预时会有疗效。5-HT 作为中枢神经系统中的重要递质，与情绪和冲动等密切相关，参与多种生理功能，其功能异常可能会导致抑郁、焦虑、惊恐等多种精神障碍。然而，值得注意的是，单胺类药物治疗这些精神障碍都存在疗效延迟，提示单胺类调质异常可能不是疾病的根本原因。目前 SSRIs 是公认的 PTSD 临床治疗药物，故 PTSD 动物模型的预测效度的评估通常建立在 SSRIs 治疗的有效性这一基础之上，但如果一直基于旧治疗药物的预测效度来评估动物模型，则不利于寻找新的治疗药物，反过来也提示新治疗药物的出现有助于改善该模型预测效度的评估。

五、创伤后应激障碍模型的动物选择

PTSD 中恐惧和焦虑的神经机制可能在生命演化过程中高度保守，因为其涉及本能反应和生存繁衍。因此，PTSD 动物模型可使用不同进化地位的实验动物来制作，如果蝇、斑马鱼、啮齿类动物、兔、猪等。与猪等大型哺乳动物相比，啮齿类动物易处理、繁殖快、寿命短等，可大大提高实验效率；同时，相对于斑马鱼等低等动物来说，啮齿类动物具有更发达的中枢神经系统，具有与人类更相似的遗传背景。因此,啮齿类动物在 PTSD 动物模型中通常是首选。

　　在啮齿类动物中,主要是使用大鼠和小鼠来进行 PTSD 造模。其中,大鼠较小鼠使用得更频繁;但小鼠的基因操作更方便,在这方面具有独特优势。PTSD 大鼠模型中使用最多的是 SD 大鼠,Wistar 大鼠次之,Long Evans 大鼠亦使用得较多。另外需要注意的是,大鼠是一种社会等级很强的动物,而小鼠在此方面并不典型;两者在应对刺激时也有不同的特点,如相对于大鼠,小鼠需要更强的刺激才能产生焦虑样或抑郁样行为。因此,对大、小鼠进行 PTSD 建模时,要考虑其各自的物种和品系特点以选择更合适的应激类型和方式。

(张燕,李则宣)

第九节 · 阿尔茨海默病动物模型

　　AD,俗称老年痴呆,是最常见的痴呆类型。传统观点认为,大脑中细胞外淀粉样斑块、细胞内神经纤维缠结、记忆和其他认知障碍是 AD 的主要临床特征。AD 可分为散发型(发病年龄更晚一些)和家族型(发病年龄更早一些)。

　　动物模型的合理利用为探索 AD 病理机制提供了有力工具。其中,转基因动物模型的使用依然是整个领域的主流,但是其在何种程度上模拟了 AD 仍然未知。同时,其他一些替代模型也有利于理解 AD 的细胞和分子机制。本节将对 AD 啮齿类动物模型进行介绍。

一、转基因阿尔茨海默病动物模型

　　研究表明,家族型 AD(family AD, FAD)由特定基因突变所致。目前已知的与 AD 有关的在常染色体上的基因至少有三个:早老蛋白 1(presenilin 1,PS1)、早老蛋白 2(presenilin 2,PS2)和淀粉样蛋白前体(amyloid precursor protein, APP)基因。在 PS1、PS2 和 APP 这三个基因中已发现至少 230 个致病突变,其中 PS1 基因突变有 187 种,PS2 基因突变 14 种,APP 基因突变 33 种。已鉴定的常染色体显性突变都可影响 APP 加工和 β-淀粉样蛋白产生。APP 是一种 I 型跨膜蛋白,具有一个氨基端胞外结构域,可先被 β 分泌酶(也称为 β 位点 APP 裂解酶)裂解,随后剩余的羧基末端片段在膜内被 γ 分泌酶裂解。γ 分泌酶由早衰素和其他成分组成。γ 分泌酶可在不同位点切割 APP,生成 β-淀粉样蛋白 40 或 β-淀粉样蛋白 42。β-淀粉样蛋白 42 比 β-淀粉样蛋白 40 更容易聚集,毒性更大。

　　1. APP 基因突变模型　　APP 基因位于人类第 21 号染色体上,是第一个被确定的与 AD 有关的在常染色体上的显性突变。APP 基因中引起 AD 的突变主要发生在导致 β-淀粉样蛋白产生的两个裂解位点。APP 基因突变根据受影响家族起源的地理位置命名。最初发现的瑞典突变为双突变(K670N/M671L),可导致 β 分泌酶切割增加,从而增加 β-淀粉样蛋白产量,包括 β-淀粉样蛋白 40 和 β-淀粉样蛋白 42。伦敦突变(V717I)、印第安纳突变(V717F)等 γ 分泌酶切割位点的突变导致生成毒性更大的 β-淀粉样蛋白 42。APP 基因中编码 β-淀粉样蛋白片段的突变,如荷兰(E693Q)和北极(E693G)突变,可增加纤维发生或对蛋白水解的抗性,荷兰突变可导致一种遗传性脑出血伴淀粉样的血管疾病。除了点突变以外,APP 基因的拷贝数变异也可引起 AD。APP 基因的重复导致多个家族早发 AD。由于唐氏综合征患者是 21 三体综合征,而 APP 基因位于 21 号染色体上,因此常在 40 多岁时就会有 APP 基因的三个拷贝片段,从而导致 AD。因此,即使没有突变,过表达 APP 基因的野生型小鼠也可以作为 AD 的有用模型。

第一个也是应用最广泛的 AD 小鼠模型是基于人类 APP(hAPP)基因的转基因小鼠。目前已存在许多 hAPP 转基因品系。一般来说,这些品系会发展出强大的淀粉样蛋白病理,并有记忆缺陷,但通常没有表现出显著的神经元损害。基于 APP 基因突变构建的 AD 转基因小鼠模型有 APP 小鼠、Tg2576 小鼠及 APP23 小鼠等。研究表明,APP 转基因小鼠脑内 APP 水平显著增高,在 4～18 个月龄时,皮质和海马 β-淀粉样蛋白水平可达正常对照组的 500 倍,并出现神经胶质细胞增生和神经炎性增加。李国营等人研究了 Tg2576 小鼠 hAPP 瑞典突变阳性子代和阴性子代的行为及病理变化。9 个月龄时,两者的空间辨别学习和记忆能力存在显著差异;阳性子代小鼠的皮质及海马区出现淀粉样斑块。

2. PS 基因突变模型　PS 基因突变是常染色体显性 AD 的另一个原因。虽然 PS1 基因和 PS2 基因具有相似的功能,但 PS1 基因突变比 PS2 基因突变更为严重和常见,因此 PS1 小鼠成为更常用的动物模型。PS 基因编码 γ 分泌酶的催化亚基,而 PS 基因突变可增加 β-淀粉样蛋白 42/β-淀粉样蛋白 40 的值,可能是导致 AD 的主要原因。除此之外,PS 基因编码的早老素还有一些其他功能,包括切割其他 γ 分泌酶底物、细胞黏附、钙稳态、转运、定位和凋亡等系列相关蛋白。在过去几十年间,研究者们分别建立了多种 AD 致病基因 PS1 突变的转基因小鼠,包括 PS1(A246E)小鼠、PS1(M146L)小鼠、PS1(M146V)小鼠、PS1(P264L)小鼠、PS1(P117L, line 13)小鼠、PS1-YAC(line G9)小鼠等。在 PS 单基因突变小鼠中,β-淀粉样蛋白 42 水平升高,β-淀粉样蛋白 40 水平不变。然而,它们不会发展出 AD 病理或认知缺陷。这种表型的缺乏可能表明,β-淀粉样蛋白 42 不是导致 AD 的充分条件,而可能是风险因素之一。由于 γ 分泌酶抑制剂能清除 β-淀粉样蛋白沉积,但不能挽救记忆损伤,推测 β-淀粉样蛋白 42 可能是疾病的结果而不是原因。

3. 多基因阿尔茨海默病模型　多基因 AD 鼠模型是近年来研究的热点。有研究者发现 APP 单转基因小鼠与 APP/PS1 双转基因小鼠的 β-淀粉样蛋白沉积几乎同时出现,但双转基因小鼠的 β-淀粉样蛋白聚集和认知损伤速率远快于单转基因品系小鼠。这提示多基因 AD 小鼠在模拟 AD 病理发生、发展过程中更为优越。

目前最常见的双转基因模型关于 APP 基因和 PS1 基因,即 APP/PS1 小鼠,通常在 6 月龄的此类模型小鼠中发现淀粉样斑块,7 月龄出现学习记忆障碍。研究者发现,APP/PS1 小鼠 β-淀粉样蛋白沉积首先出现于约 6 周龄小鼠的皮层中。在 3～4 月龄时,海马体中也出现 β-淀粉样蛋白沉积。APP/PS1 小鼠 7 月龄时在空间学习和记忆方面开始出现明显的认知障碍。另一个进展是 5×FAD 小鼠,转入了 5 个 AD 相关基因突变,包括瑞典型(K670N/M671L)、佛罗里达型(I716V)和伦敦型(V717I)的 hAPP 基因突变和 PS1 基因的 M146L 和 L286V 突变。5×FAD 小鼠表达高水平的 β-淀粉样蛋白 42,在大约 4 月龄时发生 β-淀粉样蛋白沉积和认知缺陷。此外,与大多数其他 hAPP 基因和 hAPP/PS1 基因突变模型不同,5×FAD 品系会发生神经元死亡。

4. ApoE 基因突变模型　常染色体显性 AD 病例相当罕见。大多数 AD 病例是散发型、晚发型,有几个基因调节这种更常见的疾病类型。其中,风险最强的基因是编码载脂蛋白 E 的基因 ApoE。ApoE 有三个等位基因——ε2、ε3、ε4,ε3 是最常见的,ε4 与 AD 发病风险增加和年龄有关,ε2 具有保护作用。携带一个 ε4 拷贝的人患 AD 风险比非携带者增加 4 倍,ε4 纯合子的人患 AD 风险较正常人增加 9～15 倍。每个拷贝使发病年龄降低约 5～10 年。因此,ApoE4 基因突变模型与晚发型 AD 高度相关。ε4 等位基因患者大脑 β-淀粉样蛋白升高,脑脊液 β-淀粉样蛋白降低,斑块沉积增加。另外,ApoE4 基因表达产物增加 tau 蛋白磷酸化,诱导线粒体功能障碍。因此,ApoE 转基因动物模型可能为 AD 致病机制研究提供重要线索。

鉴于内源性小鼠和人源性 *ApoE* 基因序列的差异，在内源性启动子和调控元件控制下的 *ApoE* 基因敲入小鼠可能是最合适的模型。*ApoE4* 基因敲入小鼠有认知和突触可塑性损伤，但 *ApoE3* 基因敲入小鼠中尚未观察到这些 AD 相关表型。但当与 *hAPP* 小鼠杂交时，*ApoE4* 基因敲入小鼠比 *ApoE3* 基因敲入小鼠有更多的 β-淀粉样蛋白沉积。

二、神经炎症阿尔茨海默病模型

1. 内毒素诱导的神经炎症模型　LPS 是革兰氏阴性细菌外膜的一种成分，是目前研究体内和体外神经炎症的一种重要的工具。LPS 可结合小胶质细胞膜上的 CD14，形成 LPS-CD14 复合物，然后与 toll 样受体 4 相互作用，通过启动信号转导过程激活小胶质细胞，导致促炎症细胞因子、趋化因子的快速转录和释放，同时促进补体系统蛋白以及抗炎细胞因子的产生。LPS 的不同给予方式以及处理时长对于其诱发的神经炎症模式有显著影响。例如，慢性中枢持续注射 LPS 可导致 AD 样认知障碍，表现为学习和记忆功能受损；全身给予 LPS 则会选择性损害海马的情景/物体识别功能，而对其空间记忆能力无影响。

2. 多聚胞苷糖诱导的神经炎症模型　众所周知，外周感染会导致中枢神经系统炎症。大脑固有免疫系统通过激活小胶质细胞对系统性炎症做出反应。小胶质细胞可能成为神经退行性变过程的潜在触发因素，特别是老龄大脑中存在慢性炎症时。基于这一证据，暴露于 poly I:C 的非转基因小鼠会出现炎症反应，同时怀孕动物胎儿也存在慢性促炎症反应状态。脑内炎症细胞因子水平的增加早在 3 周龄时就可检测到，并在整个衰老过程中持续存在。模型动物 3 月龄时出现 tau 蛋白过度磷酸化。尽管存在一些波动，6 月龄和 15 月龄模型动物 tau 蛋白磷酸化水平显著高于正常对照组。20 月龄模型动物与对照组相比，表现出明显的空间记忆障碍。因此，此类模型是目前一种重要的非转基因动物 AD 模型。

三、动物选择

1. 小鼠　目前小鼠广泛用于制备 AD 动物模型。最常见的 AD 小鼠模型包括：*APP* 转基因模型、*APP/PS1* 双转基因模型、tau 转基因模型以及 *ApoE* 基因突变模型等。

2. 大鼠　近年来，一些学者逐渐把 AD 转基因小鼠模型拓展至大鼠。与小鼠相比，大鼠有以下优点：①更聪明且更加敏感；②没有小鼠怕人，不容易焦虑和抑郁；③组织器官大，易于手术操作；④AD 相关基因在大鼠中的多态性与人类更接近。

（聂婧，李霞）

第十节 · 帕金森病动物模型

PD 是继 AD 之后的第二大神经退行性疾病。平均发病年龄为 60 岁左右，40 岁以下起病的较为少见。我国 65 岁以上人群 PD 的患病率大约是 1.7%。大部分 PD 患者为散发病例，仅有不到 10% 的患者有家族史。PD 最主要的病理改变是中脑黑质多巴胺能神经元死亡，由此引起纹状体多巴胺含量显著减少而致病。导致这一病理改变的确切病因目前仍不完全明确，遗传因素、环境因素、年龄老化、氧化应激等均可能参与 PD 多巴胺能神经元的死亡过程。

PD起病隐逆，进展较为缓慢。临床上主要表现为静止性震颤、运动迟缓、肌强直和姿势步态障碍。静止性震颤多始于一侧上肢远端，静止时明显，随意运动时减轻或停止，精神紧张时加剧，入睡后消失。典型的表现是频率为 4～6 Hz 的"搓丸样"震颤。肌强直是指检查患者的肢体、颈部或躯干时可觉察到有明显阻力，这种阻力的增加在各个方向一致，类似弯曲软铅管的感觉，故称为铅管样强直。运动迟缓是指动作变慢，始动困难，主动运动丧失。面部表情动作减少，瞬目减少，称为面具脸。说话声音单调低沉、吐字欠清。写字可变慢、变小，称为小写征。行走的速度变慢，常曳行，手臂摆动幅度会逐渐减少甚至消失。PD患者步距变小。姿势步态障碍是指姿势反射消失往往在疾病的中晚期出现，患者不易维持身体的平衡，稍不平整的路面即可能跌倒。PD患者行走时常常会越走越快，不易止步，称为慌张步态。晚期PD患者可出现冻结现象，表现为行走时突然出现的短暂不能迈步，双足似乎粘在地上，须停顿数秒后才能再继续前行或无法再次启动。

近年来，人们越来越多地注意到运动症状只是PD临床表现的冰山一角，非运动症状也是PD临床症状的重要组成部分。其中包括认知能力下降、精神障碍（抑郁、精神病和强迫行为）、自主神经功能衰竭（胃肠道、心血管、泌尿系统、性功能、体温调节）、睡眠困难和疼痛综合征等。有人认为，在晚期PD患者中，非运动症状占主导地位，并与残疾、生活质量受损和预期寿命缩短有关。

目前主要用两种方式制备PD动物模型，即神经毒素和基因遗传修饰。神经毒素可模拟PD相关环境因素引起的多巴胺能神经元死亡。神经毒素通常在黑质致密部诱导强烈而快速的细胞丢失，引起运动障碍和行为改变。相比之下，基于基因遗传操作的动物模型不仅存在细胞丢失和运动障碍，还出现以 α-突触核蛋白阳性的路易小体为特征的病变。PD相关的基因突变或基因表达变化可以通过基因操作或病毒表达来实现。近些年来，神经毒素和基因遗传操作技术都已被广泛应用于PD模型构建。这里主要介绍常用的神经毒素导致的PD啮齿类动物模型。

一、神经毒素诱导的帕金森病动物模型

（一）MPTP诱导的帕金森病小鼠模型

MPTP，即 1-甲基-4-苯基-1,2,3,6-四氢吡啶是制备PD的常用神经毒素，可以用于急性或者慢性模型的制备。由于MPTP的亲脂特性，它可以快速通过血脑屏障。脑内的星形胶质细胞摄入MPTP，通过单胺氧化酶B将MPTP转换为MPDP+（1-甲基-4-苯基-2,3-二氢吡啶），后者进一步氧化成具有神经毒性的MPP+（1-甲基-4-苯基吡啶），MPP+通过生物阳离子转运体3被转运出星形胶质细胞。MPP+是极性分子，可以被多巴胺能神经元通过DAT摄取进细胞内，并聚集在细胞质和囊泡单胺转运体阳性的囊泡中。MPP+阻碍线粒体呼吸链中的复合体I，降低ATP产生，增加氧化应激，最终导致细胞死亡和神经炎症。这种作用机制有助于研究PD的多巴胺能神经元线粒体功能障碍、氧化应激和神经炎症。MPP+除了对多巴胺转运体具有高亲和力之外，还对去甲肾上腺素和5-HT转运体具有高度亲和力。

MPTP主要被用于制备小鼠和非人灵长类动物的PD模型。MPTP小鼠模型稳定、可靠且易于获得，已成为PD研究的常用动物模型之一。多巴胺能神经元的死亡程度取决于MPTP剂量、给药途径和小鼠品系。对MPTP的神经毒性最为敏感的是C57BL/6小鼠，其次是CD-1小鼠和BALB/c小鼠，最不敏感的是 Swiss Webster 小鼠。快速、急性给药诱导的模型多用于模拟PD病理

的晚期,或用于药物和其他治疗措施(如 DBS、细胞移植、基因治疗等)的研发。

1. MPTP诱导的急性小鼠帕金森病模型 通常,利用腹腔注射 MPTP 的方式制备 MPTP 模型。多巴胺能神经元的损伤发生在给药后数小时,死亡高峰在给药后 2～3 天,给药后 7 天毒性作用趋于稳定。每两小时注射一次 MPTP(20 mg/kg),共注射四次,可导致黑质致密部中 50％～60％的多巴胺能神经元丧失,伴随 90％的纹状体多巴胺耗竭,但没有 α-突触核蛋白聚集体形成。MPTP 诱导的多巴胺能神经元的死亡与行为学表现一致。但是,该模型的行为学异常很难跟 PD 患者的临床表现联系在一起。

造模用小鼠品系以 C57BL/6 为最佳,但即使是同一品系,来自不同供应商的小鼠对 MPTP 的敏感性也会有所不同。为保证实验的重复性,建议使用同一家供应商的同一批次的小鼠。性别、年龄和体重都是 MPTP 造模成败的关键因素。为了获得更加稳定可靠的结果,最好选用 8 周龄到 6 月龄之间的雄性小鼠,体重 22～25 g,以 22 g 最佳。随着年龄和体重的增加,用药量也要增加,这会增加小鼠的急性死亡率。要达到合适的多巴能神经元的死亡率,需要适当降低 MPTP 的用药量。如果按照体重计算出的小鼠单次用药量超过 25 mg/kg,则按照 25 mg/kg 进行注射。体重小于 18 g 的小鼠死亡率多高于体重超过 22 g 的小鼠。雌性小鼠的急性死亡率远远大于雄性小鼠,如必须使用,可以考虑适当降低单次给药剂量。MPTP 模型的一个常见问题是给药 24 小时内发生动物的急性死亡。该现象很可能是由外周心血管受损所致,而与大脑多巴胺能系统的损伤无关。这种副作用是剂量依赖性的,在某些小鼠品系和雌性小鼠中更为普遍。值得注意的是,如果在一次实验中超过 50％的动物死亡,说明造模方法不完善,需要优化。小鼠饲养环境和小鼠的预适应对模型制备是否成功也有影响。MPTP 造模必须在一个单独房间进行,内设空调和通风柜,室温维持在 22～27 ℃。运输过程会改变小鼠脑内的生化指标,包括儿茶酚胺类的神经递质。因此,在进行造模之前,宜让小鼠在该房间适应 5～7 天。每个笼盒饲养的小鼠不超过 5 只。注意及时更换垫料,保持清洁。

MPTP 的配制须遵循多个注意事项。①配制时,实验人员需要穿戴防护服、口罩和手套,配制过程需要在通风橱内完成。②为避免称量过程中材料的损耗或者对环境的影响,建议配制时,将一个小包装的所有 MPTP·HCL 一次性配制。③确保 MPTP 配制时的浓度计算无误,MPTP·HCL 分子量为 209.7,20 mg/kg MPTP=24.06 mg/kg MPTP·HCL,用无菌生理盐水配制。④为了避免给小鼠注射的液体体积过大,造成小鼠心脏功能受损,注射液必须控制在每克体重 10 μL 以内(一只 20 g 小鼠注射不超过 200 μL 液体)。⑤以一瓶 100 mg 的 MPTP·HCL 为例。配制 2× 的 MPTP 储液的计算公式为:$V=m÷M×10÷2^*$。以一瓶 100 mg 的 MPTP·HCL 为例,配制 2× MPTP 的储液,所需要的生理盐水体积为 20.78 mL。直接将无菌生理盐水加入到瓶子里,完全溶解混匀后分装到 7 mL 的 EP 管中,用多层封口膜密封,放置在 −80 ℃冰箱储存。

建模实验步骤如下。

(1) 实验前一天,先将小鼠称重、分组、编号。标记要清晰。

(2) 预估该次实验所需 MPTP 的总量。①计算所用体积(μL):所有小鼠的总体重(g)×10(μL)×4。②配制时,MPTP 总量要比预定的增加 10％,防止由于注射器存在空腔、死角导致药物剂量不足。

(3) 腹腔给药,按 20 mg/kg 剂量,每 2 小时给药一次,总共给药 4 次。

(4) 腹腔给药注射位点一般选择在下腹外侧,避免损伤肠道和膀胱。4 针在同一天注射时,尽

---

* m, MPTP·HCL 的质量(mg);V,2×MPTP 储液的终体积(mL);M,MPTP·HCL 的分子质量。

量在左、右侧下腹交叉给药。

（5）一般情况下，在开始进行第三次注射时，敏感的小鼠已经有异常表现，如体温显著下降，活动减少，下腹部和嘴巴周围出现大量汗液，尿道口短暂堵塞。此时，可以把室温提高到 27 ℃。如果上述症状严重，可以适当降低 MPTP 用量；或者暂停一针，待其略有好转再继续给药，这样可以显著降低动物的急性死亡率。

（6）待最后一次注射完成，观察动物状态 2～4 小时。如果小鼠出现好转迹象，可以将室温降到 22～23 ℃。

（7）将使用后剩余的 MPTP·HCL 溶液与过量的含 1%（质量体积比）有效氯成分的 84 消毒液混合，几秒内就可以氧化 MPTP，然后可以将其作为液体危险废物丢弃在指定场所。

（8）用 84 消毒液对实验器具、工作区域进行消毒，并将所有一次性物品放在生物废弃物专用袋中丢弃。非一次性物品（如手术工具）必须先用含 1% 有效氯成分的 84 消毒液消毒，然后用大量水清洗。

（9）注射结束，小鼠原地饲养，其间密切关注小鼠状态，直至 7 天后造模结束。要注意自我防护和对环境的保护。给小鼠注射 MPTP 后，笼子的内表面、动物及其排泄物接触的表面，包括食物和饮水瓶，都会受到 MPTP 及其代谢产物的污染。注射 2 天后从笼内冲洗液、尿液和粪便中提取的 MPTP 占总注射量的 70% 的，其中约 15% 为未被代谢的 MPTP，其余为 MPTP 代谢物，如 MPP+。未代谢 MPTP 的排泄，主要集中在注射后的第 1 天，而 MPTP 代谢物的排出则主要发生在注射后的第 3 天。利用放射性同位素对标记的 MPTP 进行示踪实验。注射一天后，大部分放射性物质集中在大脑和肾上腺，与此相比，其他组织器官的放射性物质含量要低 50%～75%。对从不同器官和体液（如胆汁、尿液、血液和脑脊液）中回收的放射性物质的分析表明，注射后 12～24 小时，几乎所有放射性物质都对应于 MPP+。MPTP 及其代谢物在 3 天左右从小鼠体内排泄干净。

（10）在给动物更换饲养笼时，一定要用含 1% 有效氯成分的 84 消毒液处理台面、笼子的各个角落，以及垫料和水瓶，然后再送到公共清洗处进行清洗。

（11）隔离期结束后，可以将小鼠转移到一个干净的笼子里，放在普通的动物房间里饲养，也可以直接在原地饲养。

（12）可以在常规实验室采集和处理组织。如遇必须在高危期结束前处死小鼠的情形，必须使用全套个人防护措施在通风橱内采集和处理组织，实验后及时用 84 消毒液处理实验物品。

（13）小鼠组织的灌注固定应在通风柜中进行，应收集灌流液，并用过量的含 1% 有效氯成分的 84 消毒液处理，最后将其作为危险废物按规定集中处理。

（14）解剖组织时，必须收集多余的组织和尸体，并将其作为危险废物丢弃。工作台面必须喷洒含 1% 有效氯成分的 84 消毒液。所有器械必须在含 1% 有效氯成分的 84 消毒液中浸泡 5 分钟，然后用水彻底冲洗。

2. MPTP 诱导的亚急性小鼠模型　雄性 C57BL/6 小鼠，腹腔注射 MPTP（25 mg/kg），每天 1 次，连续注射 7 天，1 周后造模成功。或者选用雄性 C57BL/6 小鼠，腹腔注射 MPTP（30 mg/kg），每天 1 次，连续注射 5 天，1 周后造模成功。

3. MPTP 诱导的慢性小鼠模型　C57BL/6 雄性小鼠，腹腔注射 MPTP（25 mg/kg），每周注射 2 次，连续注射 5 周，共注射 10 次，8 周时造模结束。该模型需要将丙磺舒与 MPTP 联合给药。操作时，先给小鼠腹腔注射 MPTP，30 分钟后在皮下注射丙磺舒溶液（250 mg/kg，溶于 DMSO 中）。

(二) 6-OHDA 诱导的大鼠帕金森病模型

一般采取成年雄性 SD 大鼠,实验开始时体重为 200~225 g,每笼 4 只,正常饲养环境。

1. 纹状体 6-OHDA 注射诱导的帕金森病模型　单侧纹状体注射 6-OHDA(6-羟基多巴胺),可用于制备早期 PD 模型,可诱发约 70% 多巴胺能神经元的死亡,其行为学的一个特点是阿扑吗啡或安非他命可激发小鼠强烈的旋转行为。6-OHDA 对儿茶酚胺类神经元的毒性作用与自由基的生成比例是直接相关的。自由基产物通过降低磷脂含量,升高丙二醛(丙二烯)水平,导致基因表达和蛋白质合成受损,铁蛋白依赖性脂质过氧化物增加,最终导致 DNA 链破坏、细胞骨架解体。

实验步骤如下。

(1) 将配置好的 6-OHDA 溶液(2.5 μg/μL 的 6-OHDA 溶于含 0.2 mg/mL 抗坏血酸的生理盐水中),置于冰上,避光。

(2) 用 3%~4% 的异氟烷诱导大鼠麻醉,然后将其固定在立体定位仪上,并用小动物气体麻醉仪持续麻醉。用红霉素眼药膏涂在大鼠眼睛上,保护眼睛。

(3) 维持麻醉时,蒸发器设定氧气和异氟烷混合麻醉气体浓度为 2%,氧流量设定为每分钟 0.5~0.7 L,具体流量可根据动物的麻醉状态适当上下调节。

(4) 将大鼠固定在立体定向仪上(咬合杆约 3.3 mm,耳杆对称放置),将头顶的毛发剃干净。

(5) 用碘酒清洁头皮,在中线切开,并在颅骨的适当位置(AP:+1.0 mm、ML:-3.0 mm、DV:-4.5 mm)用电钻钻孔,注意不要伤到大脑硬脑膜。在 6-OHDA 总量不变的情况下,可以选择脑内两点或者三点注射,增加多巴胺能神经元损毁效果。

(6) 用电动助推器结合 Hamilton 注射器以 0.5 μL/min 的速率注射 2.5 μg/μL 的 6-OHDA 2.5 μL 进入纹状体,留针 5~10 分钟。

(7) 在对侧相同位置,注射相同体积的生理盐水。

(8) 缝合伤口,用碘酒溶液消毒。大鼠苏醒后,放回饲养笼。

(9) 在药物注射后第 21 天,黑质的多巴胺能神经元死亡数目趋于稳定。

(10) 可以根据实验目的决定实验模型处死的时间。

2. 黑质 6-OHDA 注射诱导的帕金森病模型　实验步骤如下。

(1) 注射部位:黑质,一般为单侧注射。主要用于模拟 PD 后期的部分病理表现。

(2) 所用大鼠的体重和饲养条件同纹状体注射。大鼠麻醉、固定和暴露手术区域操作同前。

(3) 黑质 6-OHDA 立体定位注射的坐标为 AP:+4.4 mm、ML:-1.3 mm、DV:-8.5 mm。

(4) 用电动助推器结合 Hamilton 注射器以 0.5 μL/min 的速率注射 2.5 μg/μL 的 6-OHDA 2~3 μL 进入黑质,留针 5~10 分钟。

(5) 缝合伤口,待大鼠苏醒,放回饲养笼。

(6) 作为对照,在对侧黑质,注射相同体积的生理盐水。

3. 内侧前脑束 6-OHDA 注射诱导帕金森病模型　内侧前脑束损伤可导致纹状体、黑质和腹侧被盖区中酪氨酸羟化酶阳性细胞显著丢失。内侧前脑束 6-OHDA 注射可用来模拟 PD 后期的某些病理表现。在该模型中,注射后 12 小时即可以检测到黑质多巴胺能神经元发生快速死亡,48 小时达到峰值。纹状体的多巴胺耗竭从注射后 1~7 天开始,最终会导致超过 90% 的多巴胺耗竭。

实验步骤如下。

(1) 配制 6-OHDA 溶液(3 μg/μL, 6-OHDA 溶于含有 0.01% 抗坏血酸的生理盐水中)。

(2) 两个注射位点坐标。第一个位点 AP:+4.2 mm、ML:-1.8 mm、DV(硬脑膜下):

—8.5 mm；第二个位点，AP：+4.5 mm、ML：—1.4 mm、DV（硬脑膜下）：—8.0 mm；也有文献是单点注射，坐标为 AP：+4.0 mm、ML：—1.3 mm、DV（硬脑膜下）：—7.0 mm。

（3）作为对照，在对侧内侧前脑束注射相同体积的生理盐水。

（4）注射速率为每分钟 0.5 μL，每个部位注射 2～3 μL。

（5）拔针前，将针头留在注射部位 5 分钟。

（6）损毁 4 周后，动物的行为学障碍表现达到平台期。

上述模型的特点见 ◘ 表 8－10－1。

◘ 表 8－10－1　神经毒素诱导的 PD 动物模型的特点、应用范围和局限性

PD 模型	特征	应用范围	缺点
MPTP 诱导的 PD 动物模型（抑制呼吸链复合体 I）	急性模型： -多巴胺能神经元发生剧烈、快速的死亡 -显著的行为学改变 亚急性和慢性模型： -模型制备过程相对缓慢 -多巴胺能神经元的死亡速度相对于急性模型而言较为缓慢 -有运动缺陷	-常用模型之一 -可用于小鼠和非人灵长类动物	-无 α-synuclein 聚集体形成 -大鼠对该毒素不敏感 -小鼠和非人灵长类动物可能出现功能的部分恢复
6-OHDA 注射诱导的 PD 动物模型（抑制呼吸链复合体 I，导致氧化应激反应）	-动物脑内立体定位注射 6-OHDA 导致多巴胺能神经元死亡 -显著急剧的多巴胺能神经元死亡 -强烈的非对称性运动缺陷	-常用模型之一 -颅内定点注射黑质致密带或纹状体或者内侧前脑束 -偏侧 PD 模型	-无 α-synuclein 聚集体形成 -脑内双侧注射动物死亡率高
rotenone 杀虫剂诱导的 PD 动物模型（抑制呼吸链复合体 I）	-可诱导 α-synuclein 聚集体的形成 -中度多巴胺能神经元死亡 -有运动障碍	-模拟环境毒素诱发 PD 的过程 -检测杀虫剂在诱发 PD 过程中的作用	-对于人类，杀虫剂的影响仍有争议

（张淑贞，周嘉伟）

◇ 参考文献 ◇

［1］安献丽，郑希耕.创伤后应激障碍的动物模型及其神经生物学机制［J］.心理科学进展.2008,16(3):371－377.

［2］孙浩然，徐艳玲，李长江，等.创伤后应激障碍的啮齿类动物模型研究进展［J］.中国实验动物学报,2020,28(2):254－259.

［3］王子元，王昊，黄晏，等.急性应激障碍向创伤后应激障碍发展模型的建立及机制研究［D］.南京中医药大学,2021,35(7):514－521.

［4］Algamal M, Ojo J O, Lungmus C P, et al. Chronic hippocampal abnormalities and blunted HPA axis in an animal model of repeated unpredictable stress ［J］. Frontiers in Behavioral Neuroscience, 2018,12:150.

［5］Alonso P, López-Solà C, Real E, et al. Animal models of obsessive-compulsive disorder: utility and limitations ［J］. Neuropsychiatric Disease and Treatment, 2015,11:1939－1955.

［6］American Psychiatric Association. Diagnostic and statistical manual of mental disorders: DSM-5™［M］, 5th edition. Washington D.C.: American Psychiatric Publishing, 2013:271－280.

［7］ Belzung C, Griebel G. Measuring normal and pathological anxiety-like behaviour in mice: a review ［J］. Behavioural Brain Research, 2001,125(1 - 2):141 - 149.

［8］ Bourin M, Petit-Demouliere B, Dhonnchadha B N, et al. Animal models of anxiety in mice ［J］. Fundamental & Clinical Pharmacology, 2007,21(6):567 - 574.

［9］ Clapcote S, Lipina T, Millar J, et al. Behavioral phenotypes of Disc1 missense mutations in mice ［J］. Neuron, 2007,54:387 - 402.

［10］ Cohen H, Matar M A, Richter-Levin G, et al. The contribution of an animal model toward uncovering biological risk factors for PTSD ［J］. Annals of the New York Academy of Sciences, 2006,1071:335 - 350.

［11］ Cohen H, Zohar J, Matar M A, et al. Setting apart the affected: the use of behavioral criteria in animal models of post-traumatic stress disorder ［J］. Neuropsychopharmacology: official publication of the American College of Neuropsychopharmacology, 2004,29(11):1962 - 1970.

［12］ Dixit P V, Sahu R, Mishra DK. Marble-burying behavior test as a murine model of compulsive-like behavior ［J］. Journal of Pharmacological and Toxicological Methods, 2020,102:106676.

［13］ Engel S R, Creson T K, Hao Y, et al. The extracellular signal-regulated kinase pathway contributes to the control of behavioral excitement ［J］. Molecular Psychiatry, 2009,14(4):448.

［14］ Freund N, Juckel G. Bipolar Disorder: Its Etiology and How to Model in Rodents ［J］. Methods in Molecular Biology, 2019,2011:61 - 77.

［15］ Huang Y, Wang Y, Wang H, et al. Prevalence of mental disorders in China: A cross-sectional epidemiological study ［J］. The Lancet Psychiatry, 2019,6(3):211 - 224.

［16］ Jaaro-Peled H, Ayhan Y, Pletnikov MV, et al. Review of pathological hallmarks of schizophrenia: comparison of genetic models with patients and nongenetic models ［J］. Schizophrenia Bulletin, 2010,36(2):301 - 313.

［17］ Jackson-Lewis V, Przedborski S. Protocol for the MPTP mouse model of Parkinson's disease ［J］. Nature Protocols, 2007,2(1):141 - 151.

［18］ Jeon B S, Jackson-Lewis V, Burke R E. 6-Hydroxydopamine lesion of the rat substantia nigra: time course and morphology of cell death ［J］. Neurodegeneration: A Journal for Neurodegenerative Disorders, Neuroprotection, and Neuroregeneration, 4(2):131 - 137.

［19］ Jones C A, Watson D J, Fone K C. Animal models of schizophrenia ［J］. British Journal of Pharmacology, 2011,164(4):1162 - 1194.

［20］ Kazdoba T M, Leach P T, Crawley J N. Behavioral phenotypes of genetic mouse models of autism ［J］. Genes, Brain, and Behavior, 2016,15(1):7 - 26.

［21］ Kin K, Yasuhara T, Kameda M, et al. Animal Models for Parkinson's Disease Research: trends in the 2000s ［J］. International Journal of Molecular Sciences, 2019,20(21):5402.

［22］ Koob G F. Animal models of psychiatric disorders ［J］. Neurobiology of Psychiatric Disorders, 2012,106:137 - 166.

［23］ Kraeuter A K, Guest P C, Sarnyai Z. The open field test for measuring locomotor activity and anxiety-like behavior. Pre-linical Models ［M］. New York: Human Press, 2019:99 - 103.

［24］ Kvajo M, McKellar H, Arguello P, et al. A mutation in mouse Disc1 that models a schizophrenia risk allele leads to specific alterations in neuronal architecture and cognition ［J］. Proceedings of the National Academy of Sciences of the United States of America, 2008,105(19):7076 - 7081.

［25］ Lau J Y, Eley T C. The genetics of mood disorders ［J］. Annual Review of Clinical Psychology, 2010,6:313 - 337.

［26］ Li J, Chai A, Wang L, et al. Synaptic P-Rex1 signaling regulates hippocampal long-term depression and autism-like social behavior ［J］. Proceedings of the National Academy of Sciences of the United States of America, 2015,112(50):E6964 - E6972.

［27］ Liu M Y, Yin C Y, Zhu L J, et al. Sucrose preference test for measurement of stress-induced anhedonia in mice ［J］. Nature Protocols, 2018,13(7):1686 - 1698.

［28］ Lu J, Xu X, Huang Y, et al. Prevalence of depressive disorders and treatment in China: A cross-sectional epidemiological study [J]. The Lancet Psyiatry, 2021,8(11):981 - 990.

[29] Polter A, Beurel E, Yang S, et al. Deficiency in the inhibitory serine-phosphorylation of glycogen synthase kinase-3 increases sensitivity to mood disturbances [J]. Neuropsychopharmacology Official Publication of the American College of Neuropsychopharmacology, 2010,35(8):1761.

[30] Shmelkov S V, Hormigo A, Jing D, et al. Slitrk5 deficiency impairs corticostriatal circuitry and leads to obsessive-compulsive-like behaviors in mice [J]. Nature Medicine, 2010,16(5):598 - 602.

[31] Silverman J L, Yang M, Lord C, et al. Behavioural phenotyping assays for mouse models of autism [J]. Nature Reviews. Neuroscience, 2010,11(7):490 - 502.

[32] Sun T, Song Z, Tian Y, et al. Basolateral amygdala input to the medial prefrontal cortex controls obsessive-compulsive disorder-like checking behavior [J]. Proceedings of the National Academy of Sciences of the United States of America, 2019,116(9):3799 - 3804.

[33] Takeda H, Tsuji M, Matsumiya T. Changes in head-dipping behavior in the hole-board test reflect the anxiogenic and/or anxiolytic state in mice [J]. European Journal of Pharmacology, 1998,350(1):21 - 29.

[34] Török B, Sipos E, Pivac N, et al. Modelling posttraumatic stress disorders in animals [J]. Progress in Neuro-Psychopharmacology and Biological Psychiatry, 2019,90:117 - 133.

[35] Verbitsky A, Dopfel D, Zhang N. Rodent models of post-traumatic stress disorder: behavioral assessment [J]. Translational Psychiatry, 2020,10(1):132.

[36] Walker D L, Davis M. Anxiogenic effects of high illumination levels assessed with the acoustic startle response in rats [J]. Biological Psychiatry, 1997,42(6):461 - 471.

[37] Welch J M, Lu J, Rodriguiz R M, et al. Cortico-striatal synaptic defects and OCD-like behaviours in Sapap3-mutant mice [J]. Nature, 2007,448(7156):894 - 900.

[38] Whimbey A E, Denenberg V H. Two independent behavioral dimensions in open-field performance [J]. Journal of Comparative and Physiological Psychology, 1967,63(3):500 - 504.

[39] Young J W, Goey A, Minassian A, et al. The mania-like exploratory profile in genetic dopamine transporter mouse models is diminished in a familiar environment and reinstated by subthreshold psychostimulant administration [J]. Pharmacology Biochemistry & Behavior, 2010,96(1):7 - 15.

[40] Zhang Q S, Heng Y, Mou Z, et al. Reassessment of subacute MPTP-treated mice as animal model of Parkinson's disease [J]. Acta Pharmacologica Sinica, 2017,38(10):1317 - 1328.

第九章

新技术在动物行为学实验中的应用

　　动物的各种行为,既依赖于遗传和进化,又依赖于后天学习,是维持生存和繁衍的关键。从脑科学的角度,行为是动物大脑神经系统活动的外在输出形式,理解行为与大脑神经系统状态的对应关系是当今神经科学领域的核心目标之一。对于各种神经精神疾病,行为异常是最直观的表现,是评价各种治疗方法最重要、最基本的依据。传统上,对动物行为的观测和评价手段仍然较为简化、缺乏标准化,与临床疾病症状存在较大差距,难以充分反映复杂的神经精神疾病特征。近年来,各种新技术的引入,使得动物行为学进入高通量、自动化、标准化的新时代。从神经生理的角度,在体电生理、活体无创成像以及钙成像都取得了极大的进展,使得特定行为相关的大脑神经系统活动规律研究取得了丰硕成果。光遗传学技术是 21 世纪以来神经科学领域最重要的技术突破之一,很快就得到了广泛应用,使得动物行为的研究进入了精细操控细胞类型和神经环路的时代,增进了人们对于社交行为、情感状态、精神疾病的神经环路机制的理解。基于机器学习和人工智能的发展,三维智能化的动物行为分析新技术将实现对动物自然行为状态的精确和定量刻画,有望成为行为学定量研究的新范式。本章将逐一介绍这些新技术,以期促进研究者在未来的行为学研究中取得新的突破。

第一节 · 在体电生理技术在动物实验中的应用

　　大脑神经活动控制着高级认知和复杂行为。大脑的基本构成单位是神经元,又称神经细胞。人类大脑的神经元数量约为 860 亿个,且至少分为上千种不同的细胞类型。每个神经元之间由突触相互联系,构成庞大复杂的神经网络。大脑的复杂性不仅取决于神经元的数量级,还取决于不同类型神经元构成的神经网络。揭示大脑的工作原理,是人类目前面临的最大挑战之一。

　　神经科学的进步极大地依赖技术的发展。近百年来,电生理记录技术极大地推动着神经科学的发展,至今依然是最重要的研究手段之一。根据实验对象不同,电生理记录技术也不断地被细化,用于研究专门的神经科学问题。

　　本节将重点讨论在体多通道电生理技术在动物行为实验中的应用。首先,回顾在体多通道技术的原理;其次,列举该技术的实验操作流程与实验装置;最后,总结了在体多通道技术的最新发展。期望本节能给相关研究者一些启迪和指导,以便更好地将该技术应用于神经科学各个领域的研究中。

一、神经元的电生理特性

1. 神经元的电活动　脊椎动物神经系统的神经元有着普遍的相似结构,神经元由四个基本的结构构成,分别是细胞体、轴突、树突、突触前轴突终末(▣图9-1-1)。每个结构在神经信号的产生和细胞间信息交流中扮演着不同的角色。神经元胞体是细胞的代谢中心,合成各种蛋白质和神经递质,它延伸出两种突起,一种是一个长的管状轴突,从胞体延伸一段距离形成突触前终末,负责释放递质或调质,将信号传递给其他神经元的树突棘(突触);另一类是多个短的树突,因为其分支呈树状形态而得名。分布于树突上的突触负责接收突触前终末的信息输入。

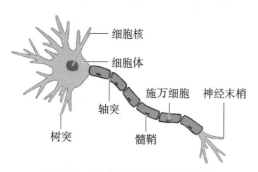

▣图9-1-1　神经元结构示意图

大脑通过电信号进行信息交流,动作电位是大脑接受、处理和输出信息的最基本信号。动作电位是神经元轴突起始部(轴丘)产生的全或无形式的脉冲信号,可沿着轴突以 $1\sim100$ m/s 的速度传播。动作电位在神经系统中的活动规律高度一致,因此大脑信息编码的关键既由信号的形式决定(如动作电位的发放频率),又由信号的传播途径决定(如某个神经环路中的动作电位发放)。此外,大脑信息编码也由某个神经元何时发放动作电位决定。例如,大脑接受、处理和传递信息的不同模式和不同通路的活动及其活动时序,导致生物体产生不同的视觉、触觉、嗅觉和听觉等感知觉。

2. 动作电位的产生机制　动作电位的产生基于细胞内液和细胞外液中无机离子的相对浓度梯度和静电梯度。神经元的细胞膜内、外两侧都散布着正负离子。细胞膜外分布过量的正电荷离子,而细胞膜内分布过量的负电荷离子,使得细胞膜内、外两侧的电荷分离产生了一定的电势差,通常将这种跨膜电压差称为膜电位。

神经元静息状态下的膜电位称为静息膜电位,按照惯例规定膜外电位为 0,故静息膜电位是指膜内的电位,通常为 $-70\sim-60$ mV,该状态下通过细胞膜的离子通道,如离子泵,来维持膜电位的动态平衡。神经元接受兴奋性输入后,膜电位去极化,达到一定阈值后,细胞膜上电压依赖性钠离子通道开放,钠离子大量流入细胞内,导致膜电位进一步去极化,膜电位翻转为正。随后,电压依赖性钾离子通道的开放和钾离子大量外流,膜电位复极化。在膜静息电位基础上发生的短暂、快速、扩布性的去极化和复极化过程大约在 1 毫秒内完成,称为动作电位发放。动作电位的发放存在兴奋性阈值,因此动作电位具有全或无的特征。

3. 动作电位的传导　神经元能远距离地传播全或无的动作电位,传递的电信号会不断再生,不会随着向下游传播而衰减,这是由于动作电位传导时,实际上是去极化区域的移动和动作电位的逐次产生,每次产生的动作电位的幅度都接近于钠离子的平衡电位,因此其传导距离与动作电位幅度不相关,即动作电位幅度不会因传导距离的增加而发生变化。此外动作电位能进行双向传播,一边向轴突末端传播;另一边向胞体和树突方向传播。正常生理条件下,由于钾离子通道分布不均匀的特性,越靠近胞体的树突有越多的钾离子通道分布,使得动作电位向树突方向"逆向"传播的能力受到阻碍。

二、在体多通道记录技术

电生理技术是使用不同电极检测神经元的电活动信号的一种技术，能帮助研究者解码神经元之间和细胞内的信息。但由于科学问题、实验要求存在差异，不同电生理实验室的配置和实验手段都不尽相同。

如■图 9-1-2 所示，根据记录电极放置位置的不同，电生理记录可分为细胞外记录（extracellular recording）、细胞内记录（intracellular recording）和膜片钳记录（patch clamp recording）；根据实验对象不同，可以将其分为在体电生理实验（活体动物脑电生理）、离体电生理实验（脑片脑电生理）。

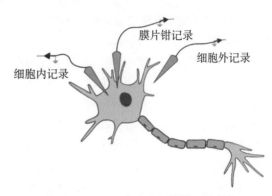

■图 9-1-2　电生理记录的三种方式

本节阐述的多通道记录技术属于细胞外活体动物的电生理实验技术——在体多通道记录技术（*in vivo* multi-channel recording technique）。由于经典的膜片钳技术聚焦于离体脑片水平和单细胞水平，无法检测自由活动动物大脑中的神经元的电活动。为了更好地探索各种神经机制，要求在动物自由活动及进行行为实验时，能够同步记录大脑的神经活动。在体多通道记录技术就能够实现在动物自由活动状态下同步记录到几十到几千个神经元的活动，以研究不同脑区内相关神经元的同步活动规律或相互作用关系如何编码动物行为。

（一）发展历史

在探索大脑对某个特定事件的响应或者行为输出时，研究者通常集中研究某个脑区，实际上涉及多个脑区众多神经元的同时参与。在很长一段时间内，科学家们受限于技术，不能记录自由活动的动物大脑神经元的活动，这极大地阻碍了神经科学的发展。

从 20 世纪 70 年代开始，英国科学家 Major 首先在自由活动大鼠中记录到单个脊髓背角神经元的活动。同时期 Sampson 也在自由活动大鼠的延髓中记录到单个神经元活动。1971 年，O'Keefe 在此前电生理技术的基础上，首次将改进后的电极植入大鼠大脑内，将携带 8 个绝缘的镀铂钨丝微电极固定在小而轻巧的微型驱动器上，并将微型驱动器永久地固定在自由活动大鼠的颅骨上，使每根电极能够独立推进。在植入手术后，可在大鼠自发行为和诱发行为期间同步记录大鼠海马 CA1 神经元的活动。O'Keefe 使用此技术成功地记录到海马内的位置细胞，该细胞仅在特定空间位置发放动作电位。O'Keefe 基于此发现提出了空间认知大脑地图假说，正是这一研究成果使他获得 2014 年诺贝尔生理学或医学奖。

20 世纪后期，在 O'Keefe、McNaughton、Muller、Eichenbaum、Buzsaki 等科学家的推动下，在体多通道记录技术不断发展，记录电极由单丝电极变为两根线组合的立体电极（stereotrodes），再到四根电极丝组合的四电极（tetrode）；电极丝也由较粗的钨丝电极变为仅有微米级的金属丝，这使记录电极尖端更精细，阻抗更小，从而能够更多、更精确地采集动物神经元的动作电位。随着在体多通道记录技术的快速发展，对大脑的研究取得了丰硕成果，其中最具代表性的是 Moser 夫妇最早在内嗅皮层记录到网格细胞，凭借这项研究 Moser 夫妇共享了 2014 年诺贝尔生理学或医学奖。小鼠体重仅为大鼠的 1/10 到 1/20(小鼠 20～30 g,大鼠 200～600 g),为大鼠设计的可驱动微电极若用于小鼠,往往过大。在 1996 年,McHugh 等人使用更小且更加精细的多通道可驱动电极,这种电极可携带 24 个记录通道,在自由活动的小鼠大脑中可同时记录 20～30 个神经元的电活动。进入 21 世纪,多通道微电极的通道数目不断提升,我国林龙年实验室自行设计了高密度微驱动电极,通道数最多可达 128 个,能够同时检测到小鼠大脑中超过 200 个神经元的活动。

时至今日,许多实验室都将此技术作为常规的实验手段之一,能够根据不同的实验需求,设计用于记录不同脑区的多通道电极。在体多通道记录技术能灵活地与光遗传、化学遗传、药理学、成像等技术结合使用。此外,许多新型电极阵列也被不断地推出,能够采集高通量、多脑区的神经元活动信号,此外,得益于芯片技术的发展,无线采集及传输设备成为现实,极大地促进了神经科学的发展。但由于在体神经电生理技术的实验步骤复杂、成本高昂、记录难度较大,应用具有一定的挑战。本节将系统介绍在体多通道记录技术的原理、实验装置、实验步骤、结果分析和最新进展,以期帮助该领域研究者、研究生或初学者能够快速有效地掌握此技术。

(二) 技术要点

在体多通道记录技术,能在自由活动的动物脑内,检测并记录局部脑区内一群神经元与行为关联的放电活动。该技术能实现当动物接受某一刺激或者执行特定的行为任务时,将不同神经元的放电时空特性关联,进而分析神经元的放电模式,以解析神经元集群如何编码外部刺激和行为反应,或如何编码行为输出(如语言发声),以期最终实现对神经信息加工的解码。

尽管大脑神经元活动的基本方式是动作电位,但使用在体多通道技术可记录不同种类的神经信号活动。第一,当记录电极尖端距离细胞胞体比较近时,就可检测到神经元胞体的动作电位,且同一根电极可同时采集多个神经元的动作电位。通常单个动作电位的幅度较大、时程较短,约为 100 mV、1 ms;硬件的采样频率较高,约为 30 ～ 40 kHz。第二,局部场电位活动(local field potential)是局部场电位信号,它反映的是记录电极附近神经元电位活动的总和。在不同的行为状态下,场电位信号会以不同频率的节律性震荡形式存在。通常该信号的幅度为几十到几百微伏,通常需要较低的采样频率,约为 1～2 kHz。动作电位和局部场电位都是将多通道电极植入大脑的深部脑区,记录来自同一脑区的一群神经元的活动。

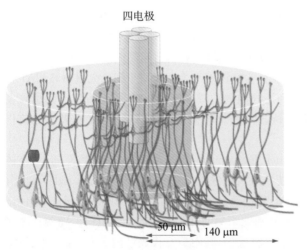

四电极

50 μm 140 μm

■图 9 - 1 - 3 **电极位置与神经元的距离关系**

选择记录的脑区至关重要。由于该技术采用细胞外记录的方法,在记录电极周围有多个神经元分布,不同脑区的神经元数目相差巨大。据 Buzsaki 统计表明,如■图 9 - 1 - 3 所示,多通道电极能检测到距离电极尖约 140 μm 范围以内的神经元活动,并且神经元活动的幅度与电极距离之间呈负相关。一般而言,距离越大,记录到神经元活动的幅度越小。在电极尖端所处的三维空间中,理论上能够检测到的神经元数量约为 1 100 个。但实践中只能检测到小部分的神经元活动。这是因为大部分的神经元可能以极低的频率放电,或者是因为大脑稀疏编码。另外一种可能是电极导管挤压周围神经组织,使其产生严重的免疫反应,导致部分神经元凋亡;或者是由记录电极的电导特性改变导致的。还有可能是信噪比(即神经元动作电位幅值与记录系统噪声之比)较低而无法被分析出来。因此,实际操作过程中,真实记录到的神经元数量与理论上应记录到的神经元数量存在很大差距。

由于记录电极同时可采集到大脑三维区域内的多个神经元活动,如何将多个神经元活动精确地区分和分析出来,是一个至关重要的难题。如果使用单丝电极或者双电极,只能记录到这些神经元的多单位(multi-unit)活动(多个神经元发放的动作电位可能无法区分开来),难以分离得到单个神经元的活动(single-unit)。因此,比较有效的办法是使用四电极技术,将相互独立的四根电极丝紧密缠绕在一起,相互间隔不超过 $50\,\mu m$,实现四根电极对单一神经元的波形联动同步采样。四电极中的每根电极都会采集到同一神经元的放电活动,但波形截然不同。由于记录电极周围不同空间位置上的神经元与四电极中每根电极的距离不同,造成四根电极上记录到的同一神经元的动作电位波形的幅度也各不相同,但波形保留了高度的相似性。借助一些数学中的分类方法,就可区分电极周围每个神经元的放电。

(三) 应用方向

用于神经科学研究的手段有很多,每种技术都可用来解决不同的科学问题。在体多通道记录技术可以解决以下问题:①不同神经元如何以动作电位的发放形式来编码信息;②神经元在特定的感觉、运动和认知行为中扮演怎样的角色;③一个神经元的活动如何影响下一个神经元的活动;④神经元的活动是如何被药物、神经递质、神经调质影响的;⑤一群神经元的放电活动是如何被协调同步的;⑥不同脑区的神经元活动是如何协调同步的。

在体多通道记录技术已成为常规的研究手段,具有其他技术手段无法替代的优越性:①记录的神经信号具有较高的时间(毫秒)和空间分辨率(μm),可精确地区分来自不同神经元的神经信号;②能够在清醒的、自由活动的动物脑内记录,可同步获得与行为相关的数据;③能记录单个神经元的动作电位发放,以群体神经元活动发放产生的群峰电位(场电位);④可实现多脑区同时记录,有利于研究神经环路;⑤可长期稳定记录,最佳条件下可持续数周乃至数月,有利于追踪神经元的长期活动与行为的关系。这些优势使得在体多通道记录技术对于研究中枢神经系统的信息编码机制有着不可替代的作用。

三、在体多通道技术的实验装置和操作

多通道记录技术的完整操作流程较为复杂,时间周期较长。首先需要将制作好的电极列植入动物脑内特定脑区,然后开始采集信号。多通道微电极阵列采集到的大脑神经活动信号非常微弱,必须经过放大器放大,再将神经电活动信号数字化,然后传送到工作站的可视化界面。已经采集到大量神经信号之后,首先需要对这些神经信号进行离线分类(sorting),然后将完成分类的神经信号进行后续的高阶分析。一般而言,完整的实验装置包括硬件部分和软件部分。

(一) 硬件装置

1. 多通道微电极阵列　　开展在体多通道记录实验之前,多通道微电极阵列的选择非常关键,这里我们将以最常用的多通道阵列电极为例进行介绍。多通道微电极阵列是将多个金属微电极以特定的排列模式固定下来,以便可以适应不同脑区的群体神经元的记录。不论是大鼠还是小

鼠,电极的构造原理基本相同,只是大鼠电极体积较大,重量较大。可驱动多通道微电极阵列的结构分为两部分。一部分是带有推动装置的电极架,可以随时调节电极在动物脑内垂直方向的位置。当电极植入动物大脑后,可以纵向(上下)调整电极尖端位置,推进电极到更深部或更前部的脑组织,从而更准确地采集目标神经元的电活动。另一部分结构是金属微电极丝,用于检测神经元的电活动。目前最常见的是采用四电极进行联动采样。

(1)制作四电极的方法:用于制作四电极的材料非常精密,要求是直径较细(小于神经元胞体)、外层涂有绝缘材料的金属丝。目前国内外较常使用的是直径为 13 μm 的刚性镍铬合金丝(RO-800),一般适用于大鼠实验。13 μm 的镍铬合金丝(675)一般适用于小鼠实验。也有一些实验室使用铂铱合金丝,这种金属丝比前者更为柔韧,生物兼容性好,自带绝缘膜,比较容易操作,但价格昂贵。

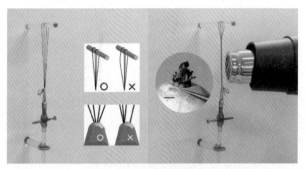

图9-1-4　四电极的制作过程

(2)制作四电极的步骤:制作四电极包括绕线、加热和褪去绝缘层三个步骤。电极绕线如■图9-1-4所示,上面的一根横杆悬挂电极丝,下面的横杆末端的圆圈用来限制电极丝夹的活动范围。

1)第一步:绕线。制作时,先剪取约 30 cm 长的一段电极丝,两次对折后悬挂于横杆上,形成四个分支,下端线头用电极丝夹固定。接着用手指轻轻拨动电极丝夹的横臂,使电极丝夹稳定旋转,从而将四股绝缘电极丝绕成一根四电极。随着电极丝夹的转动,四电极上分叉的位置会逐渐上移。当分叉位置离上面的悬挂横杆 1.5~2 cm 时,停止转动电极丝夹,绕线完毕。

2)第二步:加热。加热时,将热风枪温度调至绝缘材料的熔点温度(约 180 ℃),将出风口对着悬挂着的四电极,加热电极丝的绝缘层。为确保加热均匀,加热时需沿着电极丝上下缓慢移动热风枪,从左、右两个方向各加热三次。操作时需注意避免加热时间过短,导致四股电极丝的绝缘层没能融合;或加热时间过长,导致绝缘层完全融化,而使四根电极丝间出现短路现象。加热结束,需等待约 10 秒,然后让四电极自由反向转动,直至停止。等到电极停止自由转动后,手持精细剪刀将四电极下端从电极丝夹上剪下。然后将四电极从悬挂杆上小心取下,从中间剪开上端环形。

3)第三步:褪去绝缘层。制作64通道微电极阵列共需要 16 根四电极,将制作好的四电极放在白纸上,修剪绞合的一端,使每根电极长度基本一致。根据电极丝与电极线路连接器(connector)的连接方式,对四电极进行不同的处理。第一种方式是将四电极与连接器直接相连,需要用酒精灯火焰褪去四电极四个分叉末端的绝缘层。进行此操作时,用精细镊子轻轻夹住距离电极丝末端约 2 mm 的位置,然后将绝缘电极丝末端小心地靠近火焰,看到末端变红即可。应注意,加热时间过长会导致电极丝氧化变脆。依次褪去四个末端的绝缘层,然后就可以等待装配了。第二种连通方式是将四电极直接与电路板连接,两片 32 通道的连接器被直接焊接在电路板上。将四电极的四个分叉末端分别穿进线路板的微细孔,再用金属小螺钉固定,并旋转 3 圈,以确保电极丝分叉末端的绝缘层去除,实现线路的连通。

(3)制作微电极阵列电极架的方法:多通道电极阵列的驱动装置由三个部分构成,其中第一部分为驱动装置,这是一种简易的机械驱动,将驱动螺母(六角形)的一边紧靠在方形铜杆上,该方形铜杆被两片纤维板垂直固定,因此在旋转驱动螺杆的时候,驱动螺母由于受到方形杆的阻挡而不能转动,垂直方向的分力就可使驱动螺母顺着驱动螺杆上下滑动。第二部分为电极引导管部分,每根四电极需要独立穿入一根长约 2.5 cm 的聚酰亚胺电极引导管,因此 64 通道电极阵列需要 16 根聚酰亚胺电极引导管。根据实验需求,将这些引导管扎成一束或两束,然后将其固定于驱动螺母上。第三部分是连通电路,将四电极与电极连接器连通。

(4) 大鼠的多通道电极阵列:由于大鼠的脑体积较大,更适合进行行为学、电生理的研究,因此,设计一款适用于大鼠的多通道电极阵列非常必要。这里主要介绍林龙年团队设计的适合大鼠在体记录的、独立可调节的 64 通道电极阵列驱动装置(▣图 9 - 1 - 5)。

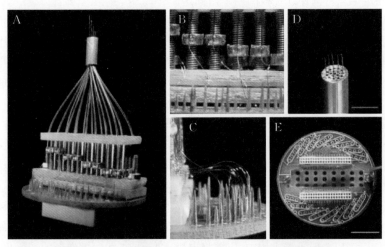

▣图 9 - 1 - 5　独立可调节的大鼠 64 通道电极阵列装置

A. 64 通道独立驱动的大鼠电极阵列;B. 驱动装置(由金属螺杆和六边螺母构成)放大图;C. 电极丝与电路板连接放大图;D. 电极丝阵列尖端放大图;E. 电极连接器放大图

1) 第一部分:电极驱动装置,包括 16 根驱动螺杆、16 个六边形驱动螺母、8 根方形杆和 3 片固定纤维板。驱动的原理是将驱动螺母的一条边紧靠在方形杆上,这样在旋转驱动螺杆时,驱动螺母由于受到方形杆的阻挡不能转动,只能在驱动螺杆上滑移,从而带动固定在驱动螺母上的聚酰亚胺电极引导管一起移动。一根方形杆分别和其两边的驱动螺杆、六边形驱动螺母组成两组独立可调的电极驱动系统,因此 16 通道电极阵列驱动装置需安装 8 根方形杆。

2) 第二部分:电极引导管,由一根不锈钢固定管(外径 2.4 mm,内径 1.6 mm)、16 根不锈钢套管(外径 0.4 mm,内径 0.2 mm)和 16 根聚酰亚胺电极引导管(内径 75 μm,外径 150 μm)组成。将 16 根不锈钢套管穿入固定管中,再将聚酰亚胺电极引导管插入不锈钢套管内,制作好的电极再穿入聚酰亚胺电极引导管中,并用 502 万能胶水快速固定。聚酰亚胺电极引导管的一端固定于驱动螺母上,另一端在不锈钢套管内。固定管和不锈钢套管的位置相对固定,聚酰亚胺电极引导管可在不锈钢套管内滑动,从而带动固定在其内部的电极一起移动。

3) 第三部分:连通电路板。电路板上搭载有两片连接器,每片 32 通道,共 64 通道,主要用来实现与记录仪器系统的接通。电极接入电路板时,将对应的电极丝分别插入电路板通孔中,再用精密螺丝钉穿入通孔,并转动 3 圈,使电极丝外层绝缘漆剥离,保证与记录电极通孔良好导通。

(5) 小鼠的多通道电极阵列:小鼠电生理实验的优点在于具有清晰的遗传背景,便于进行各种基因操作,可实现大量的转基因小鼠。设计一款适用于小鼠的,更小、更轻的可驱动多通道微电极阵列也十分必要。这里介绍一款适合记录小鼠双侧海马神经元活动的 96 通道可驱动电极。制作该电极共需 3 片纤维板、2 根驱动螺杆、2 个驱动螺母、1 根方形铜杆、4 个小的固定螺丝（■图 9-1-6）。

1）第一部分：装配电极驱动器。先将方形杆垂直钉入纤维板，将方形杆另一端也垂直钉入另外一个纤维板，使两片纤维板平行，组合好的结构应为工字形。然后取一根驱动螺杆，用精细螺丝刀旋入一侧大孔并穿上驱动螺母。此时旋转驱动螺杆，驱动螺母应能够顺畅地沿螺杆上下滑动。如果螺母与方形杆之间有间隙，螺母会晃动，应更换螺母至两者之间无间隙。另一侧螺杆用相同的方法安装。然后再将先前用台钻扩大的第三片纤维板完全盖住驱动螺杆的头部，尽量保证不能有间隙，再用固定螺丝将两片纤维板的四个角固定。

2）第二部分：装配连接器。为方便操作，将电极架用一个夹子固定起来，然后依次用环氧树脂胶将三片连接器与纤维板相接的部位牢固地粘住。一般先使用环氧树脂胶将两片连接器粘在驱动器架子两侧，待胶水硬化后，再将一片略窄的纤维板粘在一片连接器上，然后再在该纤维板上粘上第三片连接器。连接器有蝇脚的一侧向下，有连接孔的一侧向上，完整的 96 通道电极阵列驱动装置如■图 9-1-6 所示。

3）第三部分：装配电极引导管。将长约 2.5 cm 的聚酰亚胺电极引导管分别扎成 16 根和 8 根的两束，将两束电极引导管穿入电极驱动器驱动螺杆旁的两个小孔，用环氧树脂胶将电极引导管粘在驱动螺母上。待胶水干后，用改锥将驱动螺母调整到螺杆中部的位置，修剪电极引导管，使两端各露出电极驱动器约 3 mm。

4）第四部分：装配电极。先在体式显微镜下找到电极引导管上端，调整显微镜放大倍数至每根电极引导管的开口清晰可见。用精细镊子轻轻夹起一根准备好的四电极，将绞合端依次穿入每一根电极引导管内。夹电极时不要太用力，以防将电极夹变形，将四电极送至前端露出引导管约 5 mm 的位置。待所有四电极都穿好后，用一点超能胶将电极丝和引导管固定在一起，使电极丝固定在

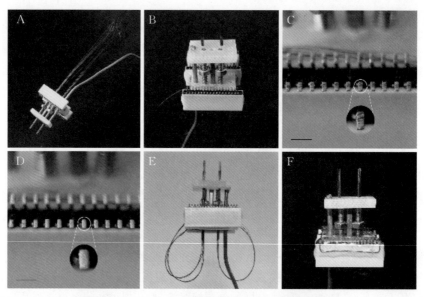

■图 9-1-6　小鼠多通道电极阵列的装配示意图

A. 用于两个脑区的 64 通道小鼠电极；B. 64 通道小鼠电极放大图；C. 连接片与电极丝相连部分；D. 连接片与电极丝相连部分的放大图；E. 64 通道小鼠电极平视图；F. 64 通道小鼠电极阵列放大图

引导管上。然后在显微镜下将每一根四电极的四个分叉末端引至蝇脚旁,将褪去绝缘层的电极末端依次缠绕在连接器的蝇脚上。待所有的电极丝与连接器蝇脚连通后,在每一个已经绕上电极的蝇脚处点上银漆。将所有的电极连通后,开始整理收线。最终,完成一个完整的电极(■图 9 - 1 - 6F)。

2. 在体多通道记录设备　计算机技术的发展极大地推动了多通道技术的发展,这是由于记录到的神经元活动数据需要大量的运算内存和存储空间。近年来,在体多通道记录设备更新换代速度较快,但总的发展趋势都是追求噪声更低、体积更小巧、使用更简易、记录通道数更高、兼容性更高,更加易于与光遗传学等其他实验手段配套使用。

在体多通道记录实验中,不同设备的基本原理和配置是相似的。所有记录设备的原理都是将神经元的胞外信号实时采集出来,经过多级信号放大,把微伏级的脑电信号放大到伏级,再经过数模转换,将信号传输到计算机中。基本配置都是先将神经微信号经微型的前置放大器(headstage)放大,然后经功率放大器放大,再传送到数模采集模块,经采集模块的数字信号处理器(digital signal processor)进行模拟/数字转换与数字滤波,并从原始的宽频信号中提取出动作电位信号和局部场电位信号。数字信号处理器通常被缩小为一个标准的 PCI 卡,直接插入计算机的主板上。但随着微芯片技术的发展,高通量的模拟信号在前端直接被数字化,具有更高的抗噪声水平,同时也极大地精简了采集系统的体积。全球范围常用的在体多通道记录设备仅由几家公司研发制造,主要列举应用最广泛的几家公司:①Plexon 公司,旗舰产品为 OmniPlex 在体多通道记录系统(512 通道);②BlackRock 公司,旗舰产品为 Cerebus/Cereplex Direct 在体多通道神经信号采集系统(256 通道);③Neuralynx 公司,旗舰产品为 Digital Lynx 16SX 在体多通道脑电记录系统(512 通道);④Intan 公司,旗舰产品为 RHD Recording System 高通量采集系统(128/512/1024 通道)。

(二) 软件装置

为方便用户使用操作,每个记录系统都有配套的数据采集软件,这些软件包括数据采集软件、数据分类软件、数据分析软件。

1. 数据采集软件

(1) Plexon 的数据采集软件:Plexon 公司目前配套的采集系统为 PlexControl。该软件有强大的信号可视化优势并具有容易使用的 spike 波形分类方法。而 OmniPlexServer 是 PlexControl 控制下的“引擎”,它可直观地显示系统中的各种硬件设备和软件模块。

(2) BlackRock 的数据采集软件:Central Software 是 BlackRock 公司配套的采集软件,能够对硬件系统采集的神经信号进行处理、可视化和储存,并能通过算法对实时信号进行处理,包括噪声消除、数字滤波、提取动作电位和场电位、离线分类处理(spike sorting)等。该软件界面设计十分人性化,操作便捷,有强大的数据分析功能。

(3) Neuralynx 的数据采集软件:Cheetah 软件是 Neuralynx 公司的电生理数据采集软件,具备信号采集、数据显示、处理大量数据的能力。

(4) SpikeGadgets 的数据采集软件:SpikeGadgets 系统的配套软件是 Trodes 软件,用于监视来自数据采集硬件模块的传入数据。此外它充当了实验所有方面的主用户界面,包括行为设备和神经扰动装置的复杂控制。

2. 神经元数据分类软件　实验中,由于每根电极下可同时采集到多个神经元的活动信号,因此首先要对系统采集的原始动作电位进行离线分类处理。下面将介绍常用的几款软件。

(1) Offline Sorter 软件:是业内最受认可和信赖的离线分类软件,由 Plexon 公司开发,是一款神经元分类软件,目前已经更新至第四版本。该软件具有很强的兼容性,除了用于处理 Plexon 记录系统采集到的原始数据(plx 文件),还能处理其他系统采集的原始数据(NEX 文件、NEV 文件、NST 文件、MED 文件)。

(2) BlackRock Offline Spike Sorter 软件(BOSS 软件):BOSS 软件是由 BlackRock 公司开发的一款对 spike 进行分类的软件,能够快速读取原始信号和神经事件信号的各种格式的数据。该软件直观易懂,便于初学者理解和使用,具有很高的兼容性。

(3) Spike Sort 3D 工具:是一款由 Neuralynx 公司开发的,用于在线和离线分类 spike 波形的工具。可集成在 Cheetah 软件中,同时也可以作为独立的程序。在 2D 和 3D 界面中,使用者可以轻松地手动定义不同的放电聚类,清晰明了。Spike Sort 3D 提供主成分分析,并有多个特征值可选。

(4) MClust 工具包:MClust 是在 R 语言上实现了基于高斯有限混合模型的聚类、分类和密度估计分析,并且还有专门的可视化函数展示分析结果。

3. 数据分析软件 在体多通道采集到的数据经过离线分类处理等初步分析后,得到了多个单神经元的放电时间序列和不同频段的场电位信号,还需使用在体数据分析软件进一步分析数据。

(1) NeuroExplorer 软件:一个神经生理学数据分析程序,可对离线 spike 数据进一步分析。它可以读取多种文件格式,包括许多流行的数据采集系统、文本文件、Excel 电子表格和 Matlab 创建的数据文件。具有强大的内置脚本语言,让许多分析工作自动化,同时其开放式的分析环境,使其能够用其他程序来扩展其功能。

(2) Matlab 软件:一款功能强大的数学分析软件,含有大量的函数包,并且具有丰富的数据可视化功能,是当下神经科学领域常用的软件之一。Matlab 软件的滤波函数能够对场电位信号进行数字滤波,并能对 spike 信号和场电位节律进行各种分析。

(三) 数据分析

多通道记录技术的关键是对记录的神经信号进行科学、恰当的处理,并确保实验结果的准确性。而在体多通道记录的原始数据经过数字滤波后,可分为多个神经元的胞外动作电位和对应的局部场电位活动信号(◧图 9 - 1 - 7)。接下来将分别介绍处理动作电位和场电位信号数据时常用的思路和方法。

1. 局部场电位信号的分析处理 局部场电位活动与动物的行为状态密切相关。以啮齿类动物的海马为例,可以记录到四种频率段不同的场电位节律,分别是 theta 节律(6～12 Hz)、beta 节律(12～30 Hz)、gamma 节律(30～100 Hz)、ripple 节律(100～200 Hz)。动物在不同状态下,会表现出不同的场电位节律,如 theta 节律一般在动物清醒、探索状态或 REM 睡眠时出现,gamma 节律与动物的认知活动过程有关,而 ripple 节律是在慢波睡眠或静止不动时出现的节律震荡。

场电位信号处理的关键,就是如何提取出不同频率段的节律性震荡。在方法上,一般采用数字滤波的方式,将原始场电位信号分别处理成 theta 频段、gamma 频段和 ripple 频段等的数据。而针对场电位的滤波处理,一般使用 Matlab 软件中的数字滤波函数,如 filter 函数和 filtfilt 函数。值得注意的是,filtfilt 函数可对原始场电位信号进行零相位偏移的数字滤波,是比较常用的滤波函数。

2. 对 spike 的数据处理 针对细胞外记录技术,最关键的问题是如何将同一根电极记录到的不同神经元的放电活动区分出来。理论上,同一个神经元在同一记录电极上的动作电位波形具有一致性;而不同的神经元由于胞体形态和离子通道分布的不同,以及与记录电极距离等因素的影响,记录到的动作电位波形在幅度、时程和形状上会有细微差异。因此,对多通道记录技术而言,区

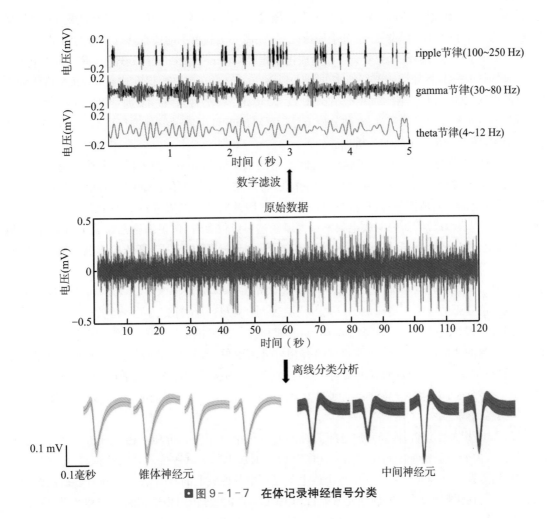

● 图 9 - 1 - 7　**在体记录神经信号分类**

分不同神经元的放电活动,主要依赖记录到的动作电位波形的不同。最初,基于动作电位波形的神经元分类技术,主要采用动作电位波形的幅度、波宽等参数指标。近年来,随着主成分分析技术的运用,神经元分类技术在精度上有了较大的提高。

　　Offline Sorter 是目前比较通用的分类软件,这里主要介绍使用该软件的一般流程和注意点。使用 Offline Sorter 软件处理神经元动作电位数据的一般流程是:打开文件,选择通道,去除噪声,对齐波形(align),计算主成分,选择参数,手动或自动聚类,结果检验,保存处理结果。而在数据处理过程中需要注意以下几点。

　　(1) 对齐波形:多通道在体记录技术采用的是阈值触发采样技术,采集的每个动作电位波形在阈值点对齐,这会给主成分的计算带来一定的影响。因此,为了获得最佳的主成分计算效果,需对动作电位波形进行对齐处理。一般选择在动作电位波形的最大值或最小值处对齐波形。

　　(2) 参数选择:Offline Sorter 软件的二维或三维聚类窗口提供了神经元聚类的可视化操作界面。对二维或三维空间的任一维度,软件均提供了几十种波形特征参数选择,如 PC1、PC2、Peak、Valley 等。用户可通过选择不同的维度参数组合,以达到最佳的聚类分析效果。

　　(3) 结果检验:理论上神经元的单个动作电位时间序列中,所有放电的时间间隔不应短于该神经元的 TO(1～2 毫秒)。但在实际操作中,一般允许有 0.5％～1％的污染率,即时程小于 TO 的放电时间间隔在所有放电时间间隔中的占比不得超过 1%。这种处理是由采样频率决定的，采样频率越高，污染率就越小。除此之外，分类完成之后，还需要实验者手动检查修订分析的结果。

3. 在体多通道数据的高阶分析　原始放电数据经 Offline Sorter 软件处理后，得到多个单神经元的放电时间序列，将分类处理好的文件导入到 NeuroExplorer 软件，保存成一个 NEX 格式的文件。而 NEX 文件可以在 NeuroExplorer 或 Matlab 等软件中进行进一步的数据分析。NeuroExplorer 软件包自带超过 30 种分析方法，而 Matlab 可以通过编程进行更高层次的分析、数据可视化和统计分析。常用的分析方法如下。

（1）位置细胞分析：海马位置细胞对空间信息的编码极其重要。当大鼠沿着线性跑道来回穿梭时，海马锥体神经元活动具有空间位置选择性，将这类细胞称为位置细胞。大鼠在跑道某位置及其附近放电的空间范围称为位置野（place field）。因此对位置细胞分析的关键点在于确定位置野的位置，以及计算位置野内的放电频率。大鼠经过一个位置时，位置细胞开始放电，达到该细胞的放电峰值，然后放电减弱，因此一个完整的位置野包括位置野的起点、终点和放电峰值位置。具体计算时，首先将跑道等分为很多个小格（bin），然后可算出每个小格的放电频率，从而确定放电峰值水平的位置；位置野起点和终点的位置一般是放电频率小于峰值水平 20% 的位置。通过此方法，可确定位置野的范围。当确定了位置野范围后，也可以计算位置野内的平均放电频率。

此外，位置细胞的放电还与海马的 theta 节律相关。当大鼠沿线性轨道跑动经过某一位置野时，位置细胞的放电与 theta 节律的相位间有相位进动现象，即位置细胞对 theta 节律的放电相位随着动物在位置野内的前进而逐渐提前。这是当前最普遍接受的动作电位放电受 theta 节律调控的假说。此外还可以分析海马位置细胞与 theta 节律的相位锁相关系，进而解析位置细胞如何参与空间信息编码。

（2）放电相关性分析：神经元放电相关性的分析包括自相关分析和互相关分析。神经元放电序列的自相关分析反映神经元在时刻 t 与时刻 t+k 时放电的关联程度。具体计算时，也是先设一时间窗，然后计算神经元放电序列中每个放电与序列中其他放电的时间差 D，再统计各时间窗口内 D 的总数，绘制频数直方图，即神经元放电自相关图。互相关分析则用于判断两个神经元序列间放电活动的关联度，主要计算目标神经元与参考神经元放电率的关系。计算参考神经元的放电序列与目标神经元放电序列中所有放电的时间差，绘制互相关图。在互相关图中，如在参考神经元放电后几毫秒时间内出现目标神经元的放电频率尖峰，提示两个神经元之间存在兴奋性联接；而放电频率的降低，则提示着两个神经元之间有着抑制性联接。

（3）频谱分析：为更好地考察神经元和场电位的频率变化，将这些时域信号通过频谱分析转换为频域信号。针对神经元活动信号的频谱分析主要为功率谱分析和实时频谱分析。

（4）放电频率分析：分析神经元活动变化的基本手段是进行频率分析。当分析神经元活动是否与任务相关、与事件相关，可以分析在事件前后一段时间内的放电频率变化图，也可以分析每一试次中放电频率的变化。

（5）放电间隔分析：放电间隔分析考察单神经元放电序列中，所有相邻动作电位放电间隔的分布情况，并以间隔时间为横轴，以频数为纵轴，用直方图的形式表现出来。放电间隔分析可以反映不同的放电间隔在该神经元所有放电间隔中出现的频率和整体分布情况。不同神经元的在体放电模式一般会有不同的放电间隔分布特征。

值得注意的是，上文列举的是经典的在体多通道分析软件和数据处理方法，研究者可以依据自身情况灵活地选择其他高阶的分析软件和分析方法。

四、在体多通道记录技术的新发展

在体多通道记录技术，是以高时间分辨、高通量且低损伤的手段检测大脑群体神经元的单位（每一个动作电位）活动。然而，目前常用的微电极阵列局限于 96 或 128 通道，并且会对大脑组织产生一定程度的挤压，对神经元和胶质细胞产生损害，这给研究大脑功能带来一定限制。为了记录大量的神经元活动，势必需要寻求另外一种策略，而不是一味地增加电极丝的数量。基于此，在过去几十年，该技术也在不断地更新、进步，已研发出一些高通量的、新颖的电极，这在一定程度上推进了神经科学的发展。

1. 硅基微电极技术　硅基微电极作为一种全新的记录元件，可在尽可能减小对大脑组织损伤的前提下，以更高的空间分辨率记录到更多的神经元活动，这就要求其具有较小的体积和较高的集成度。硅作为一种成熟的微加工材料，具有优良的机械特性和良好的生物相容性，且机械强度与不锈钢相当。硅及其化合物，如氧化硅、氮化硅等材料，在生物相容性方面也具有不错的特性。而采用微机电系统（micro-electro-mechanical system）工艺实现对电极的加工，可在最大程度上减小电极的体积、质量，减小植入造成的损伤，增加电极器件的一致性和可靠性。放大和处理所记录的神经信号的集成电路也可采用硅互补金属氧化物半导体（complementary metal oxide semiconductor, CMOS）工艺实现，利用硅制备微电极可以方便与电路进行集成，有利于器件尺寸的进一步缩小和信号质量的提高。因此，硅基神经微电极的研究和应用受到国内外研究人员的广泛关注。

（1）经典的硅基微电极：硅基微电极的研究始于 1970 年，其中最具代表性的电极是密歇根硅基微电极，该电极是密歇根大学 Wise 教授团队报道的，世界上首个硅基微电极。该电极形似一把薄薄的宝剑，电极记录点排列在剑面上。密歇根硅基微电极的宽度通常在几十微米到一百多微米之间，厚度只有几十微米甚至十几微米（图 9 - 1 - 8A）。密歇根电极使许多记录点排列在同一个电极剑体上，非常有利于实现高密度、高通量记录，通过组装可使电极阵列的通道数达到 256 甚至 1024，通道密度可达每立方毫米 12 个通道，这对研究相邻的多个神经元之间放电相关性具有重要的意义。另一款经典的硅基微电极是 Utah 电极（图 9 - 1 - 8B），其结构与密歇根硅基微电极不同，它只在电极尖端有记录位点的二维电极阵列。其加工方法是在硅材料上，通过机械切割结合化学腐蚀的方法加工出针体，通过半导体或玻璃实现针体与针体之间的绝缘和隔离。电极体长 1 mm 左右，电极间距在几百微米左右，一个电极阵列最多有 100 个电极。值得注意的是，Utah 硅基微电极是为数不多的经美国食品药品监督管理局批准，可以用于人类大脑皮层电信号记录的电极。

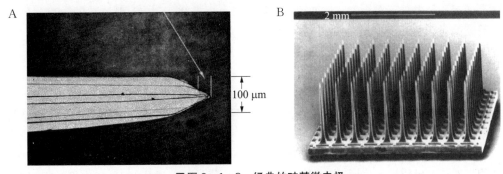

图 9 - 1 - 8　经典的硅基微电极

A. 密歇根电极放大结构图；B. 犹他电极放大结构图

进入新世纪，硅基微电极快速发展，在密歇根微电极和 Utah 微电极的基础上人们研发出了不同结构、具有多重功能的硅基微电极，为神经科学的研究提供了不可或缺的技术工具。这些硅电极不仅具有更高的记录密度及记录通道数，同时还提高了加工精度和减小了器件尺寸。此外也有一些柔性深部脑电极，与其他传统植入式电极相比，植入过程对神经组织的损伤会更小。

（2）Neuropixel 探针：近年来，由 Harris 领衔的团队设计了一款采用硅 CMOS 工艺制备的包含 966 个记录位点的电极，并将其集成了 384 个可供选的放大电路通道的一体化集成电极，电极前端宽度仅为 70 μm，厚 20 μm。每个记录点的大小为 12 $\mu m \times$ 12 μm。为了提高信噪比，每个记录点都带有一个前置放大器。电信号在硅基座上进行滤波、放大、多路复用和数字化，允许从探头直接传输无噪声数字数据。密集的记录位点和高通道数相结合，使植入小鼠和大鼠脑内的每个探针对数百个神经元产生了良好隔离的刺激活动。这种一体化的电极大大地缩小了电极记录系统的体积，为发展更高密度和更高通量的电极技术提出了一种解决方法。

2. 无线微芯片电极技术　近年来，随着脑机接口（brain-computer interface）技术和人工智能技术的发展，极大地推动了在体多通道技术的进步。科学家们始终追求记录自由活动动物的脑电活动，希望能以更高的分辨率、更多的通道数和更小的行为限制开展研究。能够同时记录大规模神经元胞内电活动的电极阵列，是神经科学和脑科学领域亟待攻克的技术。为此，科学家们将注意力转移到了半导体纳米芯片技术。此外，科学家们也期待能够将信号的无线传输技术应用于该领域，从而可摆脱信号传输线对动物的限制或影响。

技术的革新推动科学的进步。早在 2015 年，BrainGate 研究团队成功创建了一套无线脑机接口设备，成功地将神经活动信号传输到附近的接收设备，这是无线传输技术首次用于脑机接口。而 Musk 的脑机接口公司 Neuralink 发布了最新的脑机接口进展，在猪的体内植入了脑机接口芯片，从而能够实时读出猪脑部的神经元单位放电信号，引起了科学界的巨大轰动。美国哈佛大学的一个团队也报道了一款纳米材料制作的离体记录电极，具有 4 000 个记录位点和刺激位点，可同时记录数千个神经元的动作电位和突触后膜电位（一种反映突触传递的场电位，需要电刺激突触前神经纤维）。尽管这些新的技术不断地进步，但仍没有一款高通量、无线传输的微芯片电极能很好地用于啮齿类动物的脑电活动记录。

目前，美国在脑机接口和人工智能研究领域及其商业化方面都处于国际领先水平。中国的研究能力也在快速提升。特别值得一提的是，复旦大学类脑芯片与片上智能系统研究院和华东师范大学脑功能基因组教育部重点实验室合作研发了一款精密、微小的芯片，可无线传输脑电活动信号的记录系统。该系统能够实现脑电信号的无线传输，功耗低且续航长，有望投入市场。此外，国内的柔性电极技术也在快速发展，高通量、高密度的创新型电极技术也已出现；其中，以阶梯医疗为首的高通量柔性电极正在探索临床使用的可能性。总而言之，不断发展的高通量电极技术对必将成为研究脑科学的利器，对于国内外的动物实验研究者是一个福音。

五、小结

尽管在体多通道技术能够清晰地检测到单个神经元放电信号，但其也有不可避免的劣势，使得该技术的应用和发展受到一定程度的限制。

第一，微电极阵列的制作过程比较复杂，所需的配件材料比较精密、价格高昂，导致很多实验室制作的多通道电极质量不达标，进而影响采集的神经信号的信噪比；而公司出售的电极价格极其高昂，不能支持实验室长期进行实验。第二，在体多通道记录需要配套相应的放大器系统、数据采集系统、视频同步追踪系统、数据分析软件等,而这些配套系统仅有少数几个公司能够提供,这在一定程度上导致配套产品的价格较高,需要消耗实验室的大量经费。第三,相对其他电生理实验,在体多通道记录需较长时间的实验准备过程和电极推进记录过程,导致实验周期较长。第四,耗材成本较高,且回收利用率相对较低。第五,在体多通道记录属于胞外记录,无法在电极中充灌液体标记该细胞,从而无法精确地鉴定记录到放电活动的神经元的结构、细胞类型等。

尽管存在诸多不足,该技术仍然在神经科学研究领域中普遍使用,也是目前唯一能满足神经元活动时间分辨率的技术,短期内仍然具有不可替代性。在体多通道记录技术也易于与光遗传、化学遗传、药理学等技术结合,并可以灵活地设计电极,以用于不同研究目的的实验。新技术的进步也促进了在体记录技术的发展。在体多通道记录技术是揭示神经元集群编码和网络活动编码规则等基本科学问题的必要手段,也是揭示各种脑疾病机制和实现脑机接口的必要手段。相信利用在体多通道技术和其他新技术的合理结合,未来必然能够解码大脑的基本工作原理。

(冯世庆,林龙年)

(绘图:丁如一,崔东红;摄影:马晓宇,冯世庆)

第二节 · 钙成像的原理及应用

钙成像是一种必要的科学技术,可评估或观察细胞内钙离子的作用。神经系统的在体或者离体实验中,钙成像技术广泛应用于同时监测几千个或更多神经元内钙离子的变化,从而反映神经元的活动情况。钙成像技术使得原本难以检测的神经元活动变成了可视化的荧光影像,使研究更加直观、方便。因此,钙成像技术至今依然是人们观测神经活动最直接的手段。

一、原理

钙成像技术依赖于钙离子与神经元活动的严格对应关系。首先,钙离子是非常重要的神经元胞内信号分子。在静息状态下,神经元细胞内钙离子浓度通常维持在一个非常低的水平(约 $0.1\,\mu mol/L$),远小于胞外钙离子浓度(约 $1.2\,mmol/L$)。而在动作电位期间,钙离子通过电压依赖钙离子通道和 NMDA 受体等流入细胞内,使胞内钙离子浓度上升 $10\sim100$ 倍。这一瞬时的浓度增加,具有广泛的生理作用,如导致突触前释放神经递质、钙依赖激酶的激活等。在某些细胞中,对动作电位的上升相起主要作用的是钙离子内流而不是钠离子内流。钙成像技术就是借助上述钙离子与神经元活动的对应关系,利用钙离子指示剂将神经元中钙离子浓度的变化通过荧光强度表现出来。钙离子成像可反映神经元的动作电位相关活动,从而达到了解神经元集群活动的目的。

二、钙离子指示剂

主要的钙离子指示剂有两种:化学指示剂和基于蛋白质的钙离子指示剂。

1. 化学指示剂 化学指示剂通常将能螯合钙离子的基团与荧光基团通过化学合成相连接。所有这些能螯合钙离子的小分子都基于 EGTA 同系物,称为钙离子螯合剂(BAPTA)。BAPTA 对钙离子的选择性比对镁离子高 100 倍以上,强于 EDTA 与 EGTA,且受 pH 影响更小。通过 AM 法,BAPTA-AM 能被轻易负载到细胞中,在胞内脂酶的水解下释放出 BAPTA,进而螯合钙离子。

神经科学实验中常用的化学指示剂有 Fluo-3/Fluo-4、Fura-2、Indo-1、Calcium Green-1。

(1) Fluo-3/Fluo-4:激发波长为 488 nm 左右,发射波长为 525~530 nm。Fluo-3、Fluo-4 及其衍生物在结合钙离子时都表现出较大的荧光强度增加,钙离子结合的荧光强度增加通常大于 100 倍,同时没有伴随明显的光谱偏移。Fluo-4 是 Fluo-3 的类似物,因其中两个氯被氟取代导致在 488 nm 处的荧光激发增强,故 Fluo-4 的荧光信号水平更高。

(2) Calcium Green-1:同样在 488 nm 激发,与钙离子结合后荧光强度增加。和 Fluo-3 相比,Calcium Green-1 在细胞内低钙离子浓度环境下的荧光更亮,这有利于测定钙离子基线浓度,同时增加静息细胞的可视度。

(3) Indo-1:在紫外光波段激发。一旦与钙离子结合,Indo-1 的最大发射波长向短波段迁移,由原来未结合钙离子时的 475 nm 迁移到 401 nm。

(4) Fura-2:同样在紫外光波段被激发,其荧光强度大、敏感度高,且所用剂量小,对细胞内环境影响小。Fura-2 结合钙离子后激发波长比未结合时更短,结合形式的 Fura-2 激发波长为 340 nm,游离形式的 Fura-2 激发波长为 380 nm。

使用化学指示剂得到数据后,我们再利用 Grynkiewicz 公式可求游离钙离子的浓度,即游离钙离子浓度 $= Kd \times p \times [(R-R_{min})/(R_{max}-R)]$。其中,$K_d$ 为 Fura-2 和钙离子结合的平衡解离常数,p 是胞内无钙离子和钙离子浓度饱和时在 380 nm 的荧光强度比值,R 是样品或细胞观察到的荧光值,R_{min} 是零钙时荧光值,R_{max} 是饱和钙时的荧光值。

Fluo-3/Fluo-4 与 Calcium Green-1 都是增强荧光信号的钙指示剂,其优点是发射波长在可见光范围内,但因为结合钙离子状态与游离状态的发射波长未改变,无法使用比率计算分析。而 Indo-1 与 Fura-2 因不同状态的发射波长不同,通过比率分析进行测量大大减少了不均匀染料负载、染料泄漏和光漂白的影响,以及与测量不等厚度细胞中的钙离子浓度相关的问题,但计算较为复杂,数据处理繁琐。

2. 基于蛋白质的钙指示剂 基于蛋白质的钙指示剂又称基因编码的钙指示剂,通过转基因技术表达在特定的细胞中。化学指示剂灵敏性强,但没有办法选择性地监测特定区域,故要更加可靠地监测单个细胞或单个动作电位时,选用基于蛋白质的钙指示剂是更好的策略。这些指示剂来自于绿色荧光蛋白(green fluorescent protein,GFP)及其变异体(YFP)等。

(1) 生物荧光蛋白:水母蛋白是从 *Aequorea* 水母中分离出来的水母荧光素,属于光蛋白家族,含有三个 EF 手型钙离子结合位点,具有较高的结构和功能同源性。几十年来一直用作许多细胞类型和生物中 Ca^{2+} 的生物发光指标。它是由水母发光蛋白(apoaequorin)和水母荧光素(coelenterazine)形成的一种稳定的反应中间体,与 Ca^{2+} 结合时发出蓝光。Ca^{2+} 与水母蛋白结合和解结合的快速动力学使其成为快速 Ca^{2+} 瞬态的合适指标(图 9-2-1)。

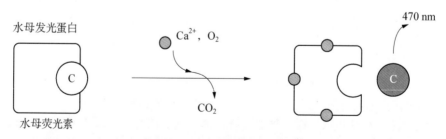

图 9-2-1 水母蛋白发光原理

水母蛋白由水母发光蛋白和水母荧光素氧化后形成的反应中间体,结合钙离子后会生成结合 Ca^{2+} 的水母发光蛋白、CO_2 和氧化荧光素(coelenteramide)并放出蓝光

GFP-水母蛋白(GA)是一种荧光蛋白和生物发光蛋白的融合蛋白,具有更好的光输出以及水母蛋白的稳定性,能够实现从单个细胞到不同物种的全动物钙成像。从水母蛋白到GFP的生物发光共振能量转移,将GA的发光转移到绿色,当水母蛋白与黄色或红色荧光蛋白融合时进一步发生转移。GA最低限度地改变细胞进程,是细胞内Ca^{2+}变化的低亲和力、超线性指标。GA已经在转基因动物中通过使用条件等位基因或病毒转移被靶向定位于不同类型细胞的亚细胞区室中。水母蛋白因不依赖其他光激发故得到的数据噪声几乎为零,同时消除了自身荧光、光漂白等问题,但缺点是效率比较低。

(2)基于荧光共振能量转移的钙指示剂:荧光共振能量转移(fluorescence resonance energy transfer,FRET)是一个光物理过程,其中能量从激发态的荧光团(能量供体)转移到另一个发色团(能量受体)。这种能量转移的效率与供体和受体之间距离的六次方成反比,使得FRET对距离的微小变化极为敏感。FRET技术得以在生物体内广泛应用,与GFP的应用和改造是密不可分的。FRET使用限制非常小,它可以在活细胞内进行测量且通常只需要台式设备,其主要要求就是光可以传送到样品,并从样品中被收集。

基于FRET的基因编码钙指示剂大多数是由两种不同的荧光蛋白和连接两者的钙调蛋白(CaM)、钙调蛋白结合肽(M13)构成,钙离子浓度改变会使两侧荧光蛋白距离产生改变,从而增强荧光共振转移。当钙离子浓度上升时,CaM会与M13靠近,拉动两侧荧光基团靠近从而增强了FRET,导致发射峰改变(图9-2-2)。

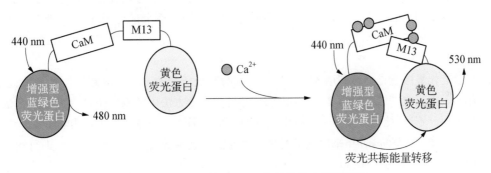

图9-2-2 基于FRET的基因编码钙指示剂

在钙离子与CaM结合后,两种荧光蛋白,即ECFP(供体)和Venus(受体)接近,使FRET成为可能,因此,480nm的蓝色荧光减少,而530nm的荧光增加

近年来性能更优的该类指示剂相继被研发出来,如美国爱因斯坦医学院的Verkhusha等人使用两种单体近红外荧光蛋白开发出一种可用于体内成像的近红外遗传编码钙指示剂。该指示剂具有高亮度和光稳定性,对钙离子的荧光响应显著增加,红外波长帮助其实现生物传感器和光遗传学致动器的多路复用,而不会产生光谱串扰,这提高了基于FRET的钙指示剂的性能。

(3)单个荧光基因编码的钙指示剂:最常用的单个荧光基因编码的钙指示剂非GCaMP家族莫属。GCaMP及其后代由增强型绿色荧光蛋白(cpEGFP)、CaM和与CaM相互作用的M13构成。钙离子结合CaM,使得其与M13结合,从而改变GFP构象并增加其荧光强度(图9-2-3)。

GCaMP1于2001年由Nakai等人研发出来,但存在灵敏度低、动力学缓慢、动物体内环境下不稳定等问题。之后Nakai等人更新的GCaMP1.6虽提高了荧光强度等,但是依然不能稳定在30℃以上发光。故GCaMP第一代仅适用于低等生物的研究。但GCaMP家族并没有停止进步,目前最常用的GCaMP6相比之前的GCaMP3具有更高的灵敏度,将响应单一动作电位的荧光变化的效率

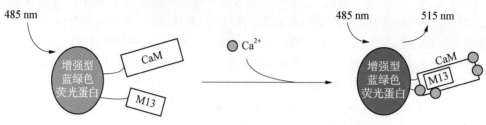

● 图 9 - 2 - 3　基于单个荧光基因编码的钙指示剂

在钙离子与 CaM 结合后与 M13 结合，EGFP 构型改变，这一变化导致发射的 515 nm 的荧光增加

增加了 10 倍以上，同时报告单个动作电位的准确度接近 100%。由于 GCaMP 6 具有超强的敏感度，现在广泛应用于在体钙成像研究。

三、成像方法与设备

有了钙指示剂还不够，还需要能看到荧光的成像仪器。随着荧光显微镜技术的迅速发展，在体钙成像技术也迈入新的阶段。

共聚焦显微技术最早由 Minsky 在 20 世纪 50 年代发明。与普通显微镜不同的是，共聚焦显微镜每次只会对空间上的一个焦点进行成像，再通过计算机控制逐个进行扫描，最终形成二维或三维图像。在共聚焦成像过程中不会受到焦点以外光信号的干扰，这大大提高了图像的清晰度和细节分辨能力。

双光子荧光显微镜是一种利用 MNI-glutamate 的双光子释放和波束多路转换技术的设备，该方法具有单个细胞与三维的高精度与高信噪比，可与全光学方法中的双光子钙成像结合来成像和操纵电路活动。不过，使用双光子荧光显微镜的实验依然需要对动物进行麻醉和固定。为实现对自由活动的动物进行研究，近年来出现了通过植入性的显微镜头对自由活动的动物进行钙成像的技术，如光纤微透镜成像（epifluorescence fiberscope），该技术搭配双光子全息显微镜组成理想的全光学平台，可实现神经元集群中每个神经元活动的在体成像与活动分析，从而可记录某一行为过程中大量的神经活动及其规律，比在体多通道电生理技术更有效地理解神经编码规律。将荧光显微镜记录到的数据进行处理分析后，可得到所需要的神经元活动情况。

四、小结

目前神经科学的主要热点之一是阐明复杂神经现象的神经回路结构和功能。实现这一目标的一个重要步骤是能够同时记录大量的神经元集群活动，且应具有单细胞分辨率，还不能影响神经元集群的连接或它们形成的神经环路。钙成像技术的不断进步为神经科学相关研究奠定了坚实的基础，使得原本难以呈现的神经元活动可视化。钙指示剂的改进与发展将极大地帮助钙成像技术的发展。未来钙成像会在稳定性、记录深度、空间与时间分辨率以及灵敏度等方面继续被完善、加强，为进行更精确的生命科学研究做出贡献。

（胡霁）

（绘图：潘倩）

第三节 · 小动物脑成像技术

本节所介绍的成像技术是指宏观成像、断层成像技术。目前的宏观成像、断层成像技术主要包括磁共振成像（magnetic resonance imaging，MRI）、计算机断层成像（computed tomography）、PET 和 SPECT。与很多其他技术不同，这些成像技术首先被应用于人体而不是动物，是在人体上体现出它们的价值以后才逐渐被应用于动物实验。用于动物成像的这些设备与应用于人体的设备相比，主要区别是其空间分辨率更高，但设备的体积和重量更小。另外需要说明的是，这些成像技术不是专用于脑研究的技术，也可用于其他器官和组织，脑是它们的重要应用领域之一。在这几种成像技术中，更常用的是动物 MRI 和动物 PET。因此，下面只介绍这两种成像技术。

一、小动物磁共振成像

基于动物模型开展精神疾病研究时，MRI 技术可以实现活体状态下动态追踪大脑变化，且具有非侵入性、无创等特点，在生物医学领域得到广泛使用。第一例小动物活体 MRI 论文发表于 1980 年。研究人员选用大鼠为研究对象，在不牺牲动物的前提下，观察到了动物的解剖结构以及病灶信息。1990 年，Ogawa 等学者利用 MRI 对大鼠进行研究，从而解释了血氧水平依赖（blood oxygenation level dependent，BOLD）的神经活动。近年来，随着小动物 MRI 的设备场强等硬件水平的发展，成像分辨率不断提升，在基础研究方面展现出了广阔的应用前景。

1. 小动物磁共振成像基本原理　原子核由质子和中子组成，其中中子不带电，质子带正电。质子存在自旋运动，带电的质子在自旋时会产生磁矩，正常情况下质子的自旋方向是杂乱无章的，产生的磁矩互相抵消，在宏观上观察不到磁矩的表现。而在外加一个均匀磁场后，质子的自旋方向将趋于一致，此时施加一个特定频率的射频脉冲，原子核吸收了能量会产生共振现象，这也就是我们所说的磁共振。常用氢原子作为磁共振的观察对象。

当射频脉冲停止发射时，刚刚吸收了能量的原子核会把吸收的能量释放出来，逐步恢复到初始状态。像这样去掉射频脉冲后，原子核从激发态恢复到平衡状态的过程称为弛豫过程，整个弛豫过程所经历的时间称为弛豫时间。弛豫时间又分为纵向弛豫时间和横向弛豫时间，其中纵向弛豫时间是指质子在 90°射频脉冲的影响下磁化方向发生翻转，撤去射频脉冲后，纵向磁化方向恢复到初始状态所需要的时间，称 T1。横向弛豫时间是指质子在 90°射频脉冲的影响下磁化方向发生翻转，撤去射频脉冲后，横向磁化方向衰减到零所需要的时间，称 T2。不同器官的正常组织与病理组织的 T1 和 T2 是相对固定的，而且它们之间有一定的差别。组织间弛豫时间上的差别，是 MRI 的成像基础。将检查组织分成一定数量的小块，即体素，用接收器采集信息，获得每个体素的 T1 值（或 T2 值），计算机处理及空间编码后重建图像。

2. 小动物磁共振成像系统实验装置　MRI 设备主要包括主磁体、梯度线圈、射频发射器及信号接收器、模拟转换器、计算机等，负责磁共振信号产生、探测与编码、数据处理，以及图像重建、显示、存储（◪图 9-3-1）。主磁体提供强大的静磁场，具有较大的空间范围和高度均匀的磁场强度。增加静磁场强度可使检测灵敏度提高，即扫描时间缩短和空间分辨率提高，但也会使射频场的穿透深度减少。目前小动物常用的磁场强度为 7 T、9.4 T 和 11.7 T 等。梯度线圈产生梯度磁场，为

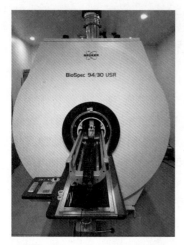

■图9-3-1 9.4T 小动物 MRI 设备

生物体磁共振信号提供空间定位的三维编码,由 X、Y、Z 三个梯度磁场线圈组成,并连接驱动器以便在扫描过程中快速改变磁场的方向与强度,迅速完成三维编码。射频发射器与磁共振信号接收器为射频系统,射频线圈向生物体发射指定频率和一定功率的射频电磁波,用以激励原子核产生共振。有的射频线圈包括发射线圈和接收线圈两部分,也有兼具收、发两种功能的线圈;还有头部接收线圈、表面接收线圈等多种专用的表面线圈,以提高转换效率和图像质量。

此外,开展小动物 MRI 还需要动物扫描床、气体麻醉机、生理参数监控仪、热水循环系统等。实验过程中通常需要对动物进行麻醉处理,扫描过程中通过生理参数监控仪监测磁体内动物的呼吸、体温、心率等参数,了解动物状态,以便实时处理突发情况(■图9-3-2)。磁体间温度通常在 23℃左右,温度较低,通过热水循环系统给动物保暖,保持动物体温在正常范围。

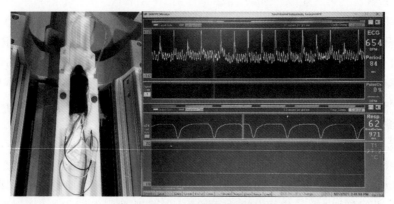

■图9-3-2 小鼠生理参数监测

3. 小动物磁共振成像技术的优势和不足 小动物 MRI 空间分辨率高,特别是对于软组织成像。此外,小动物 MRI 可以实现三维立体成像,拥有多种成像模态,可以用于组织结构形态、白质纤维完整性、功能活动、血流、神经化学物质代谢等检测,并且不产生电离辐射、安全性高、对动物没有伤害,属于无创成像,可有效减少动物痛苦,适合对动物组织进行连续活体状态下的观测,在中枢神经系统、肿瘤、心脏成像等领域应用广泛。

在进行小动物 MRI 过程中,由于动物难以主动配合实验,需要对动物进行麻醉处理,而不同的麻药对生物体功能活动的影响有差异,特别是在进行脑功能活动成像时。另外,小动物 MRI 系统主磁体场强很高,需要注意避免将体内植入金属的动物带入磁体间进行扫描。

4. 小动物磁共振成像方法及数据分析

(1) 结构成像:结构成像包括 T1 加权成像(T1WI)、T2 加权成像(T2WI)和质子密度成像。T1WI 观察解剖结构较好;T2WI 显示组织病变较好,对出血较敏感。结构成像目前常用的分析方法主要包括基于感兴趣区(region of interest, ROI)的统计分析方法和基于体素形态学的分析方法。

基于 ROI 的统计分析方法根据先验知识事先设定 ROI,计算 ROI 的体积、图像强度等信息,最后使用统计软件做统计分析。基于体素的形态学分析方法可在体素水平比较脑组织密度和体积变化。首先,将个体脑结构像配准到标准脑空间,然后基于已有的标准空间的脑组织概率图(◙图9-3-3),将配准后的个体图像分割为灰质、白质、脑脊液及非脑部分,对分割后的图像做调制处理,得到反映脑组织体积的图像,然后对图像做平滑处理,基于一般线性模型建模后进行统计分析。该方法可比较每个像素点的形态差异。

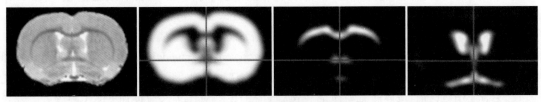

◙图9-3-3　大鼠脑组织概率图

　　(2)弥散张量成像:弥散张量成像(diffusion tensor imaging, DTI)是利用水分子在不同组织中扩散速率不同的特点进行成像,常用来观察白质纤维束的走向和完整性。DTI成像分析常计算以下参数:各向异性分数(fractional anisotropy, FA)、平均扩散率(mean diffusivity, MD)、轴向扩散率(axial diffusivity)和径向扩散率(radial diffusivity, RD)。其中,FA表示各向异性的扩散占总扩散的比例;MD反映的是水分子在区域内各个方向的平均扩散能力;轴向扩散率反映的是沿纤维束方向的扩散能力;RD反映的是垂直于纤维束的扩散能力。

　　基于ROI的统计分析方法、基于体素的统计分析方法和基于骨架的统计分析方法常用于DTI图像的分析。此外,也可以采用FACT和CSD算法追踪纤维束进行分析,观察脑区间白质纤维束的数量和白质纤维上DTI图像参数数值。基于白质纤维束追踪构建结构连接网络也是常用的分析方法之一。

　　(3)磁共振灌注成像:基于对比剂追踪技术,当顺磁性对比剂进入毛细血管时,组织血管腔内的磁敏感性增加,引起局部磁场的变化,进而引起邻近氢质子共振频率的改变,引起质子自旋失相,导致T1和T2缩短,反映在磁共振影像上则是在T1WI上信号强度增加,而在T2WI上信号强度降低。对比剂流动主要存在于血管内,血管外极少,血管内外浓度梯度差大,信号的变化受弥散因素的影响小,能反映组织血液灌注的情况,间接反映组织的微血管分布情况。

　　灌注加权成像(perfusion weighted imaging, PWI)通过注射对比增强剂(Gd-DTPA),根据增强剂通过组织的时间-浓度曲线,运用公式推导出局部脑血容量、局部脑血流量、平均通过时间(mean transit time, MTT)等参数,并能获得脑血容量(cerebral blood volume, CBV)、脑血流量(cerebral blood flow, CBF)、MTT形态图,直观显示缺血脑组织血流灌注情况。PWI图像可用SPIN软件或MIStar软件处理,获得CBV、CBF、MTT形态图,进而获得各ROI的CBV、CBF、MTT值。

　　(4)基于血氧水平依赖的功能性磁共振成像:fMRI技术是由Ogawa等人在1990年基于BOLD提出的。BOLD是指大脑皮层微血管中血氧含量的变化会引起局部磁场均匀性改变,从而引起磁共振信号强度的改变。大脑微血管中的血红蛋白是血液中氧运输的关键蛋白,血红蛋白存在两个状态,与氧气结合形成的氧合血红蛋白和不与氧气结合的脱氧血红蛋白。这两种状态的血红蛋白具有不同的分子构象,氧合血红蛋白是顺磁性的,而脱氧血红蛋白是抗磁性的。氧合血红蛋白和脱氧血红蛋白含量变化会对血管附近磁场的均匀性产生影响,fMRI技术正是通过检测磁场均匀性的改变进行成像的。当大脑执行特定的任务或受到外界刺激时,局部神经元活动会增强,神经元活动消耗能量需要氧的参与,脑氧代谢率上升,为了满足这一需求,神经活动触发血流动力学反应,引起局部毛细血管扩张,血管阻力降低,局部脑血流量增加,大脑中氧合血红蛋白含量相对增加,而大脑中脱氧血红蛋白的含量则会相对减少,进而引起磁共振信号的变化。

fMRI 基于 BOLD 观察大脑在一段时间内的功能活动变化。采集过程中,由于同一图像不同层面采集时间不同,呼吸和心跳等生理活动引起头动等,需要对图像进行时间校正、头动校正等预处理,然后经过回归头动等参数、空间标准化、平滑、滤波等处理后,计算功能连接(functional connectivity)强度、低频振幅(amplitude of low frequency fluctuations)和局部一致性(regional homogeneity)等。最后通过一般线性模型进行建模统计分析。

(5)磁共振血管成像:磁共振血管成像(magnetic resonance angiography,MRA)是显示血管和血流信号特征的一种技术,作为一种无创伤性的成像方法,与 CT 及常规放射学相比具有特殊的优势。它不需使用对比剂,流体的流动即是 MRA 固有的生理对比剂。流体在 MRA 影像上的表现取决于其组织特征、流动速度、流动方向、流动方式及所使用的序列参数。

常用的 MRA 方法有时间飞越(time of flight,TOF)法和相位对比(phase contrast,PC)法。三维 TOF 法的主要优点是信号丢失少、空间分辨力高、采集时间短,善于查出有信号丢失的病变,如动脉瘤、血管狭窄等;二维 TOF 法可用于大容积筛选成像,以及检查非复杂性慢流血管。三维 PC 法可用于分析可疑病变区的细节,检查流量与方向;二维 PC 法可用于显示需极短时间成像的病变,如单视角观察心动周期。使用 TOF 采集图像后,常使用最大强度投影法(maximum intensity projection)进行后续处理,观察血管完整性变化。

(6)磁共振波谱:磁共振波谱(magnetic resonance spectrum,MRS)分析是测定活体内某一特定组织区域化学成分的无损伤技术。由于各组织中的原子核质子是以一定的化合物形式存在,在一定的化学环境下这些化合物或代谢物有一定的化学位移,在 MRS 中的峰值都会有微小变化,它们的峰值和化学浓度的微小变化经磁共振扫描仪采集,使其转化为数值波谱。这些化学信息代表组织或体液中相应代谢物的浓度,反映组织细胞的代谢状况。即 MRS 是从组织细胞代谢方面来显示其病理改变。1H-MRS 常用来测量脑代谢产物和神经递质的共振峰,如 N-乙酸门冬氨酸、肌酸、磷酸肌酸、胆碱、肌醇、谷氨酸胺、谷氨酸盐、乳酸等。目前常用 PRESS 序列,使用时主要需设置单体素面积,一般设置大鼠线圈为 $2\,mm \times 2\,mm \times 2\,mm$,小鼠线圈为 $1.5\,mm \times 1.5\,mm \times 1.5\,mm$。

5. 小动物磁共振成像技术的发展与应用　小动物 MRI 技术可以适用于各种动物模型,特别是对于一些无法直接在人脑上开展的研究,从而有助于人们直观了解活体下的脑解剖结构及脑功能机制。小动物 MRI 在认知神经科学、神经生物学等研究领域已经取得了诸多成就,也留下了更多的发展空间供人们挑战,如更高场强的磁共振设备、效果更好的造影剂、清醒状态下脑功能成像等。相信在不远的将来,小动物的脑结构与功能成像技术会在基础医学方面得到更加广泛的应用,促进临床研究水平的深入,为人类健康发展带来福祉。

二、小动物正电子发射断层扫描成像

1. 微小正电子发射断层扫描原理　PET 是一种分子影像学技术,通过探测正电子核素标记的放射性示踪剂在生物体内的分布来反映生物体的功能活动。示踪剂的标记核素在衰变时会发射正电子,正电子遇到电子后发生湮灭,产生一对能量为 511 KeV、飞行方向相反的 γ 光子。γ 光子被探测器中的闪烁体俘获后,与闪烁晶体中的原子发生相互作用,高能态原子退激发时的能量以荧光形式释放出来。光电转换器件将荧光转换为可读的电信号,由电子学系统对信号进行处理,获得入射 γ 光子的能量信息、时间信息和入射探测单元的位置信息,通过符合判选记录一个符合事例。经过一段时间的扫描后,探测器将检测到大量来自各个方向的事例,进而通过图像重建算法将事例转换为空间分布的断层图像。PET 系统的空间分辨率和灵敏度是最重要的两个参数,空间分辨率指系统能够区分空间中相邻点的能力,灵敏度是指系统探测到真符合事例的效率。PET 系统的空间分辨率与晶体宽度、探测器环半径、正电子自由程、相互作用深度效应和图像重建算法等参数有关,目前市场上常见微小 PET(microPET)的空间分辨率约为 1.3~2 mm(图 9-3-4)。

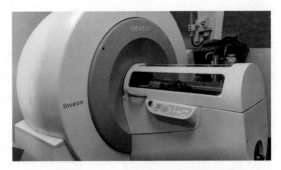

图 9-3-4　西门子 Inveon 微小 PET

灵敏度则与探测器环半径、轴向视场,晶体的长度、密度,有效原子序数等参数相关。

　　PET 成像已成为常规的临床诊断技术和重要的生物医学科研工具。^{18}F-FDG 是临床上最常用的示踪剂,它是葡萄糖的氟代类似物,通过测量^{18}F-FDG 在机体内的分布(由于细胞不能降解 FDG,动物在清醒状态下执行某种任务或行为可导致相关脑区的^{18}F-FDG 积累更多),进而反映组织的功能活动。基于葡萄糖代谢的^{18}F-FDG PET 成像技术中,给实验动物注射^{18}F-FDG 后,保持其正常的生理状态或给予任务刺激。在此期间,越活跃的组织对葡萄糖的需求就越多,摄取的^{18}F-FDG 也就越多,经过 40~60 分钟后,^{18}F-FDG 在组织内的分布基本趋于稳定,此时再对动物进行麻醉不会影响^{18}F-FDG 在组织内的分布,从而避免了麻醉对神经系统的影响。因此 PET 成像反映的是清醒状态下动物全脑活动对葡萄糖需求的影响。

　　放射性示踪剂使用放射性核素标记与目标靶、病理或生理过程相关的化合物,结合 PET 成像可在活体水平上检测放射性示踪剂在生物体内的分布,比如测量细胞的代谢、突触密度蛋白、炎症标志物、神经受体分布等,以及检测病理性蛋白聚集体,如淀粉样斑块、tau 神经原纤维缠结等。常用的放射性核素有^{18}F(半衰期 109.8 分钟)、^{11}C(半衰期 20.3 分钟)、^{15}O(半衰期 2.0 分钟)、^{13}N(半衰期 10.0 分钟)和^{68}Ga(半衰期 67.8 分钟)等,目前国内相关单位开展的神经系统放射性示踪剂见表 9-3-1。

表 9-3-1　神经系统示踪剂

目标靶	示踪剂
葡萄糖代谢	^{18}F-FDG
β-淀粉样蛋白	^{11}C-PIB、^{18}F-flutemetamol、^{18}F-AV45、^{18}F-DKR1
tau 神经原纤维缠结	^{18}F-PBB3、^{18}F-MK6240、^{18}F-THK523
突触密度	^{18}F-SDM8
代谢型谷氨酸受体,第 5 亚型	^{18}F-PSS232
α7 烟碱乙酰胆碱受体	^{18}F-ASEM
转运蛋白	^{18}F-DPA714、^{18}F-GE180
NMDA 受体	^{18}F-GE179
多巴胺转运体	^{11}C-CFT、^{18}F-FP-CIT
囊泡单胺转运蛋白 2	^{18}F-DTBZ

目标靶	示踪剂
多巴胺 D2 受体	^{11}C - raclopride、^{18}F - fallypride
5 - HT	^{18}F - MPPF
络氨酸	^{18}F - FET
蛋氨酸	^{11}C - MET
乙酰胆碱酯酶	^{11}C - MP4A
GABAA 受体	^{11}C - FMZ、^{18}F - FMZ
低氧	^{18}F - FMISO、^{18}F - HX4
Sigma 受体	^{18}F - flurispidine

2. 微小正电子发射断层扫描成像注意事项

（1）禁食：由于 FDG 是葡萄糖的氟代类似物，因此在进行 FDG PET 显像前要控制体内的葡萄糖浓度，一般禁食（不禁水）12 小时。

（2）注射剂量：一般按照体重注射，每 100 g 注射 0.1 mCi。

（3）给药方式：尾静脉注射或者腹腔注射。

（4）麻醉：吸入式气体麻醉。以通用型小动物麻醉机为例，用于小鼠的流量参考值为每分钟 0.3～0.5 L（每分钟 0.4 L），麻醉气体浓度为 1.5%；用于大鼠的流量参考值为每分钟 0.5～0.7 L（每分钟 0.6 L），麻醉气体浓度为 2.5%。

（5）不同种类的小鼠或大鼠对麻醉气体的敏感性稍有差异，需根据经验微调。

3. 采集方式

（1）静态成像：可分为按时间采集和按计数采集。注射放射性示踪剂后，根据示踪剂的生物学特性，待其在体内分布达到平衡后，进行 PET 扫描，所得图像反映了该时间段内生物体的代谢和活动水平。可根据实验目的在此时间段内保持动物正常的生理状态或给予任务刺激。PET 成像记录的是受试动物清醒状态下的脑功能活动，避免了麻醉对神经系统的影响，更适合活体动物脑功能活动的分子影像学研究。

（2）动态成像：床旁注射后立即扫描，相比于静态 PET 成像，它能够提供示踪剂在生物体内随时间变化的信息，称为绝对定量分析。

4. 重建算法　常用的 PET 图像重建算法有两类：解析法和迭代法。解析法是以中心切片定义为基础的反投影方法，最常用的是滤波反投影法（filtered back projection, FBP）。传统的二维 FBP 重建算法具有速度快、线性好、可以任意设置偏置等优点，从而可对视野场内局部区域进行重建。缺点是由于数据统计和采样不够，容易带来图像伪影。迭代法是从假设的初始图像出发，在最优化准则指导下寻找最优解，比如最大似然期望法（ML - EM）和有序子集期望最大化（OSEM）等算法。迭代法可精确考虑成像系统几何和 PET 成像的各种物理效应，具有提高 PET 图像的空间分辨率、信噪比和定量精度，以及减小图像伪影等优点。但是迭代法需要较长的重建时间，局部重建困难；而随着迭代次数增加，图像分辨率提高的同时，噪声也增加，因此需要根据研究任务确定合适的迭代次数。目前 OSEM 算法是 PET 图像重建的主流算法，使用最广泛。此外，对 PET 图像重建中的衰变、归一化、死时间、光子衰减、散射及随机符合等进行校正，也可以提高图像质量和定量精度*。

5. 图像分析　对于静态成像,可计算图像的标准摄取值(standardized uptake value, SUV)**,以及标准摄取值比(standardized uptake value ratio, SUVR)。SUV 是半定量参数,受体重、摄取时间、血糖水平(^{18}F - FDG)等因素的影响。动态成像可利用房室模型计算绝对定量参数,比如利用 patlak 模型,其在提供传统 SUV 图的基础上,还能够提供代谢率图和容积分布图,可对病灶进行更加精确地描述和分析。

6. 小动物成像与人体成像数据处理的不同　由于实验动物(尤其是啮齿类动物)比人体小很多,现有的人脑 PET 处理软件无法直接用于动物 PET 脑图像的处理,因为其中一些参数是根据人脑设置的。但其算法原理在动物 PET 脑图像的处理中仍然适用。

对于基于 ROI 的分析方法,利用手工勾画 ROI 的方式仍然适用,但是自动提取人脑 ROI 的软件不能直接应用于动物脑的 ROI 提取,需要参考人脑的方式开发相应的软件,目前还没有公开的动物脑 ROI 提取软件,都是各个实验室为了需要自己开发的相应软件。在提取出 ROI 后,SUV 和 SUVR 的计算方法和人脑一样。对于逐像素的统计分析方法,SPM 软件包中只有人脑标准空间的多种模态脑模板、组织概率图和脑地图集,缺少小动物的标准脑模板和组织概率图,也没有小动物的标准脑地图集。同时由于动物脑和人脑的形状和大小存在巨大差异,SPM 软件中的一些参数设置也不适合动物脑。为了解决小动物的脑成像数据处理,中国科学院高能物理研究所单保慈实验室建立了大鼠、小鼠、树鼩和猴等几种动物的 PET 标准脑模板和数字地图集,开发出了相应的动物脑成像处理软件,不仅可以应用于 PET 图像也可以应用于磁共振图像的逐像素统计分析。在动态 PET 脑成像的数据处理方面,计算动物生理参数的方法与人体一样,但在获取输入函数时需要注意,多次动脉抽血的方法基本无法采用,因为动物本身的血液总量不足以支持多次动脉抽血。此外由于动物脑血管太细而 PET 的分辨率又较差,会产生较大的误差。因此,利用动态 PET 成像计算生理参数的方法在动物实验中应用起来更加困难。

(单保慈,梁胜祥,黄琪)

(摄影:梁胜祥,黄琪)

第四节 · 光遗传和化学遗传学技术

一、简介

大脑是自然界中最复杂的组织器官,其神经元数量约有 1000 亿,还有高于其数量 15 倍之多的胶质细胞。不同于其他组织器官,大脑大多是由数种执行同一功能的同类细胞构成的,根据形态学和功能学的差异,或者按照特定的分子标志物进行分类,大脑中的神经元可以被划分为成百上千种类型。位于大脑不同脑区的神经元又通过突触形成相互连接,执行某个或某些明确的生理功能,称为神经环路。神经元之间所形成的神经环路可以小到两个神经元之间,也可大到跨越几个脑区,其数目可以说是庞大的,因为每个神经元至少有上千个突触与其他神经元进行连接。众多神经环路交互联系就形成了节点浩瀚如宇宙般的神经网络。因此,人类大脑是公认的最复杂、最

---

* 微小 PET 不同型号设备具体操作指南请参考厂家说明。

** SUV=病灶的放射性浓度(kBq/mL)/[注射剂量(MBq)/体重(kg)];SUVR=病灶区 SUV/参考区 SUV。

神秘的组织器官,阐明大脑的结构、功能及其机制是自然科学的终极目标之一。

由于大脑是如此复杂,长久以来人们只能通过输入-输出的方法来研究认知行为,但是大脑却仿佛一个黑箱,中间发生了什么我们知之甚少。然而,神经科学的核心问题之一就是理解大脑中神经元是怎样处理信息、调节认知和驱动行为的。如果我们把大脑中由神经元构成的网络连接类比为一个同样复杂的集成芯片上的电子线路,那么解析它最好的方法就是能够精确地调控芯片(神经网络)中执行某一特定功能的电子单元(神经元),进而观察其对整个环路工作的影响。因此人们需要一种研究工具来在"在某一时刻只控制某一类神经元的活动"(DNA 双螺旋发现者 Francis Crick 于 1979 年在 *Scientific American* 杂志提出)。人们难以找到从微观分子、细胞水平到整体行为、功能来描述神经环路工作方式的办法。限制神经环路研究的一个主要瓶颈在于,很难有技术能够从操纵具有单一遗传背景、位于不同核团或一个功能核团的不同亚区之间或具有不同的电生理动力学特征的神经细胞入手,在活体水平分离某一神经环路中特定核团中的特异细胞类型,并实现对其高时空精确、定量的双向(兴奋/抑制)调控,从而研究特定行为的单一神经环路或多个神经环路之间,乃至整个大脑功能连接图谱的作用机制,进而理解大脑功能连接图谱中一个特定节点的功能开或关对特定认知活动的影响。传统的干预方法,如药物或电刺激,要么时间分辨率太差,要么空间分辨率不足,直到光遗传学技术的出现才提供了解决该问题的可能性。

光遗传学技术整合了光学、基因工程学、病毒学等多种学科技术方法,通过病毒载体将光敏感基因整合至特定细胞(如谷氨酸能或多巴胺能神经元、肌细胞等),再通过光来激活这些基因的表达产物,即光敏感蛋白。光敏感蛋白有兴奋性和抑制性两类,能够以细胞水平的空间分辨率和毫秒级的时间分辨率来快速精准地双向调控某一类细胞的活动。

化学遗传学技术的出现早于光遗传学技术。自 1991 年 Strader 设计了一个突变的 β2 -肾上腺素受体及 2007 年 Armbruster 和 Roth 开发出只由特定药物激活的受体(designer receptors exclusively activated by designer drugs, DREADDs)后,化学遗传学技术广泛应用于神经科学领域。该技术类似于光遗传学,其时间分辨率远逊于后者,但可持续地兴奋或抑制神经元活动。我们将在本文的最后对其工作原理做简单介绍。

二、光遗传学技术概述

早在 1971 年,微生物学家们就发现细菌视紫红质(bacteriorhodopsin)作为一种光驱动离子泵可以调节跨膜离子流。1977 年,又发现了光驱动氯离子泵嗜盐菌视紫红质(natronomonas pharaonis halorhodopsin, NpHR)。2002 年和 2003 年,德国 Nagel 组纯化出了光驱动、非选择性的阳离子通道视紫红质通道蛋白 1(channelrhodopsin1,ChR1)和视紫红质通道蛋白 2(channelrhodopsin2,ChR2)。2005 年,斯坦福大学 Karl Deisseroth 团队首次将兴奋性光敏感蛋白 ChR2 基因整合到大鼠海马神经元中并表达,用蓝光刺激,成功诱导神经元产生动作电位。业界公认这项研究报道开启了光遗传学技术研究时代。两年后,Karl Deisseroth 团队又成功地在神经元中表达了抑制性光敏感蛋白 NpHR,用黄光激活 NpHR 可以抑制由蓝光刺激 ChR2 诱导的神经元动作电位,从而实现了对神经元活动的双向调控。

(一) 工作原理

◪ 图 9-4-1 展示了光敏感蛋白在光刺激下的工作原理。其中,ChR2 是一个由七次跨膜蛋白构成的非选择性阳离子通道,允许 Na^+、K^+ 和 Ca^{2+} 通过。它对蓝光起反应,最大吸收峰约 470 nm,

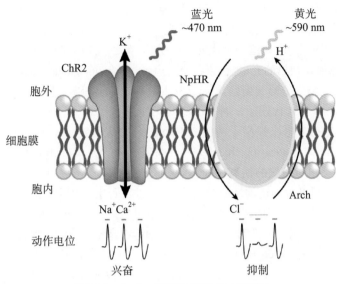

■图 9 - 4 - 1　**光遗传学技术工作原理**

吸收激光能量后该跨膜蛋白构象发生变化,通道打开,阳离子得以进入细胞,使细胞去极化,进而爆发动作电位。光敏异构化结束的暗反应中,离子通道关闭,ChR2 回到基态,可被下一次光激活。

　　不同于 ChR2 吸收光子后发生蛋白构象变化,抑制性的光敏感蛋白,如氯离子泵(NpHR)或质子泵(Arch),对黄光敏感,最大吸收峰在 590 nm 左右,光激活后向细胞内泵入负电荷(Cl^-)或向细胞外泵出正电荷(H^+),从而使细胞超极化而抑制兴奋性。

(二) 技术发展

　　光遗传学技术是一门跨多学科的综合技术。随着人们对该技术的使用更加深入和精细化,组成该技术的核心部件,如光敏感蛋白、病毒载体、光刺激方法等都得到进一步开发。

　　1. ChR2 的电生理特性　光遗传学技术必须通过表达在细胞膜上的光敏感蛋白来调控细胞活动,因此光敏感蛋白的设计是核心要素。在膜片钳实验中,用一束足够长时间的蓝光刺激表达 ChR2 的神经元,可以观察到去极化的内向电流,并分为以下几个阶段:①光刺激首先使大量 ChR2 通道打开,阳离子瞬间流入细胞内,在数毫秒内达到最大电流值(称为峰电流);②接着由于部分通道关闭,同一时间只有一定数量的 ChR2 通道打开,此时电流倾于稳定(称为稳态电流),从峰电流到稳态电流开始的时间差为 τ_{in}。③光刺激停止后,ChR2 通道陆续关闭,细胞回到静息态,从稳态电流结束恢复到基线的时间称为 τ_{off}。其中,峰电流越大越容易促使神经元产生动作电位;τ 值越小,通道的动力学速度越快。早期的野生型 ChR2 在以上两个方面都存在不足,一定程度上影响光遗传技术的编码精确性,出现额外峰电位(extra spike)、峰电位丢失(missed spike)和延时去极化(prolonged depolarization)等情况。特别是高频率光刺激的条件下,神经元无法产生一对一的响应。

　　鉴于以上原因,人们持续不断地对 ChR2 进行改进,力求增加其峰电流,降低 τ 值。研究人员已经陆续研发出多种 ChR2 变体,它们具有不同的光电流值和动力学速度,同时其最佳激活波长也发生了蓝移(blue-shifted)或红移(red-shifted)。

　　2. 兴奋性光敏感蛋白变体　对兴奋性光敏感通道蛋白特性的改变,主要针对通道动力学特征,即通道开关速度或者内向阳离子电流的幅度,幅度越高,神经元越容易爆发动作电位。近年来随着光遗传学技术的迅猛发展,通过基因工程改造,几十种新的光遗传学工具相继出现,它们具有不同的激发波长、离子通透性、通道开放速度等性质,以满足不同的实验需求。

(1) 改进光敏感通道蛋白的光电流:紫红质通道蛋白(channelrhodopsins, ChRs)是来源于藻类的蛋白质,具有原核生物的密码子偏好,Zhang 等人对 ChRs 的密码子进行人源化改造,明显提高了 ChRs 的表达量。Nagel 等人构建了一种 ChR2 的突变体[ChR2(H134R)],相比于野生型 ChR2,ChR2(H134R)的稳定态光电流提高了两倍。Kleinlogel 等人构建了一种 ChR2 的突变体,即钙转运光敏感通道(calcium translocating channel rhodopsin, CatCh)。CatCh 最显著的特点是对 Ca^{2+} 的通透性高,更容易激活电压依赖的钠离子通道,从而间接地提高光敏感性。因此,与野生型 ChR2 相比,CatCh 在光刺激后开放通道的反应时间更短,并且比野生型 ChR2 的光敏感性高 70 倍。

(2) 高频光敏感通道蛋白:野生型 ChR2 蛋白引发的动作电位放电频率一般不能超越 gamma(约 40 Hz)频段。实际上,感染野生型 ChR2 的神经细胞在高于 20 Hz 光刺激下丢失大部分动作电位。德国柏林洪堡大学的 Peter Hegemann 等人分析了 ChR2 的蛋白结构,发现视黄醛结合袋(retinal binding pocket)是影响光动力学的关键位点。他们改变视黄醛结合袋的一个氨基酸残基,将 123 位的谷氨酸替换为苏氨酸,构建出一个新型的 ChR2 蛋白——ChETA(ChR2 - E123T accelerated)。在快速放电大脑皮质小清蛋白中间神经元细胞(fast-spiking cortical parvalbumin interneurons)上表达 ChETA 蛋白,发现这种神经元可以产生频率高达 200 Hz 的光电流。2011 年,他们在 ChETA 的基础上又进一步引入 T159C 突变位点,该双位点突变体(E123T/T159C,ET/TC)弥补了 ChETA 由于光激活引起的内向阳离子电流幅度不足的缺点,显著提高了光电流的强度和单个动作电位的精确性。

(3) 长时激活的光敏感通道蛋白:斯坦福大学的 Karl Deisseroth 与柏林洪堡大学的 Peter Hegemann 合作,构建了可以进行精细地开/关操作的光敏感通道变异体,具有稳定的激活态和失活态两种状态(即双稳态)。根据计算机结构预测,ChR2 分子第 128 位半胱氨酸(Cys128)位于视蛋白发色基团[全顺式视黄醛(all-trans retinal)]附近,因此 Deisseroth 等人猜测 Cys128 可能对于控制 ChR2 离子通道的开/关起到了关键性作用,替换掉 Cys128 之后,ChR2 离子通道的动力学性质发生了很大的改变。于是,Deisseroth 等人构建了三种不同的 ChR2 突变体——ChR2(C128T)、ChR2(C128A)和 ChR2(C128S)。这三种光敏感通道变异体被命名为阶跃功能视蛋白(step-function opsin, SFO),它们具有一个共同的特点,那就是延时导电态(extended conducting state)。这样,只需使用短暂的光刺激就能获得比以往更长时间的、可逆的去极化状态。2011 年,他们在 SFO 的基础上又进一步开发出具有稳定跃迁功能的光敏感通道(stabilized step function opsin, SSFO)。Yizhar 等人通过时间分辨光谱学研究发现 C128S 和 D156A 单个位点突变体的吸光度在给光后几分钟就可以恢复,而 C128S/D156A 双突变体的激活状态可以维持 30 分钟。在神经元上表达 ChR2(C128S/D156A)突变体,蓝光激活后产生了稳定的光电流,可以维持通道开放 30 分钟。因此,在体的光遗传实验中如果使用了 ChR2(C128S/D156A)突变体,光刺激后可以拔去光纤,神经元上的光敏感通道还可以保持 30 分钟的开放。最近,美国麻省理工学院冯国平团队基于 SSFO 设计了视蛋白 SOUL,极大提高了光敏感性(微弱的光也能激发),同时兼具 SSFO 蛋白的特性,光刺激能直接穿透颅骨到小鼠最深部的脑区,诱发下丘脑神经元长达半小时的持续激活。

(4) 红移光敏感通道蛋白:Karl Deisseroth 团队与 Peter Hegemann 团队合作,从名为 *Volvox carteri* 的藻类中分离出离子通道 VChR1,激活谱峰值为 535 nm,可以用更长的 589 nm 的黄光激发,其激发波长段比野生型 ChR2 的最大激发波长红移 70 nm。VChR1 与 ChR2 联合应用,可以实现利用不同的波长分别激活两种类型的细胞。针对 VChR1 光电流较弱的缺点，Deisseroth 等人进行了一系列改进，首先在 VChR1 基因的下游添加了一段 Kir2.1 运输信号（trafficking signal），有效提高了 VChR1 的膜表达量，增加单位时间进入细胞的阳离子数量，从而增强了光电流。他们进一步把 VChR1 蛋白结构上的 helix－1、helix－2 替换为 ChR1 的同源序列，可以显著提高光电流而红移的特性不变，这种新突变体被命名为 C1V1。但 C1V1 失活时间很长，是野生型 ChR2 的 10 倍。因此，他们对其进一步改造，产生了新的突变体 C1V1（E122T/E162T）。它能有效响应 40 Hz 的光脉冲，而且在相同强度的光刺激下，C1V1（E122T/E162T）产生的光电流比 ChR2（H134R）更强。但是 C1V1 在神经元的末梢几乎不表达，也就是说不能在环路的投射末端给予光刺激，Deisseroth 团队因此又改造出了 bReaChES 变体，可以在 632 nm 波段激活神经突触末梢。

（5）抑制性光敏感蛋白变体：作为离子泵，NpHR 在黄光刺激下可持续向细胞内泵入 Cl^-，而使神经元一直处于超极化状态，从而抑制神经元活动。但是在抑制过后，可能会引发细胞反弹性地剧烈放电，可能是细胞内高浓度的 Cl^- 改变了这些细胞的 GABA 能特性。不同于 ChR2 吸收光子后发生蛋白构象变化，NpHR 每吸收一个光子就向细胞内泵入一个 Cl^-，因此持续高强度的黄光能够可靠地抑制神经元放电。与 NpHR 同样执行抑制功能的还有两种泵：古细菌视紫红质（archaerhodopsin-3，Arch）和黑胫病菌视蛋白（Leptosphaeria maculansopsin，Mac）。它们是光驱动的质子泵，分别来源于苏打盐红菌（*Halorubrumsodomense*）和黑胫病菌（*Leptosphaeria maculans*）。每吸收一个光子它们就从细胞内向细胞外泵出一个 H^+（也称为质子），从而降低细胞内的正电荷进而引起细胞超极化。Arch 和 Mac 可以有效地抑制神经元放电，同时又避免了 NpHR 的副作用。

由于上述的"泵"蛋白工作效率相当低，因此人们试图找到一种类似于 ChR2，但是向胞内导入阴离子的通道蛋白（anion channel rhodopsin，ACR）来提高抑制效率。2015 年，从蓝隐藻（*Guillardia theta*）上发现了天然的 ACR，命名为 GtACR。此外，以色列威兹曼科学研究所 Yizhar 团队也开发了新的抑制性光敏感蛋白 eOPN3，能够通过 Gi/o 信号通路减少突触前末端神经递质的释放，进而有效抑制突触传递。

（三）光遗传学技术的优势

与传统的物理、药理和电磁刺激等神经调控技术相比，光遗传调控具有以下三大优势，使得光遗传技术不仅在科学研究领域的应用越来越广泛，同时在临床上也具备很好的应用前景。

1. 高时空分辨率　光遗传学技术出现以前，研究神经回路的经典方法是通过电极对某一靶点进行电刺激，同时记录电生理信号。虽然这种方法具有高时间分辨率，但空间分辨率和细胞特异性差，不能选择性地对某一类型的细胞进行研究，在电流扩布范围内的神经元和胶质细胞都将受到影响。光遗传学技术通过基因工程方法将光敏感蛋白表达在单一来源的特定细胞群，因此不表达光敏感蛋白的细胞对光刺激没有反应。通过不同病毒载体，光敏感蛋白可以表达在一条复杂神经通路的各个节点。因此，应用光遗传学技术进行的神经调控又可能具有空间投射的特异性，这对于神经环路中各脑区特定细胞群的调控具有无与伦比的精准性，是目前其他任何方法都无法实现的。同时，光敏感蛋白对光刺激的响应是毫秒级的，所以光遗传学技术具有时间（毫秒级）和空间（特定类型细胞和神经环路）的双重高分辨率。

2. 更好的兼容性　由于光遗传学技术的刺激源是光，传导介质无需金属，因此不产生电磁干扰，可以很容易地兼容其他监测系统，如兼容电生理记录系统开发出光电极阵列，兼容 MRI 技术等。当然它与光学成像方法更加匹配，一边用光来调控神经元，一边通过荧光成像来观察这些细胞或者其他效应细胞活性的变化。斯坦福大学的 Mark Schnitzer 在 2011 年发明了微型化荧光显微镜,可以佩戴在自由活动的小动物头上,监测大脑深部神经元活性的变化。随后他们创立了 Inscopix公司,近年来将光遗传学技术整合其中,形成新产品 nVoke,可以在光刺激的同时对细胞进行成像。

（四）实验方法

1. 细胞特异性标记方法　光感基因调控技术通过一定波长的光对细胞进行选择性地兴奋或者抑制,达到在特定类型细胞中控制细胞活动的目的。光感基因调控技术对细胞的选择性目前主要是通过三种方法实现的:①通过病毒载体直接选择性表达光感基因;②通过转基因动物直接选择性表达光感基因;③依赖重组酶(Cre 重组酶)的腺相关病毒(adeno-associated virus，AAV)选择性表达光感基因。

（1）通过病毒载体直接选择性表达光感基因

1）病毒载体:常用的病毒载体系统包括慢病毒(lentivirus，LV)、AAV、腺病毒(adenovirus，AV)、单纯疱疹病毒(herpes simplex virus，HSV)等。相比于转基因动物,病毒载体具有很多优势,包括:①制备周期短,从载体克隆到病毒表达只需要数周;②可用于难以转基因的动物,如灵长类动物等;③病毒表达只局限于注射位点,如某个特定的脑区,因此具有空间选择性;④某些病毒具有天然嗜性,只感染一些特定的细胞类型(❏表 9-4-1)。目前广泛用于光遗传学研究的病毒载体是 LV 和 AAV 载体,因为这两类病毒的毒性和导致的免疫反应相对较小。

❏ 表 9-4-1　病毒载体概述

	AV	AAV	LV	逆转录病毒
病毒大小	60～90 nm	20～30 nm	90～110 nm	90～100 nm
扩散能力	强	强	中	中
复制类型	自主	无	无	无
免疫原性	强	弱	中	中
基因容量	～7 kb	4.7 kb	～6 kb	～6 kb
感染细胞	类型广泛	血清型决定	类型广泛	分裂期细胞
工作滴度	$>1×10^{10}$ PFU/mL	$>1×10^{12}$ VG/mL	$>1×10^{8}$ TU/mL	$>1×10^{7}$ TU/mL
体外感染	可用	可用	推荐	可用
活体动物	可用	推荐	可用	推荐
表达起始时间	1～2 天	3～4 天	2～3 天	2～3 天
表达持续时间	<10 天	>6 个月	>2 个月	>2 个月

LV 载体是以人类免疫缺陷 I 型病毒为基础发展起来的基因治疗载体。LV 载体的容量可达 9 kb,制备流程较简单,制备时间短,感染神经元细胞的效率很高。张锋和王立平等人通过 LV 载体同时把 ChR2 和 NpHR 导入到小鼠的海马神经元,用交替的蓝光和黄光兴奋和抑制同一种细胞,或两种不同种类的细胞。后来,将携带光感基因的 LV 载体导入大鼠和猕猴等大脑,揭示了一系列神经科学前沿问题的机制,也证明了 LV 载体的通用性和稳定性。

AAV 属微小病毒科，为无被膜的二十面体结构，含线状单链 DNA(5 kb)。AAV 能感染不同物种的大多数细胞类型，有位点特异性的整合能力等，是一个理想的基因治疗载体。重组 AAV 载体能将目标基因转导至体外培养细胞以及体内不同组织，比如肺、骨骼肌、心肌、视网膜、中枢神经系统和肝等。

2) 病毒载体的细胞选择性：病毒载体的细胞选择性主要是通过以下两种方法实现的。

第一，病毒外膜蛋白的细胞选择性。某些病毒外膜蛋白有高度的抗原性，并且能选择性地与宿主细胞受体结合，促使病毒囊膜与宿主细胞膜融合，从而进入胞内而导致感染。AAV 表面有衣壳蛋白，具有弱免疫原性，依据衣壳蛋白成分可被划分为很多种血清型。目前有 9 种常用的 AAV 血清型(1～9 型)，不同血清型的 AAV 具有不同的组织亲嗜性，譬如 AAV5 在中枢神经系统的转导效率和表达水平显著高于 AAV2，并且表达不局限于注射部位(◼表 9 - 4 - 2)。

◼ 表 9 - 4 - 2　AAV 血清型的选择性

血清型	脑组织	视网膜	肌肉	肺	肝脏	胰腺	肾脏
AAV1	神经元和胶质细胞	√	√			√	
AAV2	神经元	√					√
AAV4			√	√			√
AAV5	神经元和胶质细胞	√					
AAV6			√	√	√		
AAV7	神经元	√	√		√		
AAV8	神经元	√	√		√	√	
AAV9	神经元	√	√		√		√

注：√代表推荐使用

第二，基于启动子的细胞选择性病毒载体系统。启动子是基因的一个组成部分，控制基因转录的起始时间和表达强度。一般而言，特定类型的细胞具有特定的基因表达谱，因此某些特定基因可以作为特定细胞类型的标志物。而这些标志物基因的启动子可以作为基因选择性表达的控制器。虽然非特异性的启动子在特定条件下也能实现选择性表达，比如 EF1α 启动子(一种无神经元亚类选择性的强启动子)AAV 病毒或水疱性口炎病毒包膜蛋白(vesicular stomatitis virus envelope protein，VSVG)型慢病毒可以在神经元中选择性表达。但是大多数光遗传学实验，需要组织特异性的启动子来驱动下游的光感基因，实现精确的细胞选择性表达。由于 LV 和 AAV 载体容量的限制，只有很少特异性启动子 DNA 片段能够插入病毒载体的表达框中。突触蛋白是一类分布在神经元突触上调控递质释放的蛋白，作为神经细胞的标志物，Synapsin I 启动子可以驱动目的基因(如光感基因 *ChR2* 基因等)在神经元中选择性表达。CaMKⅡα 是兴奋性神经元的标志物，CaMKⅡα 可以驱动目的基因在以谷氨酸能神经元为主的兴奋性神经元中选择性表达。GFAP (glial fibrillary acidic protein)是一种星形胶质细胞特异性的中间纤维蛋白，GFAP 用于驱动目的基因在星型胶质细胞中选择性表达。

以 LV 为例，建立细胞选择性病毒载体系统时，首先构建 LV 表达载体，该载体携带有细胞特异性启动子(如 Synapsin I、CaMKⅡα、GFAP 等)和光感基因(*ChR2*、*ChETA*、*NphR*、*Arch* 等)以及荧光蛋白报告基因(GFP、YFP、mCherry 等),使该载体具有细胞选择性并可通过可视化技术观察。将构建好的 LV 表达载体与 LV 包装质粒及辅助质粒共转染 293FT 细胞,收集培养上清后纯化,制备各种细胞选择性 LV。与 LV 相比,AAV 的免疫原性较低,可以达到更高的滴度,在神经系统表达的范围更大。虽然 AAV 有上述优点,但因为其制备较为繁琐,限制了 AAV 的应用。AAV 本身是一种复制缺陷病毒,它需要有辅助病毒的存在才能进行感染性复制(即产生子代 AAV)。而在没有辅助病毒存在的时候,AAV 感染细胞后就进入潜伏状态,或整合到染色体中,或以附加子(episome)的形式存在。

■图 9 - 4 - 2 是一个完整的 AAV 质粒设计图,对非专业人员来说,只需留意两个重要元件:①启动子,它会识别特定类型的神经元,如图中为标记兴奋性神经元的 CaMKⅡα 启动子;②目的基因,如 hChR2 基因,在该细胞上表达为功能蛋白,以及荧光报告基因增强型黄色荧光蛋白(enhanced yellow fluorescence protein, EYFP),它决定了荧光显微镜的成像通道。当然,随着人们关注的细胞种类增加,还开发出其他的启动子,如视网膜神经节细胞特异性启动子 SynP88,肝细胞特异性启动子 ALB,心肌细胞启动子 cTnc 等。此外,近些年也开发出新的工具,利用即刻早期基因 c - fos 作为启动子来驱动光敏感蛋白在某个生理行为中活跃的神经元中表达,如口渴神经元、记忆痕迹细胞。

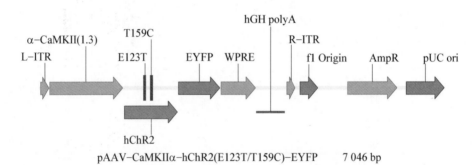

pAAV-CaMKIIα-hChR2(E123T/T159C)-EYFP   7 046 bp

■图 9 - 4 - 2   光感基因病毒载体质粒构建

(2) 通过转基因动物直接选择性表达光感基因:然而,由于病毒载体容量的限制,大片段启动子只能通过转基因动物模型来标记对应类型的神经元。转基因动物已经成为一项成熟的技术,已经制作出并用于实验的有以下几种:① THY1:ChR2 - YFP 转基因小鼠;② VGAT:ChR2 - YFP 转基因小鼠;③ VGLUT2:ChR2 - YFP 转基因小鼠;④ ChR2 - LoxP 转基因小鼠。这些转基因动物比局部通过病毒转染而导入编码光敏感通道蛋白的基因的方法具有稳定遗传、高效率等优点。但也有其缺陷,转基因动物中光敏感蛋白表达于全脑,没有区域特异性,意味着光刺激也许会激活靶点区域以外的脑组织或者该处的神经投射,造成假阳性,影响实验数据的准确性。

(3) 依赖 Cre 重组酶的 AAV 光感基因表达系统:为了克服以上光敏感蛋白没有脑区特异性的缺陷,会用到 Cre-LoxP 系统。通过基因工程技术制作细胞特异性的 Cre 动物如 TH - Cre 小鼠,即在 TH 阳性神经元上表达 Cre 重组酶,它可以识别病毒序列中的 LoxP 位点,通过剪除或者颠倒的方式,使光感基因得以正常表达,而其他非 TH 阳性神经元,即使被病毒感染,因为没有 Cre 重组酶的存在,ChR2 基因就不会表达。

Cre 重组酶于 1981 年从 P1 噬菌体中被发现,能识别特异的 DNA 序列,即 LoxP 位点,使 LoxP

位点间的基因序列被删除或重组。将编码 Cre 重组酶的基因序列置于选择性启动子的控制下，通过诱导表达 Cre 重组酶而使 LoxP 位点之间的基因重组，实现特定基因在特定组织中的表达或失活。AAV 是一种 DNA 病毒，可以通过在特定基因的两端插入 LoxP 位点的方法，实现特定基因的表达或失活。首先制备特异性启动子的 Cre 转基因动物，然后将携带有光感基因的 AAV 注射到感兴趣的脑区并侵染细胞，细胞中表达的 Cre 重组酶识别 LoxP 位点，将位点间的光感基因重组、整合到宿主细胞并表达光敏感蛋白，如 ChR2 等。相比直接转入光感基因的动物，依赖 Cre 重组酶的光感基因表达系统具有更好的空间选择性，因为仍可以通过病毒注射位点和剂量来控制光敏感蛋白的表达范围。另外，因为 Cre 重组酶特异性表达决定了细胞选择性，因此便于更换含各种的光感基因的 AAV。相比于直接表达的病毒载体系统，依赖 Cre 重组酶的光感基因表达系统的细胞选择性更广泛。目前已经培育了很多 Cre 转基因小鼠品系，能够满足大部分细胞选择性实验的要求。

2. 病毒转染　依据各种动物的脑图谱（brain atlas），可以运用立体定向手术来比较精确地定位拟感染的脑区，从而在空间上局限性地将病毒注射到靶区。有两种常用注射病毒的方法。

通过商品化微量注射器。市场上可以很方便地购买到各种型号带金属针头的微量注射器，目前最小的针头为 34 Ga，外径仅为 160 μm，可以安装在微量注射泵上通过电动马达进行注射，而注射泵本身可以安装在立体定位仪上，操作起来相对简单、方便（■图 9-4-3A）。缺点为：①如果针头堵塞，很难清除；②对脑组织的机械损伤稍大，尤其在注射的脑区尺寸与针头差不多甚至更小时。

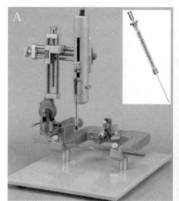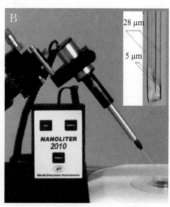

■图 9-4-3　病毒注射的两种常用方式

A. 微量进样器及立体定位仪；B. 玻璃微电极显微注射针及电动注射泵

通过玻璃微电极。通过专门的拉制仪用玻璃毛坯管拉制一根玻璃微电极显微注射针并连接到注射泵，通过负压吸取一定量的病毒，然后将病毒缓缓打入目标脑区。如■图 9-4-3B，由于玻璃微电极尖端非常细，其对于组织的损伤可以忽略不计。此外，玻璃电极成本较低，随拉随用，不易污染，但其尖端容易断裂。

大脑中感染区域的大小主要由注射病毒的量所决定。通常来说，一般注射 1 μL 病毒可以感染直径约 1 mm 的脑组织，这同样受到病毒的滴度和种类影响。病毒的滴度越大、浓度越高、所含病毒颗粒越多，能够感染的细胞越多。而不同种类的病毒的颗粒大小有差异，体积越小越容易在脑组织间隙扩散，比如 AAV 的颗粒大小明显小于 LV，所以注射相同滴度、浓度等的 AAV 和 LV 时，AAV 感染的区域更大，其中血清型为 9 型的 AAV 扩散更广泛。另外，动物种类和注射位置也会影响病毒感染的区域，因为不同动物不同脑区的组织间隙大小，即脑组织致密程度，都是不相同的，同样会影响病毒颗粒的扩散。病毒种类还决定了光敏感蛋白在体内稳定表达所需最短时间，一般 LV 需要两个星期，而 AAV 需要三周。病毒注射的详细步骤见■表 9-4-3。

■表9-4-3 病毒注射步骤

步骤	操作
1. 动物	成年 C57 小鼠(18～30 g),不同周龄的小鼠颅骨大小有细微差别,需要根据具体情况调节坐标
2. 麻醉	称量小鼠体重,腹腔注射 80 mg/kg 0.5%～1%戊巴比妥钠溶液(溶于生理盐水)或者通过异氟烷等气体麻醉。麻醉后将小鼠头顶被毛去除
3. 固定	使用小鼠适配器固定小鼠头部,一般用 45°耳杆顶住耳道外侧下缘骨窝(大鼠专用耳杆针对耳道进行固定);通过调节两边耳杆长度(带刻度),使动物头部处于 x 轴中心位置,调节前方上颚固定杆到 y 轴适当位置,门齿夹夹住小鼠门齿,实现动物头部的稳固固定;肉眼条件下,调节两侧耳杆高度和上颚固定杆高度使动物头部与注射装置的平面平行(即处于水平零平面)
4. 动物预处理	用红霉素眼膏湿润动物眼球,防止角膜干燥。用碘伏或酒精棉球对头皮进行消毒,用手术刀或眼科剪沿正中线剪开头皮,暴露矢状缝和人字缝,用无菌脱脂棉球擦拭,除去颅骨筋膜组织和血液,使 Bregma 和 Lambda 清晰可见
5. 注射器预处理	移除微量注射器(Hamilton, 10 μL)针头及活塞,用事先吸有矿物油的 1 mL 注射器使微量注射器充满矿物油*,将活塞插入针筒,旋紧针头,推入并向后拉,观察液体是否立即跟随活塞后撤,如液体随活塞后撤则说明针头通透良好。然后推入活塞,保留 3～4 μL 矿物油备用。随后将微量注射器装载到微量注射泵上,注意保持垂直,旋紧螺栓,压紧注射器活塞末端。如果出现"气泡"(实为真空),说明针头堵塞** *用矿物油排除注射器内空气,防止空气压缩导致注射量不足 **解决办法:①更换针头;②将针筒充满无菌水或灭菌生理盐水,用活塞快速推进,将堵塞物压出,多重复几次,直到针头出现液体为喷射状,说明针头畅通
6. 调平颅骨	设矢状缝交点为 Bregma 原点,人字缝切线与正中线交点为 Lambda。左右调节耳棒距离,使前后轴移动方向与正中线(Bregma 与 Lambda 连线)重合 中线定好后,选择其上任意一点为原点,取左右对称的两点(如 ML:±1.5 mm),向下移动定位仪 z 轴臂,观察高度是否相同,调节动物头部位置,使高度差在 0.01 mm 以内 调节鼻夹高度,使 Bregma 与 Lambda(前后)高度差在 0.01 mm 以内。此时 Bregma 为坐标原点
7. 选取注射坐标	参考 Paxinos&Franklin 脑图谱(第四版)*。以杏仁核注射为例,以 Bregma 为原点,杏仁核坐标为:AP,−1.70 mm;ML, 3.10 mm;DV,−4.80 mm。用微型颅钻[圆头钻头直径(Φ)=0.6 mm]垂直钻孔 *该图谱的零点均从颅骨表面计算,小鼠颅骨较薄,不能使劲下压钻头,当钻通时有落空感
8. 注射	从微量注射器打出一滴矿物油以检查注射器是否堵塞,并随即用医用棉吸去。使用70%酒精对注射器针头部位进行消毒后,以 100 nL/s 的速度吸取适量病毒,将针头缓缓下沉到靶区*,用一次性注射器在颅骨开口处滴上生理盐水封闭,防止组织干燥,以 100 nL/min 的速度将病毒注射入靶点,注射结束后停针 10 分钟,使病毒充分扩散。完毕后以 1 mm/min 速度上提注射器,以防止上提速度过快导致病毒液渗出。之后打出一滴矿物油防止血液等在针头凝结堵塞针管,并用 70%酒精擦拭、清洁针头 *可选项:针头到位后,再下移 100 μm,停留 10～20 秒,以形成"井"方便病毒渗透扩散,随后上移针头至原位进行病毒注射,注射完成后再向上提起 100 μm,方便病毒向上扩散,并释放针头对组织的压力,防止撤针后由于组织复位将病毒挤出,再停针至少 10分钟(此 100 μm 根据靶点核团尺寸自行调节)

（续表）

步骤	操　作
9. 后处理	用角针和无菌缝合线缝合头皮并给予利多卡因林可霉素凝胶镇痛和消炎。将动物置于加热毯上保持体温,清醒后才能放回饲养笼内。在卡片上写明动物和实验操作信息 ＊如有必要,术后 3 天内可每天腹腔注射止痛剂,如布洛芬溶液（30 mg/kg,24 小时内一次）;或抗生素,如青霉素钠溶液（每只 5 万单位）
10. 病毒表达	饲养 3～4 周,使光敏感蛋白（AAV 病毒）充分表达＊;如果光刺激部位为神经元轴突末梢,可额外多表达 2 周 ＊视病毒或者药物种类,表达时间不一,参考注射物说明

3. 光组织界面　光遗传学技术应用于动物在体研究的常用模式是用光纤（optic fiber）来向大脑靶点区域传递激光来调节神经环路。因此,一个基本问题是光在脑组织中是怎样传播的,需要多大尺寸的光纤才能满足足够的区域刺激。Deisseroth 等人的研究主要着重于光强度（light intensity）,计量单位为 mW/mm^2,这个参数直接影响光激活或抑制神经元动作电位的效能。早期的研究发现 ChR2 需要的最小光强度约为 $1\ mW/mm^2$,而 NpHR 约为 $10\ mW/mm^2$。降低光强度的同时会降低 ChR2 诱发动作电位或者 NpHR 抑制动作电位的概率,当延长照射时间后,上述概率也可能提升。光每穿透 $100\ \mu m$ 皮层组织,光强度下降 50％;当传播到距表面 1 mm 的位置时,光强度只有初始的 10％。现有的向动物脑组织传递光的方法有四种。

（1）通过导管传递光:一种做法是,先在动物颅骨上植入一根由中空金属管和塑料基座构成的导管,把导管定位到目标脑区。然后,将剥去外包层的光纤用胶水固定在拔除注射针的注射内管（注射内管一端可以连接给药管,另一端通过细长的金属注射针穿过导管进行颅内微注射）中,替换原本的注射针,穿过导管,深入脑组织（末端通过导管帽拧紧）,从而将光纤跳线固定在动物的头部（■图 9-4-4B）。这种做法的缺点是,因为光纤同时穿过了导管帽、内管和导管,很难保持三个部件共轴;而且剥去外包层的光纤本身非常脆弱,动物运动时,光纤很容易断折在颅内。此外,在平时饲养时,动物头部的导管是由带铁芯的导管帽封闭;光刺激时,去除导管帽并急性插入光纤,这对神经组织而言是一个强烈的急性刺激。若动物挣扎,很难手动将光纤插入,容易折断光纤。尽管如此,这种方法也具有一个优势,那就是可以进行药理学和光遗传学的双重调控。例如,在向表达病毒的脑区的下游,即神经投射处注射药物（如某种神经递质的拮抗剂）,再进行光遗传学刺激,来验证上游神经元确实可通过向下游释放该递质来调控行为表达。

（2）通过植入子传递光:利用已经商品化的不同规格（不同的内、外径）、不同材质（陶瓷、金属等）的光纤插芯,事先剥除对应尺寸光纤的外包层,插入插芯,用胶水固定,并按照要进行光刺激的目标脑区的深度将植入端切割成需要的长度,再将末端打磨至平滑,就做成了一个光纤植入子（optical fiber implant）。通过手术将植入子光纤部分植入颅内,通过牙科水泥将插芯部分固定在颅骨表面,最后通过配套的套管将光纤跳线（末端是与植入子同规格的插芯）与植入子连接起来,进而连接到激光发射器上（■图 9-4-4C）。这种做法的好处是摒弃了导管从而使创伤较小,而且光纤已被埋植入脑组织,在进行行为学测试时只需连接上光纤跳线即可,避免了对动物的过度刺激（■图 9-4-4D）。

（3）无线光刺激:为了摆脱某些实验场景下光纤对动物运动的限制,所以人们试图找到一种不通过光纤来实现刺激组织的方式。LED 具有耗能低、尺寸小、规格多样的优点,因此成为首选。

Neurolux公司研发了直接将微型LED作为光源埋置到脑区,然后进行无线光刺激的最新装置(■图9-4-4E)。

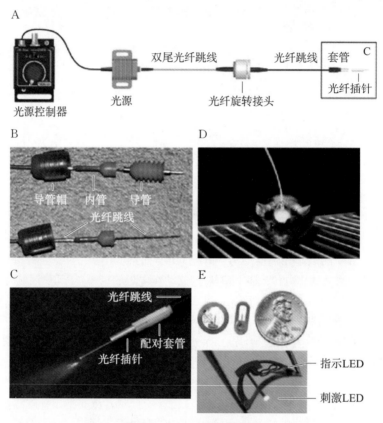

■图9-4-4 光组织界面

A. 光路连接示意图;B. 给药和光刺激的导管系统;C. 可植入式光纤;
D. 埋置过光纤植入子的小鼠;E. Neurolux公司的无线光刺激装置

光纤埋置的详细步骤见■表9-4-4。

■表9-4-4 光纤埋置步骤

步骤	操作
1. 动物	选择已注射病毒的成年C57小鼠(18~30 g),光纤埋置可以在病毒表达完成前1周进行,保证埋置手术后,动物能够充分恢复
2. 麻醉	称量小鼠体重,腹腔注射0.5%~1%戊巴比妥钠溶液(80 mg/kg,溶于生理盐水)或者通过异氟烷等气体麻醉。麻醉后将小鼠头顶被毛去除
3. 固定	使用小鼠适配器固定小鼠头部,一般用45°耳杆顶住耳道外侧下缘骨窝(大鼠专用耳杆针对耳道进行固定);通过调节两边耳杆长度(带刻度),使动物头部处于x轴中心位置,调节前方上颚固定杆到y轴适当位置,门齿夹夹住小鼠门齿,实现动物头部的稳固固定;肉眼条件下,调节两侧耳杆高度和上颚固定杆高度,使动物头部处于水平零平面位置

（续表）

步骤	操　作
4. 动物预处理	用红霉素眼膏湿润动物眼球，防止角膜干燥。用碘伏或酒精棉球对头皮进行消毒，用手术刀或眼科剪沿正中线剪开头皮，暴露矢状缝和人字缝，用无菌脱脂棉球擦拭除去颅骨筋膜组织和血液，使 Bregma 和 Lambda 清晰可见。用尖镊子或钻头划破颅骨表面，使其变得粗糙，易于牙科水泥吸附。用 3% H_2O_2 溶液清洗擦拭颅骨表面，通过氧化去除血液或黏膜，使颅骨干燥洁净
5. 固定颅钉	在要植入的靶点附近选择 3 个点，最好能够包围植入子以形成稳定的三角结构。用 0.6 mm 颅钻轻轻钻通颅骨（注意不要破坏硬脑膜），左手夹持直径为 1 mm 的已灭菌过的不锈钢颅钉，右手持十字螺丝刀将颅钉紧紧旋入颅骨* *因为固定颅钉时力量较大可能会造成颅骨的滑动，因此先固定颅钉再进行定位操作
6. 植入子预处理	植入子一般包括套管和光纤头，对应各自的夹持器。植入光纤头前需事先测算好透光率（应＞80%，否则对激光器输出功率要求更高），并根据埋植核团深度将光纤切割到合适长度，根据脑区大小，一般来说，光纤尖端在照射区域上方约 0.2～0.5 mm
7. 调平颅骨	设矢状缝交点为 Bregma，人字缝切线与正中线交点为 Lambda。左右调节耳棒距离，使前后轴移动方向与正中线（Bregma 与 Lambda 连线）重合；中线定好后，选择其上任意一点为原点，取左、右对称两点（如 ML：±1.5 mm），向下移动定位仪 z 轴臂，观察高度是否相同，调节动物头部位置，使高度差在 0.01 mm 以内；调节鼻夹高度，使 Bregma 与 Lambda 高度差在 0.01 mm 以内。此时 Bregma 为坐标原点
8. 选取埋置坐标	参考 Paxinos&Franklin 脑图谱*，以杏仁核注射为例，以 Bregma 为原点，坐标为：AP，−1.70 mm；ML，3.10 mm；DV，−4.80 mm。用微型颅钻垂直钻孔 *由于高浓度的病毒会导致病毒注射中心区细胞的死亡，因此光纤位置可以与注射位置稍微偏离数十微米
9. 埋置	将植入子垂直或成角度（某些需要埋植多个植入子情况下）地插入目标靶区。将牙科粉和水调和成合适黏稠度的牙科水泥，用折去针尖的 1 mL 注射器针头每次挑取少量牙科水泥，以植入子为中心向周围均匀添加，最后覆盖 3 个颅钉，形成以植入子为中心，颅钉为边界的一个小丘。静止 5～10 分钟，牙科水泥凝固
10. 后处理	用组织胶将头皮粘合起来，创口处给予利多卡因林可霉素凝胶镇痛和消炎。将动物置于加热毯上保持体温，清醒后再放回饲养笼内。在卡片上写明动物和实验操作信息。动物需要至少恢复 3 天方能用于行为学实验* *如有必要，可术后 3 天内每天腹腔注射止痛剂，如布洛芬溶液（30 mg/kg，24 小时内一次）；或抗生素，如青霉素钠溶液（每只 5 万单位）

4. 光刺激参数　通常来说光刺激的参数主要包括刺激光波长、光强度、频率和脉宽。波长取决于光敏感蛋白的种类，如 ChR2 蛋白可以选择 473 nm 激光器，NpHR 蛋白和 Arch 选择 589 nm 激光器。对于兴奋性光敏感通道蛋白来说，光强度的选择很大程度上也依赖其自身的特性，不同的光敏感蛋白有不同的光刺激阈值，该值取决于细胞受光刺激后产生内向电流的大小，电流越大，越容易爆发动作电位，因此需要的光强相对越低（光强太大容易产生额外的动作电位）。延长刺激时间（脉宽）同样也增加了内流入细胞的阳离子量，也会产生非一对一的光电流，这与光遗传学技术精细调控神经元的优点是相悖的，因此要采取合适的光强和刺激脉宽。

最重要的是频率的选择，因为大脑的神经元都有各自合适的放电频率，一般来说椎体神经元自发放电频率较低,在 10 Hz 左右,而抑制性的快速放电 PV 中间神经元放电频率在 40 Hz 以上。同时,刺激频率还囿于光敏感蛋白本身的动力学特征,野生型的 ChR2 在 40 Hz 以上光刺激时丢失了大部分动作电位,甚至呈现一种"抑制"现象。而作为变体的 ChETA,如果表达在 PV 神经元上,即使光刺激频率高达 200 Hz,依然能产生一对一的响应。因此实验前首先要考虑的是要刺激什么类型的神经元,再选择合适的光敏感蛋白,从而确定光刺激的各种参数。而对于抑制性的 NpHR、Arch 或 AChR 来说,持续的光照才能很好地消除细胞的自发电活动。

5. 光调控与监控技术

(1) 行为学:光遗传学技术正在改变传统的行为学测试方法。例如,光遗传学技术的高分辨率将会改变一些传统的实验范式。过去一些行为测试需要改变动物的行为状态,这个过程通常会用到药物注射,如需要抑制某脑区神经元放电,一般就向其注射谷氨酸能受体拮抗剂;如要兴奋其放电,则注射激动剂。不论药物代谢时间长短,均需要一个不短的洗脱(wash-out)时间。而对于光遗传学技术来说,无论是通过 ChR2 的兴奋,还是通过 NpHR 的抑制,在光停止的刹那就可以逆转光刺激带来的效应。因此可以使得原来需要连续工作几天的实验缩短到几十分钟或数小时。

Tye 等人在小鼠的基底外侧杏仁核(basolateral amygdala)注射携带 *ChR2* 基因的病毒载体,并用蓝光激活基底外侧杏仁核投射到中央杏仁核(central nucleus of the amygdala)中的轴突,使小鼠的焦虑样症状减轻了,即在高架十字迷宫开放臂中的活动时间更长。而当光停止后,这个效应立刻反转。CPP 实验是目前评价动物药物精神依赖性的经典实验,也是广泛应用于寻找抗觅药行为的有效工具。整个实验至少需要三天,包括环境适应日(habituation day),条件训练日(conditioning day)和测试日(test day)。通过挑选那些在适应日对两个箱体无偏好的动物,然后将其限制在条件箱内,并提供药物(如吗啡等),随后在对照箱给予动物生理盐水,在最后的测试日才能得到行为学数据,即动物分别处于两个箱体的时间,由此反映动物对药物的依赖程度。Arian 等人以 *ChR2* 为基础设计了新的光敏感蛋白 optoXR,将其注入到与药物成瘾相关的伏隔核(nucleus accumben)。光刺激这种新的通道蛋白可介导一系列信号通路,形成类似成瘾的症状。由于光刺激及其反应在时间上具有快速性,因此在条件训练日,动物可以自由活动而不是固定在某一箱体,但只有在动物进入原来的药物给予箱时才进行光刺激。而药物注射是不能切换得这么快的。于是在条件训练时,实验人员就能够量化动物对位置的偏好性,丰富整个实验数据。另外,在一次实验中光刺激的参数可以随时改变,由此寻找合适的光刺激参数,而药物刺激则不能。光遗传学技术的高时间分辨率特别适合改善那些时间多样性或时间依赖性任务,例如决策任务。同时,随着动物行为学检测和分析技术的快速发展,如基于人工智能的 3D 精细化动物行为分析,我们可以摆脱传统行为学范式的限制,观察到光遗传学操作对动物行为更精细的调控,进一步区分光遗传学操作本身对动物行为产生的影响,从而尽可能排除干扰因素,从复杂的动物行为中挖掘出潜在的调控效应。

(2) 电生理记录:反映光刺激对神经元的影响效果的最佳参数莫过于电生理学证据,因为神经元的电活动可以直接反映细胞活动,而且光遗传学技术的高分辨率特性也决定了其读出(read-out)系统的反应速度要快,这样在数据分析时才能建立良好的时间依赖关系。另外,明确光刺激在局部的性质,也需要与记录电极的精确定位进行匹配。由于光遗传学技术在细胞特异性上的优越表现,可以分别激活或沉默兴奋性的谷氨酸能神经元、抑制性的 GABA 能中间神经元或其他种类神经元。PD 与丘脑底核(subthalamic nucleus, STN)密切相关。而 STN 也是 DBS 治疗 PD 的主要靶点之一。Karl Deisseroth 实验室利用光遗传学技术的细胞特异性,通过光刺激直接抑制 STN、模仿 DBS 以高频光刺激(130 Hz)STN 或通过激活胶质细胞来抑制 STN 放电,虽然在电生理上都记录到了预想的放电模式,但均对 PD 症状无明显改善。最终他们发现高频刺激运动皮层或其投射到

STN 的轴突末梢可以改善 PD 症状,而低频刺激(20 Hz)投射到 STN 的轴突末梢会加剧 PD 症状。2011 年,Karl Deisseroth 组又将起兴奋性作用 SSFO 分别表达在内侧 PFC 椎体神经元和中间神经元的 PV 亚型神经元上。利用蓝光分别兴奋这两种神经元来研究兴奋/抑制平衡(E/I balance)的改变对某些精神疾病动物模型的行为学影响。发现兴奋/抑制平衡的提高,会损坏 mPFC 细胞的信息处理和传输,且经常伴随场电位能量谱在 30~80 Hz 频率段的增高,会损伤一些相关的特定行为,如情景学习(episodic learning)能力和社交能力。在这些研究中,他们都用到了光纤、电极或光电极。在同一脑区植入光电极,施行原位的光刺激和电生理信号采集;或者在神经环路的上游核团植入光纤或者光电极进行光刺激,在下游核团埋入电极同步采集信息,建立光刺激和电信号改变的相关性,并同行为学数据整合起来,极大地丰富了实验内容和结果。

(3)磁共振成像:由于光遗传学技术的刺激源是光,传导介质无需金属,可以很容易地兼容MRI。这样,精细的神经调控和全脑大范围神经活动监测就可以结合起来。例如,2016 年的一项研究中,人们使用光遗传学刺激进行局部调控,用 fMRI 进行同步的全脑观察,发现大鼠中脑和纹状体之间的奖励相关多巴胺能信号受到内侧 PFC 的抑制性控制。光遗传学和 MRI 可联合使用,即利用光遗传学激活或抑制中脑腹侧被盖区多巴胺能神经元,能够通过 fMRI 观察到纹状体BOLD 活性升高或降低,而光遗传学技术兴奋内侧 PFC 神经元能够通过“自上而下”的调控抑制这种奖励相关行为。

(4)荧光成像:鉴于光遗传学技术使用光作为刺激源,因此它与光学成像方法更加匹配,设计人员比较容易通过一些光学元器件将光遗传学刺激与荧光成像通道耦合起来。在同一个视野下,应用黄色或红色波段的光源激活携带“红移”的 ChR2 变体的神经元,用蓝光监测表达绿色荧光蛋白的其他神经元的活跃状态,并且荧光蛋白也可以通过病毒载体导入特定类型的神经元。常用于功能荧光成像的生物荧光蛋白包括 Ca^{2+} 敏感的 GCaMP 系列蛋白和主要由北京大学李毓龙团队开发的各种神经递质荧光探针。可用于自由活动动物的光遗传学刺激和荧光成像的装置包括改良过的增加刺激光通道的光纤记录系统(photometry)和斯坦福大学 Mark Schnitzer 团队开发的微型化荧光显微镜。其中,光纤记录系统是非成像的,通过荧光强度的整体变化来反映特定神经元群的活性。而微型化荧光显微镜,如美国 Inscopix 公司的产品 nVoke,可以在光刺激的同时对神经元进行细胞水平的成像。

(五)光遗传学的临床应用

光遗传学技术从 2005 年诞生就开始应用到视网膜退行性疾病治疗的研究中。十几年来,在小鼠和猴子模型上应用光遗传学技术治疗视网膜相关疾病取得了长足进步,找到了进一步改善治疗这些疾病的方法。光遗传学技术的应用不仅能够弥补退行性疾病中视网膜感光细胞的功能缺失,而且能在生理情况下重新构建视觉系统和大脑之间的连接和信息编码传递渠道。

基于啮齿类动物和非人灵长类动物的研究基础,近来已有包括华人科学家潘卓华在内的大量科学家和公司将光遗传学技术应用于临床,如治疗视网膜疾病。GenSight Biologics 公司提出了GS030 疗法,借助单次玻璃体内注射,将携带光敏感蛋白基因的病毒注射到视网膜,感染视网膜神经节细胞,表达光敏感蛋白,使其对光产生反应,与可穿戴式光电视觉刺激装置相结合从而获得对光的感受。该公司随后进行了 PIONEER 计划,首次在人类中进行了剂量递增的临床试验研究,旨在评估视网膜色素变性患者对于 GS030 疗法的耐受性,以及该疗法的安全性。2020 年 4 月,该公司宣布在 GS030 疗法 PIONEER 临床试验 Ⅰ/Ⅱ 期进展中,受试者中没有发现任何与疗法相关的安全问题。截至目前,GS030 已经治疗了 6 名患者。

目前及以后很长一段时间,光遗传学技术都仍是神经科学领域一项不可或缺的主流技术。对其不断的优化改良及对相关技术的拓展延伸,一方面可以使研究人员处理基础科研问题时更加得心应手,另一方面使该技术可以尽快应用到人类疾病的治疗中。

三、化学遗传学技术概述

化学遗传学是利用化学工具来探索和研究生命过程的一门新兴学科。化学遗传学技术主要利用遗传学原理,以化学小分子为工具解决生物学问题,或通过干扰、调节正常生理过程了解蛋白质的功能。实际上,目前用于神经科学领域的狭义化学遗传学技术特指 DREADDs 技术。DREADDs 是一种基于 G 蛋白偶联受体改造的化学遗传学工具,通过将不同的 G 蛋白偶联受体(G protein-coupled receptor,GPCR)进行改造,让它能传递人工合成的蛋白质,修改后的受体只能由人工合成的特殊化合物来激活或者抑制,并激活相应的 GPCR 信号通路,从而引发细胞不同的兴奋性变化。应用较广的是由氯氮平 N 氧化物(clozapine-N-oxide,CNO)激活的 DREADDs,它能选择性地作用于不同的 GPCR 级联反应,包括激活 Gq、Gi、Gs、Golf 和 β-制动蛋白,其中 Gq 和 Gi 应用较为广泛。

乙酰胆碱受体包括两个大类,代谢性毒蕈碱型受体(metabotropic muscarinic receptors)和离子通道性烟碱型受体(ionotropic nicotinic receptors)。其中,前者又可以分为五个亚型,即 M1、M3、M5(结合 Gq,一般是兴奋性的),以及 M2、M4(结合 Gi,一般是抑制性的)。它们的内源性配体为神经递质乙酰胆碱。然而,当将 hM3 与 hM4 上的两个保守位点 A5.46G 和 Y3.33C 突变后,两者均不再与乙酰胆碱结合,而是能与外源添加的 CNO 高效结合。突变之后的受体被称为 hM3Dq 和 hM4Di。在 CNO 刺激下,hM3Dq 起到兴奋神经元的作用,hM4Di 则抑制神经元。

化学遗传学受体表达和光遗传学技术一样,在应用化学遗传学技术时主要利用工具病毒来实现遗传改造受体在特定细胞中特异性的稳定表达,目前以 AAV 载体为主。除了激活方式不同,DREADDs 的实验步骤类似上述光遗传技术,大致包括以下四个步骤:①选定合适的 DREADDs 受体;②通过转基因动物或病毒载体,将 DREADDs 基因导入动物体内;③动物 CNO 给药(控制时间或剂量);④DREADDs 受体的有效性检测和动物表型检测。当前使用化学遗传学技术的诱导药物主要是 CNO,可以采用不同的给药方式。如果要观察长期调控过程中行为变化情况,通常直接在小鼠饮用水中加入 CNO 即可,操作简单、方便。如果需要多次短暂调控,则建议通过腹腔注射的方法在需要调控的前半小时给小鼠注射 CNO。由于 CNO 代谢产物为氯氮平——一种抗精神病药物,因此全身性地给予 CNO 可能对小鼠产生一定的副作用且无区域特异性。所以可以通过脑立体定位注射的方式直接将 CNO 注入目标脑区进行调节,既可减弱副作用又实现了区域特异性调控。

化学遗传学技术因具有非侵入性、作用时程长、操作简单等优势,无需埋置光纤,小鼠活动自由度不受限制,且给药方式简单,效果持续时间久,为人们探究调控不同行为的神经环路提供了更便捷的技术平台。然而,在一项新的研究中,来自美国国家药物滥用研究所和约翰霍普金斯大学医学院的研究人员认为,CNO 实际上并不导致科学家们观察到的效应。相反,可能是 CNO 的一种具有很多细胞靶标的代谢物,即氯氮平(clozapine)结合到这些定制受体上发挥作用。一项研究中,研究人员将 CNO 注射到表达 DREADDs 的啮齿类动物中,结果发现,CNO 的代谢物氯氮平跨过血脑屏障并结合到这些定制受体上。这一发现意味着 DREADDs 可能是错误的表述,因为它们并不是仅由一种定制药物激活。然而,CNO 局部脑区注射与上述发现不同,因为中枢缺乏把 CNO 转化为氯氮平的代谢酶,故仍然反映 DREADDs 设计对神经活动的选择性调控。

(刘楠,李晓芬,王立平)

(绘图:刘楠)

第五节 · 人工智能在行为学中的应用

行为学实验是了解动物行为表型直观有力的手段。通过精心设计的行为学实验可以探索不同状态的动物在不同环境下的行为学规律。同时,行为是动物脑功能的外在表现,对动物行为的研究最终可以起到揭示脑功能的作用。因此,在进行神经科学的研究时,也经常需要通过观察、记录模式动物的多种行为来反推其是否患有相关的精神疾病。然而,在许多传统的行为学研究中,由于技术受限,对动物行为的记录和分析非常有限,大多停留在定性或者半定量的阶段,这也导致对疾病的了解无法继续深入。例如,在传统的探究小鼠紧张程度的旷场实验中,科研人员将小鼠放入圆形的封闭空旷场地后,苦于无法更加详细地记录小鼠每个时间点全身各部位的动作,只能通过小鼠在旷场中心停留的时间等一些简单指标来判断小鼠的精神情况。这无疑损失了大量的有用信息。倘若能够记录小鼠在每一帧的姿态,进而归纳、总结小鼠的行为特征,一定能对相关疾病有更深入、更全面的了解。因此,十分需要一种能够精细化识别、分析动物行为的定量方法。

人工智能这一概念最早于 1950 年由英国科学家 Alan Turing 提出。历经 70 余年的发展,最终形成了以神经网络算法为特点的一门独立学科,并广泛应用于图像识别、序列化数据处理等领域。人工智能通过模仿生物神经网络的结构,构建出一种特定的数学模型,对输入数据进行特征学习,通过不断地迭代、模拟,最终将信息组成网络,提取到有价值的信息。2019 年,Datta 等人揭示了动物行为具有复杂、高维、时间动态和层次四个特性。动物的行为并非杂乱无章,而是具有一定的序列和结构属性,即动物的行为是存在一定规律的。而基于大数据进行特征学习的人工智能方法,对处理这一类问题具有巨大的优势。

国外在利用人工智能精准识别、分析动物行为这一领域起步较早,随着时代的发展也涌现出了许多解决这一领域问题的算法。早在 2000 年,Rousseau 等人利用前馈神经网络对大鼠行为进行分类。2009 年,Branson 等人通过动态规划算法实现了对果蝇行为的高通量识别。同年,Dankert 等人利用概率图模型对果蝇的社交行为进行了量化。2010 年,Jhuang 等人通过隐马尔可夫和支持向量机的方法实现了对小鼠室笼行为的自动分析。2014 年,Berman 等人通过主成分分析、分水岭算法等,提取了果蝇的动作时间序列,构建了果蝇的行为图谱。2015 年,Wiltschko 等人利用自回归隐马尔可夫模型对小鼠旷场行为进行了聚类分析,发现了小鼠行为的结构化信息。从行为的特征识别到图谱的构建和行为结构化信息的发现,需要的算法也逐渐由确定性算法演变成复杂的概率模型,从而更有效地对动物行为进行定量分析。

此外,科研人员没有局限于对算法的研究,还根据这些算法开发了许多相关的软件工具,供编程基础薄弱的人员操作和使用。起初,对动物精准识别主要体现在实现对动物的实时追踪上,其灵感来源于计算机视觉和数字图像处理,通过动物在图像中表现出的颜色、边界、纹理等特征获取动物的轮廓和位置信息。2001 年,Spink 等人开发了 EthoVision,这是基于计算机视觉的视频跟踪软件,也是世界上第一款可以跟踪、分析动物的行为、动作和活动的软件,它脱离了传统手动分析的桎梏,至今仍然有着广泛的应用。2009 年,de Chaumont 等人开发了 CTrax 以分析果蝇的社交行为;2011 年,Straw 等人开发了基于多摄像机实时自动追踪飞行类动物(如鸟、果蝇等)的软件

Flydra。但对于个体运动的追踪而言，这些软件依然只提供一种粗略的分析，动物行为在处理过程中常常被简化，且对于高等动物以及一些精细的行为，这些工具无法识别。因此在实际研究中，这些软件仍然存有相当大的局限性。

随着人工智能技术的进一步发展，对动物行为的定量分析也更加精细，逐渐向动物姿态估计过渡，一大批相关软件应运而生。由于动物的运动可以被看成肢体上一系列关键点的组合运动，因此这些工具的思路大多是以实验时拍摄下的视频素材作为输入，先通过人工手动标记一部分视频中动物的位置、动物身上特定的点等作为训练素材，再通过神经网络、深度学习等各种方法把视频里所有剩余的动物都标记上。在此基础上，有的软件还会更进一步，将这些动物按姿态的特征向量再进行聚类，通过挖掘复杂、联动的坐标信息，分析出不同动作蕴含的潜在规律、特征，达到科研人员仅靠肉眼观察和记录达不到的效果。

2013 年，Kabra 等人开发了一款基于机器学习对动物行为进行自动注释的软件 JABBA，这一工具良好的交互性对生物学家十分友好，并且 Kabra 团队通过果蝇和小鼠的相关实验验证了该软件的有效性。2018 年，Mathis 等人开发了 DeepLabCut（DLC）工具包，通过转移学习、深度学习等手段，在用户对图片的标记和注释不多的情况下，也能准确有效地达到跟踪动物行为的目的。值得一提的是，目前受众最广、使用最多的动物行为标记软件也是 DLC，其开发团队直至今日仍在更新，不仅界面越来越用户友好，追加的软件包还使得其兼容性更加强大，包括提供已训练好的模型 DLC Model Zoo，支持小鼠、斑马鱼、猴子等多种模式动物。该软件支持基于双摄像机甚至多摄像机的三维动物姿态估计，提供了相关的程序接口。2019 年，Pereira 等人基于深度神经网络，开发了估计动物姿态的工具包 LEAP，并验证了其在更一般的分类情况下的适用性。同年，Graving 等人基于当时最先进的深度学习算法，开发了一个新的易于使用的软件包 DeepPoseKit，提高了动物姿态估计的速度并加强了算法的鲁棒性。从躯干、四肢简单的果蝇，到有浓密体毛、肢体遮挡的小鼠，再到行为更多样的猴子，现在都有相关的工具包或者软件可以在一定程度上识别分析动物行为，其效果也越来越好。这些进步也说明了通过人工智能、大数据去分析动物行为的思路是可行的、有效的，用计算去定量挖掘、分析行为背后的数据可以获取更多的信息，在今后也会成为动物实验的重要组成部分。

当然，利用人工智能进行动物姿态精细估计也存在许多未解决的问题。目前的人工智能估计依然十分依靠人力。当下对动物识别的效果很大程度取决于人工标记图片中动物形态的质量和数量，而这一手动操作需要花费科研人员大量的时间和精力。如何用更少数量的训练集做出更准确的估计，是今后改进算法的方向。此外，这些估计的准确性也有待提高。对于算法本身而言，对高等动物的群体识别还存在一定问题。倘若实验研究的对象是许多同类动物的社交行为，现在的估计算法往往容易将追踪的动物跟丢、混淆。目前对这一问题的解决方法是在动物身上植入芯片进行跟踪定位，但这一做法很有可能影响动物的正常行为。未来是否能够在不损伤动物的情况下解决多对象的跟踪问题，这一点值得期待。

总之，随着行为学实验的需求日益复杂，数据量日益增加，引入人工智能这一有效的方法对动物行为进行更精确的定量分析是十分必要的。同时，随着人工智能算法的革新与改进，对动物行为识别的广度和深度也不断提高。相信在未来，人工智能一定能在行为学研究中有更广泛的应用。

（胡霁）

参考文献

［1］韩亚宁.基于人工智能的动物结构化行为分析与研究［D］.深圳：中国科学院大学（中国科学院深圳先进技术研

究院),2021.

［2］ 马晓宇,张艺瑶,王丽娜,等.多通道在体记录技术——小鼠可推进式微电极阵列帽制作与植入手术[J].生理学报,2013,65(6):637-646.

［3］ 任炜,余山,张永清.计算行为学研究进展[J].科学通报,2021,66(33):3799-3810.

［4］ 王一男,唐永强,潘璟玮,等.大鼠多通道在体记录[J].生物物理学报,2010,26(5):397-405.

［5］ 徐佳敏,王策群,林龙年.多通道在体记录技术——动作电位与场电位信号处理[J].生理学报,2014,66(3):349-357.

［6］ Algar W R, Hildebrandt N, Vogel S S, et al. FRET as a biomolecular research tool-understanding its potential while avoiding pitfalls [J]. Nature Methods, 2019,16(9):815-829.

［7］ Aminoff M J. Principles of Neural Science. 4th edition [J]. Muscle & Nerve, 2001,24(6).

［8］ Baird G S, Zacharias D A, Tsien R Y. Circular permutation and receptor insertion within green fluorescent proteins [J]. Proceedings of the National Academy of Sciences of the United States of America, 1999,96(20):11241-11246.

［9］ Bakayan A, Vaquero C F, Picazo F, et al. Red fluorescent protein-aequorin fusions as improved bioluminescent Ca^{2+} reporters in single cells and mice [J]. PLoS ONE, 2011,6(5):e19520.

［10］ Baubet V, Le Mouellic H, Campbell A K, et al. Chimeric green fluorescent protein-aequorin as bioluminescent Ca^{2+} reporters at the single-cell level [J]. Proceedings of the National Academy of Sciences of the United States of America, 2000,97(13):7260-7265.

［11］ Berman G J, Choi D M, Bialek W, et al. Mapping the stereotyped behaviour of freely moving fruit flies [J]. Journal of the Royal Society Interface, 2014,11(99):20140672.

［12］ Borton D A, Yin M, Aceros J, et al. An implantable wireless neural interface for recording cortical circuit dynamics in moving primates [J]. Journal of Neural Engineering, 2013,10(2):026010.

［13］ Boulton A A, Baker G B, Vanderwolf C H. Neurophysiological techniques: applications to neural systems [M]. Germany: Springer, 1990.

［14］ Branson K, Robie A A, Bender J, et al. High-throughput ethomics in large groups of Drosophila [J]. Nature Methods, 2009,6(6):451-457.

［15］ Buzsáki G. Large-scale recording of neuronal ensembles [J]. Nature Neuroscience, 2004,7(5):446.

［16］ Carter m, shieh J C. Guide to research techniques in neuroscience [J]. Academic Press, 2010.

［17］ Chen T W, Wardill T, Sun Y, et al. Ultrasensitive fluorescent proteins for imaging neuronal activity [J]. Nature, 2013,499(7458),295-300.

［18］ Crawley J N, Gerfen C R, Rogawski M A, et al. Motor Coordination and Balance in Rodents [J]. Current Protocols in Neuroscience, 2001,15(1):1934-8584.

［19］ Curie T, Rogers K L, Colasante C, et al. Red-shifted aequorin-based bioluminescent reporters for in vivo imaging of Ca^{2+} signaling [J]. Molecular Imaging, 2007,6(1):30-42.

［20］ Dankert H, Wang L, Hoopfer E D. Automated monitoring and analysis of social behavior in Drosophila [J]. Nature Methods, 2009,6(4):297-303.

［21］ Datta S R, Anderson D J, Branson K, et al. Computational neuroethology: A call to action [J]. Neuron, 2019,104(1):11-24.

［22］ de Chaumont F, Coura R D S, Serreau P, et al. Computerized video analysis of social interactions in mice [J]. Nature Methods, 2012,9:410-417.

［23］ Frankenhaeuser, B, Hodgkin A L. The action of calcium on the electrical properties of squid axons [J]. The Journal of Physiology, 1957,137(2):218-244.

［24］ Gee K R, Brown K A, Chen W, et al. Chemical and physiological characterization of fluo-4 Ca^{2+}-indicator dyes [J]. Cell Calcium, 2000,27(2):97-106.

［25］ Graying J M, Chae D, Naik H, et al. Deepposekit, a software toolkit for fast and robust animal pose estimation using deep learning [J]. eLife, 2019,8:1-42.

［26］ Hastings J W, Mitchell G, Mattingly P H, et al. Response of aequorin bioluminescence to rapid changes in calcium concentration [J]. Nature, 1969, 222(5198):1047.

[27] Hillisch A, Lorenz M, Diekmann S. Recent advances in FRET: distance determination in protein-DNA complexes [J]. Current Opinion in Structural Biology, 2001, 11(2):201 – 207.

[28] Jhuang H, Garrote E, Mutch J, et al. Automated home-cage behavioural phenotyping of mice [J]. Nature Communication, 2010, 1:1.

[29] Jun J J, Steinmetz N A, Siegle J H, et al. Fully integrated silicon probes for high-density recording of neural activity [J]. Nature, 2017, 551(7679):232 – 236.

[30] Kabra M, Robie A A, Rivera-Alba M, et al. JAABA: Interactive machine learning for automatic annotation of animal behavior [J]. Nature Methods, 2013, 10(1):64 – 67.

[31] Lee J, Leung V, Lee A H, et al. Neural recording and stimulation using wireless networks of microimplants [J]. Nature Electronics, 2021, 4(8):604 – 614.

[32] Lin L, Chen G, Xie K, et al. Large-scale neural ensemble recording in the brains of freely behaving mice [J]. Journal of Neuroscience Methods, 2006, 155(1):28 – 38.

[33] Luo L Q. Principles of neurobiology [M]. New York, United State: Garland Science, 2015.

[34] Mathis A, Mamidanna P, Cury Kevin M, et al. Deep Lab Cut: markerless pose estimation of user-defined body parts with deep learning [J]. Nature Neuroscience, 2018, 21(9):1281 – 1289.

[35] Maynard E M, Nordhausen C T, Normann R A. The Utah intracortical electrode array: A recording structure for potential brain-computer interfaces [J]. Electroencephalography & Clinical Neurophysiology, 1997, 102(3): 228 – 239.

[36] McNaughton B L, O'Keefe J, Barnes C A. The stereotrode: A new technique for simultaneous isolation of several single units in the central nervous system from multiple unit records [J]. Journal of Neuroscience Methods, 1983, 8(4):391 – 397.

[37] Minsky M. Microscopy apparatus: US3013467A [P]. 1961 – 12 – 19.

[38] Miyawaki A, Llopis J, Heim R, et al. Fluorescent indicators for Ca^{2+} based on green fluorescent proteins and calmodulin [J]. Nature, 1997, 388(6645):882 – 887.

[39] Musk E, Neuralink. An integrated brain-machine interface platform with thousands of channels [J]. Journal of Medical Internet Research, 2019, 21(10):e16194.

[40] Nakai J, Ohkura M, Imoto K. A high signal-to-noise Ca^{2+} probe composed of a single green fluorescent protein [J]. Nature Biotechnology, 2001, 19(2):137 – 141.

[41] Nicholls J G. From neuron to brain [M]. 5th edition. Oxford, United Kingdom: Oxford University Press, 2011.

[42] Nikolenko V, Poskanzer K E, Yuste R. Two-photon photostimulation and imaging of neural circuits [J]. Nature Reiview Neuroscience, 2008, 9(11):943 – 950.

[43] Ohkura M, Matsuzaki M, Kasai H, et al. Genetically encoded bright Ca^{2+} probe applicable for dynamic Ca^{2+} imaging of dendritic spines [J]. Analytical Chemistry, 2005, 77(18):5861 – 5869.

[44] Pereira T D, Aldarondo D E, Willmore L, et al. Fast animal pose estimation using deep neural networks [J]. Nature Methods, 2019, 16(1):117 – 125.

[45] Perez-Terzic C, Stehno-Bittel L, Clapham D E. Nucleoplasmic and cytoplasmic differences in the fluorescence properties of the calcium indicator fluo – 3 [J]. Cell Calcium, 1997, 21(4):275 – 282.

[46] Picaud S, Lambolez B, Tricoire L. Bioluminescence imaging of neuronal network dynamics using aequorin-based calcium sensors [J]. Methods in Molecular Biology, 2021, 2274:281 – 294.

[47] Recce M L, O'Keefe J. The tetrode: A new technique for multiunit extra-cellular recording [J]. socneurosciabstr, 1989.

[48] Redish A D, Rosenzweig E S, Bohanick J D, et al. Dynamics of hippocampal ensemble activity realignment: time versus space [J]. Journal of Neuroscience, 2000, 20(24):9298 – 9309.

[49] Rey H G, Pedreira C, Quian Q R. Past, present and future of spike sorting techniques [J]. Brain Research Bulletin, 2015, 119(Pt B):106 – 117.

[50] Rogers K L, Stinnakre J, Agulhon C, et al. Visualization of local Ca^{2+} dynamics with genetically encoded bioluminescent reporters [J]. The European Journal of Neuroscience, 2005,21(3):597-610.

[51] Rousseau J B I, Van Lochem P B A, Gispen W H, et al. Classification of rat behavior with an image-processing method and a neural network [J]. Behavior Research Methods, Instruments, & Computers, 2000,32:63-71.

[52] Shemetov A A, Monakhov M V, Zhang Q, et al. A near-infrared genetically encoded calcium indicator for in vivo imaging [J]. Nature Biotechnology, 2021,39:368-377.

[53] Shimomura O, Johnson F H, Saiga Y. Microdetermination of calcium by aequorin luminescence [J]. Science, 1963,140(3573):1339-1340.

[54] Spink A J, Tegelenbosch R A J, Buma M O S, et al. The Etho Vision video tracking system — A tool for behavioral phenotyping of transgenic mice [J]. Physiology and Behavior, 2001,73(5):731-744.

[55] Stevenson I H, Kording K P. How advances in neural recording affect data analysis [J]. Nature Neuroscience, 2011,14(2):139.

[56] Straw A D, Branson K, Neumann T R, et al. Multi-camera real-time three-dimensional tracking of multiple flying animals [J]. Journal of the Royal Society Interface, 2011,8(56):395-409.

[57] Turing A M. Computing machinery and intelligence [J]. Mind, 1950,59(236):433-460.

[58] Vysotski E S, Lee J. Ca^{2+}-regulated photoproteins: structural insight into the bioluminescence mechanism [J]. Accounts of Chemical Research, 2004,37(6):405-415.

[59] Wilson T, Hastings J W. Bioluminescence [J]. Annual Review of Cell and Developmental Biology, 1998,14:197-230.

[60] Wiltschko A B, Johnson M J, Iurilli G, et al. Mapping sub-second structure in mouse behavior [J]. Neuron, 2015,88:1121-1135

[61] Wise K D, Angell J B, Starr A. An integrated-circuit approach to extracellular microelectrodes [J]. IEEE Transactions on Bio-Medical Engineering, 1970,17(3):238-247.

[62] Xiong H G, Gendelman H. Current laboratory methods in neuroscience Research [M]. New York, United State: Springer New York, 2014.